W0275180

In die Sammlung von „Monographien aus dem Gesamtgebiete der Neurologie und Psychiatrie" sollen Arbeiten aufgenommen werden, die Einzelgegenstände aus dem Gesamtgebiete der Neurologie und Psychiatrie in monographischer Weise behandeln. Jede Arbeit bildet ein in sich abgeschlossenes Ganzes.

Das Bedürfnis ergab sich einerseits aus der Tatsache, daß die Redaktion der „Zeitschrift für die gesamte Neurologie und Psychiatrie" wiederholt genötigt war, Arbeiten zurückzuweisen nur aus dem Grunde, weil sie nach Umfang oder Art der Darstellung nicht mehr in den Rahmen einer Zeitschrift paßten. Wenn diese Arbeiten der Zeitschrift überhaupt angeboten wurden, so beweist der Umstand andererseits, daß für viele Autoren ein Bedürfnis vorliegt, solche Monographien nicht ganz isoliert erscheinen zu lassen. Es stimmt das mit der buchhändlerischen Erfahrung, daß die Verbreitung von Monographien durch die Aufnahme in eine Sammlung eine größere wird.

Die Sammlung wird den Abonnenten der „Zeitschrift für die gesamte Neurologie und Psychiatrie" und des „Zentralblatt für die gesamte Neurologie und Psychiatrie" zu einem Vorzugspreise geliefert.

Angebote und Manuskriptsendungen sind an einen der Herausgeber, Professor Dr. O. Foerster, Breslau, und Professor Dr. K. Wilmanns, Heidelberg, erbeten.

MONOGRAPHIEN AUS DEM GESAMTGEBIETE DER NEUROLOGIE UND PSYCHIATRIE
HERAUSGEGEBEN VON
O. FOERSTER-BRESLAU UND K. WILMANNS-HEIDELBERG
HEFT 46

ÜBER DAS MORPHOLOGISCHE WESEN UND DIE HISTOPATHOLOGIE DER HEREDITAER-SYSTEMATISCHEN NERVENKRANKHEITEN

VON

KARL SCHAFFER
O. Ö. PROFESSOR DER PSYCHIATRIE UND NEUROLOGIE
AN DER UNIVERSITÄT BUDAPEST

MIT 135 ABBILDUNGEN

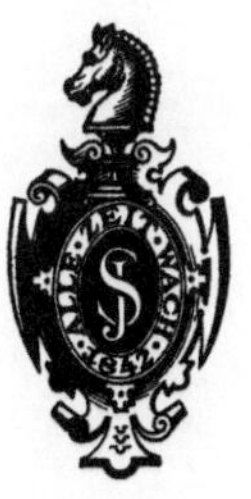

BERLIN
VERLAG VON JULIUS SPRINGER
1926

ISBN 978-3-642-51783-9 ISBN 978-3-642-51823-2 (eBook)
DOI 10.1007/978-3-642-51823-2

DON SANTIAGO RAMON Y CAJAL

DEM SCHÖPFER DER NEUROHISTOLOGIE

ERGEBENST GEWIDMET

VOM

VERFASSER

Vorwort.

Eine in bezug auf ihr morphologisches Wesen noch strittige Erscheinung soll in nachfolgenden Blättern zur Darstellung gelangen. Denn trotz der intensiven Bearbeitung der heredofamiliären Nervenkrankheiten sowohl in erbbiologisch-klinischer, als auch in histopathologischer Richtung und trotz der hieraus sich ergebenden allgemeinsten Gesichtspunkte ist in morphologischer Hinsicht — von meinen langjährigen Bemühungen abgesehen — kein zielbewußter Versuch gemacht worden, diese wichtige und interessante Gruppe morphologisch einheitlich zu kennzeichnen. Wohl dürfte diese Sachlage nicht überraschen bei Erwägung der Tatsache, daß selbst der klinische Begriff der Heredodegeneration Jendrassiks gerade in neuester Zeit Angriffen ausgesetzt ist. Denn die vor 15 Jahren von Merzbacher als „erlösendes Wort" begrüßte Formulierung der Heredodegeneration wurde von mehreren Forschern neuerdings stark bemängelt und der Begriff der Heredodegeneration als „irreführendes Schlagwort" bezeichnet. Angesichts solcher Divergenz der Meinungen ist es nicht befremdend, wenn meine Bestrebung, das anatomische Wesen der systematischen Heredodegeneration ausfindig zu machen, nicht überall Anklang fand. Wohl gab mir der verehrte Vorstand der Gesellschaft Deutscher Nervenärzte im Jahre 1924 Gelegenheit in der Form eines Referats meine Stellungnahme noch nachdrücklicher zu formulieren, doch mußte das Referat einesteils vermöge seiner Bestimmung kurz sein, andernteils erschien dasselbe im Drucke ohne Abbildungen, gewiß ein Mangel in morphologischen Sachen, welcher nun durch das großzügige Entgegenkommen des Verlages dankenswert behoben wurde. Indem ich nun meine anatomische Auffassung eingehend und mit Bildern versehen wiedergebe, wobei ich auch bereits publiziertes Material der Vollständigkeit halber anzuführen genötigt bin, glaube ich zur Unterstützung meiner Auffassung nichts Überflüssiges getan zu haben. Überblicke ich die vollbrachte Arbeit, so springt mir die bestimmende Bedeutung der Forschungen Ramón y Cajals, namentlich seiner Neuronenlehre, seiner Untersuchungsergebnisse über die Fibrillenstruktur der Ganglienzellen, über den Bau der Großhirnrinde und Neuroglia, für die Histopathologie der hereditär-systematischen Nervenkrankheiten förmlich ins Auge, und so erfülle ich nur eine tiefempfundene Dankespflicht, indem ich vorliegende bescheidene Studie dem unbestrittenen Lehrer der Neurologen aller Länder, dem Praeceptor mundi in tiefer Verehrung zueigne.

Budapest, im März 1926.

K. Schaffer.

Inhaltsverzeichnis.

Einleitung.

Der Zweck dieser Arbeit ist, den Nachweis zu leisten, daß die systematischen heredofamiliären Nervenkrankheiten nicht allein klinisch-biologisch, sondern auch histopathologisch ein spezielles Gepräge haben, d. i. einheitlich gezeichnet sind. Diesem Ziele dienten meine Arbeiten der letzten 20 Jahre, zuletzt mein Innsbrucker Referat an der Tagung der Gesellschaft Deutscher Nervenärzte. Da meine Ausführungen anfänglich stark bemängelt wurden, später aber nur eine bedingte Annahme erfuhren und somit alle wissenschaftlichen Schichten noch immer nicht durchdrangen: so glaube ich zur weiteren Verständigung beizutragen, wenn ich den ganzen Werdegang meiner Auffassung bis zur endgültigen Ausgestaltung samt dem diesbezüglichen Tatsachenmaterial den Fachkreisen vorlege. Ich bezwecke dabei weniger eine Zusammenstellung der einschlägigen Fachliteratur, als vielmehr die Darlegung eigener Arbeit, auf welcher in erster Linie die noch angefochtene Auffassung beruht.

Gemäß der rein morphologischen Richtung vorliegender Arbeit ist es überflüssig darauf zu verweisen, daß wir uns auf die zweifellos anatomisch charakterisierbaren heredofamiliären Nervenkrankheiten beschränken werden; ja wir wollen den Stoff ganz eng begrenzen, indem wir als Gegenstand unserer Darstellung jene Affektionen bezeichnen, die als Repräsentanten der hereditär-systematischen Nervenkrankheiten gelten, wobei wir als System Neuronenindividuen, mit gleicher funktioneller Dignität versehen, betrachten. Zu dieser Beschränkung drängt uns der Umstand, daß der Nachweis einer anatomischen Charakteristik nur an einem anatomisch fundierten Material geschehen kann. Um es vorwegzunehmen, werden uns folgende Formen beschäftigen:

- I. Motorische Hauptform
  1. die pyramidale Heredodegeneration,
  2. die extrapyramidale Heredodegeneration,
  3. die amyotrophische Heredodegeneration.
- II. Sensible Hauptform
  1. die spinale Heredoataxie.
  2. die zerebellare Heredoataxie.
- III. Assoziative Hauptform
  1. die Frühform der familiären Idiotie,
  2. die Spätform der familiären Idiotie.

Vorausschicken wollen wir dabei, daß wir uns als Anhänger der Jendrassikschen Lehre bekennen, somit an dem globalen Begriff der Heredodegeneration festhalten. Es ist wohl eben in letzterer Zeit dieser Fassung der Vorwurf des Verschwommenen, der Überdehnung gemacht worden, ohne aber anstatt dieser Lehre eine bessere gesetzt zu haben. Denn eine „natürliche Systematik" der Krankheiten, wie dies F. Kehrer anstrebt, ist ja in dem weitgezogenen Rahmen der Heredodegeneration ohne weiteres möglich; die Breite des Rahmens soll uns nicht befremden, wenn nur die in den Rahmen eingefügten Krankheiten hineinpassen. Und die Eichung letzterer besorgt die Erbbiologie, über deren

Bedeutung wir uns mit der Bezeichnung von „mathematischer und sonstiger Mithologie" nicht hinwegsetzen können. Denn es gehört zum gesicherten Besitz der Wissenschaft, daß die systematischen heredofamiliären Nervenkrankheiten als Phänotypen geno- oder idiotypisch bedingte Erscheinungen sind, welche biologisch durch den Mendelismus nachgewiesen erscheinen. Dabei sind wir dessen bewußt, daß die Mendelschen Regeln leider nicht in jedem Fall darzulegen sind, zum Nachteil der richtigen ätiologischen Rubrizierung; solche in der Natur der Sache liegende Mängel dürfen uns aber davon nicht abhalten, den Grundcharakter der mendelnden systematischen Nervenkrankheiten erkannt zu haben. Gelingt es für eine Krankheit das Fehlen äußerer Ursachen, das familiäre Auftreten, die Mendelschen Zahlenverhältnisse, die Rassenauslese und die Blutsverwandtschaft der Eltern nachzuweisen, wobei noch die Homochronizität und Homotypie als stärkende Momente in die Wagschale fallen, so haben wir eine durch erbbiologische Kennzeichen hervorragende spezifische Ätiologie vor uns, welche den betreffenden Krankheiten ein eigenes Gepräge verleiht. Wir wollen in diesem Augenblick außer acht lassen, daß die erwähnten Momente nicht immer in Vollständigkeit vorhanden sind; uns genügt die Tatsache, daß dermaßen charakterisierte Affektionen einen Stempel an sich tragen, wodurch diese von paratypischen, also äußerlich ähnlich erscheinenden Formen, die nachweisbar exogenen Ursprungs sind, scharf abzusondern sind. Um nur ein Beispiel zu geben, möchten wir auf die Lateralsklerose verweisen, welche als Strümpellsche Form heredofamiliär ist, dominant mendelt und in einer Familie durch Homochronizität auffällt; hingegen als Erbsche Form eine syphilitische Strangerkrankung ist. Biologisch unterscheiden sich beide dadurch, daß erstere ein idiotypischer, letztere ein paratypischer Phänotyp ist.

Freilich bedeuten die erbbiologischen Kriterien nicht gleichzeitig die Ursache, denn sie sind ja selbst das Ergebnis einer in seinem Grundwesen uns unbekannten Abänderung der Erbmasse, des Keimplasma. Jedoch ist es zweifellos, daß diese Modifikation in reiner Prägung immer Leiden bzw. Zustände erzeugt, welche heredofamiliäre und mendelnde, streng endogen entstandene Krankheiten darstellen. Es würde uns vom Ziel dieser Arbeit allzuweit und schließlich in ein noch sehr dunkles Gebiet führen, wollten wir den Ursachen der erblichen Krankheitsanlage nachgehen; hier genügt die prinzipiell wichtige Tatsache, daß die durch erbbiologische Kennzeichen behafteten Krankheitsbilder eine eigene Gruppe von scharfer Umgrenzung bilden, für welche es in morphologischer Hinsicht eine besondere Fragestellung bildet: Hat diese Gruppe nicht eine eigene Zeichnung in histopathologischer Hinsicht?

Diese Frage interessierte mich seit 1909 und führte mich vor 12 Jahren in Breslau zu einem Vortrag an der Jahresversammlung Deutscher Nervenärzte und beschäftigte mich zuletzt 1924 in Innsbruck. Doch sei hervorgehoben, daß 1908 F. Raymond in einem unbeachteten englischen Aufsatz die allgemeine Anatomie der familiär-hereditären Nervenkrankheiten behandelte, wobei er hervorhob, daß es sich um einen Prozeß handelte, welcher durch die genaue Lokalisation der Degeneration auf ein System oder auf mehrere gekennzeichnet ist, wobei jegliche Spur einer Entzündung fehlt. Diesen Mangel von entzündlicher Reaktion bezeichnete Raymond als eine sehr wichtige Tatsache, denn nach seiner Ansicht hat in diesen Fällen das zentrale Nervensystem keinen von außen stammenden Angriff abzuwehren, und so gibt es auch keine Spur eines Kampfes. — Die Veränderungen bestehen einfach im Schwunde von Ganglienzell- und Nervenfasersystemen.

Als Ausgangspunkt für die aufgeworfene Frage: gibt es eine generelle Histopathologie der heredofamiliären Nervenkrankheiten, dienten mir ursprünglich 8—10 Fälle von infantil-amaurotischer Idiotie; diese Krankheit stellt ein Paradigma der erbbiologisch bedingten Zentralerkrankungen dar und weist in histopathologischer Hinsicht solche höchst bezeichnende Züge auf, daß ich in dieser Krankheitsform mir die Wesensveränderungen der systematischen Heredodegeneration förmlich verkörpert vorstellte. In einer zusammenfassenden Arbeit aus dem Jahre 1909 kam ich zur Erkenntnis, daß die initiale Veränderung bei der genannten Krankheit in der Massenzunahme des interfibrillären, strukturlosen Zytoplasma, des Hyaloplasma, sich äußere. Diese Massenzunahme, welche ich bildlich Hypertrophie nannte, ließ sich nicht allein bei der infantil-familiären Idiotie im Kleinhirn, sondern auch bei der juvenilen Form (Jansky, Rogalsky, Schob) nachweisen; ja Sträußler fand bei juveniler progressiver Paralyse und bei zerebellarer Heredoataxie an den Purkinjeschen Elementen des ansonsten reduzierten Kleinhirns solche lokale Veränderung des Zytoplasma. Somit erscheint dasselbe histopathologische Substrat bei nosographisch verschiedenen heredodegenerativen Krankheiten, und dieses Verhalten drängte Sträußler dazu, in anatomischer Beziehung zwischen juveniler Paralyse und infantil-familärer Idiotie direkte Beziehungen zu statuieren. Sträußler ging noch um einen Schritt vorwärts, denn er benutzte bereits 1906 den Umstand, daß zwei verschiedene heredodegenerative Formen identische Zellveränderung zeigen, zur Erhärtung jener klinischen Tatsache, daß alle hereditären Formen in enger Verwandtschaft stünden. Auf letztere wies bekanntlich zuerst Jendrassik hin und ihm folgend sein Schüler Kollarits mit Nachdruck; klinisch weisen zwei Momente auf diese Wesensnähe hin: 1. die Kombination verschiedenster Formen an ein und demselben Individuum, 2. das Vorkommen verschiedenster Symptomengruppen in ein und derselben Familie. Hier wäre der bekannte Befund Higiers in einer Familie zu erwähnen, wonach zwei Kinder derselben Familie an hereditärer Optikusatrophie, ein drittes an zerebellarer Heredoataxie, endlich ein viertes an infantil-amaurotischer Idiotie litt; sehr richtig bemerkte hierzu Jendrassik: „Nichts kann beweisender sein für die Einheit dieser Leiden, als solche Beobachtungen.“

Diese Verhältnisse drängten mich 1913 dazu, eine gemeinschaftliche Grundveränderung für viele, wenn nicht für alle heredofamiliäre Nervenkrankheiten zu suchen. Und da für eine Reihe von solchen Affektionen als gemeinsames Substrat die Massenzunahme des Hyaloplasma erschien, so war es für mich naheliegend, im Hyaloplasma jenen Neuronenbestandteil zu erblicken, welcher der Träger der heredodegenerativen Veränderungen wäre. In diesem Prozeß, welcher zur Schwellung des Neurons führt, spielen weder die Fibrillen, noch die Nißl-Schollen eine primäre Rolle, allein das nichtdifferenzierte Protoplasma ist ergriffen, und zwar scheinbar in zweifacher Form als Hyper- und Atrophie. — Für die Hypertrophie dienen als Beispiel die kolossalen Blähungen bei der infantil-familären Idiotie; für die Atrophie dachte ich als Beispiel die auffallend kleinen Vorderhornzellen bei familiärer Amyotrophie. Die Affektion des Hyaloplasma bezeichnete ich als das Qualitätsmoment einer heredodegenerativen Form, und nachdem die Ausbreitung dieses Prozesses also die Menge der ergriffenen Nervenzellen eine partielle (segmentäre, regionäre) bzw. eine allörtliche sein kann, so sprach ich noch von einem Quantitätsmoment. Schließlich erblickte ich in dem Verlaufstempo der Hyaloplasmaaffektion (rapid oder langgezogen) das Intensitätsmoment einer heredofamiliären Krankheit.

Nachdem ich das anatomische Korrelat der Heredodegeneration in der primären Veränderung des Hyaloplasma erkannte, frug ich mich, ob es gleich den erbbiologischen Merkmalen nicht solche in anatomischer Hinsicht geben dürfte? Zwei Momente bezeichnete ich als spezifisch-elektiv: 1. die ausschließliche Erkrankung des ektodermalen Gewebes in den Zentralorganen, d. h. das Freibleiben der zerebrospinalen Häute und Gefäße; 2. die primär-exklusive Veränderung des Hyaloplasma.

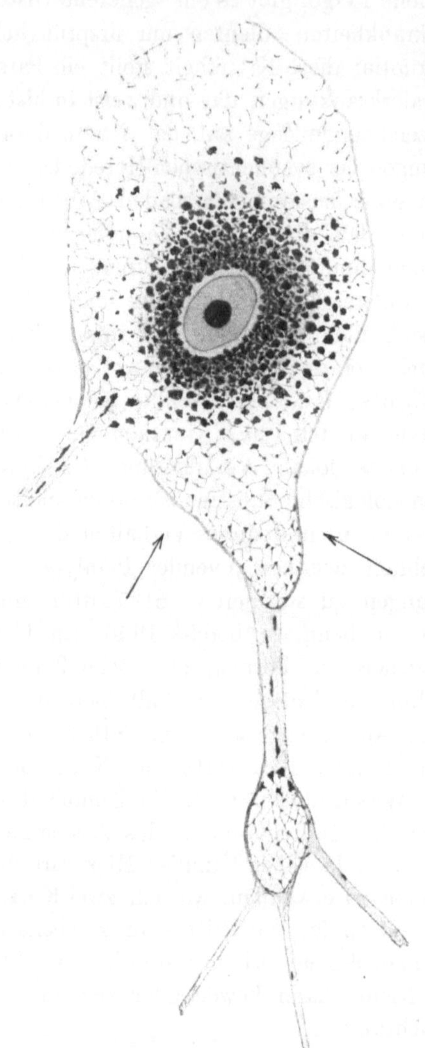

Abb. 1. Vorderhornzelle mit geschwelltem Zelleib, in welchem periphere Chromolyse, zentraler und etwas tingibler Kern bemerkenswert; infolge der Schwellung das Spongioplasma sichtbar. Besonders charakteristisch die lokale ballonartige Blähung an der Dendritengabelung.

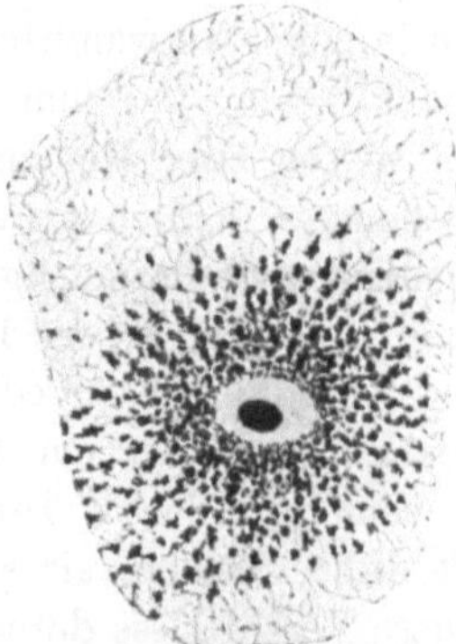

Abb. 2. Spinalganglienzelle desselben Falles mit denselben histopathologischen Kennzeichen wie in Abb. 1, d. h. periphere Chromolyse, zentraler und tingibler, kleiner Kern.

Abb. 1 u. 2. Endogene Nervenzellschwellung aus familiär-amaurotischer Idiotie. — Toluidinfärbung.

In dieser aus 1913 stammenden Arbeit war ich bereits bestrebt, die allgemeine anatomische Charakteristik der Heredodegeneration nicht so sehr in irgendwelcher als spezifisch imponierenden Veränderung der neuronalen Elemente, in erster Linie der Nervenzellen, aufzufinden, obschon — wie wir dies noch unten sehen werden — die Autoren (Spielmeyer, Bielschowsky) auch heute sehr geneigt sind, etwas diagnostisch Charakteristisches in den Alterationen der nervenzelligen Elemente bei der infantil-familiären Idiotie zu erblicken. Dies auch zugegeben, war ich doch der Ansicht, daß hierin keineswegs das Prinzipielle des heredodegenerativen Prozesses stecke, und so packte meine Aufmerksamkeit schon anfänglich die ektodermale Elektivität des degenerativen Vorganges als eine generelle Erscheinung. In derselben sah ich die Offenbarung einer Keimblattschwäche und bezeichnete 1914 anläßlich meines Antrittsvortrages in der ungarischen Akademie der Wissenschaften den Prozeß der familiär-infantilen Idiotie als eine Keimblatterkrankung, wobei ich freilich die genauere Definition derselben schuldig blieb. Trotz dieser generalisierenden Tendenz verschloß ich mich keineswegs vor einer eigenen Veränderung der Nervenzelle bei der Heredodegeneration, denn ich stellte mir die Frage, ob die exogen, etwa auf Axonläsion entstandene Schwellung — Nißls primäre Reizung — sich nicht von der endogenen Schwellung, wie bei der familiär-infantilen Idiotie, unterscheide. Diese zwei Arten der Nervenzellschwellung nebeneinander stellend, gelangte ich zu folgenden differenzierenden Momenten. (S. Abb. 1—4.)

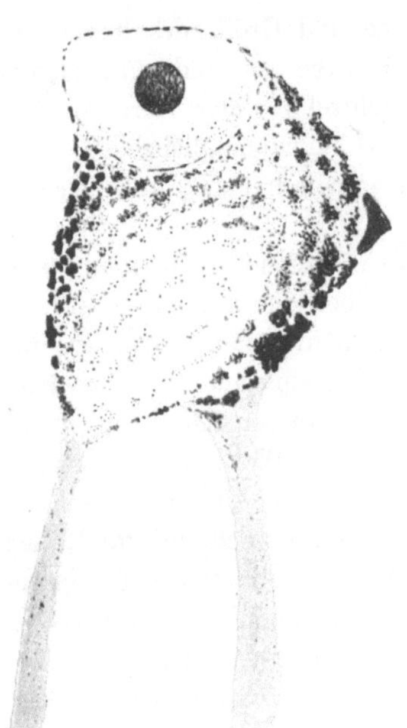

Abb. 3. Geschwellte XII-Nervenzelle des Hundes nach Resektion des XII. Bemerkenswert: zentrale Chromolyse nebst Schwellung des Zelleibs, ferner peripherer und mächtig geschwellter Kern.

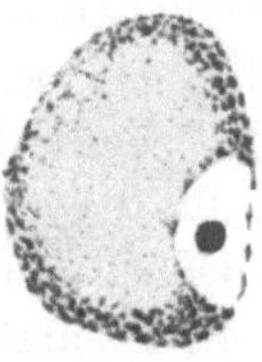

Abb. 4. Spinalganglienzelle nach Resektion einer zervikalen Hinterwurzel des Menschen (Förstersche Radikotomie). Zentrale Chromolyse, peripher abgeplatteter Kern. — Toluidinblau.

Abb. 3 und 4. Exogene Nervenzellschwellung zum Vergleich mit der endogenen Toluidinfärbung.

1. Bei der exogenen Nervenzellschwellung schwillt allein der Zellkörper an, während die Dendriten entweder ganz frei bleiben oder schwach diffus gebläht werden. Im Gegensatz hierzu bemerkt man bei der endogenen Nervenzellschwellung, daß außer dem Zellkörper noch die Dendriten eine charakteristische lokale Dunsung, ballonförmige Aufblähungen zeigen, eine Erscheinung, welche man bisher außer der Heredodegeneration kaum beobachtete.

2. Bei der exogenen Form erscheint nach der Blähung des Zellkörpers um den Zellkern die Rarefikation bzw. der Schwund der Tigroidkörner, während dieser bei der endogenen Form gerade umgekehrt an der Peripherie des Zelleibes beginnt, d. h. die chromatischen Schollen perinukleär anfänglich erhalten zu sein scheinen.

3. Während bei der exogenen Schwellung die Tigroidsubstanz infolge eines feinstaubigen Zerfalls zunehmend schwindet, geschieht dies bei der endogenen Schwellung durch sukzessiven Aufbrauch, d. h. die Schollen erleiden zunehmende Reduktion.

4. Charakteristisch scheint noch die Lage und Größe des Kerns zu sein; bei der exogenen Schwellung bläht sich derselbe auf und wird zunehmend exzentrisch, während bei der endogenen Schwellung der Kern nicht immer (besonders gilt dies für die Rückenmarks- und Spinalganglienzellen) zur Peripherie wandert, vielmehr mehr oder minder zentrisch bleibt und Zeichen einer Kernpyknose und Schrumpfung zeigt.

Eine weitere Etappe in meinen anatomischen Studien über Heredodegeneration bedeuteten zwei Arbeiten aus 1918 und 1922 über die familiär-infantile Idiotie, in welchen ich meine ursprüngliche Stellungnahme in bezug von mikro-makroskopischen Abweichungen des Zentralnervensystems änderte. Bis dahin vertrat ich die Ansicht, daß das Zentralorgan bei dieser Krankheit keine grob nachweisbaren Abweichungen von der Norm zeige. Wohl war B. Sachs (Neuyork) der erste, der Furchungsanomalien, in erster Linie die klaffende Sylvische Spalte als Zeichen eines „arrested developement" betrachtend fand; auch ich bekam dieses Verhalten dreimal zu sehen. Doch kontrastierte die Spärlichkeit derartiger Zeichen mit der allörtlichen, als schwer imponierenden Nervenzellveränderung derartig, daß ich in meiner zusammenfassenden Arbeit aus 1909 den Satz aufstellte, die Tay-Sachssche Form habe keine pathologische Anatomie, sondern ausschließlich eine pathologische Histologie, denn sie ist eine vorzüglich zytopathologisch charakterisierte Erkrankung des Zentralorgans. Ohne letzteren Satz wesentlich einschränken zu wollen, denn die Zytopathologie ist und bleibt die grundlegende Veränderung, so dürften zwei Momente hervorgehoben werden: 1. daß mich die das histopathologische Bild beherrschende allörtliche Nervenzellschwellung anfänglich wohl in dem Sinne beeinflussen konnte, wonach ich gewisse und spärliche Zeichen einer ontogenetischen Retardation geringer einzuschätzen geneigt war; 2. daß ich auf Grund anzuführender Erscheinungen mich heute von diesem Standpunkt entfernend jener Auffassung nähere, wonach im Zentralnervensystem der familiär-infantilen Idiotie doch gewisse Zeichen zu finden sind, welche im Sinne einer schwächeren Anlage verwertbar wären. Solche Zeichen bedeuten Abweichungen von der Durchschnittsarchitektonik, sie sind sogenannte dysarchitektonische Zeichen, die man auch unter dem Namen der anatomischen Degenerationsstigmen zusammenfaßt; letztere stellen fixe Strukturanomalien dar, welche als solche auf ein ab ovo subnormales Nervensystem hinweisen. Durch die variable Zahl solcher Stigmen ergibt sich eine geringere oder stärkere neuropathische Veranlagung, worauf in systematischer Weise Obersteiner und seine Schule und noch besonders Sibelius hinwiesen. Diese Stigmen des Zentralnervensystems, welche „angeborene Eigentümlichkeiten der Formgestaltung" bzw. „des feineren histologischen und histochemischen Baues“ (Obersteiner) sind, formen das Nervenparenchym zu einem subnormalen Boden, ohne aber „selbst schon pathologisch im engeren Sinne zu sein“ (Obersteiner). Solche Zeichen der gestörten Formausbildung kommen in zweifacher Form, 1. seitens der groben, makroskopischen, 2. von seiten der mikroskopischen Architektonik vor.

Die makroskopischen Degenerationsstigmen bedeuten vor allem Abweichungen von der als typisch erkannten Oberflächengestaltung, wo dann seitens der Furchung und Wulstbildung tierähnliche, pithekoide Zeichen sich melden, wie in erster Linie die Operkulisation des Okzipitallappens, dann Furchungsvariabilitäten seltener Art in größerer Zahl. Hier wäre auf die Arbeiten von E. Zuckerkandl und Retzius zu verweisen; ersterer befaßte sich sehr eingehend mit der Affenspalte des menschlichen Gehirns, letzterer auf Grund von 100 Menschenhirnen mit den verschiedensten Furchungsvariabilitäten. In bezug der Einzelheiten muß natürlich auf diese Quellenarbeiten aufmerksam gemacht werden, wobei noch die Arbeiten von E. Smith und Brodmann hervorgehoben werden müssen. — Zu den makroskopischen Stigmen sind noch fötale Relikte zu zählen, wie z. B. klaffende Sylvische Spalte, etwaige Gyrifikationsanomalien (Mikro-Makrogyrie), Hypoplasie des Kleinhirns, des Rückenmarks, Seitenfurche des Rückenmarksseitenstranges.

Die mikroskopischen Degenerationsstigmen kommen zur Entwicklung an den einzelnen Elementen des Nervenparenchyms wie Nervenzellen, Gliazellen, Nervenfasern, ferner an den durch letztere gebildeten Formationen.

Die elementaren Entartungszeichen der Nervenzellen sind: 1. die abnorme Form, d. h. statt der typischen Zellform erscheint eine atypische, indem die Pyramidenform durch eine spindelige oder kugelige Form ersetzt wird, wie man dies bei der genuinen Epilepsie, bei tuberöser Sklerose und spastischer Heredodegeneration sieht; 2. die abnorme Lagerung ist verwirklicht, wenn Nervenzellen an atypischer Stelle, z. B. in der weißen Substanz, entlang gliöser Septen vorkommen, wenn die Pyramidenzellen der Rinde, anstatt zueinander parallel und zur Oberfläche vertikal gerichtet zu sein, eine regelwidrig horizontale oder schiefe Lage einnehmen, wie man dies bei spastischer Heredodegeneration und Mikrogyrie sieht. 3. Die abnorme Struktur gibt sich zuerst durch Zweikernigkeit kund, wie man dies besonders seitens der Purkinjeschen Nervenzellen, dann seltener im Vorderhorn, schon öfters in der Großhirnrinde bemerkt; hierher sind zu rechnen ferner die sogenannten Zwillingszellen der Spinalganglien bei familiär-infantiler Idiotie; schließlich gehören in diese Rubrik abnorm zahlreiche und irreguläre Dendriten zumeist atypisch geformter Nervenzellen (Alzheimer). 4. Die abnorme Kleinheit der Nervenzellen ist vorsichtig zu beurteilen, denn es fragt sich, ob hypoplastische oder atrophische Nervenzellen? eine Frage, die nicht immer und ohne weiteres zu beantworten ist. — 5. Persistenz fötaler Nervenzellen, wie man bei Epilepsie im Randschleier Cajalsche Nervenzellen als ontogenetische Relikte antraf.

Die Nervenfasern weisen als Zeichen der schwächeren Entwicklung abnorme Dünnheit auf, wodurch dann überraschend graziler Strangbau bzw. auffallende Kleinheit des Rückenmarks (wie z. B. bei Friedreichscher Krankheit) zustande kommt.

Die Gliazellen in ihrer multipolaren oder Astrocytenform zeigen einerseits Mehrkernigkeit (wie bei infantiler Paralyse im Kleinhirn), dann abnormen, gelappten Zellkörper wie bei tuberöser Sklerose und Pseudosklerose.

Schließlich sind die dysarchitektonischen Strukturen als komplexe Mikrodegenerationsstigmen zu erwähnen. Als solche erscheinen vor allem die abnormen Bündel des Rhombenzephalon, worunter teils abgesprengte und abnorm verlaufende Bündelchen gewisser Bahnen, in erster Linie der Pyramidenbahn, teils die abnormen Verbindungen gewisser Zentren, schließlich feine abnorme Strängchen im Aquäduktgrau verstanden werden. 2. Das „Grau im Grau" Obersteiners, d. h. das Vorkommen einer gelatinösen Insel im Hypoglossuskern; doch gibt es auch ein „Grau im Weiß", d. h. eine Heterotopie, z. B. eine Insel grauer Substanz im Strickkörper, im Album der Großhirnrinde. 3. Defekte Rindenarchitektonik, bestehend im Ausfall gewisser Rindenschichten, besonders der Lamina III und IV bei Mikrogyrie. Ferner wäre auf Verschiebungen gewisser Rindenfelder von bestimmter physiologischer Dignität zu verweisen, wie man dies bei Tay-Sachs zu sehen bekommt und wo dann z. B. das zentrale Sehfeld—Area striata — eine Überentwicklung ihres Areals zeigend, die für das menschliche Gehirn gültigen Grenzen überschreitet. 4. Kolonienbildung der Spinalganglienzellen, worunter mehrere Ganglienzellen in einer Kapsel liegend zu verstehen sind; hierher dürften die oben erwähnten Zwillingszellen gehören. 5. Abnorme, tierähnliche Fältelung der Substantia gelatinosa des Rückenmarks, eng an- bzw. auseinander gerückte Clarkesche Säulen u. dgl.

In der Beurteilung hinsichtlich der Bedeutung obgenannter Stigmen muß die Tatsache hervorgehoben werden, daß es sich durchweg um Störungen der normalen Entwicklung handelt und somit auf das betroffene Nervensystem den Stempel der Dysplasie drückt. Dieser Umstand bedeutet so viel, daß das Zentralnervensystem bei der Heredodegeneration in seiner Anlage geschwächt sein muß, und somit spielt in der Genese einer heredofamiliären Nervenkrankheit teils die Hemmung, teils die Perversion des Entwicklungsganges eine wichtige Rolle. Freilich bedeuten diese Stigmen noch keine Krankheit, keinen Prozeß, sondern sind nur Kennzeichen eines in seinem Entwicklungsgang gestörten, also ab ovo geschwächten, minderwertigen Nervensystems. Die Bewertung dieser Stigmen unterliegt natürlich einer gewissen Schwankung in dem Sinne, daß manche Autoren nur gewissen, zumeist schon makroskopisch erscheinenden Entwicklungsstörungen — etwa der Mikropolygyrie u. dgl. — eine Beachtung schenken und geneigt sind Mikrostigmen wie Doppelkernigkeit u. a. nur in geringem Maße einzuschätzen. Auch die Beurteilung von Tierähnlichkeit ist für manchen Autor strittig. Wir haben persönlich den Eindruck, daß ein gewisses Maß in bezug der Einschätzung oben genannter Stigmen wohl geboten ist, doch dürfte ein Umstand nicht aus den Augen zu verlieren sein, d. h. dysplastische Erscheinungen kommen im Zentralnervensystem bei Heredodegeneration unleugbar **konstant** vor.

Meine Arbeit aus 1922 behandelte mehrere Spezialpunkte der infantil-familiären Idiotie, so den Vorgang der Schwellung im besonderen, da ich zwischen Quellung und Fällung einen Unterschied machte und die chemische Eigenart der gefällten Degenerationskörner näher schilderte; dann betonte ich die

Teilnahme des Achsenzylinders am Schwellungsprozeß, endlich erörterte ich nebst der Schwellung der multipolaren Gliaelemente noch besonders die Rolle der apolaren Gliazellen.

Inzwischen reifte die Auffassung über die anatomische Eigenart der hereditär-familiären Nervenkrankheiten noch mehr heran, und ich versuchte im Jahre 1920 eine solche allgemeine histopathologische Charakterisierung der Heredodegeneration zu geben. Ich verwies vor allem auf den generellen Zug, daß eine Wahl gemäß der Elemente des Ektoderms vorliegt. Dieser durch Keimblattlokalisation ausgezeichnete Prozeß gewinnt einen entwicklungsgeschichtlichen Charakterzug, da in dem rein ektodermal-affizierten Zentralnervensystem solche Systeme degenerieren, die in der embryonalen Reihenfolge ihrer Markausbildung die jüngsten sind, daher ist die systematische Affektion ontophylogenetisch gefärbt. Letztere erhält in embryologischer Beziehung eine Steigerung dadurch, daß die Ausdehnung des Prozesses gemäß der embryonalen Segmentierung (telenzephal, rhombenzephal, spinal) erfolgt. Und so schloß ich, daß die Heredodegeneration in anatomischer Beziehung eine entwicklungsgeschichtlich determinierte Erkrankung des zentralen Nervensystems darstellt; die Heredodegeneration ist nicht allein klinisch, erbbiologisch, sondern auch anatomisch einheitlich, daher sind heredofamiliäre Nervenkrankheiten nicht allein klinisch, sondern auch anatomisch wesensverwandt.

Obige Sätze erfuhren ihre Bekräftigung bald darauf durch die Untersuchungsergebnisse zweier heredosystematischer Nervenkrankheiten: durch einen Fall von familiärer, dann durch einen Fall von mit Idiotie kombinierter Zerebellarataxie und durch einen Fall von familiärer Strümpellscher Lateralsklerose. Besonders in letzterer Arbeit über spastische Heredodegeneration betonte ich, daß die durch systematische Degeneration ausgezeichneten heredofamiliären Nervenkrankheiten auf Grund eines eigenen histopathologischen Syndroms gekennzeichnet sind, dessen Züge ich als Keimblattwahl, Systemwahl und Segmentwahl bezeichnete. Die durch die dreifache Wahl gekennzeichneten Veränderungen des zentralen Nervensystems sind echt endogene Nervenkrankheiten; die exogenen sind keine Wahl- sondern Zufallsaffektionen, die wahllos ekto- wie mesodermale Elemente ohne Rücksicht auf Segmentgrenzen und auf in sich geschlossene Systeme angreifen.

Diese dreifache Bestimmung der systematischen Heredodegeneration in anatomischer Hinsicht entwickelte ich in meinem Innsbrucker Referat über die Anatomie der hereditären Nervenkrankheiten 1924 eingehender. Ich gab hier die Begriffsbestimmung einer Keimblatterkrankung, worunter das elektive und systematische Befallensein aller oder gewisser Abkömmlinge eines Keimblatts zu verstehen ist. Diese elektiv-systematische Affektion erscheint als fortschreitende Entartung der betroffenen Gewebselemente, wodurch deren von Haus aus gegebene Schwäche erwiesen ist; es handelt sich um Elemente, welche zum relativ frühzeitigen Versagen mehr oder minder veranlagt sind, woraus der progressive Untergang erfolgt.

Nun wies ich in meinem Referat mit besonderer Betonung darauf hin, daß die Erkrankung der Elemente eines Keimblattes an sich noch keine Keimblatterkrankung bedeutet, denn es kommt vor, daß infolge elektiver Giftwirkung, z. B.

auf Dysenterietoxin, die ektodermalen Elemente des Zentralnervensystems allein angegriffen erscheinen, während zugleich die mesodermalen unberührt sind. In solchen Fällen handelt es sich um eine chemisch-elektive Affektion; diese drückt die Tatsache aus, daß Chemismen — organische oder organisierte — gemäß von Affinitäten auf das fettreiche Zentralnervensystem elektiv zu wirken vermögen. Es handelt sich um eine nur scheinbare „Keimblattwahl“, welche ich als „Blastodermotropie“, in specie als „Ektodermotropie“ bezeichne. Doch entspricht dieser Prozeß keineswegs einer echten Keimblattwahl, denn zum Begriff der Keimblatterkrankung gehört eine genetisch-elektive Grundlage, d. h. gewisse, zu einem Keimblatt gehörige Elemente erscheinen auf Grund eines inhärenten Keimblattgebrechens, einer Anlageschwäche, also von äußeren Einflüssen absolut unabhängig ergriffen. Somit steht der chemisch-elektiven Affektion die genetisch-elektive Affektion gegenüber; erstere stellt eine exogene, blastodermotrope, letztere eine endogene, blastodermogene Veränderung dar; erstere führt zur Entwicklung eines paratypischen, letztere zu jener eines idiotypischen Phänotyps. Beispiel: Eine extrapyramidale Erkrankung kann paratypisch-toxisch, kann aber idiotypisch-erbbiologisch bedingt sein: toxische bezw. hereditäre Chorea.

Die blastodermotrope und blastodermogene Erkrankung haben gemeinschaftlich die Wahlerkrankung gewisser Elemente eines Keimblattes. Wodurch unterscheiden sie sich, mit anderen Worten: durch welche Zeichen gibt sich die blastodermogene Affektion kund? Nur durch Zeichen einer Anlagekrankheit, denn allein das Moment der Anlage gestaltet eine Erkrankung zu einer entwicklungsgeschichtlich, also keimblattmäßig charakterisierten Affektion. Diese Zeichen sind spezifisch-genetischer, rein embryologischer Natur und entsprechen der embryologischen Systematik. Letztere bedeutet, daß der neuron-systematische Aufbau des Zentralnervensystems im Verlauf des intra- und extrauterinen Lebens nicht auf einen Schlag seine Reife erlangt, sondern das Gesetz der früh- und spätreifen Systematik erkennen läßt, dessen pathologisches Korrelat darin besteht, daß die spätreifen Systeme als labilere rascher degenerieren, während die frühreifen als stabilere widerstandsfähiger sind. Somit kommt bei einer genetisch-elektiven oder blastodermogenen, in specie ektodermogenen Affektion die Systemwahl als spezifisches Moment vor; diese bedeutet die bilateral-symmetrische und bilateral-gleichintensive Degeneration gewisser Neuronensysteme, welche sich zumeist durch das embryologische Moment der Spätreife auszeichnen, wie z. B. die Pyramidenbahn, die kortiko-thalamischen, kortiko-pontinen, pontozerebellaren Verbindungen. Solche Systeme verraten ihre krankhafte Veranlagung durch die auf diese allein beschränkte Erkrankung, wodurch diese Abschnitte des Zentralnervensystems von den übrigen gesund bleibenden Abschnitten sich scharf absondern.

Nun verstehen wir die oben gegebene Definition einer Keimblatterkrankung, welche eine elektiv-systematische ist. Gesteigert wird aber diese Elektivität noch durch das Moment der Segmentelektivität; dieses bedeutet die Ausbreitung des blastodermogen-systematischen Prozesses gemäß der embryonalen Hirn-Rückenmarksegmentation. Diese entwickelungsgeschichtlich gefärbte Ausbreitung kann in dreifacher Weise erfolgen: Indem die Krankheit sich auf ein, auf zwei oder auf alle Segmente erstreckt, kommt es zur Ausbildung einer einfach-segmentären, kombiniert-segmentären und all-segmentären heredodegenerativen Krankheit. Beispiele: Einfach-segmentär ist eine familiäre Amyotrophie, eine spinale, eine zerebellare Ataxie; kombiniert-segmentär ist eine spino-cerebellare Ataxie, allsegmentär die familiär-infantile Idiotie. — Das systematische Moment wird durch das segmentäre Moment noch schärfer gestaltet, und somit bedeutet eine Keimblatterkrankung des Nervensystems eine ektodermogene und segmentär-systematische Affektion. Die Ektodermogenie ist gleichbedeutend mit anererbter Keimblattschwäche; diese wird gelegentlich sich durch eine variable Zahl der morphologischen Konstitutionsanomalien des Nervensystems (J. Bauer) oder Degenerationsstigmen verraten; das entscheidende Moment in der elektiv-ektodermogenen Degeneration ist aber deren segmentär-systematische Begrenzung. Auf Grund von alldem, was soeben erörtert wurde, läßt sich in größter Allgemeinheit sagen, daß bei der systematischen Heredodegeneration das ektodermale Protoplasma in specie das Hyaloplasma eine elektive und progressive Degeneration erfährt, die, weil auf erbbiologischer Grundlage entstanden, auch auf eine inhärente, vom Moment der Befruchtung gegebene Schwäche dieses Bestandteiles hinweist. Dieser Prozeß wurzelt in einer entwicklungsgeschichtlich bedingten Anlage des Zentralnervensystems und diese bedingt in vorhinein die Natur des Prozesses. Es handelt sich um einen spezifisch-ektodermalen, um einen ektodermogenen Vorgang, dessen Spezifizität sich durch die systematische Elektivität bekundet, da gewisse Segmente und innerhalb dieser gewisse Systeme in bestimmter Auswahl erkranken. Und so definierte ich in meinem Referate die systematische Heredodegeneration als eine ektodermal charakterisierte, segmentär lokalisierte und systematisch gestaltete elektive Degeneration des Zentralnervensystems.

Aus obigen Sätzen geht die entwicklungsgeschichtliche Determiniertheit der systematischen Heredodegeneration hervor, ein Verhalten, welches mit der erbbiologischen Bedingtheit der Heredodegeneration in vollem Einklang steht. Eine weitere Stütze erhielt die blastodermogene Natur der heredofamiliären Nervenkrankheiten durch die von K. H. Bauer zuerst erkannte Tatsache, daß „erbkonstitutionelle Systemerkrankungen“ nicht allein seitens des neuralen Ektoderms, sondern auch von seiten des Mesoderms vorkommen. K. H. Bauer hob in seinem diesbezüglichen Aufsatz einleitend hervor, daß der Begriff der Systemerkrankungen im Sinne elektiven Betroffenseins ganz bestimmter Gewebssysteme in der Pathologie schon seit langem geläufig ist, hingegen ist von erweiterten Systemerkrankungen, d. h. von Gewebssystemen, welche zu einem Keimblattanteil gehören, bisher kaum gesprochen worden. Und so frug er, ob es 1. überhaupt Keimblatterkrankungen gibt, 2) wenn ja, welches ihre ätiologische Deutung wäre; seine dritte Frage, was für Folgerungen ließen sich daraus für die Konstitutionslehre ziehen, wollen wir hier übergehen, da diese mit unserem Thema in keinem unmittelbaren Zusammenhang steht. Der genannte Autor nahm nun die einzelnen Mesenchymsysteme (Knochen, Bindegewebe, Knorpel, Muskel) an der Hand gewisser Krankheiten in Augenschein, und da verwies er in erster Linie auf das Beispiel der Osteogenesis imperfecta, aus welchem der Keimblattcharakter äußerst überzeugend hervorging. K. H. Bauer fand nämlich, daß die histologisch nachweisbaren Veränderungen nicht allein das Knochensystem betrafen, sondern auch zahlreiche andere Gewebe, wie die Zähne, Knorpel, Bindegewebe, Blutgefäße usw. Nun macht er auf den springenden Punkt seines Befundes aufmerksam, welcher sich im Zahnsystem nachweisen ließ: Die Schmelzleiste samt Derivaten erschienen völlig normal, während Pulpa samt Abkömmlingen schwer verändert waren. Da nun die Schmelzleiste rein epithelial-ektodermaler, die Pulpa aber rein bindegewebig-mesodermaler Herkunft ist, so steht die kapitale Tatsache vor uns, daß alles mesenchymale Gewebe erkrankt, alles ekto- und entodermale Gewebe verschont ist. Diese Keimblattelektivität ergänzte K. H. Bauer noch mit zwei weiteren Arten der Elektivität: 1. durch eine morphogenetische, d. h. die für die betreffende Gewebsart spezifische Grundsubstanz zeigt eine mangelhafte Abscheidung; 2. scheinen die phylogenetisch ältesten Gewebe (Gallert- und fibrilläres Bindegewebe) am wenigsten, die phylogenetisch jüngsten Gewebe (Knochen — Zahn) am meisten betroffen zu sein. Und so stellte K. H. Bauer eine dreifache Elektivität: 1. eine Keimblattelektivität, 2. morphogenetische Elektivität, 3. phylogenetische Elektivität auf, und nachdem er Beispiele für übrige mesenchymale Systemerkrankungen (Bindegewebe-, Knorpel-, Muskelsystem) angeführt hat, suchte er quasi als Probe aufs Exempel Beispiele, in welchen umgekehrt das Mesenchym verschont erscheint. „Schaffer ist es gewesen — fährt K. H. Bauer fort —, der 1922 in seinen interessanten histologischen Untersuchungen für bestimmte Krankheiten des Zentralnervensystems das elektive Erkranktsein bloß ektodermaler Gebilde bei elektivem Verschontbleiben aller mesodermalen Gewebe für die infantil-amaurotische Idiotie und für die hereditäre spastische Spinalparalyse nachgewiesen hat. Es ist interessant, daß auch Schaffer für seine doch ganz andersartigen Krankheitsbilder und ohne Kenntnis meiner bei der Osteogenesis imperfecta aufgestellten Regel zur gleichen phylogenetischen Regel gekommen ist, wonach innerhalb der betroffenen Gewebe die phylogenetisch ältesten Gewebe am wenigsten und die phylogenetisch jüngsten am meisten betroffen waren. Wir dürfen also vermuten, daß die für das Krankheitsbild der Osteogenesis imperfecta gefundenen Zusammenhänge auch bei einer anderen Reihe universeller Konstitutionsanomalien bestimmter Keimblattanteile in Betracht kommen werden.“

In der Frage, wie wäre das rein empirisch festgestellte Befallensein ganz bestimmter Keimblattanteile ätiologisch zu deuten? verweist K. H. Bauer sehr treffend auf Störungen während der ontogenetischen Entwicklung und hebt die Tatsache hervor, daß die Entwicklungsmechanik eine Fülle von Material über die getrennte Beeinflußbarkeit der einzelner Keimblätter und Keimblattanteile beigebracht hat. Es gibt also Anhaltspunkte genug, um uns solche Systemerkrankungen durch intrauterine Schädigungen plausibel zu machen, doch betont mit gutem Recht K. H. Bauer, daß wir trotzdem nicht auf dieser Stufe ätiologischer Forschung stehen bleiben dürfen und verweist da auf den pathogenetischen Terminationspunkt der Eibefruchtung. Mit Hilfe des Mendelismus greift aber K. H. Bauer noch über die befruchtete Eizelle zurück auf das Gebiet der ererbten Krankheitsursachen. Die Tatsache der Vererbbarkeit bedeutet nur das eine, daß die Erbmasse selbst schon krankhaft beschaffen sein muß, sagt K. H. Bauer, und nachdem die Erbeinheiten der Erbmasse Erbfaktoren sind, die mit großer Konstanz nach den mendelistischen Zahlengesetzen durch Generationen in gewissen Merkmalen weitergegeben werden, so fragt es sich, ob dabei die Erbmasse in toto, in einem oder in zahlreichen Erbfaktoren pathologisch verändert sei? Nachdem in K. H. Bauers Beispielen die Vererbung streng dem Schema der monohybriden Bastardierung folgt, so ist hieraus zu folgern, daß es sich um einen einzigen pathologischen Erbfaktor handle. Tritt nun ein solcher Erbfaktor in einer bislang gesunden Deszendenz plötzlich auf, um sich dann gesetzmäßig weiter zu vererben, so handelt es sich um eine Mutation. Und so ließe sich nach K. H. Bauer bei den mesenchymalen erbkonstitutionellen Systemerkrankungen deren biologisches Wesen in einem mutierten Gen erfassen[1]).

Aus meinen und K. H. Bauers Erörterungen dürfte die Frage, gibt es Keimblatterkrankungen, wohl zu bejahen sein. Wir haben somit zwei Kategorien von blastodermogenen Affektionen — welchen ich oben scharf die blastodermotropen entgegenstellte — aufzustellen: die ektodermalen und die mesodermalen. Die Existenz solcher Keimblatterkrankungen beweisen aber nicht allein die getrennt, isoliert auftretenden Krankheiten gemäß den Keimblattsystemen, sondern in besonders überzeugender Weise das kombinierte elektivsystematische Ergriffensein der genannten zwei Keimblätter, denn die meisten Hauptformen der mesenchymalen Systemkrankheiten können sich mit irgendwelcher Form der hereditären Nervenkrankheiten, d. h. der ektodermalen Systemkrankheiten, vergesellschaften. Diese Kombination kann entweder so erfolgen, daß an demselben Individuum ekto- und mesodermale Systemkrankheiten vorkommen, oder aber leidet in einer Familie z. B. die Aszendenz an ektodermalen, die Deszendenz an mesodermalen Systemkrankheiten. Beispiel für ersteren Fall: Spastische Spinalparalyse mit Muskeldystrophie, familiäre spinale Amoytrophie mit Knochendystrophie; für letzteren Fall: Vater und Großvater litten an spinaler Muskelatrophie, Kind und Enkel an Muskeldystrophie. Es ist doch einleuchtend, daß der Begriff der Keimblatterkrankung durch das Moment der Kombination von zweierlei Keimblatterkrankungen eine harmonische Erweiterung bzw. Bekräftigung erfährt.

---

[1]) Neuerdings nahm in der Lehre der Osteogenesis imperfecta M. Biebl (Beitr. z. Frage der Osteogenesis imperfecta durch Untersuchungen am Zahnsystem. Virchows Archiv f. pathol. Anat. u. Physiol. 255. 1925.) Stellung gegen K. H. Bauer, indem er, des letzteren konstitutions-pathologische Auffassung ablehnend, für eine Intoxikationstheorie eintritt. Soll nun die Frage der Osteogenesis imperfecta noch sub judice sein, so ändert dies an der Aufstellung von erbkonstitutionellen Systemerkrankungen mesodermalen Charakters, wie dies K. H. Bauer sehr eindrucksvoll vornahm, nichts.

Allgemeine Histopathologie der systematischen Heredodegeneration.

Nachdem wir im vorangehenden Abschnitt als grundlegende Züge der systematischen Heredodegeneration die Keimblattwahl, Segmentwahl und Systemwahl erkannten, ist es nun unsere Aufgabe diese Elektivitätsarten auf ihre genauere Beschaffenheit zu prüfen.

I. Ektodermale Elektivität.

Da das neurale Ektoderm sich aus den neuronalen und neurogliösen Elementen zusammensetzt und man somit von zwei Systemen sprechen dürfte, so fragt es sich in erster Linie, ob die Elektivität, so wie dies durch K. H. Bauer für das Mesoderm nachgewiesen wurde, auch hier systematisch nachweisbar wäre, indem in einem Falle allein die neuronalen, im anderen die neurogliösen Elemente durch den heredodegenerativen Prozeß angegriffen wären. Hierauf antworten wir mit folgenden Tatsachen. 1. Es gibt Formen, wie die spastische Heredodegeneration, bei welchen ausschließlich die neuronalen Elemente degenerieren, während die verzweigt-protoplasmatische Glia, die multipolaren Astrozyten, verschont sind und nur die apolaren Elemente, die gliösen Bereitschaftszellen Pollaks, aktiviert werden, um den nervösen Abbau und Transport zu bewerkstelligen, womit nur eine rein sekundäre, zum essentiellen Vorgang nicht gehörige Arbeit geleistet wird. — 2. Dann gibt es eine Form, die infantil-familiäre Idiotie, bei welcher die neuronalen und multipolaren Gliaelemente gleichzeitig und gleichsinnig ergriffen sind, indem beide eine Schwellung bekunden; hier handelt es sich um eine gliöse Eigenerkrankung, welche so viel bedeutet, daß die plasmatischen Astrozyten durch dieselbe Noxe affiziert werden wie die neuronalen Elemente. — 3. Die dritte Möglichkeit, die primäre, isolierte Affektion der multipolaren Glia, konnte bisher bei der systematischen Heredodegeneration nicht nachgewiesen werden, es sei denn, daß man die Pseudosklerose hierher zählt, wo man dann in den Alzheimerschen Gliazellen das primär-gliöse Substrat zu erblicken hätte. Nun ist aber der heredodegenerative Charakter der Pseudosklerose noch nicht sichergestellt. — Fassen wir unsere diesbezüglichen Kenntnisse zusammen, so läßt sich sagen, daß bei der systematischen Heredodegeneration immer die Veränderung der neuronalen Elemente ausschlaggebend ist, welche wohl niemals fehlt, während das Verhalten der Glia, selbst bei derselben heredodegenerativen Form, sehr variabel sein kann, daher zur histopathologischen Charakteristik keinen bezeichnenden Zug beizusteuern vermag. Wir werden daher immer in erster Linie auf die Veränderung der neuronalen Elemente bedacht sein müssen, und den systematischen Faktor — wie dies bei der Systemwahl gezeigt wird — werden wir nicht im Gewebselement sondern im Neuronenbau suchen.

Die Erkrankung der neuronalen Elemente befolgt ein zweifaches Tempo, gemäß welchem wir eine akute und eine chronische Degenerationsform unterscheiden dürfen. Dabei heben wir aber hervor, daß auch diese Unterscheidung, wie eben jede Klassifikation, nicht gegen alle Kritik gefeit ist, da man chronische Zustände mit akuter Degeneration und akute Zustände mit chronischer Veränderung antreffen kann; in größter Allgemeinheit aber dürfte diese Einteilung zutreffen und besonders in deskriptiver Beziehung gute Dienste leisten,

A. Akute Degenerationsform.

a) Neuronale Elemente.

Diese Elemente bekunden eine recht bezeichnend aussehende Veränderung, welche sich in der Schwellung kundgibt. Heute, wo schon fast alle Einzelheiten dieses Vorgangs histologisch klargelegt sein dürften, ist die Morphologie der Schwellung recht scharf zu zeichnen; nicht so vor 15—20 Jahren, wo das faszinierende Bild besonders an den Nißl-Präparaten in seinem Wesen noch recht rätselhaft erschien. Erst als ich und Spielmeyer die Bielschowskysche Fibrillenimprägnation ausgiebig anwandten und ich, Sträußler u. a. durch die minutiöse morphologische Erforschung der intrazellulären Degenerationsprodukte den Vorgang der kranken Nervenzelle tiefer kennen lernten, waren wir in der Lage, den zellulären Prozeß in seiner Gesamtheit zu durchschauen. Und so können wir sagen, daß heute die Nervenzellenschwellung der familiären Idiotie nicht allein „ein ganz merkwürdiger, in seiner Art geradezu imposanter Befund" (Sträußler), sondern zugleich ein integrierender Bestandteil der Histopathologie des Zentralnervensystems ist, dessen äußerst bezeichnende Züge faktisch ihresgleichen suchen.

Wir wollen nun das Bild der Schwellung an der Hand der verschiedenen histotechnischen Methoden schildern.

1. Nißlbilder der Schwellung.

Zwei amerikanische Autoren, W. Hirsch und B. Sachs, gaben zuerst die Beschreibung der Nervenzellschwellung an mit Nißls Färbung behandelten Präparaten in Fällen von infantil-familiärer Idiotie. Wir verdanken Hirsch die Feststellung der interessanten Tatsache, wonach die gesamte graue Substanz entlang des ganzen Rückenmarks in dem Sinne ergriffen war, daß die Nervenzellen kugelig gebläht und somit vergrößert waren, in welchen der Kern zumeist exzentrisch gelegen erschien. Nach Hirsch hat es den Anschein, als bestünde die graue Substanz aus lauter Nervenzellen, welche fast das Doppelte ihrer Normalgröße erreichten und in deren Zellkörper hie und da Vakuolen erschienen. Um den Zellkern fiel Hirsch eine stärker gefärbte Zone auf, welche eine offenbar aus dem Zerfall der Nißl-Schollen herrührende, körnige Masse bedeutet; diese Schollen scheinen einen hochgradigen Schwund erlitten zu haben. Genau diese Veränderungen ließen sich feststellen im verlängerten Mark, in den Kernen der Hirnnerven, in den Oliven und in der Brücke; manche dieser Nervenzellen fanden sich in hochgradiger Verwesung und in abnormer Größe vor. Ein wichtiges Detail dieses Bildes ist, daß der schollenfreie Zellkörper ein feines Netz enthält. Genau so verändert sind die Nervenzellen des Sehhügels, des Schweifkerns, in der Großhirnrinde sind die einzelnen Schichten gut zu erkennen, doch erscheinen alle Nervenzellen hochgradig pathologisch, d. h. blasenförmig gedunsen, mit exzentrischem Kern. Im Kleinhirn fanden sich verhältnismäßig geringere Veränderungen vor. — Diesen aus dem Jahre 1898 stammenden Befunden reihen sich jene von B. Sachs aus 1901 an, der gleichfalls hochgradige Schwellung mit Tigrolyse und perinukleäre Homogenisation antraf. Da auch dieser Autor die Nervenzellenaffektion auf das gesamte Zentralorgan ausgebreitet vorfand, so ist die Tatsache der allörtlichen Nervenzellenschwellung durch W. Hirsch und B. Sachs zuerst festgestellt worden.

Nehmen wir nun an der Hand der Abb. 1., eine Vorderhornzelle aus einem Fall von infantil-familiärer Idiotie, die feinsten Einzelheiten des Nißl-Bildes in Augenschein. Da fällt vor allem der hochgradig geblähte Zellkörper auf, dessen normal-konkave Konturen pathologisch konvex wurden; im Protoplasma fallen ohne weiteres zwei Zonen auf, eine periphere helle und eine zentral perinukleäre dunkle. Die helle Zone ist tigroidberaubt und weist ein durch Toluidinblau blaßgefärbtes, polygonales Netz auf, in dessen Knotenpunkten allerfeinste Knötchen sitzen, wie dies sehr deutlich in dem mit zwei Pfeilen versehenen Zelleibteil zu sehen ist. Dieses Netz erscheint im entgegengesetzten Abschnitt des Zellkörpers bereits desintegriert, da das Netzwerk als solches schon in einzelne lose Fädchen zerfallen erscheint. — Ein anderes Bild bietet die perinukleäre zentrale Zone; diese macht sich vor allem durch ihre gesättigte Tinktion bemerkbar, welche durch die Ansammlung von feinsten, feinen und mittelgroßen Tigroidkörperchen bedingt wird. Die allerfeinsten Körnchen sind unmittelbar um den Kern herum derartig dicht angesammelt, daß von einer individuellen Erkennung keine Rede sein kann; erst in einem gewissen Abstand vom Kern, wo die gesättigt gefärbten Körner schon größer und in spärlicher Anzahl erscheinen, sieht man die Tigroidschollen deutlicher. Da bemerkt man nun die interessante Tatsache, daß man nirgends einen Zerfall der Schollen zu sehen bekommt, und da man in bezug der Größe recht verschiedene Exemplare sieht, so kommt man zur Annahme, daß nicht so sehr ein Zerfall, sondern eine progressive Verkleinerung, also ein Schwund im Spiele sein muß.

Ein bemerkenswertes Verhalten zeigt der Zellkern, der verkleinert und tiefer gefärbt erscheint und ein tief tingiertes, zentral liegendes Kernkörperchen enthält. Die Lage des Zellkerns ist als zentrisch zu bezeichnen.

Ein höchst beachtenswertes Verhalten bieten die Dendriten dar, wie man dies an dem zwischen den zwei Pfeilen befindlichen Fortsatz sieht. Letzterer, in seinem Kaliber kaum geändert, schwillt an der Gabelungsstelle ballonförmig an und läßt im Innern dieses Ballons ein feines, engmaschiges Netzwerk erkennen, welches jenem des Zellkörpers vollkommen entspricht. Im Dendrit sowie in der geblähten Gabelungsstelle spärlich spindelige Tigroidschollen.

Ganz dasselbe Bild bieten die Spinalganglienzellen dar: Im Zellkörper erblickt man die schollenfreie und feinretikulierte periphere Zone, einwärts die perinukleäre schollige Zone; der Zellkern, zentral gelegen und das Kernkörperchen enthaltend, erscheint verkleinert, ungewohnt tingiert. (Abb. 2.)

Fassen wir die wesentlichen Züge des gebotenen Bildes zusammen, so wäre hervorzuheben 1. die Schwellung des Zellkörpers in toto, jene der Dendriten nur lokal, zumeist an Stellen der Dichotomie; 2. der periphere Tigroidschwund mit der relativen Tigroidverschonung in der perinukleären Zone; 3. Kern tendiert zum Schwund und zur Pyknose. In bezug der Tigroidveränderung wäre das Moment zu betonen, daß ich, ebenso wie B. Sachs und Bielschowsky, keinen feinkörnigen Zerfall sondern eine progressive Reduktion beobachtete. Das feinfädige Netzwerk betrachte ich als Cajalsches Spongioplasma, welches im Verlauf der Schwellung zweifache Veränderungen erleidet: erstens vermöge des Tigroidschwundes eine Entblößung, zweitens infolge der Schwellung eine Blähung der Netzlücken, welche hiedurch deutlich zur Darstellung gelangen.

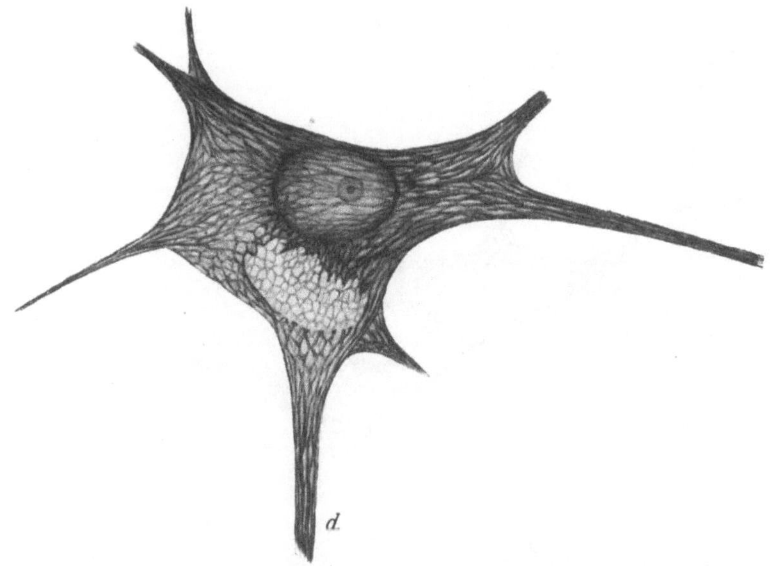

Abb. 5. Fibrillenbild einer multipolaren Riesennervenzelle des menschlichen Hinterhorns. Die Nervenzelle ist so getroffen, daß die Cajalsche kortikale Schicht oder das fibrilläre Außennetz nur an einer Stelle durch das Mikrotommesser angeschnitten erscheint, wodurch einesteils ein scharfer ovalkonturierter Rand gegen Dendrit *d* entsteht, aus welchem sich ein deutliches Netzwerk gegen das Zellinnere zu erstreckt; anderseits gewinnt man an der dem Anschnitt entsprechenden umschriebenen Lücke des Außennetzes einen Einblick in das Innennetz, welches hier an der Stelle des Zellpigments erscheint. Deutlich sind die feinen Abzweigungen aus dem derberen Außennetz in ein feines Innennetz zu verfolgen. Der durchschimmernde Kern ist hier durch das fibrilläre Außennetz bedeckt. — Bielschowskys Imprägnation.

Hinsichtlich des Zellkerns wäre zu bemerken, daß im Gegensatz zur angegebenen zentralen Lage gegebenenfalls auch eine exzentrische Lagerung vorkommt. Dieses Verhalten hängt von der Art der Schwellung ab. Ist diese, wie in der Nervenzelle auf Abb. 1, eine gleichmäßig totale und förmlich vom Zentrum des Zellkörpers ausgehend, so treffen wir einen mehr oder minder zentral liegenden Kern an; beschränkt sich aber die Schwellung auf einen Abschnitt des Zelleibes, so wird der Kern gegen den nicht geschwellten Zelleib und somit gegen die Oberfläche zu gedrängt, daher wird der Zellkern exzentrisch. Wir sehen somit, daß die Lage von den Druckwirkungen abhängt, und somit kommt dieser nichts Bezeichnendes zu, daher ist auch der Ausspruch zu korrigieren, welchen wir auf S. 6 machten, wonach der Kern im Fall von endogener Schwellung zentral läge. — Besonders deutlich sieht man die durch die Schwellung bedingte exzentrische Lagerung des Kerns in den Pyramidenzellen der Großhirnrinde; hier wird der Kern manchmal wohl lateralisiert, zumeist aber apikalwärts gedrängt.

2. Fibrillenbilder der Schwellung.

Haben bereits die Nißl-Bilder ein sehr bezeichnendes Substrat geliefert, so wird dieses durch die Fibrillenpräparate bedeutend schärfer gestaltet. Um

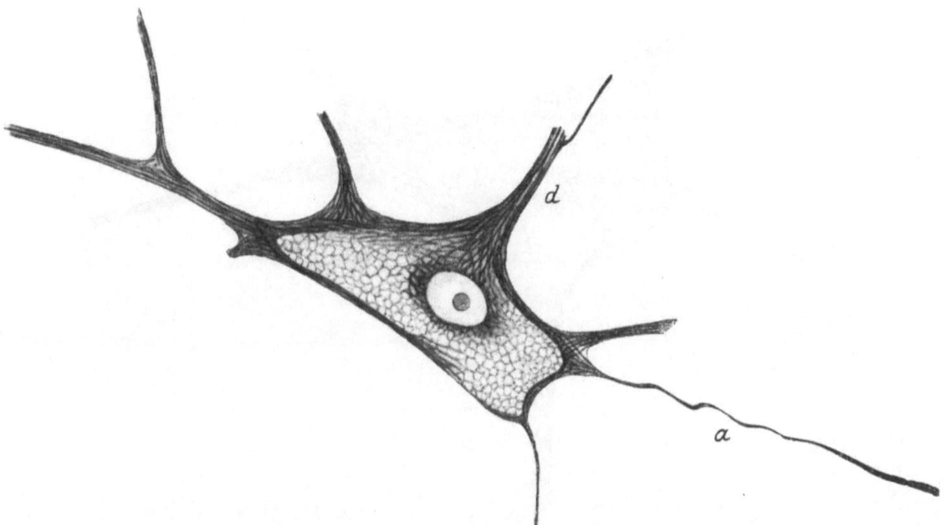

Abb. 6. Fibrillenbild einer Riesennervenzelle des menschlichen Hinterhorns. Die Nervenzelle ist fast äquatorial getroffen, daher bemerkt man: 1. eine Umränderung des Zellleibes durch das fibrilläre Außennetz, das hier einer Schale gemäß erscheint, deren scharf konturierter Anschnitt den Zelleib ringsherum umsäumt, mit Ausnahme des Dendriten *d*, der selbst axial getroffen, sein fibrilläres Netzwerk gegen den Kern zu dermaßen ausbreitet, daß um letzteren herum ein dunkler Ring, das dichtgesponnene Donaggiosche Sieb entsteht. Bemerkenswert der Achsenzylinder *a*, der an seiner konischen Ursprungsstelle eine deutliche Längsstreifung aufweisend nun in seinem leichtwelligen Verlauf sich verjüngt, um dann wieder dicker zu werden. — 2. Ein aus feinsten Fäserchen gebildetes fibrilläres Innennetz (Cajals Hauptschicht) aus zierlichen polygonalen Maschen bestehend, welches, innerhalb des schalenförmigen Außennetzes liegend, um den Zellkern herum die erwähnte Verdichtung erfährt. — Vorliegendes Präparat veranschaulicht alle Struktureinzelheiten des Fibrillenbaues sowie beide Fortsatzsorten der Nervenzelle, bietet daher ein nahezu vollständiges Bild. — Bielschowskys Fibrillenimprägnation.

nun letztere richtig einzuschätzen, ist das normale Fibrillenbild mit Bielschowskys Methode dargestellt unerläßlich. Wir gehen dabei von den Rückenmarkszellen aus und benützen zum Studium zielbewußt zwei solche Präparate, von welchen das erste (Abb. 5), eine Rückenmarkszelle, das Fibrillenwerk nur an einer umschriebenen Stelle angeschnitten, im übrigen in seiner Gesamtheit darstellt, das andere (Abb. 6) hingegen einen sogenannten Äquatorialschnitt veranschaulicht. Hiedurch wird im ersten Präparat das oberflächliche, im zweiten das endozelluläre Fibrillenwerk dargestellt, und kennt man nun die Normalverhältnisse, so werden die pathologischen um so deutlicher erkennbar. Die morphologischen Einzelheiten sind in den betreffenden Legenden geschildert und daselbst einzusehen; hier möchten wir nur darauf aufmerksam machen, daß wir am Bielschowsky-Präparat die Struktur genau so sehen, wie dies der große spanische Forscher mit seiner eigenen Imprägnationsmethode schilderte, denn auch wir bemerken gleich Cajal dickere oder Primärfibrillen, welche durch feine Schräg- und Queranastomosen, durch die Sekundärfibrillen zu einem fibrillären Netz verbunden werden. Die Sekundärfibrillen herrschen im Innern des Zellkörpers vor und bilden daselbst das feingesponnene endozelluläre Netz, welches um den Zellkern herum die bekannte Verdichtung erleidet, das durch Donaggio den Namen des perinukleären Siebes erhielt.

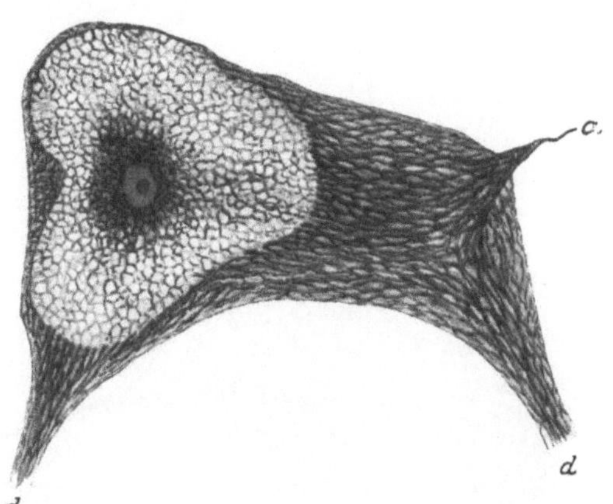

Abb. 7. Fibrillenbild einer Vorderhornzelle bei endogener Schwellung (infantil-amaurotische Idiotie). — Kalottenschnitt der geblähten Nervenzelle, wodurch so das Außen- wie das Innennetz gleich deutlich zur Darstellung gelangt. Der mehr zentral liegende und verkleinerte Kern erscheint tingibler und ist von einem dunklen Hof umgeben. Das Innen- und Außennetz sind unversehrt, allein infolge der zellulären Blähung sind die Maschenlücken klaffender, daher treten die einzelnen Fibrillen deutlicher hervor. Dendriten *d*, *d* im ganzen aufgetrieben; *a*: Axon. — Bielschowskys Imprägnation.

Gehen wir nun zum Fibrillenbild der infantil-familiären Idiotie über, so wäre in erster Linie auf Abb. 7 zu verweisen, in welcher allein die Schwellung zur Darstellung gelangt; diese äußert sich recht deutlich im klaffenden endozellulären Netz, dessen Lücken durch die Schwellung womöglich noch deutlicher als im Normalpräparat zu erblicken sind. Als Abweichung fallen zwei Momente auf: zuerst der Kern erscheint geschrumpft und tiefer tingiert, sodann bemerkt man die perinukleäre Homogenisation im größeren Umfang. Die Schwellung des Zellkörpers scheint keine bedeutendere Dimension erreicht zu haben, denn man sieht zum Teil noch konkave Konturen. Der Kalottenschnitt begünstigt die Einsicht in das tiefe Netz.

Ein weit vorgeschrittenes Stadium des Schwellungsprozesses stellt die Abb. 8, ein Äquatorialschnitt, dar, der nicht so sehr die durch die oberflächlichen Primärfibrillen gebildete fibrilläre Schale, als vielmehr das endozelluläre Netz in seiner Gesamtheit uns vorführt. Man gewahrt im letzteren den tief gefärbten, pyknotischen, mit dem Zellkörperchen fast verschmolzenen und geschrumpften Zellkern, dessen Lage nur als relativ exzentrisch zu bezeichnen ist. Ringsherum bemerkt man das klaffende endocelluläre Netz, das seine Integrität gegen die Zellkörperoberfläche zwischen d und d_1 zunehmend einbüßt, indem es in eine Detritusmasse übergeht, an welcher man an der Übergangszone den retikulierten Charakter noch leicht erkennt; somit ist die Tatsache erwiesen, daß der Detritus aus dem Zerfall des endozellulären Netzes entsteht. An den Zellfortsätzen erscheinen lokale Blähungen; am Dendrit d_2 ist diese umschriebene Schwellung in ihrer retikulierten Struktur deutlich dargestellt, am Axon „a" finden sich drei rosenkranzförmige und gleichfalls retikulierte Schwellungen vor.

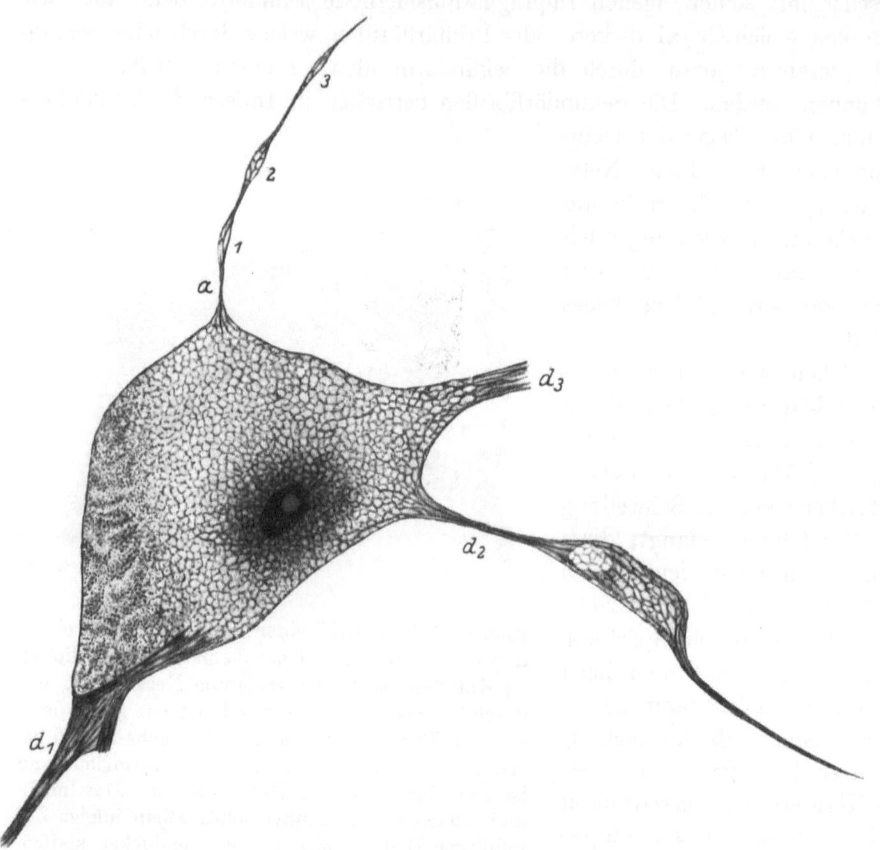

Abb. 8. Fibrillenbild einer Vorderhornzelle bei endogener Schwellung (infantil-amaurotische Idiotie). Äquatorialschnitt der geblähten Nervenzelle, daher das fibrilläre Außennetz nur als stärkerer Kontur des Zelleibs angedeutet; wohl ist bei dem Dendrit d_1 ein kleiner Anschnitt aus dem Außennetz bemerkbar. Um so mehr bietet sich das Innennetz dem Auge dar, das überwiegend als polygonales Maschenwerk mit perinukleärer Kondensation erscheint und nur zwischen d_1 und a (axon) einen Fibrillendetritus bildet. Besondere Aufmerksamkeit verdient Dendrit d_2, der eine lokale Blähung aufweist; diese Stelle bietet das Bild des Außen- und Innennetzes dar, und zwar gewinnt man infolge Anschnittes des tiefschwarz gefärbten Außennetzes Einblick in das aschgrau gefärbte Innennetz. Dendrit d_3 im ganzen geschwellt; Axon a zeigt drei rosenkranzartig angedeutete Anschwellungen (*1, 2, 3*). — Beachtenswert noch die ziemlich zentrale Lagerung des Kerns; seine relative Exzentrizität wird durch die Hervorwölbung des Zelleibs zwischen a und d_1 bedingt. Unter allen Umständen fällt der pyknotische, verkleinerte Kern auf. — Bielschowskys Imprägnation.

Das für die infantil-amaurotische Idiotie am meisten bezeichnende Bild zeigen die Rindenzellen des Großhirns. Hält man zum Vergleich das normale Fibrillenbild vor Augen (s. Abb. 9), an welchem außer dem reinen Netzcharakter besonders die schlanken, gleichmäßigen Dendriten bemerkenswert sind, so tritt hierzu im schroffen Gegensatz (s. Abb. 10) an einer kleineren Pyramidenzelle am Basaldendrit (*d b*) ganz unvermittelt eine ballonförmige Blähung (*B*) auf, welche folgende, sehr bemerkenswerte Einzelheiten zeigt. Diese besteht aus einem poly-

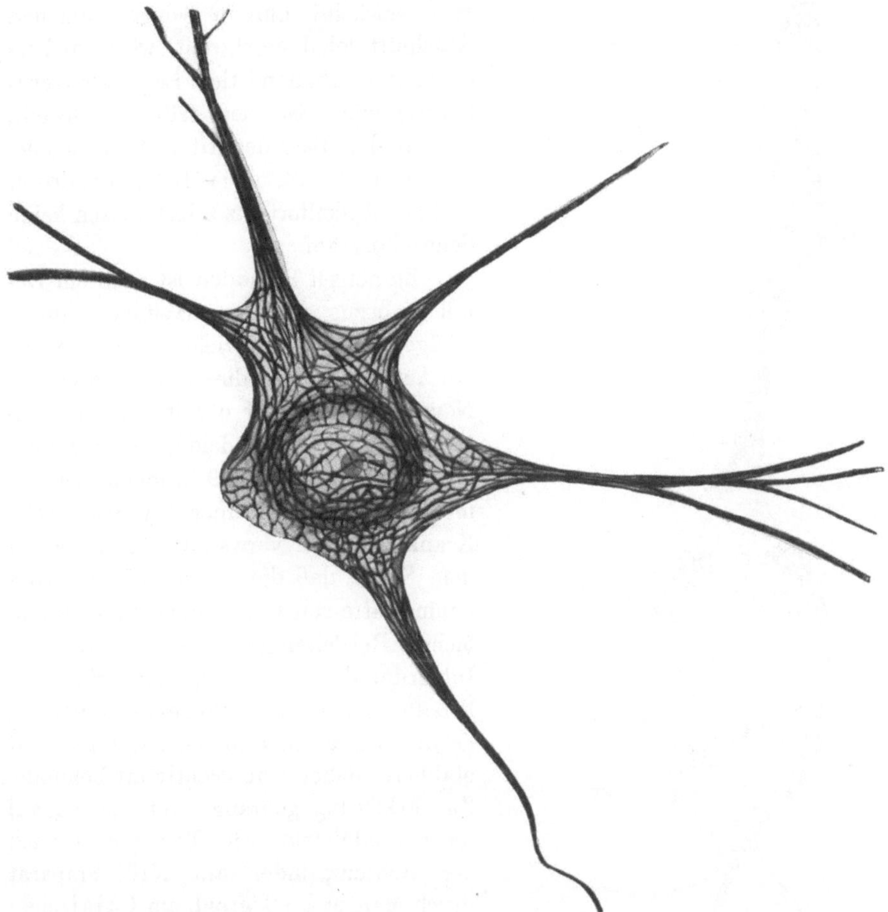

Abb. 9. Fibrillenbild einer großen Pyramidenzelle der menschlichen Großhirnrinde. — Basal der Axon, lateral und apikal Dendriten, aus deren kräftigen länglich verlaufenden Fibrillen sich in den Zellkörper hinein ein polygonales Netz erstreckt, an welchem nebst kräftigen Fäden noch feinere auffallen. Die Fibrillen der Fortsätze zerbündeln sich, an den Zelleib angelangt, fächerförmig und weisen nun deutliche Anastomosen auf Grund von feinen Seitenästen (Cajals sekundäre Fibrillen) mit den, gegen den Zellkern zu radiär gerichteten Hauptfibrillen (Cajals primäre Fibrillen) auf. — Um den Zellkern herum macht sich eine Verdichtung des fibrillären Netzwerks bemerkbar. — Die Nervenzelle ist so getroffen, daß der Kern, vom Netzwerk bedeckt, durchschimmert. — Bielschowskys Imprägnation.

gonalen Außennetz, das deutlich an der Übergangsstelle gegen den basalen Fortsatz (*d b*) zu bemerkbar ist, und da der Ballon fast äquatorial angeschnitten ist, so setzt sich aus dem Netz des oberen Poles der Blähung eine fibrilläre Umrahmung fort, welche am unteren Pol in eine parallel fibrillisierte Struktur

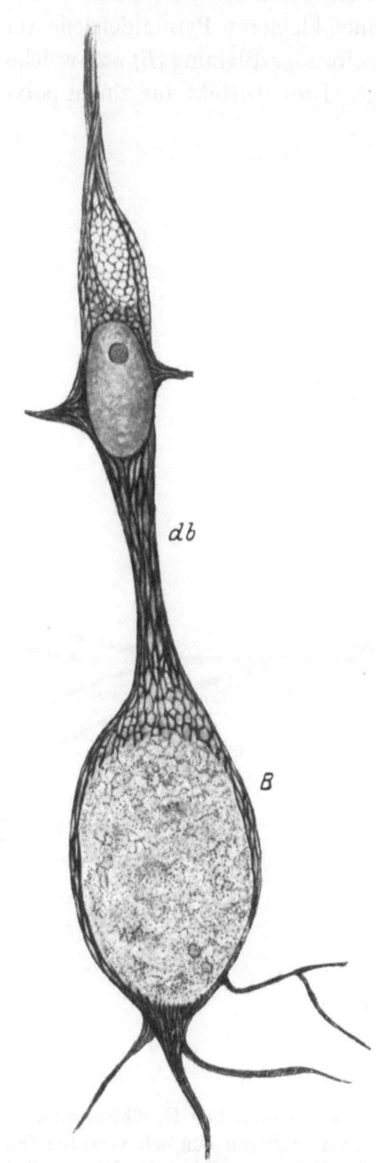

Abb. 10. Fibrillenbild einer kleinen Pyramidenzelle der Großhirnrinde bei endogener Schwellung (infantil-amaurotische Idiotie). — Blähung des Zelleibs zwischen Kern und Apikaldendrit, wodurch der Kern in den gleichfalls aufgetriebenen Basaldendrit (*db*) förmlich hineingepreßt erscheint. Am letzteren erscheint eine typische, lokale ballonförmige Blähung (*B*), diese Stelle zeigt das angeschnittene Außennetz unversehrt, nur klaffend, während das Innennetz bereits dekomponiert, den Fibrillendetritus bildet. Aus dem Ballon tritt die ungeblähte Ramifikation hervor. — Bielschowskys Imprägnation.

übergehend, vier normale Dendritenzweige entstehen läßt. In der lokalen ballonförmigen Blähung ist eine Detritusmasse enthalten, in welcher das geübte Auge noch verschwommene Spuren eines Retikulum erkennt. — Der Zellkörper der Pyramidenzelle erscheint nur in seinem apikalen Abschnitt lokal geschwellt, welchem Umstand die auffallend tiefe Lage des Kerns zuzuschreiben ist, der, selbst geschwellt, fast in den Basaldendrit (*d b*) heineingetrieben erscheint. Die Lateraldendriten und der Apikalfortsatz selbst weisen keine Schwellung auf.

Zu obigen Befunden ist noch ein Detail in bezug des Achsenzylinders hinzuzufügen. Ich vertrat viele Jahre hindurch die Auffassung, daß dieser Bestandteil des Neurons im Verlauf der infantil-amaurotischen Idiotie nicht leide; diesen Standpunkt betonte ich 1909 in meiner zusammenfassenden Arbeit über Tay-Sachssche Krankheit und verwandte Zustände in dem Sinne, daß die Nervenzelle als Aufnahmestätte von Reizen dem Axon als einfachem Reizleiter gegenüberstehe und die Integrität des letzteren auf eine Wahl des heredodegenerativen Prozesses hindeute, da dieser sich allein im neurozytären Teil etabliere, daher eine Elektivität bekunde. Zur Erklärung gedrängt, verwies ich auf die normalhistologische Tatsache, wonach der Achsenzylinder am Nißl-Präparat durch Mangel an Tigroid, am Cajalschen Silberpräparat durch gleiches und dichotomiefreies Kaliber auffalle; ich betrachtete den Axon als einen sui generis-Neuronbestandteil, welcher sich, weil morphologisch, auch funktionell, vermutlich pathologisch, vom Zelleib unterscheidet. Doch belehrten mich meine Beobachtungen am Kleinhirn eines Falles von Tay-Sachs 1913, dann in mehreren Fällen desselben Typs in der Großhirnrinde und Rückenmark 1922, daß Axonschwellungen zweifellos und nicht allein spärlich, sondern auch ausgedehnt vorkommen können. Um aus der einschlägigen Literatur Belege für das Verhalten des Achsenzylinders anzuführen, erwähne ich Bielschowsky, der die Verschonung dieses Bestandteiles hervorhob, und der Klassiker auf diesem Gebiete, B. Sachs, tat dies mit folgendem Ausspruch: „The axone remains apparently unaffected by the disease process".

In meiner Arbeit 1913 hob ich zweierlei Formen der Axonschwellung hervor. Eine häufige Form bekundet sich in der lokalen Volumszunahme des Axoplasma, wobei der mehr oder minder solide Fibrillenstrang eine Auflockerung erfährt, indem die einzelnen Fibrillensträngchen in feinere Einzelfädchen auseinander fahren, welche unter sich ein anastomotisches Netz bilden. In dieser lokalen Axonschwellung kommt — wie ich mich ausdrückte — eine strukturenthüllende Tendenz zur Geltung, genau wie im Fibrillenwerk der Nervenzelle, weil durch die Schwellung die einzelnen Axonfibrillen wohl in pathologisch übertriebener, jedoch sehr sinnfälliger Weise zur Darstellung gelangen. Als eine zweite Form der Axonschwellung schilderte ich die lokale argentophile Nodosität; hier ist nichts von einer Auflockerung der Axonfibrillen zu sehen, hingegen fällt da die homogene oder verschwommen derb gekörnelte, tiefbraune oder schwarze Auftreibung des auch ansonsten hypertrophisch erscheinenden Axons auf, wodurch der Anschein geweckt wird, als hätte sich eine argentophile Substanz an der Stelle der Axonschwellung angesammelt. Da das Silber Degenerationskörner zu bräunen vermag, ist die Annahme naheliegend, daß die lokale argentophile Nodosität Degenerationsprodukte beherbergt, während die helle, strukturierte Nodosität des Axons als erste Modalität der Axonschwellung solche Produkte noch nicht in sich faßt, sondern allein durch das gequollene, also an Masse zugenommene Hyaloplasma enthält (s. Abb. 11, 12).

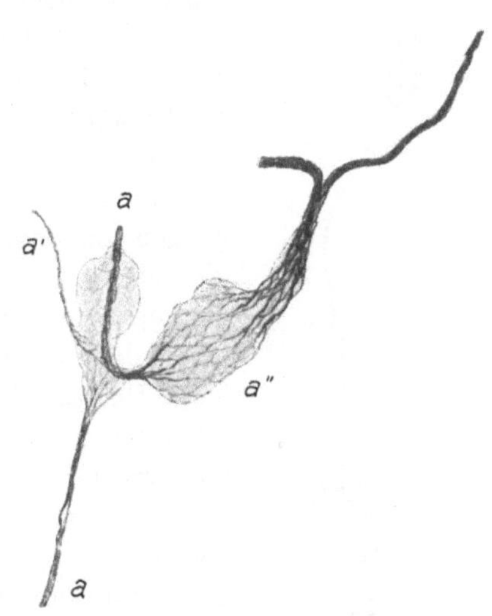

Abb. 11. Axonfragment einer Purkinjeschen Zelle, deren Axon *(a)* und Seitenast *(a")* aufgetrieben sind. Die wiedergegebene Axonschwellung entspricht der „hellen, strukturierten Axonschwellung".

In bezug der Bedeutung der Axonschwellungen äußerte ich mich 1922, daß diese als Schwellungsphänomene in den universellen Schwellungsprozeß des Neurons hineingehören. „Mit dieser Erkenntnis — sagte ich — ist also das Prinzip der Axonintegrität durchbrochen und wir gelangen somit zu einem umfassenderen und einheitlicheren Gesichtspunkt für den Schwellungsprozeß. Die Axonschwellung macht also eine integrierende Teilerscheinung in der Histopathologie der infantil-amaurotischen Idiotie aus und erweitert harmonisch das in der allgemeinen neuronalen Schwellung sich kundgebende Bild. Der Axon spielt nicht mehr die Rolle eines sui generis-Bestandteiles des Neurons im histopathologischen Geschehen, und wenn auch seine Teilnahme im Schwellungsprozeß eine entschieden bescheidenere ist als jene des Nervenzelleibs und der Dendriten, so hat daran die bekannte Resistenz des leitenden Neuronelements die Schuld." (S. Abb. 13.)

Eine wesentlich abweichende Auffassung hegt Bielschowsky, der die „Axonkugeln" keineswegs als homologe der Dendritenauftreibungen zu betrachten geneigt ist, indem er sagt: „Wir haben es hier keinesfalls mit einer dem Schafferschen Zellprozeß gleichwertigen und für das histopathologische Gesamtbild charakteristischen Erscheinung zu tun." Er faßt die Axonschwellungen der Purkinjeschen Elemente als „eindeutige Sprossungsphänomene" auf, indem an den Schwellungspolen sich Kollateralen entwickeln sollen und schließt folgend: „Es kann bei der fast gesetzmäßigen Wiederkehr dieser Bilder gar keinem Zweifel unterliegen, daß hier ein atypisches Wachstumsphänomen vorliegt."

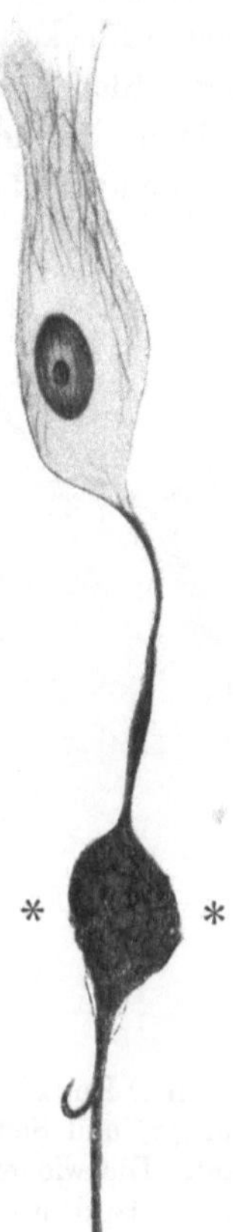

Abb. 12. Purkinjesche Nervenzelle mit teils diffuser, teils lokaler (*) Schwellung des Axons; letztere gehört dem dunklen, nicht strukturiertem Typus an.

Dieser Auffassung hielt ich folgende Bemerkungen entgegen: 1. Da die Axonschwellung der Purkinjeschen Zelle an Abzweigungsstellen von Kollateralen erscheint, so sind „Sprossungsphänomene" von normalen Kollateralen nicht zu unterscheiden, bzw. die Gefahr ist nahe, solche Erscheinungen mit normalen Bildungen in unerlaubter Weise zu identifizieren. — 2. Der Sprossungstendenz widersprechen die Verlaufsanschwellungen („varicosidades de trayecto" Cajals), denn die Regeneration gibt sich in Endkugeln kund. — 3. Der auf das gesamte Zentralnervensystem ausgebreitete schwere Entartungsvorgang bei Tay-Sachs läßt sich mit positiven Lebensäußerungen nicht vereinen, und so schloß ich, daß der Axon bei der familiären Idiotie ebenso primärdegenerativ anschwillt wie der Zelleib und die Dendriten; die Axonschwellung bildet einen integrierenden Bestandteil des pathologischen Geschehens bei Tay-Sachs.

Überblicken wir die Ergebnisse der Fibrillendarstellung und vergleichen wir dieselbe mit jenen der Nißl-Färbung, so ergibt sich, daß erstere vermöge des präziseren Konturdarstellungsvermögens den morphologisch äußerst sinnfälligen Schwellungsprozeß noch überzeugender nachwies. Dies geht nicht so sehr aus den Dendriten — als vielmehr aus den Axonschwellungen hervor, denn für letztere ist allein die Fibrillenmethode geeignet. Damit wurde aber ein prinzipiell wichtiger Umstand festgelegt, die universelle Neuronenschwellung, welche im axonalen Teil gleichwie im neurozytären auftritt. Die relative Spärlichkeit der Axonschwellungen findet ihre zwanglose Erklärung in der bekannten Resistenz des Axons gegen alle degenerativen Zustände, da bekanntlich zuerst Markscheide und Zellkörper und viel später der Axon der histopathologischen Veränderung anheimfällt.

Außer dem generellen Nachweis der Schwellung durch die Fibrillenimprägnation ergab sich ein zweites sehr auffallendes Moment: der frühzeitige

Zerfall des endozellulären Fibrillennetzes nebst Verschonung des aus den primären, also stärkeren, Fibrillen bestehenden Außennetzes der Nervenzellen. Dieser Zerfall macht sich besonders sinnfällig an den ballonförmigen Dendritenauftreibungen bemerkbar, wo dann das intakt aussehende Außennetz, einer fibrillären Schale gleich, den endozellulären Detritus beherbergt.

3. Prälipoid- und Lipoidbilder der Schwellung.

Eine hochwichtige Ergänzung für die auf Grund von Nißl- und Fibrillenpräparaten geschilderte Schwellung erhält man durch Behandlung auf Abbauprodukte. Noch im Jahre 1905 teilte ich die Tatsache mit, daß die geblähten Nervenzellen an dem Weigertschen Markscheidenpräparat Körnchen enthalten, welche mit Hämatoxylin sich blau färben, auch mit Ehrlichs Säurehämatoxylin sind sie darzustellen. Ein Jahr später fand Sträußler bei einem durch intellektuelle Schwäche auffallenden 36 jährigen Mädchen im hypoplastischen Kleinhirn sehr deutlich, jedoch auch im übrigen Teil des Zentralnervensystems eine Zellveränderung, welche Sträußler mit der bei Tay-Sachs gefundenen identifizierte. Denn in seinem Fall traten auch große, lokale Dendritenschwellungen auf, in welchen Detritusmassen vorkamen, die als Zerfallsprodukte der Innenfibrillen gedeutet wurden; für letztere machte er die seither besonders mit Sudan- und Scharlachrotfärbungen erhärtete Auffassung geltend, daß mit dem Zerfall der Fibrillen eine chemische Umwandlung vor sich gegangen wäre, welche als eine fettig pigmentöse zu bezeichnen wäre.

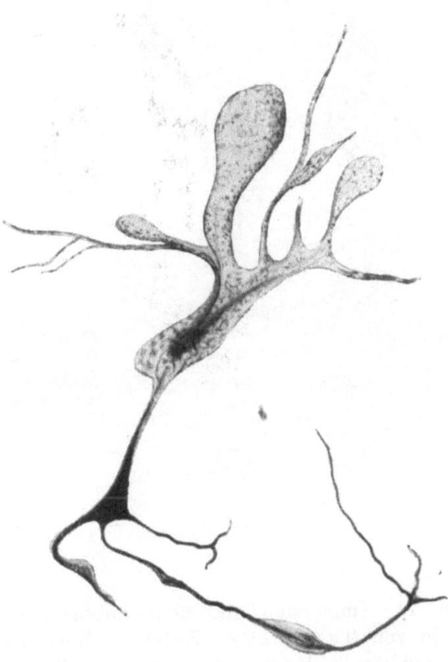

Abb. 13. Purkinjezelle, welche sämtliche Schwellungsverhältnisse der Tay-Sachsschen Krankheit zeigt. Auffallend sind die lokalen Dendritenblähungen, die dreieckige Anschwellung des Axons sowie die multiplen lokalen Auftreibungen der Axonkollateralen.

Mit der eingehenden Bewertung der intrazellulären Degenerationskörner befaßte ich mich im Jahre 1922 an der Hand einer Methodik, mit welcher allein die Darstellung dieser Körner auch an solchem Material gelang, das ohne diese Darstellungsweise nicht die geringste Andeutung von Degenerationsprodukten aufwies.

Man beizt in 5proz. Kaliumbichromatlösung bei Brutschranktemperatur kleine, 0,5—1 cm dicke Stückchen aus dem Großhirn, Kleinhirn oder Rückenmark durch 2—3 Monate, je länger, um so sicherere Resultate, d. h. um so distinkter die Darstellbarkeit der intrazellulären Produkte in den Nerven- und Gliazellen. Nun folgt eine kurze, etwa 1—2 Wochen dauernde Zelloidin-, hernach Paraffineinbettung. Möglichst dünne, etwa sechs μ starke Schnitte kommen auf den mit Eiweißglyzerin bestrichenen Objektträger und nach gehörigem Haften an demselben gelangen die Schnitte abermals in 5proz. Kaliumbichromat, woselbst sie im Thermostat 3—7 Tage verweilen. Gutes Auswaschen, Färbung nach Weigert-Kultschitzky im Brutofen 24—48 Stunden und nach mehrstündigem Auswaschen Differenzierung nach Pal, wobei man auf einen richtigen Grad bedacht sei. Schließlich warmes gesättigtes Lithiumbad, bis die Schnitte tiefblau werden. Nach gründlicher Auswässerung Kontrastfärbung mit Pikrofuchsin, kurzes Wasserbad, Alkohol, Xylol, Balsam.

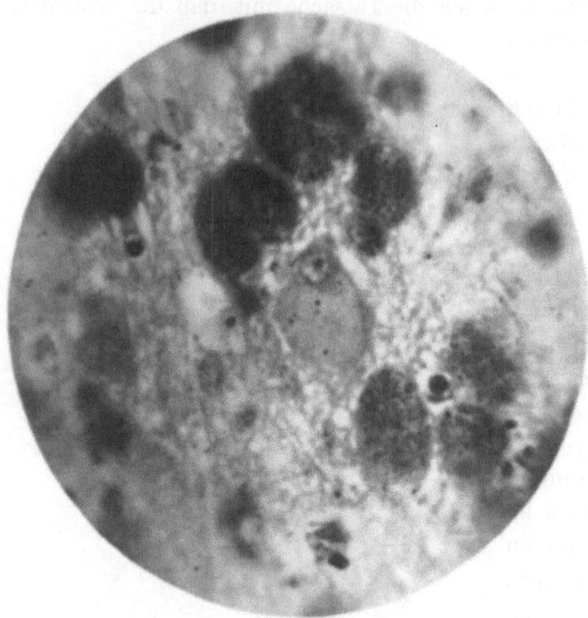

Abb. 14. Immersionsmikrophotographie aus der Großhirnrinde von Tay-Sachs. Zwischen Nervenzellen, die lezithinoid-körnig degeneriert sind, erscheint im Zentrum des Aufnahmefeldes eine in der Quellungsphase befindliche Nervenzelle, deren Kern infolge der Zelleibblähung gegen den Apikalfortsatz gedrängt ist. Der Zelleib zeigt unter dem Mikroskop ein spongioplasmatisches Gerüst, in dessen Lücken allein 6 lezithinoide, kleine Körnchen erhalten sind, welche die erste Spur einer degenerativen Fällung darstellen. Markscheidenfärbung-Pikrofuchsin.

Die Darstellung der Abbauprodukte im Verlauf der Nervenzellschwellung ergibt die prägnantesten Resultate bei der familiären Idiotie aus doppelten Gründen. Erstens sieht man hier die Ausscheidung der intrazellulären Degenerationskörner vom leisesten Beginn an, womit die Möglichkeit geboten ist, das Verhältnis der eigentlichen Schwellung, welche ich mit dem Namen der „Quellung“ belegte, zur Ausbildung der gekörnten Protoplasmamasse, zu dem von mir als „Fällung“ bezeichneten Vorgang genau zu bestimmen. Zweitens bieten die im Verlauf verschiedenen Formen der familiären Idiotie in bezug der Ausreifung der Degenerationsprodukte die variabelsten Stufen, womit uns in den Chemismus der Abbaustoffe ein Einblick gewährt wird. Wir haben somit einen rein morphologischen und einen mikrochemischen Gesichtspunkt zu erörtern.

α) Mikromorphologie der Degenerationsprodukte.

Obschon die infantile Form der familiären Idiotie, wie wir dies später sehen werden, ein selten vollständiges Bild der panzellulären Schwellung darbietet, welche sich in fast allen Nervenzellen schon im Stadium der intrazellulären Ausscheidung von Degenerationsprodukten befindet, so erblickt man nebst höchst spärlich-normalen, d. h. nicht geschwellten Nervenzellen solche, welche in evidenter Schwellung sind, jedoch noch keine Spur bzw. nur die minimalsten Spuren von Entartungsstoffen zeigen. Solche Zellen (s. Abb. 14 und 15) verraten sich durch den geblähten Zelleib, dessen Kern zumeist apikal- oder lateralwärts gedrängt erscheint. Geht man an mit Säurefuchsin überfärbten Markscheidenpräparaten den feinsten, nur mit Immersion analysierbaren morphologischen Einzelheiten nach, so bemerkt man besonders deutlich an Rückenmarkszellen ein mit Fuchsin gesättigtrot gefärbtes polygonales Netzwerk, in dessen Lükken eine nur angehaucht rosarot gefärbte, ganz homogene Masse sitzt. Aus letzterer entwickeln sich geformte Körner, deren färberische Eigenart ist, daß sie sich zuerst mit Fuchsin, später mit Hämatoxylin färben; man sieht nämlich in den geschwellten Nervenzellen frühestens die fuchsinophilen Granula erscheinen, wie dies H. Spatz für die scheinbar homogene Schwellung der Nervenzellen bei traumatischen Eingriffen, Creutzfeldt für die geblähten Thalamuszellen bei einer degenerativ-familiären Krankheit nachweisen konnten. Sehr zu betonen wäre, daß diese Fuchsinkörnelung bei weitem nicht so reichlich ist, um die Schwellung der Nervenzellen zu erklären, daher sind wir genötigt, in der Aufquellung des Zytoplasma die Ursache der Blähung zu suchen, dies um so mehr, denn das kolloidale Hyaloplasma ist zur Quellung auf Grund von Flüssigkeitsaufnahme befähigt. Besonders lehrreich kann man in den Rückenmarkszellen den quellenden Vorgang verfolgen; hier ist der Vorgang bei Tay-Sachs noch in seinen Anfängen, daher sieht man die Netzlücken entweder allein durch das blaß rosa gefärbte, homogene Hyaloplasma besetzt oder man bemerkt an mit Fuchsin überfärbten Markscheidenpräparaten aschgraue Körner, welche später tiefblau sich tingieren. Da von

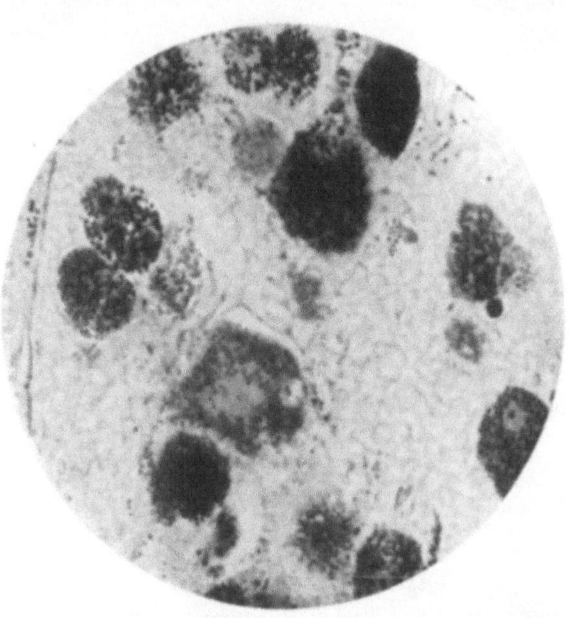

Abb. 15. Beginnende körnige Fällung einer gequollenen Rindenzelle bei Tay-Sachs. Die betreffende Ganglienzelle liegt dem Zentrum des Sehfeldes unmittelbar linksunten an, zeigt außer der Blähung und randständigen Kern ein homogenes Zentrum, welches von einem Kranz feinster tief-blau gefärbter Körnchen umgeben ist; letztere stellen die beginnende Fällung der intrazellulären Degenerationskörnchen dar. — Oberhalb dieser Zelle befindet sich eine geschwellte Pyramidenzelle, welche ganz dicht mit bereits größeren hämatoxylinaffinen Körnchen besetzt ist; ähnliche Ganglienzellen sind im Sehfeld zahlreich vertreten; ihnen liegen apolare Gliaelemente dicht an. — Eigene Modifikation der Weigertschen Färbung.

den Komponenten des Nervenmarkes nach F. Reich das Lezithin durch Hämatoxylin sich färbt, so dürfte man die durch Hämatoxylin darstellbaren Körner als lezithinoide bezeichnen, bzw. die aschgrauen als semilezithinoide, da letztere sich später zu tiefblau färbbaren also lezithinoiden Degenerationsprodukten umändern. Wir hätten daher folgende Skala vor uns: 1. fuchsinophile, 2. semilezithinoide, 3. lezithinoide Körnelung, welche als myelinoide Phase der intrazellulären Degeneration der lipoiden Phase vorausgeht. Diese myelinoide oder prälipoide Degeneration macht auch in ihrer Morphologie eine zunehmende Ausbildung durch, indem die ausgefällten Körner anfänglich als minimale Pünktchen im gequollenen Hyaloplasma erscheinen, dann progressiv zu größeren, rundlichen Kügelchen anwachsen, letztere schließlich zu polygonalen Bröckchen sich vergrößern, wo dann sie die polygonalen Netzlücken des Spongioplasma ganz einnehmen. Hält man die Tatsache vor Augen, daß im geschwellten Zelleib die ausgeschiedenen Degenerationsprodukte einem Grundplan gemäß sich anordnen, indem diese um den Kern herum eine gut erkennbare radiäre Anordnung befolgen; nimmt man hierzu noch die Tatsache, daß die Zellkörper der geschwellten Nervenzellen solche polygonale Bröckchen mosaikartig nebeneinander gereiht enthalten, wobei man bei aufmerksamer Immersionsbetrachtung durch Fuchsin rot gefärbte Knotenpunkte zwischen den lezithinoiden Produkten bemerken kann, so dürfte es klar sein, daß die wechselnde Form der spongiösen Netzlücken die Form und Anordnung der Degenerationskörner bis zu einem gewissen Grad bestimmt (s. Abb. 17).

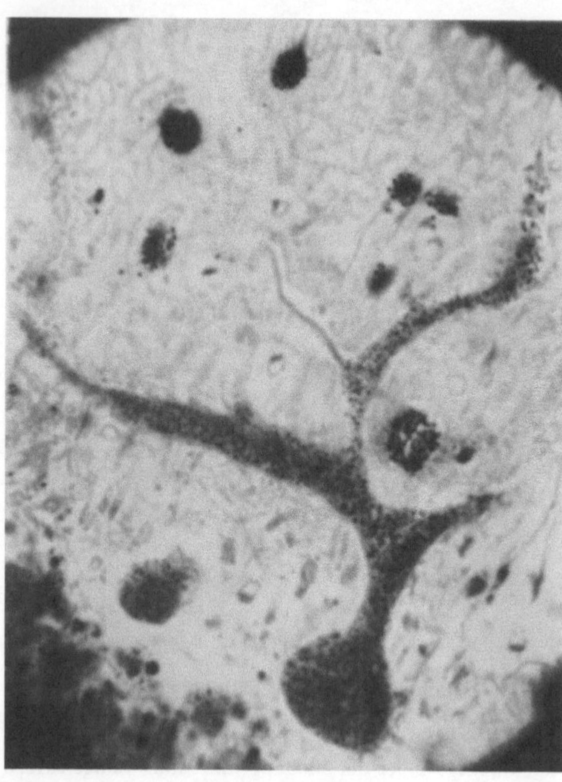

Abb. 16. Immersionsphotographie einer geschwellten Purkinjezelle. In dieser macht sich eine noch feinkörnige Fällung u. z. so im Zelleib wie in den geschwellten Dendriten — mit Ausnahme eines nicht geschwellten Seitenastes — bemerkbar.

Im weiteren Verlauf des degenerativen Schwellungsprozesses wird die Gerüstzeichnung des Spongioplasma zunehmend undeutlicher, d. h. es entsteht jene Detritusmasse, welche wir an den Fibrillenpräparaten geschildert haben. Letzteren Umstand kann man am besten an den lokalen ballonförmigen Aufblähungen der Dendriten verfolgen, woselbst erfahrungsmäßig am raschesten das endozelluläre Netz (d. i. Spongioplasma) zerfällt. Hierdurch werden die hämatoxylinophilen Körner förmlich frei und können sich ungezwungen abrunden, daher kommt es, daß die lokale Dendritblähung mit gleichgroß erscheinenden, dicht nebeneinander liegenden Kügelchen, welche entschieden eine Ähnlichkeit zu Schrotkörnern aufweisen, besetzt ist. — Während nun die Degenerationskügelchen im Vollbilde, und zwar in der Großhirnrinde bei infantil-familiärer Idiotie, den geblähten Zelleib bzw. Dendriten in toto besetzen, sieht man diese an Stellen des Zentralnervensystems, wo der Prozeß allem Anschein nach jüngeren Datums ist, wie im Rückenmark oder Spinalganglien, mehr an eine Stelle des Zellkörpers gebunden, wobei der übrige Abschnitt desselben noch ganz frei ist. So erscheinen die hämatoxylinophilen Körnchen in einer peripher sichelförmigen Lagerung und lassen die perinukleäre Zone vollkommen frei, woselbst man nur das einfach geblähte intrazelluläre Netz sieht, in dessen klaffenden Lücken es keine Spur von Degenerationsprodukten gibt; hier gibt es nur eine, durch Fuchsin wie angehaucht tingierte homogene Masse, bzw. man bemerkt dieselbe sich marginal aschgrau zu tingieren (Fuchsin + Weigerts Hämatoxylin) und somit einen leisen Beginn der lezithinoiden Degeneration zu verraten.

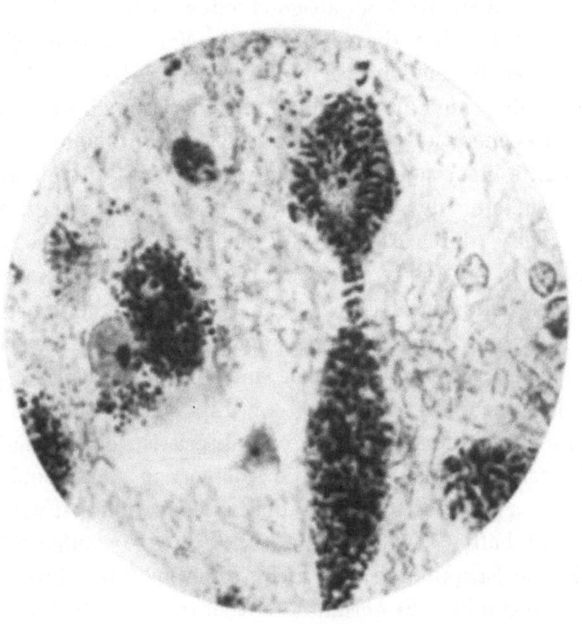

Abb. 17. Vollbild der „Fällung“ an einer Pyramidenzelle der Großhirnrinde, welche außer der Schwellung des Zellkörpers noch die lokal-bauchige Auftreibung eines basalen Dendrits zeigt. Bemerkenswert die Besetzung des Zelleibs mit polygonal-stricheligen Fällungsprodukten, welche im geschwellten Dendrit kugelig („Schrotkörner“) erscheinen. — Links von dieser Zelle liegt eine formlos geblähte Ganglienzelle, besetzt mit kugeligen Degenerationsprodukten, welcher eine apolare Gliazelle (in welcher der tiefgefärbte Kern auffällt) dicht anliegt. — Sehr bemerkenswert ist die angedeutete normale Pyramidenzelle, welche sich links vom aufgetriebenen Basaldendrit befindet. — Eigene Modifikation der Weigertschen Hämatoxylinfärbung.

Soweit die Morphologie der intrazellulären Degenerationsprodukte, in welcher das Wesentliche unseres Erachtens darin liegt, daß sich aus einem homogenen, gequollenen Zytoplasma, aus dem Hyaloplasma, Degenerationskörner entwickeln. Wir haben somit vom morphologischen Gesichtspunkt aus genommen zwei Phasen zu unterscheiden: 1. Die frühere Phase ist durch die Massenzunahme des Zytoplasma gekennzeichnet, und da diese sicherlich nur durch Flüssigkeitsaufnahme aus der Umgebung erklärbar ist, so dürfte es sich um die Quellung des kolloidalen Hyaloplasma handeln. Aus diesem Hergang erhellt der Umstand, daß die Schwellung der Nervenzellen in primärer Weise allein durch das gequollene Zytoplasma bewirkt wird, in welchem noch nicht die geringste Spur irgendeines Degenerationsproduktes erkennbar ist. 2. Erst in der späteren Phase der Schwellung erscheinen Körner, welche anfänglich noch so minimal an Größe und Zahl sind, daß sie die zytopathologische Ursache der Schwellung keineswegs sein können. Doch ziemlich rasch werden Körner ausgeschieden, gefällt, deren Morphologie wir soeben schilderten. Hat diese Phase der Nervenzellschwellung ihren Höhepunkt erreicht, so haben wir das Vollbild der Fällungsphase vor uns. Letztere bewirkt also nur die Anschoppung der geblähten Nervenzellen und Dendriten mit Degenerationsprodukten und täuscht somit nur eine durch diese Körner bewirkte neuronale Schwellung vor; tatsächlich ist hier der aktive Faktor die Quellung des Hyaloplasma, daher auch die grundlegende Veränderung.

Diese durch Abb. 14—17 belegten Verhältnisse wurden durch Spielmeyer und Bielschowsky bezweifelt bzw. als den tatsächlichen Zuständen nicht entsprechend erklärt. Spielmeyer hebt hervor, daß, wenn man sich nur an das hält, was man morphologisch konstatieren kann, so wären allein die abnormen Zelleinlagerungen mit ihren Folgen i. e. auftreibender Wirkung zu beweisen. „Darin, daß .... Lipoidstoffe in den Ganglienzellen abgelagert werden, sehe ich .... das charakteristische Merkmal für das Wesen des Ganglienzellprozesses. Denn die Ablagerung von Lipoid ist das durchgängige Zeichen.... So wie die Dinge heute liegen, müssen wir uns, meine ich, an diesen Befund halten, während die von Schaffer aufgestellte Lehre, es handle sich um eine Erkrankung des nicht differenzierten Protoplasmas (Hyaloplasma), der überzeugenden Beweiskraft entbehrt." — Bielschowsky bezeichnet meine Auffassung über die Hyaloplasmaaffektion als eine anfechtbare Hypothese, durch welche wir in der Ergründung der Pathogenese kaum gefördert werden. „Wir müssen uns an das Tatsächliche halten und denjenigen Befund zur Grundlage unserer Betrachtungen wählen, welcher bei allen Formen derselben Krankheit mit gesetzmäßiger Regelmäßigkeit wiederkehrt. Das ist .... die Lipoidanhäufung in den Ganglienzellen, sie ist als das Wesentliche der Erkrankung anzusprechen. Die Schwellung ist kein notwendiges Attribut der Zelldegeneration, denn bei der juvenilen Form ist die abnorme Lipoidaufspeicherung als einziges Krankheitszeichen nicht allzu selten.... Demnach kann die Schwellung nur als eine von bestimmten, aber nicht integrierenden Bedingungen abhängige Begleiterscheinung des Grundprozesses gelten."

Zu diesen Ausführungen wäre meinerseits zu bemerken, daß so Spielmeyer wie Bielschowsky überwiegend juvenile bzw. spätinfantile Fälle der familiären Idiotie untersuchten, in welchen die Ausscheidung von Degenerationsprodukten ihren Höhepunkt erreicht hat, daher ist es begreiflich, wenn diese Autoren in den die geblähten Ganglienzellkörper wie Dendriten dicht ausfüllenden Lipoidkörnern — Spielmeyer schildert gar keine hämatoxylinophilen, also prälipoiden Körner — das beherrschende Moment erblicken. In ihren Präparaten scheint der Schwellungsprozeß die Quellungsphase längst überschritten zu haben, jene Phase, welche selbst bei der relativ rezenten infantilen Form der familiären Idiotie in der Großhirnrinde nur hier und da, erst in den tieferen Segmenten

(Rückenmark, Spinalganglien), ausgedehnter aufzufinden ist. Besonders lehrreich sind in dieser Beziehung die Spinalganglien, in welchen man ganz reine Bilder der Quellungsphase sehen kann, d. h. eine schaumige, i. e. retikulierte Struktur des Zelleibes, wobei die klaffenden Netzlücken ganz leer bzw. homogen erscheinen; doch findet man noch im selben Gesichtsfeld Exemplare, welche eine partielle Anschoppung mit prälipoiden Körnern verschiedenster Größe aufweisen, wobei der übrige Bezirk des Gitterwerks in seinen Lücken homogen erscheint. Freilich beeinträchtigt die Einzwängung der Spinalganglienzellen in die Endothelkapsel die morphologisch erkennbare Schwellung des Zelleibes, welche man überzeugend an Rückenmarkszellen leicht erkennt, wobei der Umstand als wichtig zu bezeichnen ist, daß man als gebläht erscheinende Ganglienzellen ohne eine Spur von Degenerationskörnern sieht. Hat man einmal letzteres Bild gesehen, so ist es doch eine von selbst auftauchende Frage: Wodurch wird die Blähung bewirkt? Mit Rücksicht auf die klaffenden und anscheinend leeren bzw. eine homogene matt-tingierte Masse enthaltenden Netzlücken können wir zu keiner anderen Erkenntnis gelangen, wie zur Massenzunahme durch Aufdunsung des strukturlosen Zytoplasma. Und so kam ich zu folgendem Schluß: „Somit ist die Schwellung keine Begleit-, sondern eine Integralerscheinnng in dem Sinne, daß die Auftreibungen der Nervenzellen, Dendriten und Axonen durch eine primäre, in Quellung sich äußernde Veränderung des Hyaloplasma bedingt werden; dies ist eine Tatsache und keine „anfechtbare Hypothese.“ — Die Spielmeyer-Bielschowskysche Ansicht verschleiert meines Erachtens den Ursprung des Schwellungsprozesses und verhindert damit eine eingehendere Erkenntnis desselben. Dies zu betonen fühle ich mich um so mehr veranlaßt, denn in der neueren Literatur erklärten sich Schob und Creutzfeldt bereits als unbedingte Anhänger der Bielschowskyschen Auffassung; allein B. Klarfeld stellt in objektiver Weise letzterer meine Meinung entgegen.

β) Mikrochemie der Degenerationsprodukte.

Als Überschrift wäre richtiger das färberische Verhalten der intrazellulären Fällungskörner zu wählen, da der Rückschluß auf die chemische Natur aus der tinktoriellen Eigenart nicht immer stringent zu leisten ist.

Von Einlagerungen bei der familiären Idiotie sprach zuerst Spielmeyer, der bei der juvenilen Form „im Nißl-Präparat vielfach eine deutliche Pigmentierung der abnormen Zellmasse in den aufgeblähten Partien nachweisen“ konnte; mit Methylenblau erschien die pigmentöse Masse gelb oder grün, im Heidenhainschen Präparat waren schwarze oder grauschwarze Körnchen zu sehen. Hieraus schloß Spielmeyer, daß es sich um die Ablagerung einer dem Pigment der Nervenzelle nahestehenden körnigen Masse handle; dabei gab Sudan und Scharlachrot nur eine matte Tönung, gegen Osmium verhielt sich die Masse refraktär. Behr, Berger, Schob, Brodmann, Bielschowsky hatten einen identischen Befund; Alzheimer konnte in einem Fall von infantiler Idiotie eine rosarote Tönung des geblähten Zelleibes, besetzt mit allerfeinsten Scharlachrotpünktchen, nachweisen und so sprach er von einer prälipoiden Substanz, von welcher er annahm, daß diese in den Wanderelementen am Wege zu den Lymphspalten in eine lipoid-fettige Substanz sich umwandle. Und so kam Spielmeyer zur Auffassung, daß es sich um Ablagerungen von Fettstoffen in den Ganglienzellen handle, „die man als vorfettige Substanzen oder als komplizierte Lipoide bezeichnen darf“. Zu gleicher Zeit äußerte ich mich in ähnlichem Sinne, denn ich betonte (1922), daß die tinktoriellen Verhältnisse der Degenerationskörner uns darüber belehren, daß letztere eine sukzessiv vonstatten gehende Verfettung durchmachen, wobei hochmolekulare Fettsäuren in einfachere übergehen. Denn die Färbung der initialsten Degenerationskörner mit Säurefuchsin, später mit Weigerts Hämatoxylin bzw. mit Ehrlichs Säurehämatoxylin (Schaffer) beweist die myelinoide Art dieser Produkte und mit Hinweis auf die mikrochemischen Studien F. Reichs, wonach von den Myelinkomponenten namentlich das Lezithin zu den genannten Farbmitteln die größte Affinität aufweist, folgerte ich, daß es sich um lezithinoide Abbauprodukte im Nervenzelleib handle. Letztere vermögen sich in lipoide Stoffe umzuwandeln und alsdann scharlachrot- bzw. sudanaffin zu werden, und eine weitere Spaltung dürfte die Transformation der Lipoidkörner in osmioreduktive bedeuten. Ich verwies auf das interessante Verhalten, wonach dieser fortlaufende Verfettungsprozeß in den verschiedenen Typen der familiären Idiotie sich widerspiegele: Die fuchsinophile und lezithinoide bzw. prälipoide Phase erscheint in der infantil-familiären Idiotie, die lipoide Phase in der juvenil-familiären Idiotie (Fall von Schob), endlich die osmioreduktive Phase kommt in Fällen von familiärer Idiotie der Erwachsenen ohne Erblindung vor (Fälle von F. K. Walter). Ich schloß aus diesem Verhalten darauf, daß die Parallele zwischen dem Alter des familiär-idiotischen Prozesses und der Verfettungsstufe eine enge sei; die akut verlaufende infantile Form gelangt nur zur prälipoiden (lezithinoiden) Stufe, die mehr protrahiert sich entwickelnde juvenile Form steigt zur lipoiden Stufe empor, endlich die Form der Erwachsenen erreicht die osmioreduktive Stufe des Verfettungsprozesses. Daher je protrahierter der Verlauf, um so ausgereifter die intrazelluläre Degenerationsmasse im Sinne der Verfettung (s. Abb. 18).

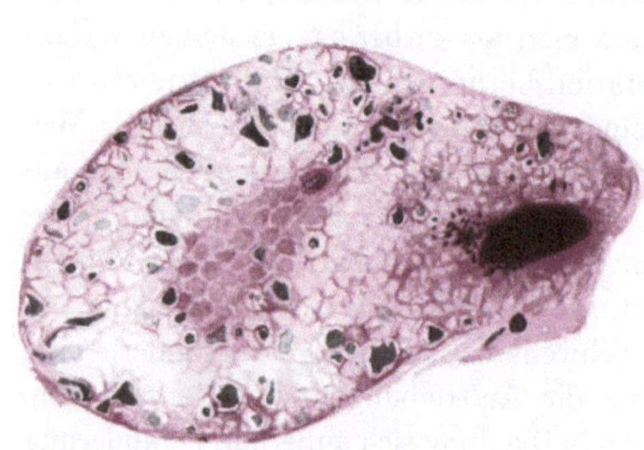

Abb. 18. Geschwellte Rückenmarkszelle aus jenem Fall von infantil-amaurotischer Idiotie, aus welchem die Abbildungen 14—17 stammen. — Weigert-Pálsche Färbung mit Schaffers Modifikation, Überfärbung mit S-Fuchsin. — Der Zelleib zeigt ein durch Fuchsin rotgefärbtes Spongioplasma, in dessen polygonalen Lücken teils nur angehaucht bzw. tiefer rotgefärbte, also fuchsinophile, homogene, zytoplasmatische Massen, teils durch Hämatoxylin schwach bzw. stark gefärbte lezithinoide Fällungsprodukte sitzen. — Der Zellkern erscheint gleichmäßig abnorm tief und homogen und ist mit dem Kernkörperchen verschmolzen. — Einerseits die hochgradige Schwellung des Zelleibs, andererseits die relativ spärliche Zahl der Degenerationskörnchen deuten unverkennbar darauf, daß die Schwellung nicht durch die Einlagerung von Granulis bewirkt wird.

Natürlich kann dieser Satz gegebenenfalls eine Änderung dadurch erfahren, daß man auch bei der Form von prälipoider Natur — infantile Idiotie — schon osmioreduktive Abbaustoffe antrifft (Fall von Globus). Hierauf verwies mit Recht H. Kufs in seinem sehr interessanten Aufsatz über eine Spätform der amaurotischen

Idiotie, mit welchem wir uns weiter unten noch eingehend beschäftigen werden. Doch beweisen solche „Ausnahmen“ meines Erachtens nur die beachtenswerte Tatsache, daß das Degenerationstempo bei ein und derselben Idiotieform heredo-familiären Charakters ein recht verschiedenes sein kann, und somit kommt es zur ungewöhnlich raschen Ausreifung der intrazellulären Degenerationskörner, wie ich dies an dem in Abbildungen vorgeführten Fall von lezithinoider Degeneration beobachtete. Abgesehen davon, daß die intrazellulären Produkte mit Nilblau sich intensiv färbten, so war besonders lehrreich das nach Ciaccio erzielte Sudanpräparat. Hier handelt es sich um eine vorherige Beizung mit saurem Bichromat und darauffolgender Behandlung mit Osmiumsäure; das auf diese Weise behandelte Präparat ergab die sehr interessante Tatsache, wonach die hämatoxylinaffinen Körner ebenso sudanophil sind, daher ist ein Ciacciosches Präparat nichts anderes als eine Sudankopie des Hämatoxylinbildes bei Tay-Sachs. Der färberische Eindruck wird dadurch erhöht, daß der Kern der geschwellten Ganglienzelle diffus grau, das Kernkörperchen licht-tuschartig angefärbt erscheinen. Nun sieht man an einzelnen Ganglienzellen, überwiegend an jenen der I. und II. Schicht der Großhirnrinde, zumeist an einer umschriebenen Stelle des Zelleibes, manchmal aber auch diffus, feinste, schwarze, osmioreduktive Körnchen, als Beweis der raschen Verfettung der intrazellulären Degenerationsprodukte in einzelnen Ganglienzellen.

Einen interessanten Befund erhob mein Assistent v. Lehoczky in einem Fall von tuberkulöser Meningoenzephalitis in bezug des tinktoriellen Verhaltens der intrazellulären Degenerationsprodukte; dieselben gaben mit Spielmeyers Gefriermarkscheidenfärbung sich mit Hämatoxylin intensiv färbende Körnchen, welche sich somit tinktoriell mit den lezithinoiden Fällungsprodukten bei amaurotischer Idiotie identisch erwiesen. Morphologisch aber gab es nicht unwesentliche Unterschiede: Bei der amaurotischen Idiotie gibt es Schwellung, während im Fall v. Lehoczkys die Ganglienzellen nur sehr mäßig, die Dendriten aber gar nicht geschwellt sind; ferner während im ersteren Fall die Fällungskörnchen polygonal und mosaikartig angeordnet sind, erscheinen diese im letzteren Fall fein, rundlich bzw. bröcklig und zumeist nur an einer Stelle des Zelleibs bzw. um den Zellkern; endlich fand v. Lehoczky in seinem Fall auch perizellulär hämatoxylinaffine Körnchen — bekanntlich erscheinen diese bei Tay-Sachs nie an dieser Stelle. Auf Grund dieser morphologischen Unterschiede meint v. Lehoczky, daß seine Produkte anders entstanden sein müssen: bei Tay-Sachs handelt es sich um einen endogenen Zellprozeß, bei der tuberkulösen Meningoenzephalitis um eine toxisch-exogene Affektion. Auf Grund der mikrochemisch-tinktoriellen Untersuchungen von Reich und Ciaccio sind Weigert-positive, schwach osmiumreduktive, säurefuchsinpositive, mit Thionin blau sich färbende Produkte als lezithinoide anzusprechen. Nun wäre aber zu betonen, daß diese Körnchen — gemäß der Nomenklatur von Kayserling — das Ergebnis eines Prozesses sind, welcher als Prälipose zu bezeichnen wäre, während die Lipose bereits auf neutral-fettige Produkte zu beziehen sei. Daher wäre hervorzuheben, daß die Prälipose, welche nicht allein im Zentralnervensystem, sondern nach Ciaccio nebst tuberkulösem Gewebe auch im Epiploon der Kaninchen nach Koliinfektion anzutreffen ist, eine seltenere Form der fettigen Degeneration ist, bei welcher aus unbekannten Gründen nicht neutrale Fette, sondern Lipoide zur Entwicklung gelangen.

Zusammenfassung unserer Kenntnisse über den Schwellungsprozeß.

Nachdem wir in obigem den Vorgang der Schwellung auf Grund der Nißl-, Fibrillen- und Lipoidpräparate schilderten, ist eine zusammenfassende Charakteristik desselben geboten. Wir machten wohl einen Unterschied zwischen exo- und endogener Schwellung der neuronalen Elemente auf Grund gewisser histopathologischer Züge, wollen aber keineswegs die kapitale Tatsache mit Stillschweigen übergehen, daß der schwellende Faktor in beiden Fällen derselbe ist, da doch so hier wie dort die Blähung der Ganglienzellen das Wesentliche ist. Freilich gibt es in einzelnen, morphologisch recht auffallenden Zügen Unterschiede, und da möchte ich erneut auf zwei Momente verweisen: 1. Allein die endogene Form der Schwellung weist die charakteristisch aussehenden ballonartigen Auftreibungen der Dendriten auf, und 2. sind letztere mit Abbauprodukten vollgepfropft. — Diesen bezeichnenden Merkmalen dürfte aber schließlich nur eine relative Bedeutung beigemessen werden, wobei wir aber betonen, daß hochgradig bauchige oder ballonförmige Dendritenauftreibungen unsere Aufmerksamkeit gewiß auf die endogene Schwellung hinlenken werden. Ja gerade dieses Zeichen bildet samt den intrazellulären Degenerationskörnern ein histopathologisches Bild, welches Spielmeyer, Bielschowsky, Schob, Kufs als ein fast spezifisches betrachten und von einem Schafferschen Erkrankungsprozeß der Ganglienzellen sprechen. Welche Bestimmungskraft diesem Merkmal zukomme, ist daraus zu ermessen, daß Kufs seinen Fall, der sich auf eine im 38. Lebensjahr verschiedene, in vivo an progressive Paralyse erinnernde Frau bezog, histopathologisch als familiäre Idiotie nur auf Grund der Zytopathologie erkennen vermochte.

Wir sehen nun, daß die endogene Schwellung ein Bild liefert, welches eine besondere Bedeutung hat, daher ist dasselbe bis zu den feinsten Zügen zu verfolgen. Meine mit den oben bezeichneten drei Hauptmethoden vorgenommene Analyse der neuronalen Schwellung endogener Herkunft führte mich zu folgender Rekonstruktion.

Der Schwellungsprozeß besteht ganz anfänglich in der Auftreibung des Zellkörpers bzw. der Dendriten, wobei es sich nur um die Aufquellung des strukturlosen Zytoplasma (Hyaloplasma) handelt. Hierdurch werden allein die fibrillären Netzlücken aufgetrieben, der fibrilläre Bau nur verzerrt, jedoch in seiner Integrität noch nicht angetastet; die Tigroidschollen scheinen nur an der Peripherie des Zellkörpers zu schwinden, zentral-perinukleär sind sie erhalten. Durch die auftreibende Wirkung des gequollenen Hyaloplasma werden einzelne Fibrillenzüge defaszikuliert, andere wieder zusammengedrängt, also faszikuliert, im großen und ganzen dürfte der schwellende Prozeß die fibrilloretikuläre Struktur der Nervenzelle wenn schon übertrieben-verzerrt, jedoch in seiner Totalität sinnfällig vorführen. Denn die Schwellung, natürlich in ihrer inzipientesten Form, führt uns jenes Strukturdetail überzeugend vor unsere Augen, daß es unabhängige Fibrillen in den Ganglienzellen nicht gibt und daß die von Ramón y Cajal gegebene Darstellung des fibrilloretikulären Baues der Nervenzelle jene ist, welche allein den Tatsachen entspricht. Die Betonung dieses Umstandes dürfte heute, nachdem der Streit zwischen Apáthy-Bethe und Ramón y Cajal nicht mehr aktuell ist, um so mehr geboten sein, da nur die klare, eindeutige Auffassung des „Fibrillenbildes" eine richtige Erkennung und Deutung der pathologischen Verhältnisse zuläßt. Es handelt sich also keineswegs um das „Auftreten netzförmiger Strukturen im Zellplasma", sondern um ein de norma gegebenes endozelluläres Netz, das von einer parallelstreifigen Fibrillenschale umgeben ist.

Eine zweite Etappe der Schwellung besteht darin, daß sich einesteils Degenerationskörner aus dem gequollenen Hyaloplasma ausscheiden, anderenteils aber das endozelluläre Fibrillennetz eine Auflösung erleidet. Diese zwei Erscheinungen können aufeinander folgen, da bei intaktem Netz allein Fällungsprodukte auftreten, anfänglich in feinster, später in relativ massiver Form, wodurch sie die klaffenden Netzlücken zunehmend ausfüllen (polygonale Körner); doch kann das endozelluläre Netz gleichzeitig mit der Ausbildung der Degenerationskörner zerfallen, wodurch es zur Bildung eines sogenannten Fibrillendetritus kommt, und da es dann keine Netzlücken mehr gibt, zeigen die körnigen Abbauprodukte eine reine Kugelform (Schrotkörner). In der zweiten Etappe der Ganglienzellschwellung kommt es also zur intrazellulären Entwickung der prälipoiden, lipoiden und osmioreduktiven Abbaustoffe. Letztere sind nicht auf den Fibrillendetritus, sondern auf das aufgequollene Hyaloplasma zu beziehen, mit anderen Worten die Abbauprodukte des Ganglienzellkörpers bzw. der Dendriten sind hyaloplasmatischen Ursprungs, da sie ganz anfänglich aus dem Zytoplasma ausgeschieden erscheinen, während das fibrilläre Netz noch ganz intakt ist.

Die Bedeutung der von mir erkannten Quellung würdigte Tschugunoff, der sich wie folgt äußert: „Vorerst kann ich mich mit Schaffer darin einverstanden erklären, daß die Schwellung eine primäre Veränderung der Nervenzelle darstellt, vielleicht auch die Hypertrophie des interfibrillären Protoplasmas derselben (degenerative Hypertrophie des Hyaloplasma Schaffers). Tatsächlich sind in unserem Falle häufig aufgedunsene und deformirte Zellen, aber ohne Veränderung des fibrillären Apparates, und die Erscheinung einer körnigen Masse zu bemerken. Das feinfaserige Netz solcher Zellen ist nur ausgedehnt und ihre Maschen erweitern sich besonders an der Peripherie der Zelle. Dabei verschiebt sich der Kern zur Peripherie."

Die Schilderung der feinsten histopathologischen Veränderungen abschließend, wäre der interessante Befund W. Weimanns zu erwähnen, welcher sich in seinen Studien am Zentralnervensytem des Menschen mit der Mikrophotographie im ultravioletten Licht auf die amaurotische Idiotie bezieht. Die Ganglienzellen sehen auch im ultravioletten Licht „äußerst merkwürdig" aus und erscheinen am ungefärbten Präparat sehr durchsichtig und hell. Im Zelleib kommen zwei Zonen zur Beobachtung, von welchen die perinukleäre dunkel, undurchsichtig, die äußere hell, durchsichtig ist; beide können mehr oder minder scharf abgegrenzt sein. Perinukleär sieht man eine bröcklige Struktur zum Teil mit undeutlicher netziger Struktur, in welcher meist in Auflösung begriffene Tigroidschollen zu bemerken sind, nebst zirkulären Fibrillen. Dieser Befund an der perinukleären Zone entspricht dem von mir für die Nißl-Bilder benützten Begriff der „Homogenisation", eine Erscheinung, welche durch die meisten

Autoren, wie A. Westphal u. a., gleichfalls bemerkt wurde. Der äußere Abschnitt der Ganglienzelle erscheint im ultravioletten Licht „äußerst kompliziert gebaut“. Die lipoiden Fällungen sind sehr lichtdurchlässig; die hierortige Struktur erscheint ungemein bröcklig und bei enger Blende als grobknorriges Astwerk, in dem einzelne grobe Brocken von unregelmäßiger Gestalt zu bemerken sind. Die Größe und Gestalt der einzelnen Brocken variiert ungemein; nebst großen und unregelmäßigen sieht man auch feinste. Als Fibrillen deutbare streifige Strukturen sieht man in der äußeren Zone nicht, nur am Zellrand kommen sehr unregelmäßige Strukturen zur Beobachtung, „die offenbar an den Zellrand verdrängten Fibrillen entsprechen“. — Aus dieser Schilderung geht die Tatsache hervor, daß das Strukturbild der Ganglienzellen bei amaurotischer Idiotie im ultravioletten Licht ganz jenem bei gewöhnlichem Licht entspricht, mit der Bemerkung, daß unsere Präparate (Nißl, Bielschowsky, Herxheimer, Cajal) die Einzelheiten bedeutend schärfer, daher deutlicher erkennen lassen.

b) Neurogliöse Elemente.

Am Schwellungsprozeß können auch die neurogliösen Elemente teilnehmen, wobei aber das Verhalten der multipolaren und apolaren Elemente getrennt zu beachten ist.

1. Multipolare Gliaelemente.

Diese entsprechen den verzweigt protoplasmatischen Gliazellen oder Astrozyten, deren Morphologie durch Ramón y Cajals vorzügliche Goldsublimatmethode sichergestellt wurde. Diese repräsentieren die sogenannte Makroglia, welcher gegenüber die Hortegasche Mikroglia steht, eine an plasmatischem Leib äußerst dürftige, an sehr zarten Dendriten arme Gliaart, welche nur durch Hortegas Methode darzustellen ist. Meine Erfahrungen beziehen sich nur auf die Cajalsche Makroglia, deren Veränderung ich bereits 1905 schilderte, damals freilich noch nicht mit der Methode des spanischen Meisters. Ich fand nämlich an Bielschowskyschen Fibrillenpräparaten, hauptsächlich in der Großhirn-

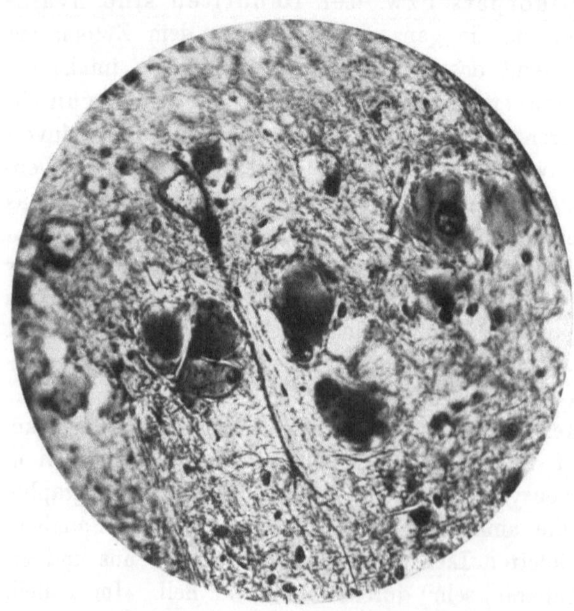

Abb. 19. Eine Anzahl plaqueartiger Monstergliazellen in der Lamina pyramidalis der Großhirnrinde (Tay-Sachs), welche an einer Stelle agminiert erscheinen, gerade so wie die normale Makroglia. Zwischen diesen pathologisch geschwellten Gliazellen sieht man den Apikalfortsatz eines geschwellten Ganglienzellkörpers ziehen. — Bielschowskys Fibrillenimpragnation. Mikrophotographie.

rinde (Lamina III), eigenartige, plaqueähnliche plumpe Zellkörper von opakmattem Aussehen, welche kurze, stummelige Fortsätze aufwiesen; selten zentral, überwiegend randständig saß ein großer, heller Kern mit wohlausgeprägter Membran und mit leicht granuliertem Chromatin versehen (s. Abb. 19, 20). Die Fortsätze kommen gelegentlich so undeutlich bzw. fragmentär zur Beobachtung, daß man einen fortsatzlosen Zelleib vor sich wähnt. Sehr richtig bezeichnete A. Westphal diese Gebilde „Monstrezellen", in deren Zelleib er an Weigertschem Markscheidenpräparat nur spärliche schwarze, mitunter staubartig verteilte Einlagerungen sah. B. Sachs und J. Strauß fanden bei infantil familiärer Idiotie dieselbe Art von Gliazellen und sahen deren Zellkörper vollgefüllt mit Scharlachtröpfchen. Diese Gebilde, welche auch in Nestern zu 2—3 vorkommen, faßte ich als hypertrophische Gliazellen auf, von welchen ich mit Cajals Gliamethode nachwies, daß diese mit knolligen Verdickungen an der gliösen Gefäßhaut haften. Die mächtige Schwellung des Gliazellkörpers wird von einer Zerklüftung des Zelleibs begleitet, wodurch der Zerfall dieserElemente eingeleitet wird.

Außer dieser monströsen Blähung befinden sich alle Astrozyten in Veränderungen, welche an allen Stellen des Gehirnmantels gleichartig sind. Eine summarische Wiedergabe läßt sich folgend geben. In der Lamina zonalis zeigen sämtliche Gliazellen einen gedunsenen Körper, der reichlich gekörnt und oft vakuolisiert erscheint, und aus welchem teils abnorm dicke, also geschwellte, teils überaus dünne Gliadendriten ausstrahlen. Die Körnelung des Zelleibs setzt sich in die dicken Fortsätze fort. Vermöge der fortschreitenden Vakuolisierung entstehen ausgefressene Zellkörper. Oft findet man Doppelkerne in diesen also veränderten zonalen Gliazellen (s. Abb. 21, 22). — In der Lamina pyramidalis und granularis interna erscheinen die protoplasmatischen Astrozyten gleichfalls gedunsen, im Zelleib Gliosomen und Vakuolen, ferner oft Doppelkerne! Die gliösen Dendriten anlangend, ist es oft auffallend, daß besonders jene Fortsätze dick sind, welche an Gefäßen haften (s. Abb. 23, 24), während die im Nervenparenchym sich verästelnden Zweige normal dünn erscheinen. Derartig veränderte Gliazellen fragmentieren sich hauptsächlich in ihren Dendriten, wo dann ein Gliadetritus entsteht, durch welchen das Gewebe vollgesprenkelt erscheint.

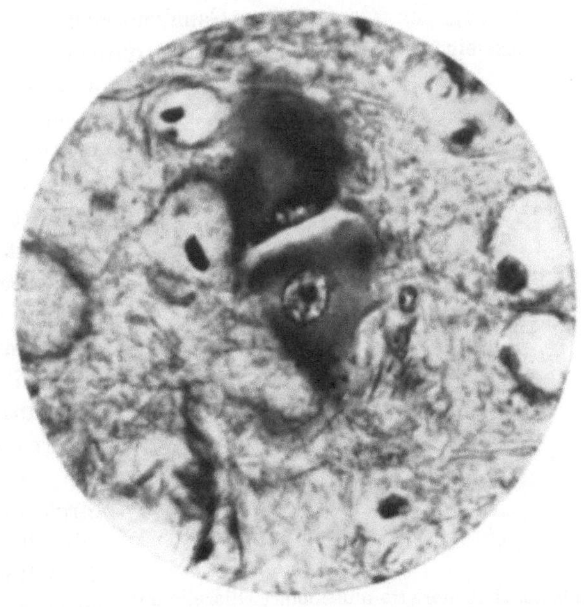
Abb. 20. Zwei Riesengliazellen; Immersionsphotographie. Bielschowskys Fibrillenimprägnation.

Wir ersehen aus dieser Schilderung, daß die multipolar-protoplasmatische Glia eine ausgedehnte, schwere Degeneration erleidet, welche sich überall dort vorfindet, wo die Nervenzellschwellung anzutreffen ist. Diese Veränderung gibt sich in einer zum progressiven Zerfall führenden Schwellung kund, welches Bild ein Gegenstück der Ganglienzellerkrankung ist und somit eine Affektion der Glia darstellt, welche aus demselben Grund sich entwickelt wie die neuronale. Es handelt sich um eine gleichsinnige und gleichzeitige Affektion der neuronalen und multipolar-neurogliösen Elemente, mit anderen Worten die Neuroglia stellt in ihrer schweren zur Nekrose führenden Degeneration dieselbe Eigenerkrankung dar wie jene der Ganglienzellen.

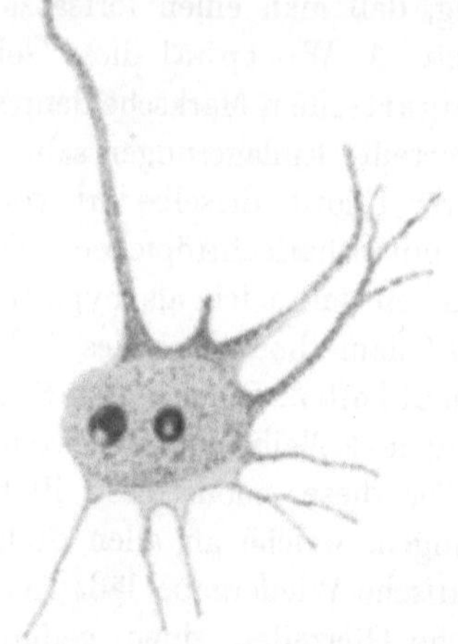

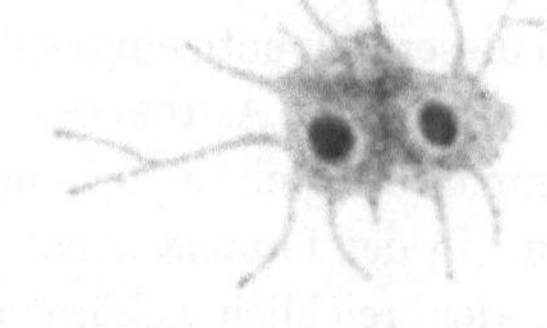

Abb. 21 u. 22. Doppelkernige Gliazellen. Cajals Goldsublimatimprägnation.

Diese eigenen Erfahrungen sind nun durch jene anderer Autoren zu ergänzen. A. Westphal sah an Nißl-Präparaten hochgradige und mannigfaltige Veränderungen der Gliaelemente. Als auffallendste Erscheinung bezeichnet er, daß in der Zonalis die stark vermehrten Gliakerne fast durchweg von einem großen protoplasmareichen Zelleib umgeben sind, welcher an der Oberfläche ausgefranst erscheint. Bemerkenswert ist, daß benachbarte Elemente mit ihren Zellleibern ineinander überzugehen scheinen, wodurch es zu rasenartigen Strukturen kommen kann. Dasselbe sah ich als „Zellnester“, in welchen 2—3 Monstregliazellen so eng übereinander liegen, daß man schwer die individuellen Körper abzugrenzen vermag. — Bielschowsky fand am Nißl-Präparat ebenfalls eine starke Proliferation gliöser Zellelemente und bezeichnet als am auffallendsten große plasmareiche Gebilde von polygonaler oder elliptischer Form mit randständigen, oft mehrfachen Kernen versehen. Diese Gebilde kommen mit Ausnahme der

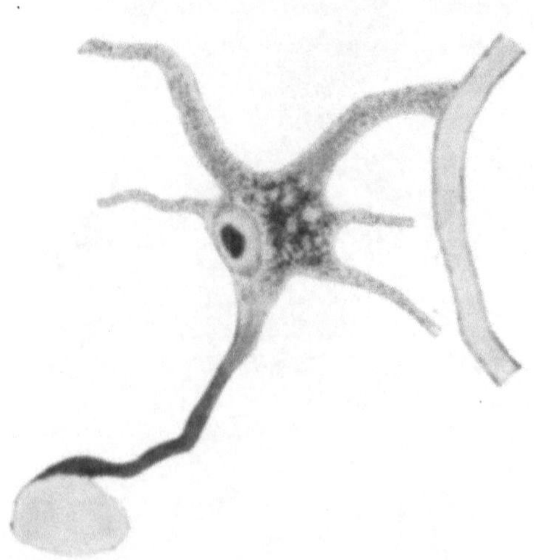

Abb. 23. Degenerierte multipolare Gliazelle mit beginnender Degeneration des Zellkörpers und Schwellung der Dendriten. Infantil-familiäre Idiotie. Großhirnrinde. — Cajals Sublimatgold.

Zonalis in allen Rindenschichten vor und erscheinen zu Gruppen geordnet, alsdann nicht selten synzytial verbunden. In der Lamina pyramidalis, welche im Fall Bielschowskys das Bild des spongiösen Rindenschwundes zeigte, fanden sich massenhaft Stäbchenzellen; ihr Auftreten soll nach Bielschowsky auf die Proliferation des Bindegewebsblutgefäßapparates hinweisen; heute wissen wir aus H. Spatz' Untersuchungen, daß es sich um die bipolare Form der Hortegaschen Mikroglia handle, welche bei verschiedenen Prozessen, u. a. bei Paralyse, zur Hypertrophie neigt. — Bielschowsky fand so in der grauen wie weißen Substanz der Rinde massenhaft faserbildende Astrozyten und bewies dadurch, daß unter Umständen die Affektion dieser Elemente nicht unbedingt zum Zelltode führen muss, sondern auf Grund der Verfaserung eine Dauerform annehmen kann (s. Abb. 25). Wie variierend von Fall zu Fall die Gliaveränderungen zur Beobachtung kommen, geht aus der jüngsten Arbeit von Hassin hervor, in welcher betont wird, daß, während in der Großhirnrinde und in der Brücke die Ganglienzellen „excessively crowded" sind, die Gliazellen „rather inconspicuous", d. h. eher unauffällig erscheinen.

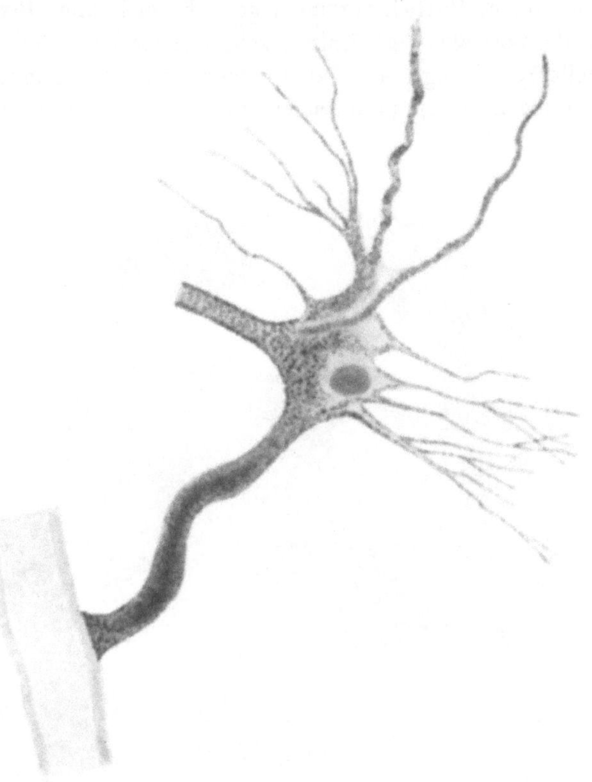

Abb. 24. Dasselbe wie auf Abb. 23, nur die Schwellung des zum Gefäß ziehenden und diesem aufsitzenden Dendriten noch mehr ausgeprägter. — Cajals Sublimatgold.

2. Apolare Gliaelemente.

Um richtig verstanden zu werden, bemerke ich, daß ich in bezug der Hauptarten der Gliazellen Ramón y Cajals Einteilung folge, indem ich außer den protoplasmatischen und faserbildenden Astrozyten, d. h. außer den dendritischen Gliazellen, als zweite Sorte die adendritischen oder apolaren Elemente — Cajals drittes Element — unterscheide. Die Makroglia wird durch die Astrozyten repräsentiert; Hortegas Mikroglia dürfte, hier schließe ich mich H. Spatz an, nur eine eigene Abart der dendritischen Glia sein.

Die Anteilnahme der apolaren Gliazellen am Prozeß der Nervenzellschwellung ist besonders bei der infantil-familiären Form durch B. Sachs und Strauß,

A. Westphal, Schaffer, Bielschowsky, Hassin u. a. festgestellt. Ich bezeichnete als einen wichtigen Zug der Gliaveränderungen bei genannter Form das massenhafte Auftreten von „gliogenen Körnchenzellen", welche ich von den apolaren Elementen herleitete. Letztere stellen im normalen Nervengewebe ein anscheinend inaktives, nicht beschäftigtes Element dar, welche erst unter krankhaften Verhältnissen „aktiviert" werden und mit Rücksicht auf dieses Verhalten wohl die von E. Pollak vorgeschlagene Bezeichnung „Bereitschaftszellen" verdienen. Unter normalen Verhältnissen schmiegen sich die apolaren Elemente dem Ganglienzellkörper innigst an und kommen zumeist vereinzelt vor, im kranken Gewebe vermögen sie zu proliferieren, umringen und besetzen die erkrankten Ganglienzellen, bewirken den Abbau derselben und besorgen den Abräumvorgang, indem sie vermöge ihrer amöboiden Fähigkeit langsam, doch stetig zu den perivaskulären Lymphräumen wandern. Die Abbautätigkeit äußert sich in einer histolytischen Wirkung, indem die dem Ganglienzelleib sich anschmiegenden apolaren Elemente in ihrem Umkreis das kranke Nervenzellprotoplasma aufsaugen, also halbkreisförmige Einbuchtungen bzw. Aushöhlungen entstehen lassen und dadurch das Bild der Neuronophagie darbieten. Es ist naheliegend anzunehmen, daß die apolaren Elemente diese Wirkung auf osmotischem Wege erzielen, indem die den geschwellten Nervenzellen eng angeschmiegten Satelliten (s. Abb. 26) infolge von Membranfunktionen zur Aufnahme des veränderten Zytoplasma gelangen und somit einen Stoff erhalten, welcher in ihrem Zelleib eine progressive Verfettung durchmacht. Für diese Annahme spricht die Tatsache, daß wir im neuronophagisch tätigen apolaren Element neben überwiegend scharlachaffinen Körnchen noch spärlich hämatoxylinaffine Körnchen finden, also denselben Abbaustoff, welcher in der abbauenden Ganglienzelle massenhaft vorkommt. Das Nebeneinander von diesen zweierlei Degenerationskörnern in einer Gliazelle ist ein Beweis dafür, daß das prälipoide Produkt in ein lipoides umgewandelt wird vermöge der lebhaften fermentativen Wirkung der apolaren Gliazelle. Die Aufnahme von Stoffen aus den erkrankten Ganglienzellen seitens der apolaren Elemente wird durch die zunehmende Größe letzterer bewiesen.

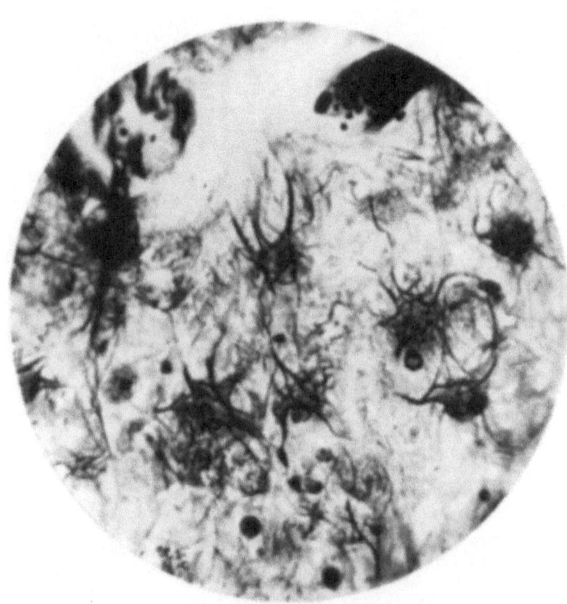

Abb. 25. Fasrige Astrocytenbildung in der Großhirnrinde bei Tay-Sachs. — Silberimprägnation.

Hat sich nun ein solches Element „vollgesogen", so entfernt es sich vom

Schauplatz seiner bisherigen Tätigkeit: es tritt die Wanderung an, deren Endziel die Gefäßlymphspalten sind. Diese Tätigkeit erhellt aus dem Umstand, daß die Membrana limitans gliae perivascularis als ein Treffpunkt der apolaren Elemente erscheint, denn um diesen herum sammeln sich diese massenhaft an. Hier angelangt, schlüpfen sie durch die Grenzhaut folgenderweise (s. Abb. 27 und 28): Der Zelleib der durchwandernden Gliazelle besteht aus einer Einschnürung und zwei polaren Anschwellungen; erstere befindet sich genau in der Grenzhaut, von welcher diesseits, d. h. im Nervenparenchym, die eine, jenseits, d. h. im Lymphraume, die andere polare Anschwellung der gliösen Wanderzelle liegt. Nach beendeter Passage befindet sich das apolare und nunmehr ganz abgerundete gliöse Element im perivaskulären Lymphraum, der mit solchen Elementen recht dicht besetzt sein kann. Hier findet die Abgabe der Lipoidkügelchen statt; hierauf deutet die auffallende Verkleinerung der apolaren Elemente im Lymphraum hin (s. Abb. 29). — Doch nicht allein durch die Limitans perivascularis, sondern auch durch die Limitans superficialis dringen die apolaren Elemente, wie man dies sehr deutlich in der Kleinhirnrinde bei infantil-familiärer Idiotie sieht. Hier reihen sie sich schwarmlinienartig gegen die Oberfläche zu und jene Elemente, die ganz zonal liegen, zeigen verschiedentliche Auswüchse des Protoplasma, plasmatische Pseudopodien, und repräsentieren in dieser Form eine echte amöboide Glia (welche natürlich mit den schwer degenerativen „amöboiden Gliazellen“ Alzheimers nicht zu verwechseln ist). Man sieht außerdem apolare Elemente, die halb diesseits und halb jenseits der Limitans superficialis liegen, also eben im Begriff sind, die Grenzhaut zu passieren, welche einmal überschritten, sie sich nun im subpialen bzw. subarachnoidalen Raum befinden.

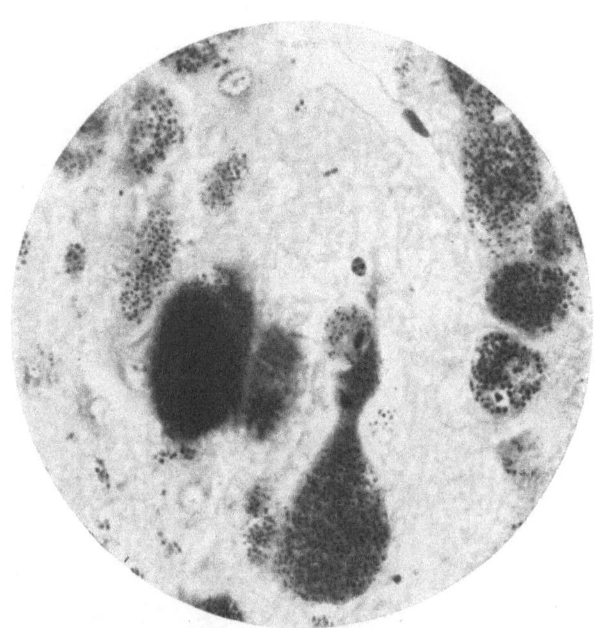

Abb. 26. Immersionsphotographie aus der Großhirnrinde von Tay-Sachs. Die basal geblähte Nervenzelle (hier angefüllt mit lecithinoiden Körnchen) zeigt ihrem Zelleib eng angeschmiegt ein geblähtes apolares Element, dessen Körper zerstreut lecithinoide Körnchen enthaltend, den Zelleib der Nervenzelle tief einbuchtet, somit den Beginn einer Neuronophagie darstellt. Markscheidenfärbung, Pikrofuchsin.

Obige Darstellung bezieht sich auf das Verhalten der apolaren Elemente in der Rindensubstanz. In der Marksubstanz erscheinen besonders an Stellen des stärksten Zerfalls von Markscheiden apolare Gliazellen, deren vergrößerter Zelleib Markscheidenbrocken von verschiedenster Größe enthält; verschiedene Übergangsbilder lassen mit großer Wahrscheinlichkeit annehmen, daß infolge zunehmender Verkleinerung der Myelinfragmente deren Abbau in lipoide, scharlachaffine Körner erfolgt, wobei der gliöse Zelleib noch mehr anschwillt und das Äußere einer Gitterzelle annimmt.

Nach alldem ist hervorzuheben, daß der Inhalt der apolaren Gliazellen ein differenter ist — so morphologisch wie chemisch —, je nachdem es sich um solche in der weißen oder grauen Substanz handelt. Die apolaren Elemente

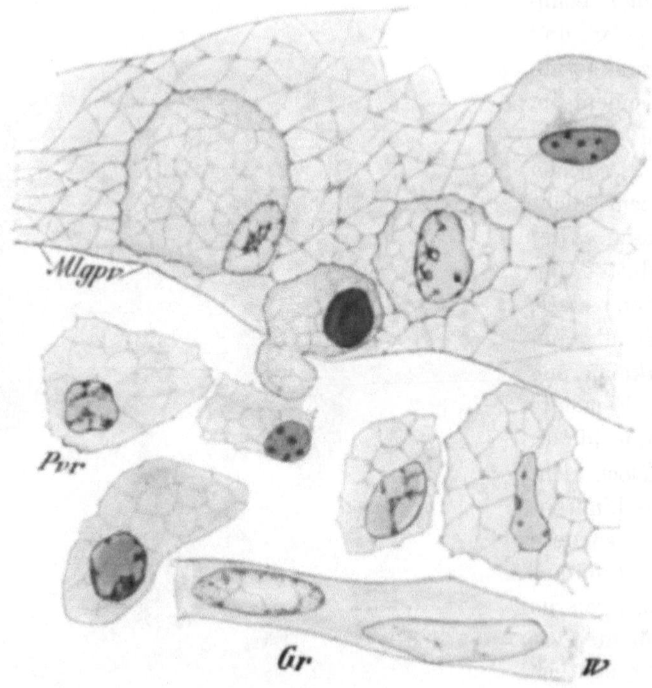

Abb. 27. Durchtritt einer gliogenen Körnchenzelle durch die Membrana limitans gliae perivascularis (*Mlgpv*); dies- und jenseits von letzterer, also teils im Parenchym, teils im Perivascularraum (*Pvr*) sieht man Körnchenzellen, Gefäßwand (*W*); Gefäßraum (*Gr*). Infantil-familiäre Idiotie; Hirnrinde. van Gieson.

der weißen Substanz nehmen durch Umfließen, also auf grobmechanischem Wege, Markbrocken, d. h. vorlipoide Stoffe, in ihren Zelleib auf, während jene der grauen Substanz infolge Osmose, also auf biologisch-mechanischem Wege, einen pathologischen Zellsaft erhalten, welchen sie mit Hilfe ihrer Fermente zuerst in lezithinoide, dann weiter in fein- bzw. derbkörnige lipoide Substanzen spalten. Dabei ist zu betonen, daß die apolaren Gliazellen stets in einem vorgeschritteneren Stadium der Verfettung sich befinden als die mit ihnen in engster Berührung stehenden Nervenzellen, und das tinktorielle Verhalten ist ein derartiges, daß, wenn die geblähte Ganglienzelle mit lezithinoiden Körnchen vollgepfropft ist, so erscheint die apolare Gliazelle diffus hell-orangegelb, ist aber die Ganglienzelle von letzterer Farbe, so bemerkt man im rötlichen Zelleib des apolaren Elementes bereits leuchtend rote Körnchen. Ist nun schließlich der Leib der Ganglienzelle schon mit feinstem Scharlachstaub besetzt, so weist die anliegende gliöse Begleitzelle bereits derbere Lipoidkörner auf. Die geschwellten Nervenzellen und die apolaren Gliazellen stehen daher in einem engen Stoffwechselverhältnis zueinander.

Überblicken wir die Rolle der Neuroglia bei akuter Schwellung der Ganglienzellen, wie man dies in erster Linie bei der infantil-familiären Idiotie sieht, so ergibt sich ein dreifaches Verhalten: 1. Die dendritische Glia vermag ebenso anzuschwellen, zu „hypertrophieren", wie die Ganglienzellen, wodann es sich um einen gleichzeitig-gleichsinnigen Prozeß handelt, wobei die Mastglia entsteht, welche im weiteren Verlauf einer Nekrose zusteuert. 2. Die dendritische Glia kann in seltenen Fällen aus der Hypertrophie in die Verfaserung übergehen, wodurch ein gliöser Ersatz geleistet wird. 3. Die adendritische Glia wird aktiviert, indem dort, wo die progressive Ganglienzelldegeneration ist, auch die Proliferation der apolaren Gliaelemen-

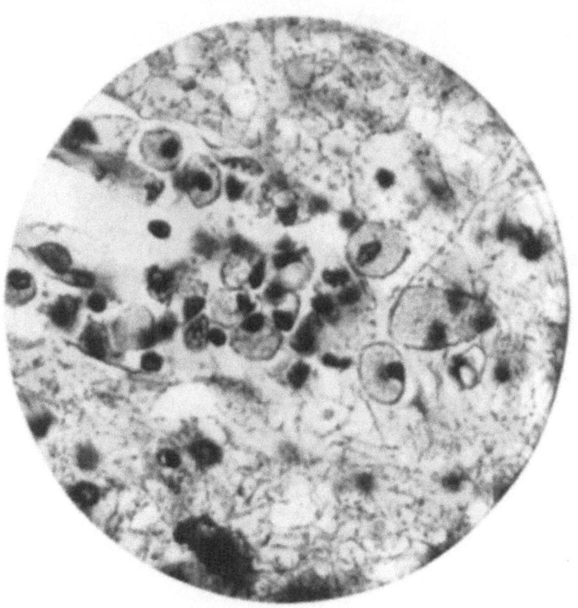

Abb. 28. Wanderung gliogener Körnchenzellen aus dem ektodermalen Parenchym in die mesodermale Lymphspalte. Schräger Längsschnitt des Gefäßes. Hirnrinde aus Tay-Sachs. Immersionsaufnahme. Hämatoxylin + Eosin.

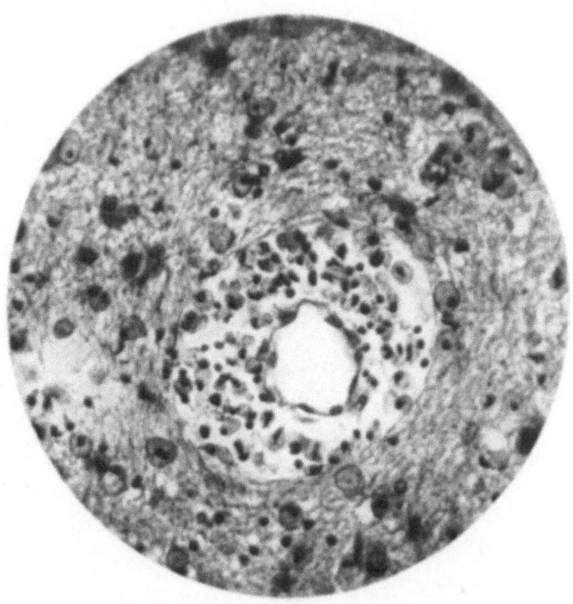

Abb. 29. Ansammlung gliogener Körnchenzellen im hochgradig erweiterten Gefäßlymphraum; es handelt sich um eine Vene. Bemerkenswert die noch stark geblähten apolaren Gliazellen des ektodermalen Parenchyms, während jene des Lymphraumes bereits kollabiert, verkleinert sind. Hirnrinde aus Tay-Sachs. Hämatoxylin + Eosin.

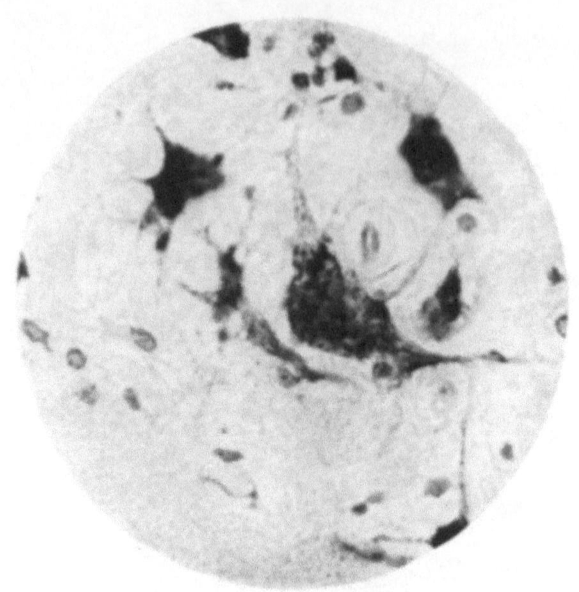

Abb. 30. Einfacher Zellschwund, angedeutet durch den beginnenden Aufbrauch der Tigroidschollen. Riesenpyramidenzelle aus spastischer Heredodegeneration. Toluidin. Immersionsphotographie.

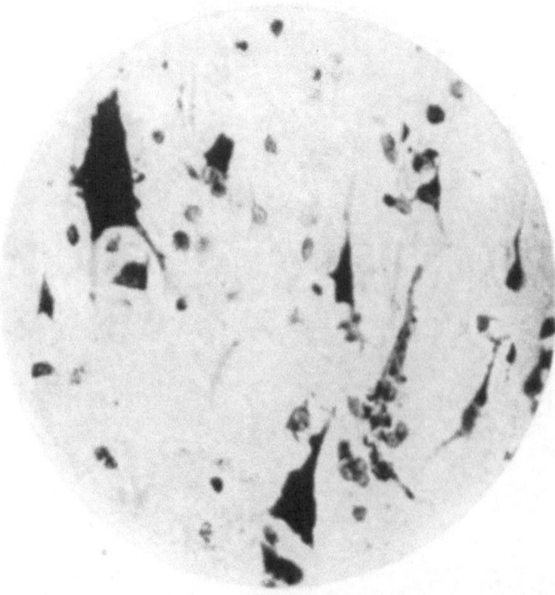

Abb. 31. Pyknotische Riesenpyramidenzellen aus spastischer Heredodegeneration. Außerdem bemerkt man in der rechten Hälfte des Sehfeldes eine durch apolare Elemente aufgezehrte Betzsche Ganglienzelle. Toluidin.

te erscheint, welche im Sinne des Abbaus und Abräumens tätig sind. — Bei dieser zusammenfassenden Schilderung der gliösen Tätigkeit möchte ich noch auf ein Moment aufmerksam machen: Es gelang mir an meinen zahlreichen Präparaten nirgends die Ausbildung der apolaren Elemente aus den multipolaren durch Abbruch bzw. Abstoßen aus dendritischen Gliazellen zu beobachten. Meine Auffassung geht also dahin, daß die apolaren Gliazellen, welche höchstens nur eine Andeutung von Fortsätzen haben können als Protoplasmaprotuberanzen, unter krankhaften Verhältnissen sich vermehrend, die Abbau- und Transporttätigkeit entfalten, als Elemente, deren Bestimmung es eben ist, im Fall von Parenchymzerfall aktiv zu werden. Wie sehr es sich um eine Vermehrung dieser Elemente und nicht um transformierte fix-dendritische Elemente handelt, geht auch daraus hervor, daß die apolaren Elemente die erkrankte Ganglienzelle zuerst umringen, dann dicht besetzen können, und somit eine Ansammlung von solchen gliösen Elementen bewirken, welche nur durch die Proliferation der normal inaktiven gliösen Begleitzellen möglich ist.

B. Chronische Degenerationsform.

a) Neuronale Elemente.

Es wäre vorwegzunehmen, daß sich bei der chronischen Degenerationsform keine solche charakteristische Veränderung findet wie bei der akuten in der Form der soeben geschilderten Schwellung.

1. Nißlbild.

Am Nißlpräparat sieht man den einfachen Zellschwund (Nißl), dessen hervorstechendster Zug die progressive Abnahme, der einfache Schwund der Tigroidschollen ist, wobei ich auf die Abb. 30 und 31 verweise. Es handelt sich um die Betzschen Riesenzellen bei spastischer Heredodegeneration, also um das Zentrum der affizierten Pyramidenbahn. Auf Abb. 30 bemerkt man an einem umschriebenen Teil des Zelleibs nun den Aufbrauch der Nißlschollen, wodurch das durch letztere inkrustierte Spongioplasma entblößt wird, daher sich dem Auge ohne Schwierigkeiten darbietet, wie man dies besonders im Apicalfortsatz deutlich sieht. Hervorzuheben wäre, daß eine leichte Schwellung den einfachen Zellschwund zu begleiten vermag; hierauf deuten nicht allein die leicht konvexen Konturen des Zellkörpers, sondern auch die Dunsung des Zellkerns, obschon dessen Umriß durch den Prozeß schwer gelitten hat, daher nicht ganz deutlich erscheint. Wir müssen aber schon hier darauf verweisen, daß das Bild der Schwellung, allerdings an erratischen Exemplaren von Ganglienzellen, vorkommen kann, wie dies eine mittelgroße Pyramidenzelle aus der Lamina pyramidalis bezeugt (s. Abb. 32). Hierüber gleich mehr. Bei dem einfachen Zellschwund wäre noch auf das Terminalbild aufmerksam zu machen: durch den progressiven Tigroidschwund entstehen förmliche Zellschattenbilder, welche noch dadurch gesteigert werden, daß das entblößte Spongioplasma auch detritusartig zerfällt. Diesen blassen Silhouetten stehen als chronische Zelldegeneration Bilder entgegen, welche durch ihre Pyknose auffallen, d. h. der Zelleib erscheint derartig tief gefärbt, daß weder eine Tigroidstruktur, noch ein Kern zu bemerken ist (s. Abb. 31).

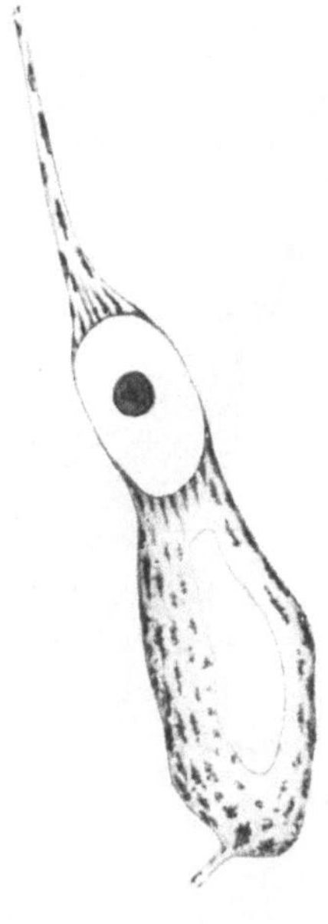

Abb. 32. Ampullenförmige Blähung des basalen Zellkörperabschnittes einer kleinen Pyramidenzelle. Centr. ant. Spastische Heredodegeneration. Bemerkenswert die Verdrängung apikalwärts des geschwellten Kerns, welcher in den Spitzdendrit förmlich eingekeilt ist; das Bild entspricht genau jenem bei amaurotisch-familiärer Idiotie. Die basale Ampulle ist tangentiell angeschnitten und somit gewinnt man Einblick in das geblähte Zellinnere. Das Bild ist mit Abb. 10 (kleine Pyramidenzelle bei Tay-Sachs) ganz übereinstimmend. Toluidinblaufärbung.

So der einfache Zellschwund wie die Pyknose führen zu Schrumpfungsformen; im Gegensatz hierzu sieht man, wie soeben bemerkt wurde, auch Blähungsformen bei der chronischen Degenerationsform. Diese kann in zweifacher Form vorkommen: 1. der Zelleib mag in toto mäßig aufgetrieben sein, 2. der basale Abschnitt der Pyramidenzelle vermag eine solche lokale beutelförmige Aufschwellung zu zeigen, wie man dies nur bei der infantil-familiären Idiotie zu sehen bekommt. Während erstere, die bescheidenere Form in bezug des Schwellungsgrades, wenn schon zerstreut, jedoch häufig genug vorkommt, erscheint die zweite Form nur höchst selten — soweit meine Erfahrungen reichen. Letzterer kommt eine um so größere Bedeutung zu, denn sie steht morphologisch keineswegs hinter der Schwellung bei Tay-Sachs. Auf Abb. 32 kommt diese hochgradige lokale Schwellung des basalen Zellkörperteils vorzüglich zur Darstellung, denn man bemerkt hier die exzessive beutelförmige Hervorwölbung, wodurch der Zellkern apikalwärts getrieben in den Apikaldendrit förmlich eingekeilt erscheint. Dieser zystisch aufgetriebene Zelleibteil weist nur am Rand Tigroidspuren auf, sein Inneres ist staubig-detritusartig.

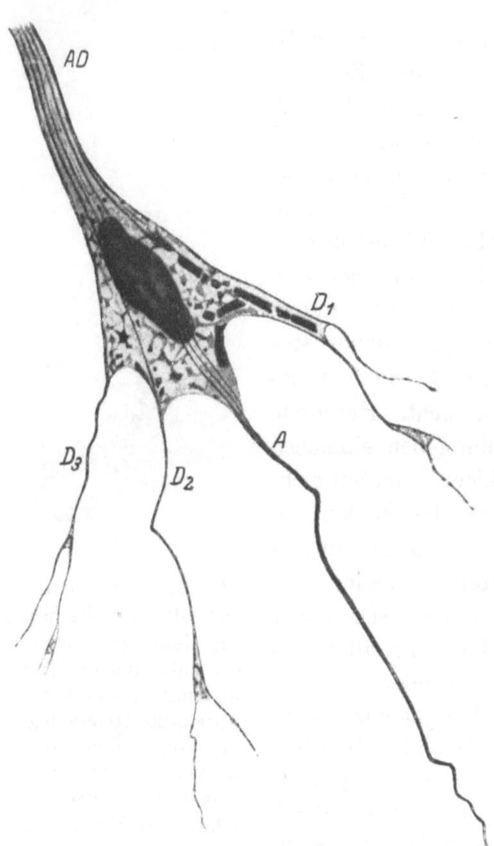

Abb. 33. Beginn der „silberkörnigen" Degeneration des Fibrillengerüstes. Große Ganglienzelle des Ammonshorns aus Idiotismus non familiaris. Bielschowskys Imprägnation.

Wir möchten mit Nachdruck darauf verweisen, daß die Schwellung als Veränderung der Nervenzellen auch im Verlauf der chronischen Heredodegeneration vorkommt, denn nicht nur ich sah bei spastischer Heredodegeneration, sondern auch andere Autoren, in erster Linie A. Jakob bei chronisch-progressiver Chorea an den kleinen Ganglienzellen des Striatum die Erscheinung der „primären Reizung", d. h. die Schwellung. Freilich wäre dabei sehr zu betonen, daß bei der chronischen Heredodegenerationsform die Ganglienzellschwellung bei weitem nicht in solchem Maße das histopathologische Bild beherrscht, wie bei der akuten Form; doch deutet ihr Vorkommen auch bei ersterer Form darauf, daß die Schwellung eine Erscheinung ist, welche als Übergang zur chronischen Zellveränderung eine, wenn auch bescheidene, Rolle zu spielen vermag. Möglich, daß der eminent-chronische, auf Jahrzehnte sich erstreckende Verlauf dabei von Belang ist, wodurch das klassische Schwellungsbild, wie bei der infantil-familiären Idiotie, nicht zur Geltung zu kommen vermag. Eine generelle Bedeutung dürfte aber immerhin der Schwellung in der Histopathologie der Heredodegeneration zukommen.

2. Fibrillenbild.

Am Fibrillenbild kommen zweifache Veränderungen zur Beobachtung. a) Als eine eminent-chronische Alteration der Normalstruktur sah ich die Auflösung der retikulo-fibrillären Struktur, wobei die einzelnen Fragmente derselben eine Verklebung erleidend, am Silberpräparat als plumpe Körner und Stäbchen erscheinen. Es handelt sich um die massive Inkrustation des endozellulären Fibrillennetzes, ferner um die Zerbröckelung desselben anfänglich in größere

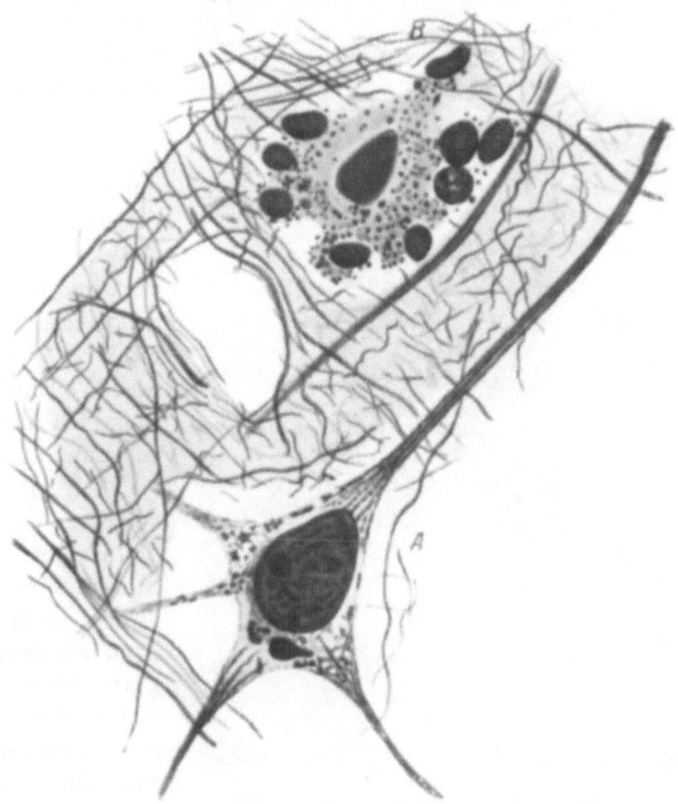

Abb. 34. Vorgeschrittene „silberkörnige" Degeneration bei *A*, beendet bei *B*; an letzterer Stelle bemerkt man die Anhäufung von apolaren, neuronophagen Elementen. Bielschowskys Imprägnation.

Teilstücke, welche dann zunehmend in kleinere sphärische Partikelchen zerfallen; diese Fragmente weisen eine intensive Argentophilie auf. Auf diese Weise erhält die Nervenzelle ein eigenartiges Äußere: im auffallend hellen Zelleib sieht man bald spärliche, bald zahlreiche tiefschwarze Körner bzw. Bröckchen, welche zu den Knotenpunkten des endozellulären Netzes in einem innigen Verhältnis stehen. Sehr bemerkenswert ist das gleichzeitige Verhalten der Dendriten, denn ihre Fibrillenstruktur kann bei oft schwer angegriffenem Zellkörper auffallend erhalten sein. Dabei verändert sich auch der Zellkern, welcher atrophisch, dreieckig erscheint. Dieser Zellveränderung gab ich den

Namen der silberkörnigen Fibrillendegeneration; sie läßt sich am Nißlpräparat nicht ahnen, denn an diesem sieht man nur den einfachen Tigroidschwund. Diesen Prozeß veranschaulichen die Abb. 33, 34; erstere zeigt das mehr anfängliche, letztere bei *A* das schon vorgeschrittene Stadium; endlich bei *B* sieht man das Endstadium, d. h. der Zelleib ist nur mehr mit argentophilen Körnern besetzt, in welchem man mehr keine Spur einer retikulofibrillären Struktur bemerkt. Aus diesen Verhältnissen dürfte es deutlich genug hervorgehen, daß das fragmentierte fibrilläre Netz schließlich hochgradig schwindet. — b) Eine zweite Form der Veränderung im Fibrillenpräparat ist die bekannte Alzheimersche Fibrillenveränderung, welche ich bei spastischer Heredodegeneration so in anfänglicher wie in Vollentwicklung antraf. Ich habe zu der bekannten Schilderung von Alzheimer, Bielschowsky, E. Frey, Schnitzler, Perusini, Simchowicz, O. Fischer nichts neues hinzuzufügen. Auch ich fand den vom Kern ventralen Zellabschnitt durch den initialen plumpen Knäuel vorzugsweise besetzt; von dieser noch leidlich analysierbaren Veränderung bis zu den grotesken Verschlingungen und breiten Strähnen sah ich alle Übergänge, wobei der Zelleib samt Kern allmählich schwindet. (S. Abb. 35, 36.) Über die vermutliche Bedeutung der fraglichen Fibrillenveränderung siehe bei spastischer Heredodegeneration.

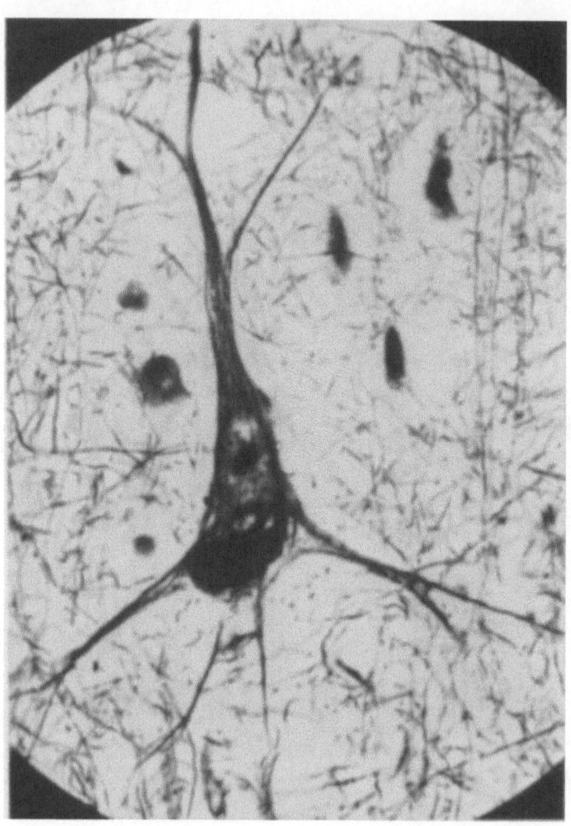

Abb. 35. Alzheimersche Fibrillenveränderung. Pathologische Knäuelbildung im basalen Teil des Zellkörpers an einer großen Pyramidenzelle aus spastischer Heredodegeneration. Bielschowskys Imprägnation.

b) Neurogliöse Elemente.

Die dendritische Glia bekundet ein recht variables Verhalten; sie kann bei derselben Krankheitsform einmal eine starke Verfaserung bekunden, ein anderes Mal aber sich ganz passiv verhalten. — Die adendritische Glia kann ebenso bald in höchstem Maß aktiv sein, bald auffallend inaktiv bleiben. In Abb. 37

stellen *a*, *b*, *c* die verschiedenen Stadien des reaktiven Verhaltens dar; bei *a* sieht man die ganz leicht geschwellte Pyramidenzelle basal von einer Ansammlung apolarer Elemente, welche nur die Einleitung ist zum Verhalten derselben bei *b*; hier ist die in einfachem Schwund befindliche, ihrer Tigroidstruktur beraubte, in Detritusbildung begriffene Nervenzelle von apolaren Elementen, welche hier als blasige Kerne mit feinnetziger Chromatinstruktur erscheinen, dicht besetzt. Sehr bemerkenswert ist die Tatsache, daß die apolaren Gliaelemente sich hier dem erkrankten Zelleib förmlich ankleben; es herrscht da ein derartig inniges topographisches Verhältnis vor, die gliösen Kerne akkommodieren sich räumlich so auffallend dem Zellkörper, daß die Rolle der apolaren Elemente im Abbau der Ganglienzelle uns förmlich handgreiflich vorgeführt wird. Das Endbild ist bei *c* zu sehen, wo der Dendrit der Ganglienzelle durch sieben Gliazellen apolaren Charakters bereits losgelöst bzw. aufgezehrt erscheint; letztere zeichnen den ehemaligen Fortsatz vor. Nur nebenbei möchte ich bemerken, daß es mir nicht gelang, die gliösen Elemente am Nißlpräparat als in synzytialem Verband befindlich zu erkennen, vielmehr bekundeten diese sich als gegenseitig ganz unabhängige Zellen.

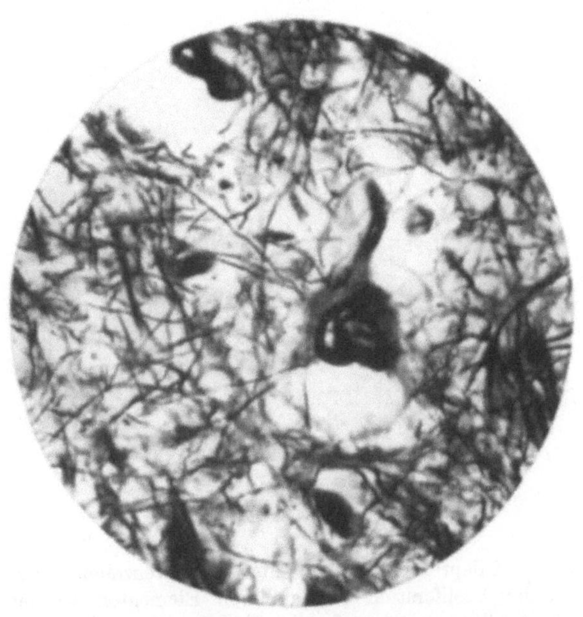

Abb. 36. Abnormer Fibrillenknäuel an einer Ganglienzelle der Lamina multiformis der Centr. ant. aus spastischer Heredodegeneration. Bielschowskys Imprägnation.

Zum Schluß sei erwähnt, daß es mir am Nißlpräparat bei spastischer Heredodegeneration der Nachweis von Stäbchenzellen — Hortegasche Elemente — besonders dort gelang (s. Abb. 38), wo eine mächtige reaktive Wucherung der apolaren, adendritischen Neuroglia vorlag.

II. Segmentäre Elektivität.

Unter diesem Begriff ist die Beschränkung des genetisch-elektiven Prozesses auf ein embryonales Segment: Telencephalon, Diencephalon, Mesencephalon, Rhombencephalon und Rückenmark zu verstehen. Und es wäre vorweg auf den Umstand zu verweisen, daß zur richtigen Beurteilung dieses Faktors, d. h. zur Erkennung des embryologischen Charakters gewisse Momente notwendig sind, deren entwicklungsgeschichtliche Natur uns eine Gewähr bietet, daß es sich nicht um eine mehr oder weniger zufällige Lokalisation des degenerativen Vorgangs handelt. Es wäre nämlich darauf zu verweisen, daß es wohl exogene Prozesse gibt, welche sich in gewissen Fällen deutlich genug auf einzelne Hirn-Rückenmarkssegmente beschränken können; so bei Paralyse auf das Endhirn, bei Encephalitis auf das Zwischen- und Mittelhirn, bei Poliomyelitis acuta anterior auf das Rückenmark (H. Spatz). Freilich ist hier der segmentäre Faktor nicht an sich allein in Betracht zu ziehen, sondern man muß in den angeführten Beispielen beachten, daß es sich um einen exogen-endzündlichen, mesenchymalen Prozeß handelt, welcher als solcher die zufällige Lokalisation als nicht-genetisch charakterisiert sofort erkennen läßt. Daher gehört zur embryologisch-gefärbten Segmentation der Mangel jeder Spur von irgendwelcher mesodermalen Reaktion im betroffenen Segment. Es ist dies ein Moment von großer Wichtigkeit, welches aber an Schärfe viel einbüßen kann, falls der segmentär begrenzte Entzündungsprozeß sich bis zur Unkenntlichkeit zurückbildet und nun die degenerative Komponente überwiegend, wenn nicht allein, zur Geltung gelangen läßt. In solchen Fällen ist das Vorhandensein gewisser Anlagemomente im betreffenden Segment von hervorragender Bedeutung, denn diese weisen auf den genetischen Charakter deutlich hin.

Die segmentären Anlagemomente können sich makro- und mikroskopisch äußern.

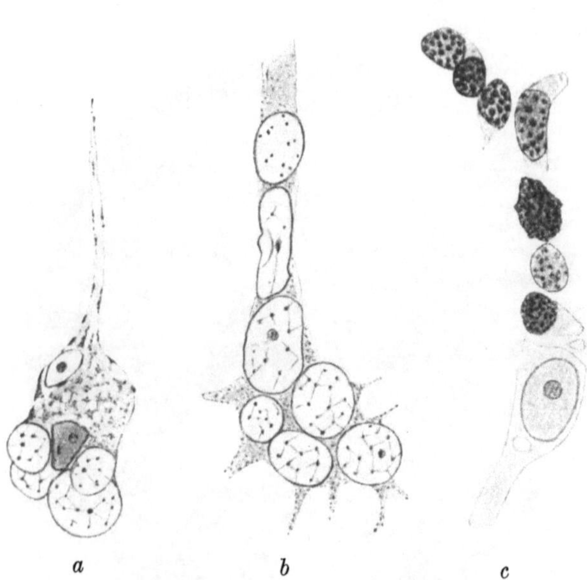

Abb. 37. Gliaproliferation an Stelle von Nervenzellen. *a* Beginn der Proliferation von apolaren Elementen an der Basis der Rindenzelle, wobei der Zellkörper samt Kern wesentlich noch nicht litten. *b* Besetzung des Körpers der Nervenzelle durch apolare Elemente, ohne daß eine Histiolyse schon stattgefunden hätte („Gliaumklammerung“). *c* Besetzung und Histiolyse eines Teiles der Nervenzelle („Abschmelzung“). Toluidin.

Makroskopisch verrät sich das ergriffene Segment vermöge seiner auffallenden Unentwickeltheit, d. h. Kleinheit, ein Zustand, welchen wir als Hypoplasie bezeichnen. Hypoplastisch ist ein embryonal determiniertes Segment aber auch dann zu bezeichnen, wenn es nicht so sehr durch seine Rückständigkeit in bezug der Größe, als vielmehr durch gewisse ontogenetische Relikte sich bemerkbar macht, d. h. es kommen fötale Züge im entwickelten Zentralorgan vor. Die Hypoplasie s. str. bedeutet die Entwicklungshemmung irgendeines zentralen Segments; das ontogenetische Relikt verweist auf die Entwicklungsstörung in einer bestimmten Richtung seitens des betroffenen Segments. So haben wir im Fall von Idiotie eine Hypoplasie vor uns, wenn das Endhirn (Großhirnhemisphären) abnorm klein ist, doch kann es sich ereignen, daß bei leidlichen Größenverhältnissen die Sylvische Spalte klaffend bleibt, womit eine fötale Remanenz zur Darstellung gelangt. Im letzteren Fall handelt es sich um die Unterbrechung bzw. den Stillstand eines Zuges der Hemisphärenentwicklung, um die Störung im Furchungsprozeß (s. Abb. 39).

Die Hypoplasie kommt bei systematischer Heredodegeneration besonders seitens des Rhombencephalon sehr deutlich zur Darstellung. Bekanntlich lenkte Nonne die Aufmerksamkeit auf das „Miniaturkleinhirn" bei familiärer Kleinhirnataxie, wobei das normalerweise 160—170 g schwere Rautenhirn um 50—60 g weniger wiegt, oft fast nur die Hälfte des Normalgewichts erreicht. Ein solches Kleinhirn erscheint durch die Hinterhauptlappen übergedeckt zu sein, d. h. von der Basis aus betrachtet bleibt der hintere Rand der Kleinhirnhemisphären vom Occipitalpol $^1/_2$—1 cm zurück (s. Abb. 40). Natürlich sind die Windungen des Kleinhirns entsprechend graziler, machen nur die $^1/_2$—$^1/_3$ der normalen Breite aus und bieten eine Konsistenzzunahme dar. — Zu bemerken wäre, daß ein solches hypoplastisches Kleinhirn auch sonstige Entwicklungsstörungen wie Mikrogyrie zeigen kann; so sah ich dies im Kleinhirn eines ataktischen Taubstummen (s. Abb. 41), der übrigens auch seitens des Großhirns pithekoide Remanenzen zeigte; hierüber siehe unten. — Das hypoplastische Kleinhirn kann im Rautenhirn allein erscheinen oder aber in Gesellschaft einer auffallend kleinen Brücke vorhanden sein; die Oblongata dürfte weniger ausgeprägt in Mitleidenschaft gezogen werden. — Nonne hebt hervor, daß das Miniaturkleinhirn „durchaus normale allgemeine Konfiguration" zeigt; die Lappen sind leicht abzugrenzen, das Verhältnis des Wurmes zu den Hemisphären usw. ist normal.

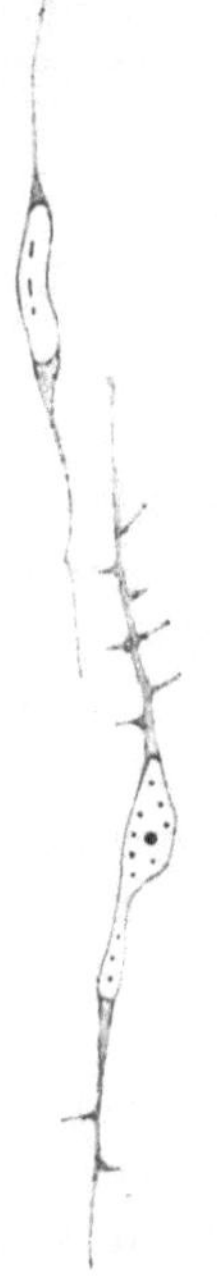

Abb. 38. Stäbchenzellen. Spastische Heredodegeneration. Großhirnrinde. Toluidin.

Besonders hochgradige Reduktion des Striatum findet sich bei chronisch-progressiver, bilateraler Chorea und Huntington; der normalerweise in das Vorderhorn hineinspringende Kopf des Streifenhügels kann bis zur Unkenntlichkeit abgeflacht sein und das Putamen ist dann auch ganz bedeutend verkleinert.

Schließlich ist auf das überaus grazile Rückenmark bei spinaler Heredoataxie zu verweisen; so sah Nonne in seinem Fall Stüben I von familiärer Kleinhirnataxie auf spino-zerebellarer Grundlage folgende Maße: 1. Halsanschwellung (normal 15 mm breit), pathologisch 11 mm; 2. mittleres Dorsalmark (normal 11 mm breit), pathologisch 8 mm; 3. Lendenanschwellung (normal 11 mm breit), pathologisch 9 mm.

Hier wäre hervorzuheben, daß es G. Mingazzini war, der als erster scharf zwischen a- bzw. hypogenetischen und atrophischen Prozessen des Kleinhirns unterschied und wir werden sogleich sehen, daß sich der Streit über die Bewertung dieser Segmentreduktion eben in diesen zwei Richtungen bewegt. Denn während Sträussler für seine Kleinhirnfälle (s. I. Teil) eine Entwicklungsstörung voraussetzt und somit von einer Hypoplasie spricht, meinen Bielschowsky und Schob, es handle sich um eine durch degenerative Atrophie bedingte Verkleinerung. Sehr richtig macht Bielschowsky an einer Stelle darauf aufmerksam,

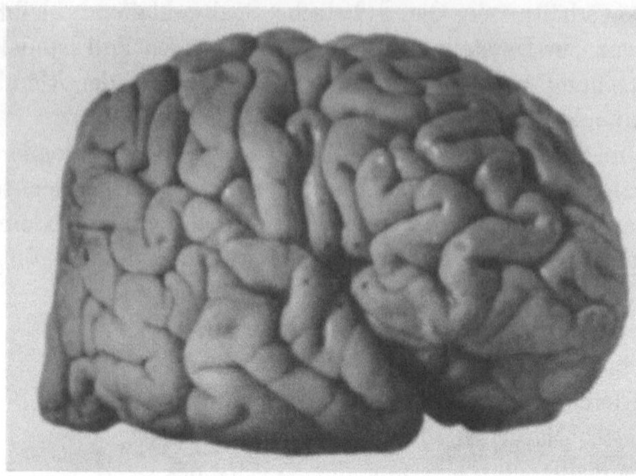

Abb. 39. Klaffende Sylviussche Spalte (× × × × ×) in einem Fall von Tay-Sachs.

daß unter den Begriff der Atrophie die heterogensten Dinge fallen: primäre kongenitale Hypoplasien ebenso wie sekundäre Entwicklungsstörungen nach fötalen Großhirnerkrankungen und schließlich die Schrumpfungen des Kleinhirns als Folge progressiver Degenerationen des Parenchyms. Dabei ist Bielschowsky der Meinung, daß selbst das Zusammentreffen einer Kleinhirnreduktion mit Zeichen manifester Entwicklungsstörungen nicht im Sinne der Hypoplasie zu verwerten wäre. Hinsichtlich der hochgradigen Striatumverkleinerung bei hereditären Dyskinesien ist A. Jakob derselben Ansicht, welcher aber F. H. Lewy widerspricht, mit der Begründung, daß der Grad der vermeintlichen Atrophie ein so übertriebener ist, welcher als Endresultat eines in einem normal angelegten Hirnteile abgelaufenen Prozesses nicht betrachtet werden kann, und da wäre vielmehr an Anlagestörung zu denken. Zu letzterer Auffassung möchte auch ich mich bekennen mit folgender Begründung. Bei chronisch-progressiver Chorea (mit und ohne nachgewiesener Vererbung) erhob A. Jakob sehr niedrige Hirngewichte, in einem Fall 850 g, also ein Gewicht, welches dem Idiotengehirn entspricht. Dieses Gewicht erhält dadurch eine besondere Bedeutung, weil diese auffallend niedrigen Werte nach Jakobs eigener Bemerkung in keinem Verhältnis zum Alter des betreffenden Kranken stehen. Und nachdem es sich in den Chorea-Fällen um keine groben, hochgradigen Erweichungen handelt, welche einem die Ge-

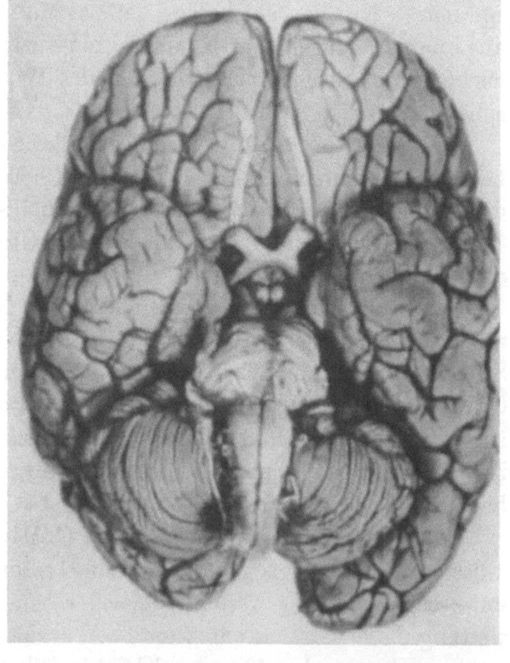

Abb. 40. Das Rautenhirn des taubstummen Ataktikers von unten gesehen; bemerkenswert die bilateral symmetrisch auftretende Mikrogyrie in einem Läppchen des Gyrus quadrangularis.

wichtsabnahme verständlich machen könnten, sondern um einen feinen, mikroskopischen Degenerationsprozeß, so hege ich die Ansicht, daß es sich mit Rücksicht auf die hochgradige Gewichtsabnahme um eine auf Anlagestörung beruhende Segmentreduktion, um eine echte Hypoplasie handelt. Natürlich ist dabei der reduzierende Einfluß des degenerativen Parenchymschwundes auch in Rechnung zu ziehen, welchem aber keineswegs die Fähigkeit zur hochgradigen Verkleinerung des betreffenden Segments zuzusprechen ist. Finden sich obendrein daselbst noch Zeichen einer ontogenetischen Störung, wie z. B. Mikrogyrie in streng bilateral-symmetrischer Anordnung, so erhält der genetische — und nicht degenerative — Charakter des verkleinerten Cerebellum eine weitere, kräftige Stütze; ich finde es für äußerst unwahrscheinlich, daß es sich um ein zufälliges Zusammentreffen von einer Entwicklungsstörung und

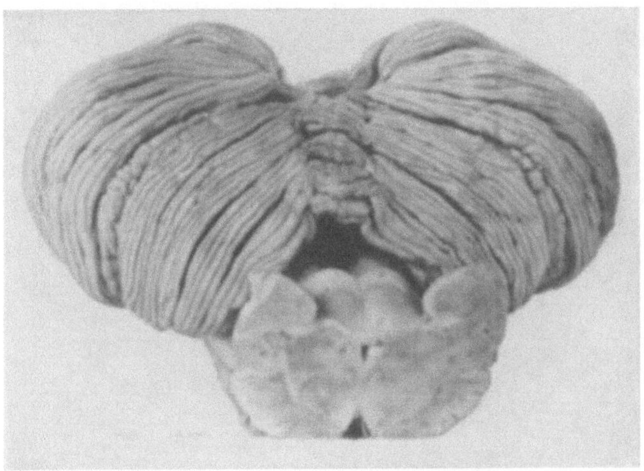

Abb. 41. Oberansicht des Kleinhirns der Abb. 40. Daselbst bemerkenswert ein mikrogyrisches Läppchen des Lobus qnadrangularis bilateral-symmetrisch.

einer reinen Segmentatrophie (Bielschowsky) handeln sollte. In allen Fällen spricht aber ceteris paribus der Umstand für eine Segmenthypoplasie, wenn außer deren Hochgradigkeit die strenge bilaterale Symmetrie vorhanden ist.

Zur Hypoplasie sind die ontogenetischen Relikte zu zählen, welche wir oben als fötale Züge im entwickelt aussehenden Zentralorgan bezeichneten. Wohl als das sinnfälligste ontogenetische Relikt ist die klaffende Sylviussche Spalte, welche bekanntlich durch B. Sachs zuerst bei Tay-Sachs gefunden in dem Sinne gedeutet wurde, daß es sich um eine Entwicklungsretardation bei dieser Krankheit handle; ich selbst fand unter zwölf Fällen dreimal dieses Zeichen (s. Abb. 39). Der Grad des Klaffens ist natürlich ein wechselnder; niemals handelt es sich um einen frühfötalen Zustand, wo die Insel noch freiliegt, überwiegend erscheint diese soweit gedeckt, daß man einen ganz kleinen Teil der Oberfläche nach Abzug der Häute sehen kann. Nur in einem Fall von Sachs war links die Insel etwa dem 7. Fötalmonat entsprechend entblößt, daher die Sylvische Spalte stark klaffend.

Ein weiteres Zeichen ist die sogenannte dorsale Seitenfurche des Rückenmarks im Sinne der ontogenetischen Retardation. Es handelt sich dabei um eine, für das postnatale normale Rückenmark ungewöhnliche Furche, welche im dorsalen Seitenstrang in das Areal der Flechsigschen Kleinhirnseitenstrangbahn eine bald nur seichte, bald relativ tiefere Einkerbung bedeutet (s. Abb. 42), welche einseitig, aber auch doppelseitig vorkommen kann. Flechsig brachte diese Furche mit der symmetrischen bzw. asymmetrischen Ausbildung der Pyramidenbahn im Rückenmark in Zusammenhang, gegen welche Meinung Obersteiner die Tatsache anführte, daß nicht allein die Hypogenese, sondern selbst die Agenese der Seitenstrangpyramide nicht dazu genüge, um die fragliche Furche entstehen zu lassen. Es wäre nämlich hervorzuheben, daß man in Fällen von hochgradigen Gehirnmißbildungen diese Furche oft antraf, doch

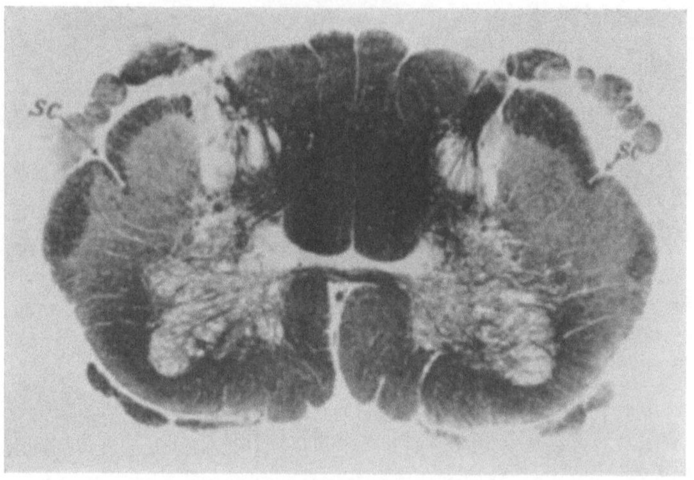

Abb. 42. Beiderseitiger Sulcus cylindricus (His) *sc* eines Falles von infantil-familiärer Idiotie.

auch vermißte und so kam Obersteiner mit gutem Recht zum Schluß, daß noch ein Faktor in der Anlage zur Furchenbildung an dieser Stelle der Rückenmarksperipherie eine Rolle spiele, wobei aber diese präformierte Furche durch eine zugleich gegebene Unterentwicklung oder frühzeitig eintretende Degeneration der Seitenstrangpyramide bedeutend vertieft werden kann. Auch nach meiner Ansicht spielt in der Ausbildung der seitlichen Rückenmarksfurche ausschließlich die fötale Anlage bzw. deren Persistenz im postnatalen Leben eine Rolle. Ich erachte diese dorsolaterale Furche des Seitenstrangs (bekanntlich schilderte Obersteiner noch eine ventrolaterale) mit der Hisschen Zylinderfurche für identisch, welche bereits beim 4 $^{1}/_{2}$ Wochen alten Embryo in dessen Seitenstrang erscheint und gut angedeutet noch im 3. Fötalmonat bemerkbar ist an einer Stelle, welche genau jener entspricht, woselbst im Seitenstrang des Tay-Sachsschen Rückenmarks die Seitenfurche einschneidet. Dieselbe ist von etwaigen Pyramidenvariationen unabhängig, denn sie fehlt oft in Fällen von hypoplastischen Seitenstrangpyramiden.

Als weitere ontogenetische Remanenz wäre die Einfachheit der Furchenbildung zu betrachten, wie dies B. Sachs für die infantil-familiäre Idiotie hervorhob. So schilderte er als ein auffallendes Zeichen die Tiefe aller Furchen, die relativ bescheidene Fissuration besonders des Frontallappens; die Zentralfurche erscheint gegabelt und mündet in die breite, klaffende Sylvische Spalte, welche eben dadurch fast als Vallecula erscheint. Die Parieto-occipitalfurche schneidet markant auf die konvexe Oberfläche ein; an der medialen Oberfläche konfluieren die Parieto-occipitalfurche, die Fiss. calcarina und hippocampi. Diese für die linke Hemisphäre gültige Schilderung weist zwei Momente auf: 1. den besonders im Frontallappen zur Geltung gelangenden fötalen Typ der Furchen- und Windungsbildung; 2. eine gewisse Variabilität der Furchung. Letzteres Moment konnte ich in einem mit cerebellarer Ataxie verbundenen Fall von Idiotismus deutlich darstellen; die gefundenen Furchungsabweichungen konfrontierte ich mit den absolut maßgebenden Feststellungen Retzius', und fand Variabilitäten, deren Seltenheit aus der geringen Prozentzahl ihres Vorkommens hervorgeht. Um nur einige Beispiele zu geben: In meinem Fall fand sich eine selbständige Postzentralfurche und ein Sulcus interparietalis proprius vor, ein Verhalten, welches Cunningham mit 11 vH., Retzius mit 17 vH. veranschlagt. Weiterhin fand sich von den Anastomosen der Interparietalfurche eine Anastomose mit dem Sulcus intermedius primus, ein Verhalten, welches Retzius auf 13 vH. schätzt; ferner fand sich eine Verbindung mit dem hinteren aufsteigenden Ast der Sylvischen Fissur, schließlich das Einmünden des oberen Astes der Fiss. parietooccipitalis in die Interparietalfurche. Derselbe Fall von Idiotismus wies noch einen auffallend hypoplastischen Balken auf, nebst hypoplastischem Kleinhirn (s. Abb. 118—120).

Außer der ontogenetischen läßt sich noch eine phylogenetische Remanenz seitens der Hirnfurchung als Zeichen einer Entwicklungsretardation auffinden; es wird nämlich das für den Homo sapiens Typische nicht erreicht und so erscheint der Großhirnmantel anthropoid organisiert. Vorzüglich dürfte dies seitens des Occipitallappens zur Beobachtung gelangen, freilich erst auf Grund einer minutiösen Untersuchung der konvex-lateralen Oberfläche, woselbst Spuren einer pithekoiden Organisation nachzuweisen wären. In meiner Arbeit aus 1919 betonte ich die Notwendigkeit einer eingehenden morphologischen Untersuchung der Großhirnoberfläche in bezug über Affenähnlichkeit, wobei ich auf die Arbeiten von E. Zuckerkandl, Elliot Smith und Korbinian Brodmann verwies, welche eine der Rüdingerschen Affenspalte homologe Furche als pithekoides Zeichen für das menschliche Gehirn, wohl hauptsächlich für niedere Rassen, ergaben. Namentlich besitzt nach Brodmann das Javanergehirn an der konvex-lateralen Occipitallappenoberfläche eine Furche, welche in bezug ihres morphologischen Verhaltens wie auch wegen ihrer topographischen Beziehungen zur Area striata als Homologon des Sulcus simialis (der Affenspalte Rüdingers, des Sulcus lunatus E. Smith) des Affengehirns anzusehen ist, und welche nach den bisherigen Erfahrungen beim Europäer fehlt, bzw. so undeutlich ausgeprägt ist, daß die Homologie nicht erkannt werden konnte. Mit Bezugnahme auf diese Arbeiten unterwarf ich das Gehirn des mir zu Gebote stehenden letzten (12.) Falles von Tay-Sachs zwecks einer genauen Oberflächenbesichtigung, wobei sich eine sogenannte partielle Operkulisation des Occipitallappens ergab. Bei dieser Untersuchung hielt ich mich genau an die Mahnung Zuckerkandls, wonach zur Identität einer Furche mit der Affenspalte am Affengehirn gehören: 1. Tieflage der Übergangswindungen aus Gyr. occipit. II. und III.; 2. Gedecktsein derselben durch das Operculum occipitale bis zur Berührung des letzteren mit dem Gyr. angularis. Liegen nun die Übergangswindungen aus O_2 und O_3 zum Angularis oberflächlich, so ist nach Zuckerkandl die der Affenspalte entsprechende, gegen den Scheitellappen zu halbmondkonvexe Furche — Sulc. lunatus s. simialis — aufgelöst, ein Verhalten, welches für das menschliche Gehirn als typisch zu bezeichnen ist, da es in der Mehrzahl der Fälle zutrifft (s. Abb. 43).

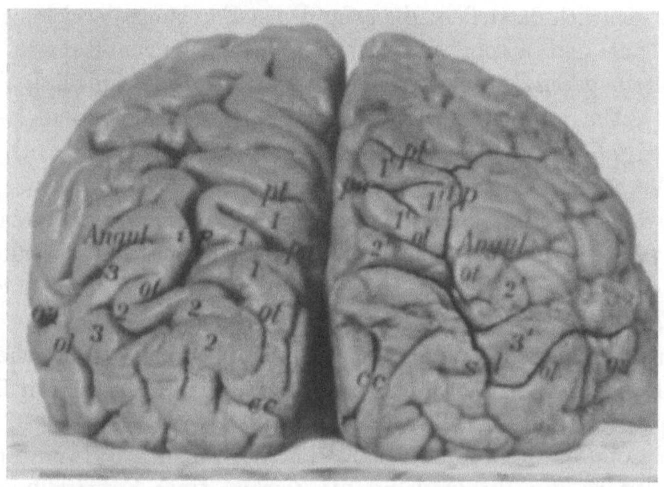

Abb. 43. Affenspaltrest (Zuckerkandl) eines Falles von Tay-Sachs im rechten Okzipitallappen, neben welchem zum Vergleich ein normaler Okzipitallappen gestellt ist. Hier zieht die zweite okzipitale Übergangswindung (2′) unterhalb des Sulcus occipitalis transversus (*ot*) als ein sehr schmaler Windungszug, der rückwärts durch eine nach vorn konvex-halbmondförmige Spalte, Sulcus lunatus (*sl*) abgegrenzt wird, die abwärts ziehend die dritte okzipitale Übergangswindung (3′) durchschneidet. Hier liegt eine inkomplete Operkulisation vor, weil die zweite Übergangswindung, obschon reduziert, noch aufzufinden ist; daher stellt die hinter letzterer Windung verlaufende *sl*-Furche einen Affenspaltrest im Sinne Zuckerkandls dar. — Formalinpräparat eines Falles von infantil-familiärer Idiotie. 1, 2, 3 = Normale Übergangswindungen.

Hier wären die maßgebenden Feststellungen Zuckerkandls in bezug des Operculum parietale am menschlichen Gehirn anzuführen. Dieser Autor unterschied folgende Formen.

1. Das Operculum occipitale ist infolge der Tieflage der aus O_2 ausgehenden Übergangswindung mit dem Angularis in Berührung.

2. Das Operculum berührt den Angularis nicht, da es durch die zweite Übergangswindung, von welcher ein Stück oberflächlich liegt, abgedrängt erscheint.

3. Das Operculum wird durch eine vollkommen freiliegende zweite Übergangswindung vom Angularis geschieden.

4. Das Operculum schließt sich an die dritte Übergangswindung an.
5. Das Operculum occipitale erscheint rudimentär.
6. Das Operculum occipitale ist nicht entwickelt.

Von den obengenannten Variationen bedeutet die sub 1 angeführte die rein pithekoide, die sub 5 und 6 die rein humane; zwischen beiden Extremen stellen die übrigen Formen Übergänge dar. Die auf Abb. 43 dargestellte rechtsseitige Hemisphäre aus meinem letzten Tay-Sachs-Fall entspricht der sub 2 und 3 erwähnten Möglichkeit; auf Grund des Vergleichs mit nebenstehender Normalhemisphäre ist an letzterer leicht festzustellen, daß abgesehen von der ersten Übergangswindung (1) die zweite (2) um den Sulc. occipit. transversus (*ot*) ganz oberflächlich gelegen, in den von der Interparietalfurche (*ip*) lateral liegenden Angularis (Angul) übergeht, wie dies auch für die dritte Übergangswindung (3) nachzuweisen ist. Im Gegensatz hierzu ist an der Tay-Sachs-Hemisphäre folgendes festzustellen: die erste Übergangswindung (1') erscheint wie am Normalhirn; die zweite Übergangswindung (2') zieht unterhalb vom „ot“ als ein schmaler, lateralwärts sich zunehmend verengender Windungszug, der rückwärts durch eine Spalte abgegrenzt wird, welche nach vorn konvex-halbmondförmig erscheint und sich abwärts fortsetzend, die dritte Übergangswindung (3') durchschneidet. Auf Grund dieser Verhältnisse erscheint die Operkulisation unvollkommen, da die zweite Übergangswindung, obschon reduziert, noch aufzufinden ist, während die dritte Übergangswindung in der Tiefe jener konvex-halbmondförmigen Spalte liegt, welche mit „sl“ bezeichnet dem Sulcus lunatus entsprechen dürfte. Die Operkulisation ist keine vollständige, auch als partielle ist sie nur schwach entwickelt, da allein die dritte Übergangswindung in die Tiefe des Sulc. lunatus gelangte; es handelt sich gemäß E. Zuckerkandls Auffassung nur um einen sogenannten Affenspaltrest, denn die O_1 und O_2 sind aufgelöst.

Zusammengefaßt lassen sich die makroskopisch-segmentären Anlagemomente in folgenden bestimmen: 1. In der Hypoplasie eines embryologisch-determinierten Segments des zentralen Nervensystems, welches durch seine mehr oder minder hochgradige, bilateral-symmetrische Reduktion auffällt. 2. Die Hypoplasie kann sich mit oder ohne segmentäre Reduktion noch in fötalen Remanenzen äußern; als solche sind die nicht vollständig geschlossene Sylvische Fissur, die Lateralfurche des Rückenmark-Seitenstrangs, der fötale Typ der Hirnfurchung zu betrachten. Anthropoide Remanenzen stellen die verschiedenen Grade der okzipitalen Operkulisation dar. — Schließlich können Furchenvariabilitäten als Zeichen einer labileren Oberflächengestaltung das Bild ergänzen, welches eventuell durch partielle Mikrogyrie eine Verstärkung erfahren kann.

Mikroskopisch lassen sich als segmentäre Anlagezeichen die eingangs erwähnten mikroskopischen Degenerationsstigmata nachweisen, welche als Zeichen der gestörten Entwicklung geltend, einen Zustand bedeuten, der als Dysplasie bezeichnet wird. Hierunter verstehen wir also Fehlbildungen der Nerven- und Gliazellen, wie z. B. doppelkernige und fötale Nervenzellen der Rinde, verlagerte und doppelkernige Purkinjesche Zellen, Zwillingszellen in den Spinalganglien, abnorm orientierte und zahlenmäßig verminderte Nervenzellen (s. Abb. 44, 45). H. Vogt betrachtet die Verlagerung der Purkinjezellen, dann die spindelförmige und pyramidale Konfiguration derselben als Zeichen einer fehlerhaften Anlage der Kleinhirnrinde und hält diese bedeutungsvoll für die anatomische Differentialdiagnose zwischen angeborener und erworbener Kleinhirnreduktion. Während H. Vogt und Astwazaturow in der Verlagerung und Deformation der Purkinjezellen Zeichen der Anlagestörung des Kleinhirns erblicken, ist F. Schob der Ansicht, daß „der Nachweis pathologisch in die Molekularschicht verlagerter und pathologisch in ihrer Form veränderter Purkinjezellen Anlaß zu Verwechselung mit Entwicklungsstörung geben.“ Wohl gewann Schob zunächst den Eindruck, daß es sich bei der Verlagerung um Liegenbleiben von Neuroblasten also um ontogenetische Störung handle, welche Vermutung dadurch gerechtfertigt erschien, daß der Prozeß im Fötalleben einsetzte. Auch die „Verkrüppelungsformen“ der Purkinjezellen sah er ursprünglich für Entwicklungsstörungen an. Doch gewann er bald eine andere Auffassung auf Grund gewisser Herderkrankungen des Kleinhirns, wodann er in deren Nähe Gestalt- und Lageveränderungen der Purkinjezellen, als das Ergebnis von sekundärer Verlagerung und Formveränderung auf Grund des Krankheitsprozesses und nicht der Anlagestörung zu erkennen wähnte. So sah Schob in einem Fall von Alzheimerscher Krankheit, wo sich zufällig ein Solitärtuberkel im Kleinhirn vorfand, in den Windungen der Umgebung des Tuberkels groteske Deformation mit Verlagerungen in die Molekularschicht hinauf; außerdem fanden sich vereinzelte formveränderte Purkinjezellen auch in übrigen Kleinhirnabschnitten vor. Ähnlichen Befund erhob dann Schob in einem Fall von multipler Sklerose, in welchem die Purkinjezellen in den Windungen über den Herd in gehäuftem Maße Formveränderung und Dislokation zeigten, schließlich sah er an einem F. H. Lewyschen Präparat von Paralysis agitans herrührend, wo es sich um keine Herderkrankung handelte, „schwer veränderte und vielfach in die Molekularschicht verschobene Purkinjezellen“. Die Entstehung der Form- und Lageveränderung stellt sich Schob auf zweierlei Weise vor; einmal dadurch, daß der basale Teil der Purkinjezelle schrumpft, wodurch der Kern in den oberen Teil des Zelleibs, bisweilen sogar in den Hauptdendrit hinaufrücken und somit ein abnorm langgezogener und schmächtiger Zelleib entstehen solle; dann aber sollte durch Schrumpfung des Parenchyms die

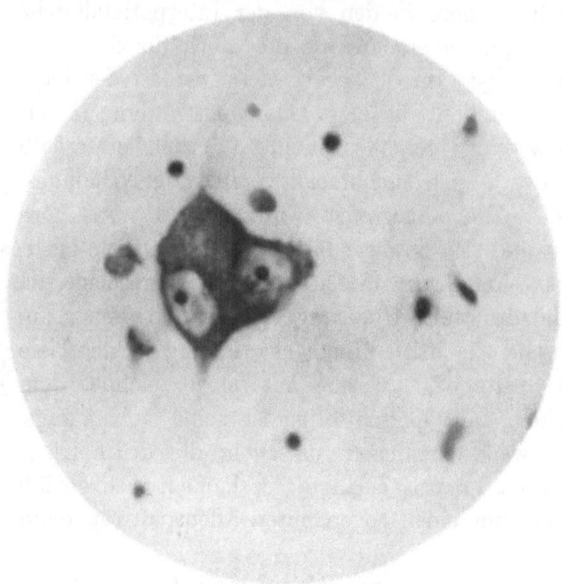

Abb. 44. Doppelkernige Nervenzelle aus dem großzelligen Teil des roten Kerns. Torsionsdystonie. — Toluidinblau.

Purkinjezelle „aus der Reihe herausgezerrt werden", wobei auch die Wucherung der Gliazellen der Bergmannschen Schicht eine unterstützende Rolle spielen dürfte; „bei gröberen lokalen Erkrankungsprozessen, z. B. Sitz eines Tuberkels usw. in einer Windung kann die normale Reihe der Purkinjezellen vielleicht auch durch den mechanischen Druck dieses Krankheitsprozesses auseinandergedrängt werden". Und ferner: „Die verlagerten Zellen zeigen ganz besonders oft starke Verkleinerung und sonstige Formveränderung: zwei Erklärungen sind hierfür möglich: entweder lösen sich die geschrumpften Zellen besonders leicht aus der Zellreihe und aus ihrem Korb heraus, oder aber die aus ihrem Bett herausgehobenen Purkinjezellen verfallen besonders leicht der weiteren Degeneration. Eine sichere Entscheidung vermag ich nicht zu fällen." Schob beschließt die Analyse über die eigentümlichen Form- und Lageveränderungen der Purkinjezellen mit der Bemerkung, daß er diesen einen breiteren Raum deshalb widmete, weil er zeigen wollte, „einer wie vorsichtigen Kritik solche Befunde unterworfen werden müssen, ehe man sie als Entwicklungsstörungen anzusehen berechtigt ist".

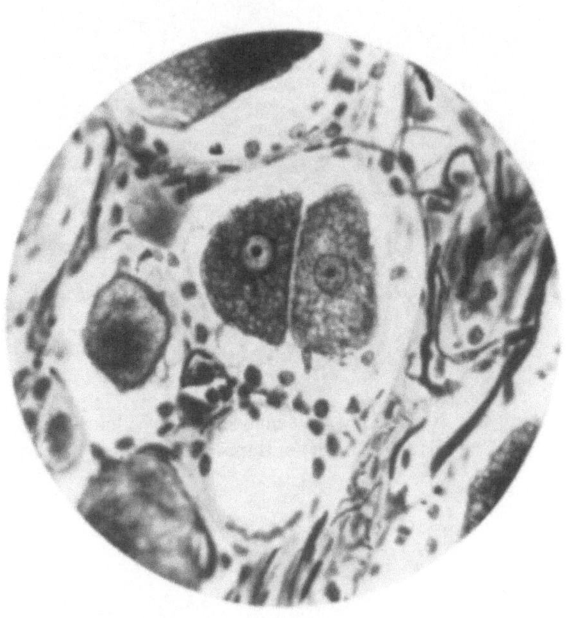

Abb. 45. Zwillingszelle aus dem Spinalganglion aus einem Fall von Tay-Sachs. — Bielschowskys Imprägnation.

Zu dieser Meinung Schobs haben wir folgende Bemerkungen. Sofern es „pathologisch" verlagerte und „pathologisch" deformierte Purkinjeelemente gibt, dürfte eine Verwechselung mit Anlagestörungen gerade nicht unmöglich sein. Doch wären hierzu sichere Kriterien solcher pathologischen Nervenzellen erwünscht, leider vermag aber auch Schob keine zu geben. Was aber die von ihm gemachte Annahme einer „Herauszerrung" aus der normalen Reihe der Purkinjezellen und ihre Verlagerung in die Molekularis anbelangt, so glaube ich, daß diese Vorstellung durch keine Tatsache unserem Verständnis näher gebracht werden kann, denn wir kennen keine Schrumpfung des Gewebes, welche hierzu fähig wäre. Die Verlagerung ist allein das Resultat einer Anlagestörung und so sind „verirrte" Purkinjezellen tatsächlich Zeichen der gestörten Entwicklung und kein Produkt der Schrumpfung.

Zur Beleuchtung der Frage, welche Purkinjezelle als embryologisch verlagert zu betrachten wäre, lege ich drei Abbildungen vor. Abb. 46 stellt Normalverhältnisse dar; die korrekte Lagerung der Purkinjeelemente fällt da auf den ersten Blick auf. — Abb. 47 widergibt eine Stelle, die Windungskuppe des Kleinhirns aus einem Fall von nicht-familiärer Idiotie (s. unten); hier machen sich zwei abnorm geformte und gelagerte Purkinjezellen um so mehr bemerkbar, da sie mit einer normal gestalteten und situierten Purkinjezelle unmittelbar benachbart liegen. Die Erklärung, daß gerade diese zwei Elemente vermöge der Parenchymatrophie „herausgehoben" wurden und daß dabei die dazwischen liegende Purkinjezelle unberührt bliebe, ist sicherlich nicht nur unbefriedigend, sondern geradezu gekünstelt. — Lehrreich ist Abb. 48, das hochgradig hypoplastische Kleinhirn eines Idiotenkindes; hier fällt nicht nur die an Aplasie grenzende Schwäche der Granularis, die hochgradige Hypoplasie der Molekularis, sondern die irregulär gelegenen, wie verworfenen Purkinjezellen auf, welche obendrein keine Spur von einer „atrophischen" Kleinheit zeigen.

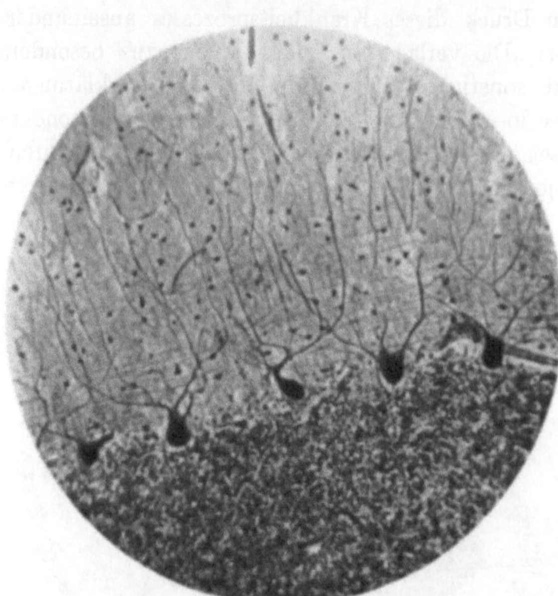

Abb. 46. Normalbild des menschlichen Kleinhirns. Bielschowkys Imprägnation.

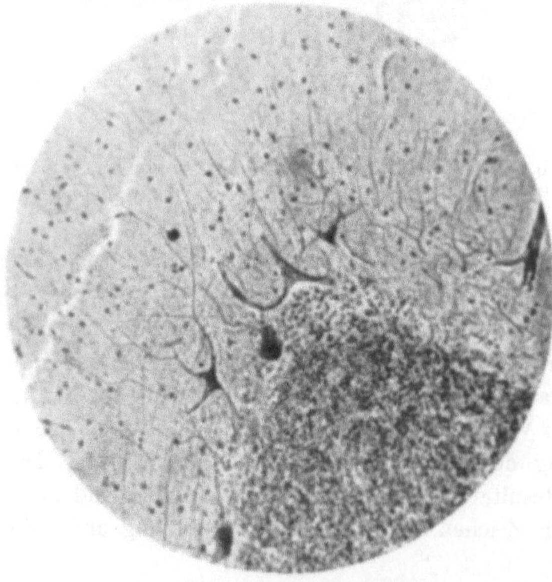

Abb. 47. Kleinhirnrinde aus dem Fall I von nicht-familiärer Idiotie. Bemerkenswert die zwei abnorm gelagerten und situierten Purkinjezellen, zwischen welchen eine normal geformte und gelegene Purkinjezelle auffällt.

Hypoplasie und Dysplasie als makro-mikroskopische Anlagezeichen finden sich in einem Nervensystem in variabler Zahl. „Besteht bei einem Individuum eine Häufung ausgesprochener Degenerationszeichen, so bezeichnen wir dessen anormale Gesamtkonstitution als Status degenerativus (J. Bauer). So wenig exakt wir ein einzelnes Degenerationszeichen, eine einzelne partielle Konstitutionsanomalie gegen die Norm abzugrenzen vermögen, so wenig können wir etwa zahlenmäßig angeben, bei wie vielen Degenerationszeichen die Norm aufhört und der Status degenerativus beginnt. Dieses Unvermögen ist kein Mangel, auf dessen Behebung wir hoffen könnten, sondern eine in der Natur der Sache begründete Notwendigkeit" sagt sehr treffend Julius Bauer. Nur möchte ich darauf aufmerksam machen, daß zwischen der Zahl der degenerativen Zeichen und Schwere der heredodegenerativen Krankheit kein gerades Verhältnis besteht, hingegen dürfte es nicht zu bezweifeln sein, daß die Mikrogyrie, die segmentäre Hypoplasie an sich schwerere Anlagezeichen sind als doppelkernige Nervenzellen. Somit kommt den Anlagezeichen keine spezielle, sondern nur eine allgemeine Bedeutung im Sinne einer auf Anlage beruhenden Schwäche zu, welche in einzelnen Fällen von systematischer Heredodegeneration scheinbar ganz fehlen können. So z. B. gelang es mir in einem Fall von familiärer Lateralsklerose trotz der darauf gerichteten Aufmerksamkeit weder im Gehirn noch im Rückenmark Anlagezeichen zu finden, denn das Gehirn bot so in seinem Gewicht, wie in seiner Konfiguration nichts abnormes dar, selbst auf Furchenvariabilitäten fahndete ich vergebens[1]). — Ganz konträr verhält sich die infantil-familiäre Idiotie, bei welcher Form man im gesamten Zentralnervensystem Anlagezeichen findet: klaffende Sylvische Spalte, pithekoide Organisation der Hemisphäre, deren fötaler Typ, Balkenhypoplasie, manchmal Kleinhirnhypoplasie, Sulcus lateralis des Rückenmarks, Zwillingszellen in den Spinalganglien — ein Verhalten, welches mit der ubiquitären Ausbreitung des heredodegenerativen Prozesses im Einklang stehen dürfte. — Im Gegenteil hierzu möchte ich die segmentäre Akzentuierung der Anlagezeichen in meinem Fall von mit Zerebellarataxie kombiniertem Idiotismus illustrieren: Groß- und Kleinhirn tragen Anlagezeichen an sich, wie Furchenvariabilitäten im Großhirn, Balkenhypoplasie, Kleinhirnhypoplasie, doppelkernige Nervenzellen, hingegen erscheint das Rückenmark auffallend stark und erscheint in seinem makro-mikroskopischen Bau frei von allen Anlagezeichen.

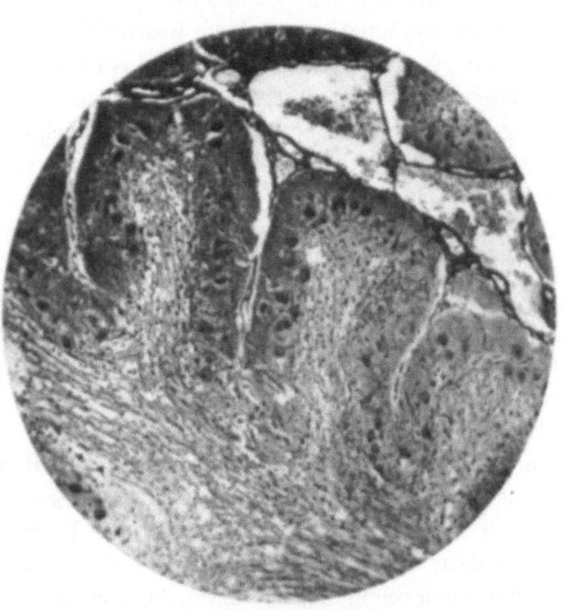

Abb. 48. Hochgradig hypoplastische Kleinhirnrinde eines Idiotenkindes; näheres im Text.

---

[1]) Hingegen fanden sich im zweiten Fall ausgeprägte Hemmungsbildungen!

III. Systematische Elektivität.

Hier ist vorauszuschicken, daß man von Systemen im zentralen Nervensystem nur auf Grund der Neuronenlehre sprechen kann und wenn man Systeme degeneriert sieht, welche mit intakten Systemen in anatomisch-funktionellem Kontakt stehen, so gibt es da nur eine Folgerung: solche Systeme können allein durch den Neuronenbau faßbar werden. Das Systematische in der Histopathologie der heredodegenerativen Nervenkrankheiten hat bereits die Markscheidenfärbung Weigerts dargelegt, indem so myelogenetisch wie klinisch-degenerativ individualisierte Bahnen als isoliert und bilateral-symmetrisch entmarkt befunden wurden. Diese Feststellung wurde durch die Bielschowskysche Fibrillenimprägnation in einem wesentlichen Punkt ergänzt; durch letztere werden nämlich die marklosen End- und Anfangsstücke der Axonen dargestellt und somit gewährt „sie uns einen wertvollen Einblick in die Kontaktgebiete zentrifugaler und zentripetaler Systeme“ und zeigt uns, „daß trotz engster örtlicher Beziehungen deren Beteiligung an dem pathologischen Prozeß eine grundverschiedene sein kann“ (Bielschowsky). Diese Beschränkung der Systemaffektion, d. h. ihr Haltmachen knapp am Kontaktsystem deckt sich restlos mit dem Begriff des Neurons; diesen tragen wir auf den Begriff des Systems über, indem wir letzteres als die Summe von solchen Neuronen definieren, welche durch identischen Ursprung, zumeist identischen Verlauf und identische Endigung charakterisiert sind. Man denke nur an die Pyramidenbahn, an den Lemniscus, Bindearm usw., usw.

Systeme können in sekundärer und primärer Weise erkrankt sein. Die exogen bedingte Unterbrechung eines Systems (z. B. auf vaskulärer usw. Grundlage) ruft die sattsam bekannte sekundäre Degeneration hervor, sei es, daß die Läsion die lange Bahn an irgendwelcher Verlaufsstelle trifft, sei es, daß die Ursprungsstätte selbst verwüstet wird. Solche Läsionen sind naturgemäß einseitig und wenn schon höchst selten doppelseitig, so ist die sekundäre Degeneration vermöge des zeitlich differenten Einsetzens der Läsion beiderseits auch verschieden vorgeschritten. — Ein ganz anderes Bild bietet uns die primäre Systemaffektion, als deren Kriterien gelten: 1. die streng bilaterale Begrenzung in identischer Intensität auf ein System; 2. Ausschluß von vaskulären und lokalen Erkrankungen; hier handelt es sich um einen Prozeß im gangliozellulären Zentrum auf mikroskopischer Grundlage. Und weil der Ausgangspunkt der bilateral-gleichintensiven Systemerkrankung im Systemzentrum liegt und daselbst in mikroskopisch-gangliozellulärer Weise verläuft, so handelt es sich um eine primäre Systemerkrankung. Letztere ist vermöge ihrer bilateral-gleichstarken Entwicklung zugleich eine systematische Erkrankung. Beispiele: 1. eine Erweichung oder Blutung, welche die Pyramidenbahn unterbricht, ruft eine einseitige, sekundäre Py-Degeneration hervor; diese entspricht dem Begriff der Systemaffektion. 2. Auf heredofamiliärer Grundlage vermag die Pyramidenbahn entarten und dies geschieht in bilateral-gleichintensiver Weise auf Grund der elektiven Veränderung der motorischen Rindenzone; hier handelt es sich um eine systematische und primäre Affektion. — Aus diesen Beispielen geht die Tatsache hervor, daß die sekundäre Systemaffektion eine exogen, die primäre Systemaffektion eine endogen bedingte Veränderung darstellt. Und so wäre nochmals hervorzuheben: sekundäre Degeneration ist eine Systemdegeneration — primäre eine systematische Degeneration.

Die systematische Heredodegeneration ist eine primäre Degeneration, bei welcher man also festzustellen hat: 1. die Affektion des Zentrums, 2. die bilateral gleichintensive Degeneration jenes Systems, dessen Ursprung im mikroskopisch-lädierten Zentrum liegt. Während die Erkrankung des Zentrums, falls unsere histotechnischen Mittel ausreichen, immer nachzuweisen gelingt, ist die Degeneration des Systems nur bei langen Bahnen sichtbar zu machen, welche als wohlindividualisierte Bündel den Ausfall sinnfällig zur Darstellung bringen. Im letzteren Fall weisen also die ausgefallenen langen Bahnen auf das angegriffene System und damit auch auf das Segment hin.

Spielmeyer hegt in bezug der systematischen Degeneration die Ansicht, daß es „auf ein anatomisch und funktionell einheitliches System beschränkte Degenerationen resp. scharf umgrenzte kombinierte Systemerkrankungen" nicht gibt. Doch da histopathologisch der vorherrschende Zug „das überwiegende Befallensein eines oder einiger bestimmter Systeme und ihr allmähliches Zugrundegehen in der Form eines selbständigen Degenerationsprozesses an diesen Organteilen" bildet — mag es sich aetiologisch um „toxische, endogene oder exogene Momente oder Mängel der Anlage handeln —, so kommt Spielmeyer zum Schluß, daß der Begriff der primären Systemerkrankung nicht aufzugeben sei. Dabei warnt er vor der „Überdehnung" des Begriffs, denn „eine zu freigebige Anwendung des Namens Systemerkrankung diesen zum Schlagwort macht, was der Analyse eines Prozesses und der Erkennung seiner Pathogenese hinderlich werden kann."

Die klinisch-anatomische Erfahrung weist auf die Möglichkeit, daß fast jedes Neuronensystem in primär-systematischer Weise zu leiden vermag, doch lehrt sie zugleich, daß gewisse Systeme mit Vorliebe ergriffen werden. In letzterer Beziehung lenkten H. Vogt und Astwazaturow, Rudolf Brun, Bing, Brouwer, u. a. unsere Aufmerksamkeit auf den Umstand, daß die primär-systematische Affektion zumeist solche Neuronen betrifft, welche in der Reihenfolge der Onto-Phylogenese durch ihre spät stattfindende Ausbildung sich auszeichnen. Solche jungen Bestandteile sind in phylogenetischer Hinsicht das Neencephalon, Neostriatum, Neocerebellum samt den hierzu gehörigen Bahnen, von welchen zu nennen wären die Py-Bahn, die kortiko-thalamischen Verbindungen, die fronto-temporopontine Bahn, die pontozerebellare Verbindung als Brückenarm, die Kleinhirnhemisphären. In ontogenetischer Hinsicht wäre darauf zu verweisen, daß im Endhirn gewisse Systeme und Rindenschichten durch ihre Entwicklungsretardation sich bemerkbar machen. In bezug von Systemen wäre auf den Prozeß der Myelogenese zu verweisen, durch welche die Projektionssysteme als frühmarkreife, hingegen die Assoziationssysteme als spätmarkreife Bahnen erwiesen erscheinen; nun sehen wir das hochinteressante Verhalten, daß unter krankhaften Bedingungen, namentlich bei der systematischen Heredodegeneration gerade die Kehrseite des normalen Markreifungsvorganges zur Geltung gelangt, indem ich in einem Fall von ataktischer Idiotie im Endhirn alles Spätmarkreife entartet, hingegen alles Frühmarkreife erhalten sah. Das somit entstandene Entmarkungsbild deckte sich haarscharf mit dem Markreifungsbild des Endhirns bei einem 81 Tage alten Kind nach Oskar

Vogt, indem eben jene Bezirke markberaubt sind, welche beim genannten Kinde noch sehr schwach bemarkt sind. Es fand hier also ein elektives Walten des Degenerationsprozesses statt, denn dieser setzte im spätmarkreifen Bezirk des Hirnmantels, in Flechsigs Terminalfeldern ein, bei Verschonung der frühmarkreifen sensitivomotorischen Feldern bzw. Projektionen (s. Abb. 132, 133). — Betrachtet man nun mit H. Vogt und Brun die onto-phylogenetisch jüngsten Zentren und Bahnen auch als die labilsten, als die am relativ schwächsten, am wenigsten widerstandsfähig, so wäre ihre auffällige Anteilnahme um so mehr zu verstehen, da es sich um de norma schwächer veranlagte Systeme handelt.

In bezug von Rindenschichten verwies ich 1917 in meiner Arbeit über normale und pathologische Hirnfurchung darauf, daß die einzelnen Rindenschichten eine verschieden geartete Neigung zu krankhaften Veränderungen aufweisen. Daselbst hob ich hervor, daß die Lamina granularis externa die widerstandsfähigste ist, denn diese erscheint selbst bei schwersten Rindenatypien der Mikrogyrie unberührt, hingegen zeigt die Lam. gran. interna eine hochgradige Veranlagung zu Bildungsfehlern durch ihren alle übrigen Schichten übertreffenden zeitlichen Ausfall. Es ist daher verständlich, wenn ich die Lam. gran. externa als die stabilste, die interna als die labilste Rindenschicht bezeichnete. Mit diesem pathologischen Verhalten gehen die korrespondierenden Normalverhältnisse parallel, da wir aus Brodmanns grundlegenden Untersuchungen wissen, daß die variabelste Schicht die Granularis interna ist, welche teils Vermehrung, teils Schwund (Area striata, Area agranularis motoria) erleidet; schließlich erfahren starke Rückbildung bzw. Verschmelzung die Schichten III, IV und V, also genau jene Zellagen, welche bei Mikrogyrie ausfallen. — Die schichtenartige Erkrankung der Großhirnrinde benutzen C. u. O. Vogt zur Aufstellung des Begriffs der speziellen und generellen Pathoklise, „wobei die erstere die besondere Vulnerabilität gewisser Schichten oder Felder der Hirnrinde bei speziellen Schädigungen und die letztere allein eine allgemein gesteigerte Neigung bestimmter Laminae oder Areae zu erkranken betrifft". Somit ist die Granularis interna jene Schicht, welche durch eine allgemeine Pathoklise gekennzeichnet wird. Die Pathoklise wird durch die Ontogenese der Rindenschichtung noch beleuchtet. Wie wir durch A. Kappers erfuhren, besteht die erste Anlage des sechsschichtigen Neokortex aus einer rezeptorischen supragranulären und aus einer effektorischen, Kommissural- und Projektionssystemen zugeordneten infragranulären Lage. Die Granularis interna (IV) ist eine rezeptorische Schicht, denn sie ist am reichlichsten dort entwickelt, wo eine reichliche Aufsplitterung sensibler Fasern stattfindet, wie man dies in der Gehör- und noch mehr in der Sehrinde (hier als hypergranuläre Schicht) bemerkt. Nach van t'Hoog bilden sich die supragranulären Schichten gewissermaßen aus der Schicht IV aus und so ist es naheliegend, eine funktionelle Zusammengehörigkeit zwischen Schicht IV und III anzunehmen, die in der Aufarbeitung rezeptiver Eindrücke, d. h. in deren assoziativer Verwertung besteht, dies um so mehr, da in der Schicht IV der Cajalsche sensible Endplexus sich aufsplittert. Ich möchte also mit Cajal annehmen, daß der Schicht IV die streng rezeptorische Funktion zukommt, während die Schicht III das somit gewonnene Material intrakortikal assoziiert. Diese assoziative Funktion der supragranulären Schicht erhellt auch aus Bielschowskys Arbeit, die nachwies, daß eine oberhalb der Schicht V gelegene Läsion keine Veränderungen in den kortikofugalen Systemen bewirkt. — Nun betont A. Kappers, daß in der Ontogenese des menschlichen Kortex zuerst eine granuläre Schicht mit einer infragranulären, pyramidalen Schicht sich entwickelt und erst nachträglich eine weitere Ausbildung der supragranulären Zellmassen zu Schichten, die auch größere Pyramiden enthalten, geschieht. Damit stimmt die Feststellung Brodmanns vollkommen überein, wonach im 5. Fötalmonat das ursprünglich undifferenzierte Neopallium den Beginn der Tektogenese dadurch bekundet, daß die tieferen infragranulären Schichten schon im 6. Monat eine gewisse Reife aufweisen, während die höher liegende Schicht eine von der Granularis interna undifferenzierte Zellmasse bildet, die erst im 8. Fötalmonat eine weitere Gliederung erfährt. In diesen Untersuchungsergebnissen Brodmanns kommt die ontogenetische Zweigliederung in eine ältere infragranuläre und eine jüngere supragranuläre in exaktester Weise zum Ausdruck.

Nun kommt es als durchgreifender Zug vor, daß die supragranulären Schichten, wie oben bemerkt, durch die generelle Pathoklise gekennzeichnet sind, welche ihre Erklärung in der Ontogenese finden dürfte, wenn wir mit R. Brun die phylo-ontogenetisch jüngeren Verbände für labilere betrachten als die älteren, daher sind sie zur elektiven Erkrankung auch mehr veranlagt. Diese gesteigerte Neigung zur Erkrankung der ontogenetisch jüngeren Zellagen findet ihr Gegenstück in der ontogenetischen Reihenfolge der Markreife telenzephaler Systeme, von welchen die spätmarkreifen also jüngeren leichter degenerieren als die frühmarkreifen also älteren. Wir sehen daher ein so für nervenzellige wie faserige Elemente gleichmäßig gültiges Gesetz der ontogenetischen Reihenfolge, dessen Wesen darin besteht, daß die in der Entwicklungsreihenfolge rückständigeren Systeme mehr zur Erkrankung disponieren als die voraneilenden Systeme. Diese Veranlagung zur Erkrankung beruht auf einer Anlageschwäche, und somit wäre die Tatsache vor Augen zu behalten, daß aus rein inneren Gründen, also auf endogenem Wege, die onto-phylogenetisch jüngeren Verbände in elektiver Weise vielmehr leiden können als die älteren. Diesen Satz bekräftigt u. v. a. auch die von Vogts hervorgehobene Tatsache, daß das Striatum durch eine generelle Pathoklise ausgezeichnet ist; nun wissen wir, daß A. Kappers und de Vries ein Paläo- und Neostriatum unterscheiden, wobei dem letzteren also jüngerem Verband das Striatum entspricht.

Die anatomische Erfahrung über die systematische Heredodegeneration lehrt aber, daß das Motiv für die Erkrankung der Systeme nicht in jedem Fall in onto-phylogenetischen Gründen zu suchen ist, mit anderen Worten das systemgenetische Gesetz, welches zur ontogenetischen Systematik führt, beherrscht nicht allein das systematische Walten in der Histopathologie der hereditären Nervenkrankheiten. Denn die Erfahrung zeigt, daß die Degeneration ihre Auswahl gegebenenfalls nicht dem systemgenetischen Prinzip sondern der funktionellen Systematik entsprechend treffen kann.

Unter letzterer verstehen wir die Erscheinung, daß die Degeneration solche Systemkomplexe betrifft, welche im Dienste eines hochkomplizierten Zentralapparates, z. B. des motorisch-hemmenden extrapyramidalen, oder des statischkoordinatorisch wirkenden Kleinhirnapparates stehen. Seitens des extrapyramidalen Apparates können dessen verschiedene Systeme, welche sich auf verschiedene Segmente verteilen, angegriffen sein, wodurch das wechselnde Bild der einfach bzw. kombiniert systematischen Erkrankung mit einfach- bzw. kombiniert-segmentären Ausbreitung entsteht. In nachfolgender Tabelle stellen wir die verschiedenen Choreaformen in bezug ihres segmentär-systematischen Charakters zusammen.

Einteilung der verschiedenen Choreaformen auf Grund der segmentär-systematischen Gliederung.

Krankheit	Klinisches Syndrom	Ergriffenes Segment und System	Allgemeine anatomische Bestimmung
Chronisch-progressive Chorea (O. C. Vogt, Bielschowsky).	Rein choreatische Bewegungsstörung.	Segment: Endhirn (Striatum).	Einfach-segmentär.
		System: Kleinzellenanteil des Striatum.	Einfach-systematisch.
Chorea hereditaria tarda (Huntington).	Choreatische und psychische Störung.	Segment: Endhirn (Striatum und Cortex).	Einfach-segmentär.
		System: 1. Kleinzellenanteil des Striatum. 2. Laminärer Ausfall im Stirnhirn und Ca (III., IV., VI.; V. verschont).	Kombiniert-systematisch.
Chronisch-progressive Chorea mit Ausgang in Versteifung (A. Jakob).	Choreatische, psychische und akinetische Störung.	Segment: 1. Endhirn (Striatum und Cortex). 2. Zwischenhirn (Pallidum und Subpallidum).	Kombiniert-segmentär.
		System: 1. Kleinzellenanteil des Striatum und laminärer Ausfall im Cortex. 2. Pallidofugale Faserung via Ansa lent. zu Luys, Subst. nigra und Nucl. ruber im Zwischenhirn.	Kombiniert-systematisch.

Bietet uns schon der extrapyramidale Apparat ein sehr anschauliches Bild hinsichtlich der Beschränkung bzw. Ausbreitung des Krankheitsprozesses auf gewisse Systeme, so wäre dasselbe in womöglich noch größerer Variation seitens des Kleinhirnapparates hervorzuheben. Denn der sehr reichlich gegliederte Zerebellarmechanismus läßt anatomisch eine recht mannigfache Möglichkeit der systematischen Erkrankung zu und so kann das histopathologische Substrat einer reinen Kleinhirnataxie insofern recht verschieden sein, als die verschiedensten Zentren sowie Systeme in variabelster Kombination degeneriert sein können.

Anatomisch erscheint am einfachsten jene Form, bei welcher der isolierte Ausfall der Purkinjeschen Elemente besteht, wobei die molekulare und Körnerschicht unverändert sein können. In diesem Fall sind die Korbgeflechte vorhanden, denn sie sind die Abkömmlinge der Sternzellen in der intakten Molekularlage, doch sind sie leer infolge des Schwundes der Purkinjezellen („leere Körbe"). Französische Autoren bezeichnen diesen Zustand des Kleinhirns als „Atrophie lamelleuse des cellules de Purkinje", worunter sie den streckenweise stattfindenden Ausfall der genannten Elemente verstehen, mit welchen oft die Veränderung der Molekular- und Körnerschicht auch verbunden sein kann (s. Abb. 49). Bielschowsky nennt diesen Degenerationstyp des Kleinhirns den zentrifugalen, da die Purkinjeschen Elemente die efferenten Neuronen sind, im Gegensatz zum zentripetalen Degenerationstyp, der im Ausfall der mit den Purkinjeschen Nervenzellen artikulierenden afferenten Neuronen, wie der Kletterfasern und der Korbzellen gegeben ist, wodurch das Bild der nackten Purkinjeschen Elemente entsteht (s. Abb. 50). Bei beiden Degenerationstypen erscheint die Kleinhirnrinde auffallend verschmälert und an den betreffenden nervenzelligen Elementen verarmt. Schob ist geneigt den zwei Bielschowskyschen Degenerationstypen einen dritten Typus

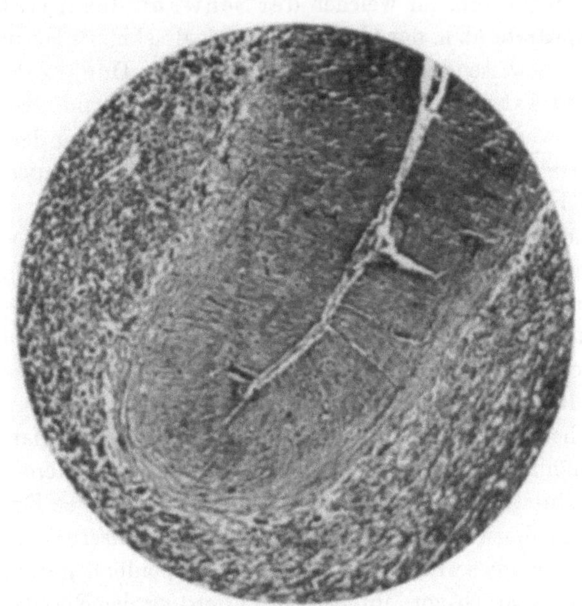

Abb. 49. Ausfall der Purkinjezellen nebst erhaltenen tiefen Tangentialfasern der Molekularis (Korbzellenaxone): zentrifugaler Degenerationstyp Bielschowskys. — Fibrillenpräparat aus Fall L. (hereditär-familiäre Kleinhirnataxie).

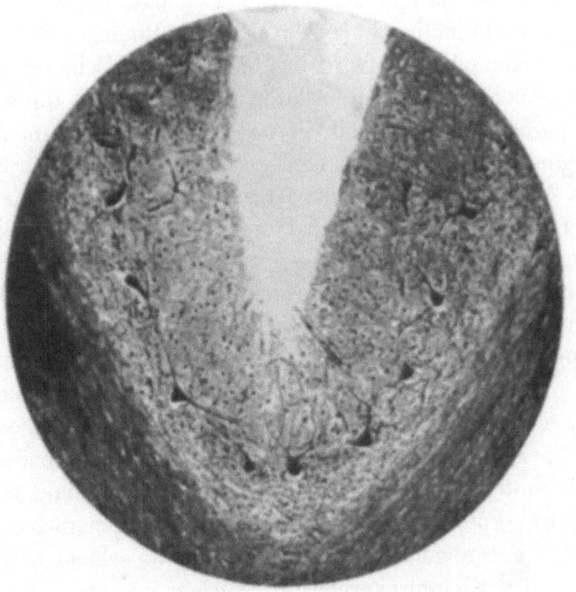

Abb. 50. Nackte Purkinjezellen nebst Ausfall der Korbzellen- und Granularisneuronen: zentripetaler Degenerationstyp Bielschowskys aus einem Fall von nicht familiärer Idiotie mit Kleinhirnaffektion. — Bielschowskys Imprägnation.

anzugliedern, für welchen der Schwund der intrakortikalen Systeme oder Apparate d. h. der Granularis- und Molekularisneuronen charakteristisch ist; als beweisende Fälle führt er jene von Doganello und Spongaro, H. Vogt und Astwazaturow, Brun und Sträußler an. Letztgenannter Autor hebt den Schwund der Körnerschicht und Verschmälerung der Molecularis nebst Erhaltensein der Purkinjezellen hervor. Der Hergang des Nervenzellenschwunds läßt sich kurz folgend schildern. Es hat den Anschein, daß die Purkinjeschen Elemente initial eine Phase der sehr bescheidenen Schwellung durchmachen, wobei die Nißl-Schollen schwinden, das plasmatische Skelett distinkter zum Vorschein kommt und nun teils Zellschatten, teils einfach atrophische Purkinjesche Elemente entstehen, die final zum Zerfall bzw. zur Neuronophagie somit zum definitiven Schwund gelangen. Diese Veränderungen lassen sich mit Toluidinblaufärbung und Silberimprägnation erkennen. Sträußler fand Veränderungen an den Purkinjeschen Elementen, die genau jenen bei der infantil-familiären Idiotie entsprechen: Blähung des Zellkörpers und der Dendriten (letztere lokal-ballonartig), an den geblähten Stellen Ansammlung von osmioreduktiven Körnern. — Von seiten der Glia kann entweder eine sehr bedeutende Verfaserung stattfinden, oder es kann jedwelche gliöse Reaktion ausbleiben. Lipoidballen finden sich im Adventitialraum sehr spärlich vor; intensivere Verfettung der Nervenzellen fehlt manchmal, doch trifft auch das Gegenteil zu. Sehr interessantes Verhalten zeigen die Markscheidenbilder, denn es läßt sich eine Markdegeneration gemäß der Phylogenie feststellen: nebst intaktem Markgehalt des Paläozerebellums, d. h. des Wurms und der Flocke, erscheint das Neozerebellum, d. h. die Hemisphären, hochgradig markarm infolge intensiver Degeneration. In solchem Fall sticht der tiefblaue Wurm und Flocculus von den aufgehellten bzw. defekt gefärbten Markästen der Hemisphäre sinnfällig ab (s. Abb. 135). — Bindegewebe und Blutgefäße normal.

Komplizierter wird das histopathologische Substrat, wenn außer den oben geschilderten rein zerebellaren Neuronen noch die sogenannten parazerebellaren Neuronen ergriffen sind, worunter die grauen Kerne des Kleinhirns (Nucl. dentat., emboliformis, globosus, tecti) sowie die pontobulbären Kleinhirnanteile im Sinne v. Monakows d. h. das Griseum pontis, die untere Olive samt Nebenoliven zu verstehen sind. Dabei ereignet es sich, daß die zentralen Kleinhirnkerne schwer degeneriert sind bei intakten pontobulbären Kleinhirnanteilen, aber auch umgekehrt können letztere hochgradige Atrophie nebst völligem Markfaserschwund ihrer Systeme bekunden bei unberührten zentralen Kleinhirnkernen. Besonderes Interesse erweckte letztere Klasse der Degeneration infolge der strengen Scheidung gemäß der einzelnen Neuronensysteme. So unterscheidet man eine a) olivozerebellare Atrophie bzw. Degeneration, die den Ausfall des im Strickkörper verlaufenden Tractus olivo-cerebellaris bedeutet. Dementsprechend ist die untere Olive ganz verödet, die trigeminale und Hilusfaserung fehlt, der Strickkörper erscheint reduziert ohne degenerative Spuren (er ist nämlich infolge von abgelaufener Degeneration in seinem Areal vermindert). Dabei kann von den Kleinhirnkernen der Nucleus dentatus verschmächtigt sein, zeigt spärlichen Nervenzellausfall und Mangel an Vließfasern. Den Ausfall der nervösen Elemente ersetzt fasrige Glia, wodurch das Bild der Sklerose erscheint. In der unteren Olive findet ein intensiver Ausfall von Nervenzellen statt, und in engster Verbindung damit wuchert die Glia. Kleinhirn und Oblongata samt Brücke sind oft beträchtlich verkleinert; mikroskopisch findet man einen Schwund der nervösen Elemente nebst Ersatzwucherung der Glia. Tiefgehend kann das Stratum moleculare leiden, in welchem die Korbzellen samt Achsenzylinder vollkommen fehlen, daher erscheinen die vorhandenen Purkinjeschen Elemente „nackt"; übrigens sind letztere an Zahl reduziert und zumeist atrophisch. Zu diesen Befunden Bielschowskys wäre noch hinzuzufügen, daß der Ausfall der Purkinjeschen Elemente im Neocerebellum größer ist als im Paläocerebellum. — b) Eine weitere Degenerationsform ist die olivopontozerebellare Atrophie; hier erscheint das ganze Rautenhirn hochgradig verkleinert, die Kleinhirnwindungen sind hauptsächlich in den Hemisphären atrophisch, weniger im Wurm. Mikroskopisch zeigt sich die molekuläre und granuläre Schicht samt weißer Substanz in gleicher Weise affiziert, indem die Sternzellen und die Fortsätze der Purkinjeschen Elemente teils fehlen, teils atrophisch sind, die Körner geschrumpft und schlecht gefärbt erscheinen, endlich die Purkinjeschen Nervenzellen zum größten Teil geschwunden, während die noch vorhandenen degeneriert sind. Die weiße Substanz ist fast ganz geschwunden, jene des Wurms teilweise erhalten, die zentralen grauen Massen reduziert, obschon gewissermaßen auch noch erhalten. Brückenarme und Griseum pontis total degeneriert (s. Fälle von Dejerine-Thomas, Arndt, Cassirer). — c) Schließlich wäre die olivorubrozerebellare Atrophie zu unterscheiden, deren anatomisches Substrat Lejonne und L'Hermitte in folgendem feststellen. Nebst auffallender Kleinheit des Kleinhirns ist mikroskopisch die Atrophie der Körner- und Molekularschicht, Schwund der Purkinjeschen Elemente, die Gliaverfaserung der Kleinhirnrinde, ferner Atrophie der Hemisphären, der weißen Substanz, des Nucleus dentatus, der Bindearme, Schwund der Nervenzellen und Fasern des roten Kerns, endlich der Oliven und olivozerebellaren Fasern zu erkennen. Brückenarme und Kerne intakt, ebenso die Häute und Gefäße. Die zerebellaren, bulbären wie mesenzephalen Veränderungen tragen den Stempel systematischer Affektion an sich.

Wir verfolgten in obigem die systematische Erkrankung auf Grund der Wahlart, welche, wie wir sahen, gemäß einer systemgenetischen oder onto-phylogenetischen und einer funktionellen Systematik stattfinden kann. Diese Systematik, wie dies für die Choreaformen speziell gezeigt wurde, kann in einfacher und kombinierter Form stattfinden. Nun gibt es noch einen Gesichtspunkt in der systematischen Affektion und dieser besteht in der Erkrankungsart des Systems, welche am Markscheidenpräparat in zweifacher Form zum Ausdruck zu gelangen vermag: als fortschreitende Markentartung und als Markhemmung.

Die progressive Markdegeneration äußert sich in einer sich höchst schleichend entwickelnden Marklichtung, wie man dies in lehrreichster Weise bei der spastischen Heredodegeneration sieht. Hier kommt es bekanntlich zum Bilde der sogenannten nukleodistalen Degeneration der Pyramidenbahnen, welche zumeist im unteren spinalen Abschnitt, also im sakro-lumbalen Segment einen zumeist nur angedeuteten und streng auf das Areal der beiden SStrPy sich beschränkenden leichten Ausfall von Markfasern bedeutet. Dabei ist in leichteren Fällen der obere spinale Abschnitt, sowie der ganze cerebrale Teil der Py-Bahn augenscheinlich verschont; in vorgeschrittenen Fällen, z. B. in jenem von R. Chiappori, erstreckt sich die Py-Degeneration bis zur Brücke hinauf. Wir sagen, daß der nukleo-proximale Abschnitt der Pyramidenbahn von der

Markdegeneration noch verschont ist. — Zur Erklärung dieses verschiedenen Verhaltens entlang der Py-Bahn nahm vor mehreren Jahrzehnten Erb an, daß bei sehr chronisch-schleichender Erkrankung des motorischen Rindenzentrums die Abschwächung der zellulären Trophizität zuerst im entlegensten Abschnitt der langen Bahn zur Geltung gelangen wird, d. h. der sakrolumbale Teil der Py-Neuronen verliert zuerst das Mark und wird für das Auge als ergriffen erscheinen, zu welcher Zeit der bulbopontozerebrale Abschnitt anscheinend intakt ist (s. Abb. bei spast. Heredodegeneration). — Doch wäre zu bemerken, daß bei den übrigen relativ langen Bahnen, z. B. beim Bindearm, wenn dieser degeneriert, so geschieht dies so ziemlich in der ganzen Länge gleichmäßig. Zweifellos hängen all diese Eigentümlichkeiten der Degeneration von der Intensität und Ausbreitung der nukleo-zellulären Erkrankung ab.

Die Markhemmung ist eine Erscheinung, welche man mit der Markdegeneration nicht verwechseln bzw. glattweg identifizieren darf. Ich machte als erster darauf aufmerksam, daß bei der infantil-familiären Idiotie der Markausfall keineswegs auf Degeneration beruht, sondern die Hemmung der Markentwicklung jener Umstand ist, der den Markmangel bestimmt. Hierüber belehrt uns die Tatsache, daß der Markmangel immer an den spätmarkreifen Systemen auftritt und die frühmarkreifen gesetzmäßig verschont; so sieht man die Rückenmarks-Gehirnwurzeln, die Eigenfaserung des Rautenhirns immer normal markhältig, hingegen das spätmarkreife Stirnhirn, die kortiko-thalamischen Verbindungen, das fronto-pontine und pontozerebellare System immer bzw. zumeist markarm. Äußerst lehrreich widerspiegeln sich diese Verhältnisse im Thalamus (s. Abb. bei Tay-Sachs), da dessen ventrolateraler Kern als Aufnahmestätte des frühmarkreifen und phylogenetisch alten Lemniscus markhältig erscheint, hingegen der mediale, der dorsale und vordere Kern total markentblößt sind — bekanntlich sind dies kortiko-thalamische Zentren, welche als neenzephale Verbände phylogenetisch junge Gebilde darstellen. — Nach mir hat dann in zielbewußter Weise noch Naville auf die Markaplasie gewisser zentraler Bündel aufmerksam gemacht mit der Bemerkung, es wären das eben jene Bahnen, welche den phylogenetisch jungen spätmarkreifen Zügen entsprechen. Dies geht aus dem folgenden Verzeichnis hervor. Sämtliche Bildungen des Rhinencephalon, wie vordere Kommissur, Fornix, Fascia dentata, Fimbria, Ammonshorn, Induseum, Gangl. habenulae, Fasc. retroflexus und Vicq d'Azyr erscheinen normal; gut entwickelte Sehnerven und Tractus optici nebst Marklosigkeit des äußeren Kniehöckers, der Radiationes thalami, des Fasc. longitudinalis inf. und der Stria Gennari; die zentrale Hörbahn, die Bahn der tiefen Sensibilität (Hinterstränge, Lemniscus) bis zum Sehhügel normal, ebenso die Verbindungen der Regio subthalamica, des Globus pallidus (subpallidäre Faserung). Schließlich zeigten schwache Myelinisation die kortiko-pontinen, -bulbären und -spinalen Bahnen, denn der Hirnschenkelquerschnitt wies in seiner Gesamtheit ein auffallend schmächtiges Areal auf. Naville hebt auch mit Betonung hervor, daß diese Bündelveränderungen keine sekundäre Degeneration, sondern Aplasie darstellen; letztere nimmt er mit B. Sachs an: „Avec Sachs, nous adoptons la seconde; l'aplasie du lobe frontal, le type foetal de la convexité noté dans deux cas de Sachs, la béance de la Sylvienne du cas Poynton, et surtout le fait, que l'altération atteint toujours les mêmes faisceaux (qui sont précisément ceux qui se développent le plus tard dans la série animale et dans le développement de l'individu), semblent y conduire naturellement". — Auch die beiden Savini erachteten in ihrem Fall von infantil-amaurotischer Idiotie die Marklichtung der Py-Bahn keineswegs als Degeneration, sondern als Entwicklungshemmung.

Wir behandelten im obigen die Erkrankungsart — Markdegeneration bzw. Hemmung — und die Wahlart — ontophylogenetische bzw. funktionelle — der primär-systematischen Affektion. Schließlich wäre noch die Ausbreitungsweise der Degeneration innerhalb der ergriffenen Segmente zu berühren, welche sich in zweifacher Art abspielen kann. Die häufigste Ausbreitungsweise ist die gleichmäßig-diffuse, worunter wir den ziemlich gleichmäßigen Ausfall von Nervenzellen bzw. Markfasern verstehen, wie man dies z. B. bei spastischer Heredodegeneration sieht. Im Gegensatz hierzu kann es innerhalb der affizierten Systeme zu einer regellos multiplen Degeneration mit inselförmiger Aussparung von Markfasern kommen, wie man dies bei der Pelizäus-Merzbacherschen Krankheit und bei Idiotie sieht (s. Abb. 122, 123). Wichtig ist es, daß die Degenerationsflecken sich derartig summieren, daß schließlich ein systematischer Ausfall resultiert, wie ich dies in einem ataktischen Idiotiefall beobachtete, wo im Endhirn alles, was Projektion bedeutet, verschont blieb, hingegen alles Assoziative degenerierte. Hierüber siehe bei nicht-familiärer Idiotie genauere Angaben; hier sei nur betont, daß es sich bei diesem multipel-fleckförmigen Prozeß von Entmarkung um einen streng ektodermalen Vorgang mit oder ohne gliösen Ersatz bei Verschonung der mesodermalen Elemente handelt, daher unterscheidet sich derselbe deutlich genug von der echten multiplen Sklerose.

Zusammengefaßt handelt es sich bei der systematischen Elektivität um eine primär-systematische Affektion, welche sich entweder in progressiver Markdegeneration oder in Markhemmung äußert. Die Degeneration erscheint entweder gleichförmig oder multipel-fleckförmig innerhalb des Systems. Die Systemwahl entwickelt sich entweder gemäß dem genetischen oder dem funktionellen Prinzip. Sei nun dieses oder jenes Prinzip verwirklicht, in beiden kommt die Wahlerkrankung zur Geltung, wodurch sich ein oder mehrere Systeme als krankhaft veranlagt den gesunden Systemen gegenüber kundgeben. Höchst selten, fast nie, kommt die einfache systematische Erkrankung vor; zumeist, wenn nicht immer, die kombinierte. Ein schönes Beispiel für letztere lieferte R. Chiappori mit seinem Fall, in welchem die Degeneration der Pyramidenbahnen, der Flechsigschen Kleinhirnbahnen endlich das Kleinhirns selbst vorlag und somit das Bild eines „Strümpell" + „Friedreich" + „Marie" entstand. Freilich kann sich diese Systemkombination noch reichlicher gestalten, wie wir dies z. B. bei der infantil-familiären Idiotie oben zeigten, wo das zentrale Nervensystem in bezug der Degeneration eine Zweigliederung in dem Sinne zeigte, daß alles Frühmarkreife und somit alle onto-phylogenetisch alte Verbände normal, hingegen alles Spätmarkreife und somit genetisch junge Verbände degeneriert, genauer gesagt, gehemmt erscheinen. — Eine so einfache Systemerkrankung, wie bei spastischer Heredodegeneration („Strümpell") kommt seltener vor, obschon man auch hier von kombinierter Strangerkrankung sprechen muß, sobald außer der Py-Degeneration noch eine Hinterstrangerkrankung vorkommt.

Spezielle Histopathologie der systematischen Heredodegeneration.

In diesem Abschnitt möchte ich das spezielle histopathologische Bild solcher heredofamiliärer Krankheiten schildern, welche in unserem Laboratorium Gegenstand eingehender Untersuchung waren.

A. Spastische oder pyramidale Heredodegeneration.

Diese Form, auch die Strümpellsche Form der spastischen Spinalparalyse oder primäre Seitenstrangsklerose genannt, hat als primäre Systemerkrankung eine von Strümpell und Newmark übereinstimmend erhobenes, sehr einfaches, fast schematisches Substrat: den cellulodistalen Markschwund beider Seitenstrangpyramiden (SStrPy) im Rückenmark, welche zumeist jedoch nicht immer mit Markschwund der Gollschen Stränge einhergehend, durch Strümpell als kombinierte Systemerkrankung bezeichnet wurde. Newmark sah in seinen Fällen die Degeneration von unten bis zum Halssegment, Strümpell in einem seiner sehr lehrreichen Fälle bis zur Brücke bzw. Hirnschenkel hinauf erstrecken, jedoch in allen Fällen erschien die innere Kapsel in ihrem motorischen Anteil gleichwie die vordere Zentralwindung normal. Letzteres Verhalten bezog sich in der Rinde nicht allein auf das Markscheidenbild, sondern auch auf das Nißlsche Zellbild. Klinisch hob bereits Strümpell hervor, daß er nebst dem reinen spastischen Syndrom auch komplizierte Bilder in zweifacher Richtung beobachtete, einmal mit Amyotrophie, also Vorderhornerkrankung, dann mit Hinterstrangaffektion kombiniert. Im ersten Fall modifiziert sich das Bild zur amyotrophischen Lateralsklerose, im zweiten zu einer kombinierten Hinterseitenstrangsklerose. Während letztere den spastischen Charakter überhaupt nicht berührte „sie ist nur theoretisch interessant" (Strümpell), ist die amyotrophische Kombination schon von höherer Bedeutung, denn sie gab zu einer recht lebhaften Diskussion Veranlassung in bezug ihrer Pathogenese und nosologischen Stellung. Diese schwebende Frage beschäftigt uns diesmal nicht und so möchten wir vielmehr das von Strümpell für das reine spastische, auf familiär-hereditärer Grundlage entstandene Syndrom gezeichnete klinische und anatomische Substrat skizzieren. Klinisch: Bevorzugung der männlichen Familienglieder, Beginn etwa im 20. — 30. Lebensjahre, sehr langsames Fortschreiten, daher ein Verlauf von 20—30 Jahren. Zunehmende Rigidität und Hypertonie der unteren Extremität bei spastischen Reflexen. Nebst spastischem Gang nur leichte Parese. Arme können freibleiben, ebenso die bulbocerebralen Nerven. — Anatomisch: reine PySStr-Sklerose, die regelmäßig nur bis zum Halsmark hinaufreicht, doch kommt noch leichte Degeneration in den Gollschen Strängen des Halsmarks, zuweilen auch in den Kleinhirnseitenstrangbahnen hinzu.

Aus diesen Befunden von **Strümpell**, **Newmark** und **Bischoff** sehen wir, daß das klinische Substrat durch die systematische Py-Degeneration wohl erklärt zu sein scheint, doch erhellte dadurch keineswegs jene feinste ursächliche Veränderung, welche die systematische Erkrankung bedingt. Denn diese blieb durch die genannten Untersuchungen solange im Dunkeln, bis ich 1922 in einem Fall von familiärer spastischer Heredodegeneration jene kortikalen Veränderungen fand, welche der Py-Degeneration zugrunde liegen, und mit welchen wir so die paretische, wie die spastische Komponente des Bildes erklären können.

Meine Beobachtungen beziehen sich auf zwei Brüder jüdischer Abstammung.

Der ältere, gegenwärtig im hiesigen Siechenhaus gepflegte Imre K. ist gegenwärtig 37 Jahre alt, gewesener Beamter; er gibt auf unsere Fragen folgende Antworten. Sein Vater starb im 61. Lebensjahre an „Erschöpfung" und soll in der letzten Zeit geistesschwach gewesen sein. Die Mutter starb im 62. Jahre an Magenkrebs. Die Eltern waren Geschwisterkinder in dem Sinne, daß Mutters Vater und Vaters Vater Geschwister waren. In der Familie soll es Nervenkrankheiten angeblich nicht geben, ebenso nicht in der Seitenlinie. — Des Patienten Krankheit wurde im 3. Lebensjahre bemerkt, daher erlernte er das Gehen schwer; er absolvierte die unteren vier Gymnasialklassen und soll guter Schüler gewesen sein. Er ging immer auf einen Stock gestützt. Bis 1910 versah er Bureauarbeiten, doch mußte er diese infolge zunehmender Gehstörungen aufgeben; in letzterer Zeit zeigten sich auch Sprachbeschwerden. — Status präsens: Normaler Knochenbau, gut entwickelter Mann ohne Veränderung seitens innerer Organe. Schädel normal. Ohren wegstehend. Bulbi bei seitlicher Einstellung in horizontalem Nystagmus; Pupillen mittelweit, gleichgroß und reagieren so auf Licht wie bei Konvergenz prompt. Ophthalmoskopischer Befund: Medien klar, Papille normal; im linken Fundus befindet sich von der Papille temporalwärts ein etwa ein Viertel papillenbreiter Pigmentherd, dessen Zentrum etwas heller ist; um den Herd herum einige punktförmige Pigmentationen. Es dürfte sich um eine angeborene Retinalveränderung handeln. Visus gut; das Sehfeld ist der pigmentösen Degeneration halber nicht zu untersuchen. — In den mimischen Bewegungen ist eine eigenartige gedehnte, als bleiern imponierende Verlangsamung bemerkbar; Sulcus nasolabialis links ausgeprägter als rechts, Stirnrunzelung gut, Pfeifen wurde nicht erlernt, beim Zähnefletschen bleibt die rechte Seite etwas zurück. — Kauen, Schlucken, die Bewegung des weichen Gaumens bei Phonation gut; Zunge in Mittelstellung mit fibrillärem Tremor. Sprache etwas nasal, oft gedehnt, jedoch ohne Dysarthrie; Gedichte werden schön fließend vorgetragen.

Muskulatur der oberen Extremitäten und des Rumpfes normal, keine idiomuskuläre Wulstbildung. Motilität, Kraft und Ernährungszustand der oberen Extremitäten tadellos, jedoch zeigt sich bei feineren Bewegungen eine an Adiadochokinese erinnernde Gehemmtheit. Kraft der Finger etwas gesunken, vermag diese nicht aneinanderzupressen. Im Hand- und Ellbogengelenk angedeutete Hypertonie, während Schultergelenk frei zu sein scheint. Bauch- und Kremasterreflex nicht auszulösen. Die hauptsächlichsten Veränderungen zeigen sich seitens der unteren Extremitäten, die im Bette liegend übereinandergekreuzt gehalten werden. Fuß in Equinovarusstellung, Zehen dorsalflektiert, ausgenommen die letzte Phalanx, denn diese zeigt Plantarflexion. Die untere Extremität, besonders die Unterschenkel, an Volumen entschieden verringert; vermag in der Pfanne keine Flexion zu vollziehen, wenn Kniegelenk gestreckt ist. Bei passiven Bewegungen meldet sich in allen Gelenken ein mächtiger Widerstand, Flexion in der Pfanne unmöglich. Gesteigerte Patellarreflexe, Babinsky, Oppenheim positiv.

Sensibilität in allen Qualitäten normal. Psyche völlig intakt. — Der spastische Zustand des Patienten geht aus folgenden Momenten hervor: aus der Neigung zur Streckung der Unterschenkel in sitzender Position, aus der straffen Spannung des Quadriceps femoris, endlich aus dem Unvermögen den Rumpf zu beugen, woraus dessen schiefe Stellung nach rückwärts resultiert.

Diesen aus dem Jahre 1921 stammenden Status hatte ich Gelegenheit auf Grund erneuter Untersuchung im Jahre 1925 zu revidieren und mit folgenden Zusätzen zu ergänzen.

Pat. uriniert öfter aber wenig, beklagt sich nicht über Harnbeschwerden; ohne Laxans nur alle 4.—5. Tag Stuhl. Häufiger Hustenreiz, bedeutende Abmagerung. Vermag selbst mit Unterstützung nicht aufstehen und stehen. Im Kopf ist ein grober Tremor verneinenden Charakters zu sehen, welchen Pat. dadurch unterdrückt bzw. vermindert, daß er das Kinn mit zwei Fingern fixiert; unterläßt er dies, so fängt der Tremor capitis mit erneuter Kraft an. Die Arme werden in allen Richtungen frei bewegt, Hände zittern stark, keine Zeichen der Lähmung bzw. Atrophie, ausgenommen beide Daumenballen, welche ohne atrophisch zu sein doch flacher erscheinen als normal. Die Opposition ist erschwert vorwiegend rechts; Spatia interossea beiderseits etwas eingesunken. Auf das Beklopfen des Biceps entsteht eine grobwellige und wurmförmige idiomuskuläre Wulstbildung. Die galvano-faradische Erregbarkeit der Thenarmuskeln erfolgt nur auf stärkeren Strom, ist also abgeschwächt. Hochgradige Hypertonie der unteren Extremitäten, hauptsächlich die Adductores femorum in ständiger Kontraktur, daher sind die Füße beständig gekreuzt. Schenkel zeigen keine sicher feststellbare Abnahme, hingegen auffallende Atrophie in der Wade und Tibialis ant. In den atrophischen Muskeln des Unterschenkels Inversion der Zuckungsformel, Anodzuckung erst bei 20 MA und hat lokalen Charakter.

Reflexe: Scapula, Cremaster leicht, Bauchr. nicht auszulösen; Patellar spastisch; Achilles- und Fußklonus nicht auszulösen, Biceps-, Triceps-, Radialis-, Ulnarisr. leicht zu erzielen.

Ophthalmoskopisch: Chorioiditis centr. oc. sin. Decoloratio temp. pap. oc. utriusque.

Otologisch: Links benigne Mittelohraffektion. Gehör beiderseits erhalten. Bei Seitwärtsblick beiderseits Nystagmus. Zeigt spontan richtig. Kein Schwindel. Rechts auf Kälte hochgradiger Nystagmus nach links, starkes Vorbeizeigen beiderseits nach rechts. Links dieselben Erscheinungen im entgegengesetzten Sinn. Beide Cochleares reagieren normal; die linksseitige Mittelohraffektion steht mit dem Nystagmus in keinem Zusammenhang. (Dr. Szász.)

Blutuntersuchung: Wassermann —, Sachs-Georgi —, Meinicke —.

Ein Vergleich der beiden Untersuchungen aus 1921 und 1925 ergibt folgende Tatsachen. 1. Zeichen des Muskelschwundes, an den kleinen Handmuskeln nur angedeutet, am Triceps surae und Tibialis ant. stark ausgeprägt, daselbst Entartungsreaktion. Das Krankheitsbild neigt zur Kombination mit Amyotrophie: amyotrophischen Lateralsklerose. 2. Zeichen schwererer Retinalveränderung. 3. Zittern des Kopfes und der Hände. Im Gegensatz zu diesen Zeichen der Progression in psychischer Hinsicht vollkommen intakt. Pat. befindet sich in Siechenhauspflege.

Der jüngere Bruder war 28 Jahre alt kurz vor seinem 1921 infolge Phthise eingetretenen Tode.

Anamnese s. beim älteren Bruder. Auch er kam nach Absolvierung der unteren vier Gymnasialklassen in eine Bureauanstellung, doch konnte er mit der Zeit infolge stetig zunehmender Gehstörung seinem Beruf nicht nachkommen. Er soll 3 Jahre alt gewesen sein, als man zuerst seine Krankheit bemerkt hat; er erlernte das Gehen spät und ging zumeist auf den Fußspitzen, denn seine Beine waren immer zusammengezogen. 1910 wurde Sehnentrennung vorgenommen und seither waren die unteren Extremitäten streckbar. Seit dieser Zeit wurde das Sprechen zunehmend schwerer, ebenso wie der Gang; anfänglich ging er noch mit einem Stock, gegenwärtig vermag er sich selbst mit Krücken nicht fortzubewegen.

Status praesens. Gesicht asymmetrisch, gut entwickelter Körperbau, gut genährt. An inneren Organen nichts Abnormes. Augenbewegungen frei, bei Seitwärtsblicken horizontaler Nystagmus. Bei geschlossenen Augen Lidzittern. Pupillen rund, die rechte etwas weiter, reagieren gut bei Licht und Akkommodation. — Augenhintergrund, Sehfelder normal. Die linke Stirnhälfte bleibt beim Runzeln zurück; die Muskeln der rechten Stirnhälfte wie der linken Nasolabialfalte befinden sich im spastischen Zustand. Zunge in Mittelstellung, Mastikation und Deglutition frei. Aussprache gedehnt, etwas skandierend, manchmal stockend. — Motilität des gesamten Körpers hochgradig behindert, hauptsächlich in den Beinen. Drehung des Kopfes geschieht leicht, Kopfnicken hingegen schwer. Kraft und Trophizität des Rumpfes und der oberen Extremitäten normal, keine individuelle Atrophie. Obere Extremitäten in mäßiger Hypertonie, aktive Bewegungen ziemlich frei. Die unteren Extremitäten sind sehr langsam und mühsam zu bewegen; passive Bewegungen im Knie und in der Pfanne wegen der hochgradigen Hypertonie sehr behindert. Passive Beweglichkeit im Sprunggelenk relativ leicht, während aktiv unmöglich. Pes equinovarus. Die Beine sind einwärts rotiert und adduziert, Kniee aneinandergepreßt, die Fußspitzen berühren sich, zwischen den Fersen ein handbreiter Zwischenraum, wodurch zwischen den beiden Unterschenkeln ein ovaler Raum („éspace ovalaire" der französischen Autoren) entsteht. — Patellarreflexe hochgradig gesteigert, in sitzender Position gerät der herabhängende linke Fuß infolge von Quadrizepszuckungen in klonische Bewegung. Babinsky positiv, er ist mit Ausnahme der Ferse aus allen reflexogenen Zonen der Fußsohle zu erzielen; auch Oppenheim ist positiv. Bei Gehversuch die untere Extremität im Knie und im Becken etwas gebeugt, bei jedem äußerst mühseligen Schritt reiben sich die Kniee und der vorgehobene Fuß gerät immer vor den ruhenden. Sensibilität, Stereognose intakt. Keine Stuhlbeschwerden, doch soll der Urin manchmal unwillkürlich abgehen. Einzelne Maße: Kopfumfang 56,6 cm, Oberarme 30,0 cm, beide Schenkel 45 cm, Wade 27 bzw. 26,5 cm.

Psyche. Pat. beherrscht die konventionellen Umgangsformen und befolgt sie auch; ist vollkommen orientiert, macht bezüglich seines Zustandes ganz korrekte Angaben und weiß, daß seine Krankheit unheilbar ist. Kennt genau seine Vergangenheit und Familienverhältnisse. Soll mittelmäßiger Schüler gewesen sein und zog dem Lernen den Aufenthalt im Freien und das Spiel mit Freunden vor. Seine Kenntnisse entsprechen seiner Schulbildung (vier Gymnasialklassen). In seinem 18. Lebensjahr war er 3 Monate hindurch Diurnist, doch mußte er diese Beschäftigung wegen der Gehbeschwerden aufgeben. Von nun an verbrachte er seine Zeit mit Freunden und Lesen leichter Romane, die Liebes- und Detektivgeschichten zum Gegenstand hatten; an deren Inhalt erinnert er sich ganz gut. Zeitungen liest er nicht, da ihm Interesse für die Politik abgeht. Er besuchte gern Kaffeehäuser und pflegte Korrespondenzen auf Grund von Zeitungsannoncen; letztere hielt er vor seiner Familie geheim. Einfache Briefe besorgte er selbst; solche für feierliche Gelegenheiten ließ er sich von seinem obengenannten Bruder verfassen. Gern spielte er Karten, doch konnte er nur schwach kombinieren. Gegen Familienmitglieder war er leicht erregbar, ungeduldig; die Stimmung war zumeist heiter. Seine Aufmerksamkeit konnte er auf ihn interessierende Angelegenheiten gut konzentrieren. So war er während seines mehr als einjährigen Aufenthaltes im Siechenhaus sehr gut über die verschiedenen häuslichen Ereignisse unterrichtet, zeigte für diese großes Interesse, obschon er nicht vom Bette sich rühren konnte. In diesem Geisteszustand war bis zum Tode nicht die geringste Änderung zu bemerken. Als er erfuhr, daß er auf die Tuberkuloseabteilung versetzt werden muß, war er sehr betrübt, und weinte so oft er höheres Fieber hatte; ganz zuletzt zeigte er sich euphorisch trotz seiner Schmerzen. Er wurde am 3. I. 1921 auf die Tuberkuloseabteilung transferiert, woselbst über beiden Lungenspitzen Dämpfung vorn bis zum Schlüsselbein, hinten bis zur Fossa supraspinata hinab gefunden wurde. Die Auskultation ergab Rasseln über den Spitzen und diffus über den Lungen waren pfeifende Töne untermischt mit trockenen Rasselgeräuschen vernehmbar. Temperatur 38,4—39 C. Appetitlosigkeit, nächtlicher Schweiß, stechende Brustschmerzen, profuser Auswurf, hochgradige Abmagerung. Exitus am 13. IV. 1921.

Da die Familie allein die Herausnahme des Gehirns und Rückenmarks gestattete, so kann ich nur über die nervösen Zentralorgane berichten. Kurz gesagt fanden sich makroskopische Veränderungen nicht vor; das Rückenmark war in seiner Dicke am Querschnitt, in seinen Häuten für das freie Auge normal. Das Gehirn bot ganz normal aussehende weiche Häute dar, die leicht abzuziehen waren; beide zusammen wogen 1250 g, gaben also ein annähernd normales Gewicht. Das in Formalin gehärtete und von den Hüllen befreite Gehirn ließ in seiner äußeren Konfiguration nichts abnormes erkennen; ich fahndete vergebens nach Furchenvariabilitäten bzw. Abnormitäten. Speziell sei hervorgehoben, daß die Zentralwindungen sich als wohlgeformt erwiesen und beispielshalber sei auf das Brocasche Feld (Pars triangularis gyri frontalis III), dann auf die I. Temporalwindung verwiesen, die an der konvex-lateralen Oberfläche der linken Hemisphäre sich als sehr gut entwickelt zeigten, d. h. in ihrer Breite sowie feineren Gliederung nichts zu wünschen übrig ließen. Auffallend war allein ein gewisser Grad von Erweiterung der Furchen, eine Erscheinung, die sich so ziemlich auf das ganze Gehirn erstreckte. — Die Blutgefäße erschienen in ihrer Farbe und Konsistenz ganz normal; keine Spur einer Arteriosklerose.

Das histopathologische Bild obigen Falles von spastischer Heredodegeneration wollen wir an der Hand von Markscheiden-, Nißl-, Fibrillen-, Glia- und Lipoidpräparaten in Augenschein nehmen.

1. Markscheidenpräparate.

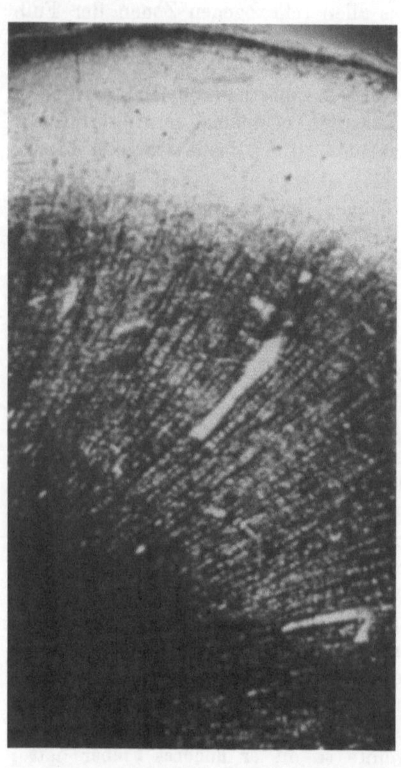

Abb. 51. Markscheidenpräparat aus dem unteren Drittel der *Ca*, welches eine ausgeprägte Marklichtung bzw. völligen Mangel an Fasern im Stratum supraradiatum zeigt.

Zentralwindungen. Im Bein- und Armzentrum erscheint das Stratum zonale und radiatum normal markhältig, während das Str. supraradiatum eine auffallende Lichtung aufweist. Im unteren Drittel der *Ca* ist eine als sehr ausgeprägt zu bezeichnende Marklichtung zu bemerken: Zonalschicht geschwunden, Supraradiärschicht ganz aufgehellt, Radiärschicht blaßblau (s. Abb. 51). — Innere Kapsel, Hirnschenkel, Oblongata erscheinen als normal markhältig an ihren von Py-Fasern besetzten Stellen; Py-Kreuzung, oberes Halsmark (an den Stellen der Py-Stränge) ganz normal (s. Abb. 52). — Erst im oberen Brustmark (s. Abb. 53) beginnt die Marklichtung an zwei Stellen: 1. in den beiden Seitenstrangpyramiden (die Vorderstrangpyramide scheint in diesem Fall individuell zu fehlen, es dürfte sich um eine totale Kreuzung handeln) und 2. in den Gollschen Strängen. Erstere Erscheinung läßt sich abwärts bis ins Lumbo-Sakralmark, letztere aufwärts bis zu den Gollschen Kernen verfolgen. Die übrigen Stränge des Rückenmarks, die Vorder-Hinterhörner, die Clarkeschen Säulen zeigen ganz normalen Markfasergehalt. Zusammengefaßt handelt es sich um eine kombinierte Systemerkrankung im Rückenmark bedingt durch den bilateral-symmetrischen und gleichintensiven Markausfall im motorischen und sensiblen Protoneuron, und zwar im nukleodistalen Abschnitt dieser Neuronen, während der proximale Bahnteil normal erscheint, wie dies die Hirnschenkelgegend zeigt (s. Abb. 54).

2. Nißlpräparate.

Zentralwindungen (s. Abb. 55). In *Ca* zeigen fast alle Schichten Veränderungen, welche am Nißlpräparat teils als Tigroidschwund, teils als Pyknose erscheinen; durch ersteren entstehen Zellschatten (s. Abb. 30), welche nur eine wabig-körnige Struktur erkennen lassen, durch letztere entstehen tief tingierte und verschmächtigte also atrophische Nervenzellen (s. Abb. 31). Eine durchgreifende

Erscheinung ist hierbei die Neuronophagie, indem so die im einfachen Zellschwund wie in Pyknose begriffenen Nervenzellen von apolaren Elementen — welche mit hellen, spärlich chromatinbesetzten Kernen versehen sind — umringt erscheinen (s. Abb. 37); es kommen dadurch recht aus- und zernagte Exemplare zustande. Häufig sieht man das Endbild in Form der Gliaknötchen; auf diese Weise entsteht ein nicht geringer Ausfall von funktionierenden Elementen, welcher sich besonders intensiv in der VI. Schicht, jedoch zahlreich auch in III und IV bemerkbar macht (s. Abb 31). Die V. Schicht d. h. die Betzschen Riesenpyramiden zeigen qualitativ das Bild des einfachen Zellschwunds bzw. der mit

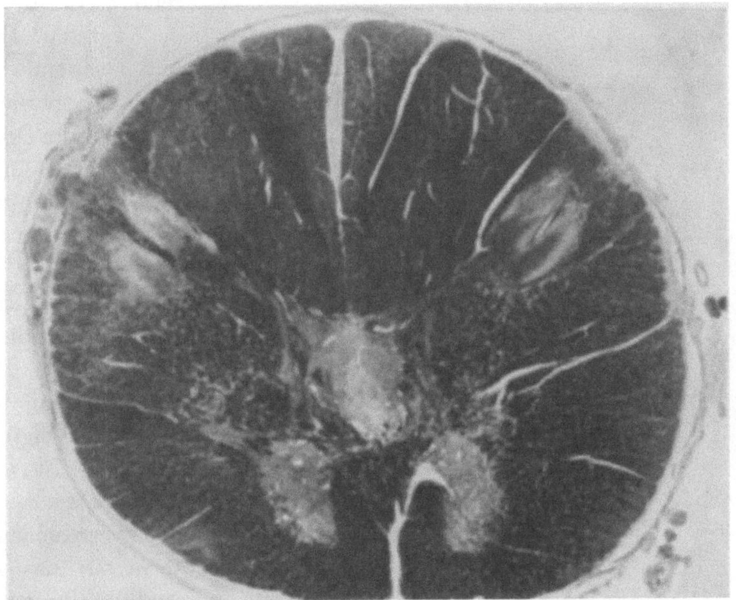

Abb. 52. Oberstes Zervikalmark mit unterstem Ende der Pyramidenkreuzung. — Normale Seitenstrangpyramiden-Markscheidenfärbung.

Atrophie verbundenen Pyknose; quantitativ macht sich ein stellenweise ganz bedeutender Ausfall bemerkbar, indem man ganze Strecken ohne auch nur ein Exemplar anzutreffen sehen kann, dann wieder gibt es Stellen mit 3—4 Riesenpyramiden, welche aber zumeist erkrankt sind, denn nur höchst selten findet man ein normales Nisslbild. — Als ganz eigene Erscheinung möchte ich verzeichnen, daß sich inmitten einfach und pyknotisch atropischer Ganglienzellen, allerdings sehr spärlich, auch geblähte Exemplare vorfanden; diese Schwellung erscheint in zweifacher Form. Überwiegend fand sich die gleichmäßige Schwellung des Zelleibs vor, wodann der Kern zumeist lateralisiert erscheint, das Tigroid zeigt Schwund; dann sah ich höchst selten, alsdann aber in sehr bezeichnender Form die ampullenförmige Blähung des basalen Zelleibs und dadurch kam es zu dem typischen Bild der Nervenzellschwellung wie bei Tay-Sachs (s. Abb. 32): in letzterem Fall ist der Zellkern in den Apikaldendrit hineingeschoben. — Im Rückenmark erscheinen die Vorderhornzellen ohne eine Veränderung der Normalstruktur; auch zeigt sich keine evidente Verschmächtigung, wie dies besonders aus dem Vergleich mit Normalpräparaten hervorgeht. — In *Cp* finden sich in der III. Schicht neuronophagische Veränderungen vor.

3. Fibrillenpräparate.

Hirnrinde. Diese enthalten ein höchst interessantes Detail: es findet sich die Alzheimersche Fibrillenveränderung mit sehr bemerkenswerter arealer und tektonischer Verteilung vor! In arealer Beziehung findet man die genannte Veränderung überwiegend in *Ca*, am schönsten im Gesichtszentrum, während diese in *Cp*, in der zweiten Frontal- und Temporalwindung nur sehr spärlich vertreten ist; im Occipitallappen und Ammonshorn fehlt diese ganz. In tektonischer Richtung fällt das höchst interessante Verhalten auf, wonach allein die Schichten III, IV und VI die genannte Veränderung zeigten; die Schicht V ist von dieser ganz frei. Man trifft ganz verschiedene Stadien an: das Initialstadium in der Form von lokaler, im basalen Zelleibteil sich etablierender Knäuelbildung (s. Abb. 56); das Stadium der Vollentwicklung, wodann der ganze Zelleib ein mächtiges und unentwirrbares Fibrillenkonvolut enthält; das Terminalstadium, d. h. leere Fibrillengehäuse. Rückenmark. Hier ist nichts bemerkenswertes; abgesehen von hier und da stattfindender Verklebung ist die Fibrillenstruktur im großen und ganzen normal. — Spinalganglien (S_2, $L_{5,\,2}$, D_2). Diese wiesen eine recht ausgebreitete Neuronophagie auf, wodurch es zu Ausnagungen und henkelförmigen Anhängseln kam.

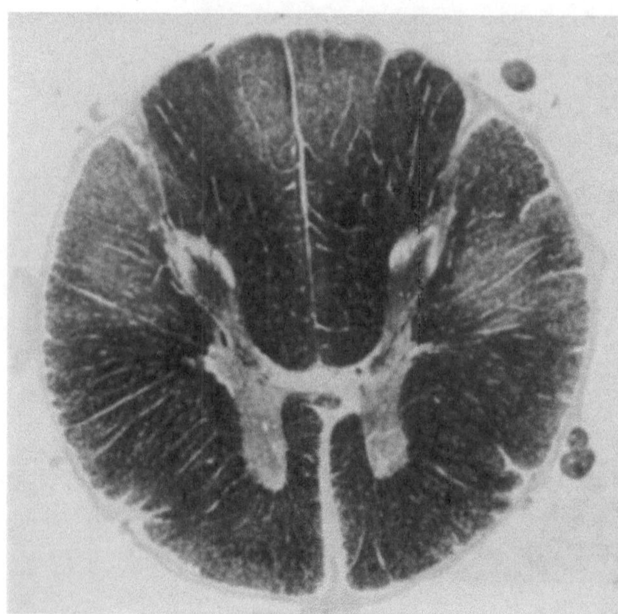

Abb. 53. Oberes Brustmark, hier systematische Degeneration der SStrPy-en und der Gollschen Stränge. Markscheidenfärbung.

4. Cajalsche Gliapräparate.

Cajalsche Gliapräparate wiesen in den Zentralwindungen weder Eigenveränderung noch Verfaserung auf; die Makroglia erscheint in der bekannten Normalform.

5. Lipoidpräparate.

Lipoidpräparate wiesen die lokale Lipoidansammlung in feinkörniger Form seitens der Ganglienzellen der Großhirnrinde, in den Vorderhornzellen des Rückenmarkes und in den untersuchten Spinalganglien (S_2, $L_{5, 2}$, D_2) auf. Doch während das Lipoid in *Ca* nur in einigen spärlichen feinsten Körnchen angedeutet erscheint, sieht man im Rückenmark und in den Spinalganglien teils polar, teils diffus die gut ausgeprägte Lipoidaufspeicherung, von welcher kaum eine Zelle frei blieb. Die gliösen Astrocyten zeigten keine Spur von Lipoid, ebenso nicht die adventitiellen Gefäßräume des Cortex und des Album, jedoch in letzterem mobile Zellen mit metachromatischen Abbaustoffen beladen.

Gefäße und Häute absolut normal. Überblicken wir obige Befunde, so wären folgende Momente hervorzuheben, wie ich dies schon in meiner Arbeit über spastische Heredodegeneration tat.

1. Der isolierte Ausfall der Riesenpyramiden in der vorderen Zentralwindung erklärt wohl die vorhandene Pyramidendegeneration, doch wäre anzunehmen, daß quantitativ eine nicht unerhebliche Menge von Ursprungszellen sich erhalten hat, die eine Unterlage für die vom obersten Zervikalmark angefangen zerebralwärts markgesunde Pyramiden abgeben. Die von Strümpell betonte nukleodistale Degeneration in den Fällen der echten spinal-spastischen Lateralsklerose bewahrheitete sich auch für den vorliegenden Fall, da die Degeneration der Py-Bahn nur im dorso-sakrolumbalen Teil des Rückenmarks vorhanden war. Doch ist zu bemerken, daß die für das Lumbosakralmark bestimmten Fasern in ihrem degenerierten Zustand in den oberen Abschnitten der Py-Bahn sich verlieren konnten, um so mehr, da doch auch nicht alle Beinfasern degeneriert waren; bestände diese Bemerkung zu Recht, so wäre die Auffassung über nukleodistale Degeneration einzuschränken.

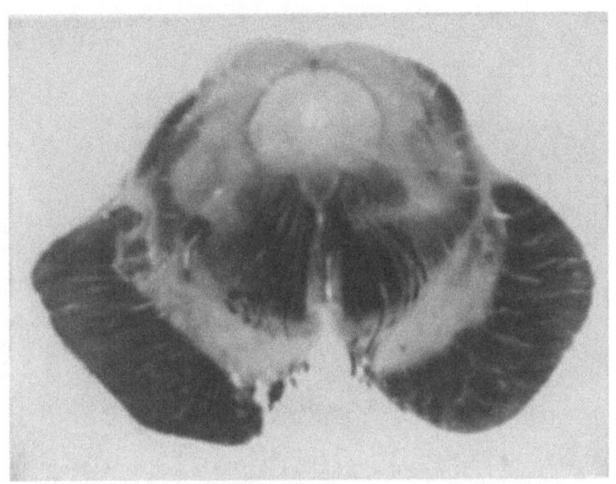

Abb. 54. Hirnschenkelschnitt, welcher die vollkommene Markgesundheit der Py-Bahnen demonstriert.

Für die Degeneration des Gollschen Stranges verfügen wir über keine befriedigende anatomische Basis; oben wurde hervorgehoben, daß die nachgewiesene Neuronophagie einerseits nicht eindeutig, andererseits aber unverwertbar aus dem Grunde ist, da diese Veränderung nicht allein in den lumbosakralen, sondern auch in den obersten thorakalen Spinalganglien gefunden wurde.

Aus obigem geht also hervor, daß der vorliegende Fall unsere anatomischen Kenntnisse über spastische Heredodegeneration durch den nachgewiesenen Ausfall der Riesenpyramiden ergänzte, denn so die Fälle Strümpells, wie jene von Newmark waren in bezug der feinsten fokalen Veränderungen negativ; weder Strümpell fand an wohlgelungenen Präparaten der motorischen Hirnrinde irgendwelche Erkrankung als anatomische Ursache der Py-Degeneration, noch Newmark.

2. Einen eigenartigen histopathologischen Zug erhält der geschilderte Fall durch die Alzheimersche Fibrillenerkrankung, für die wir oben als charakteristisch die fokale Akzentuierung, d. h. die überwiegende Affektion der vorderen Zentralwindung, also der motorischen Zone, sowie die tektonische Wahl der III. und VI. Schicht betrachteten. Im nachfolgenden sei erlaubt, diese strähnige Fibrillendegeneration a) vor allem in ihrer allgemeinen Bedeutung, b) hernach im Sinne ihrer topischen und tektonischen Lokalisation, c) schließlich gemäß ihrer Histogenese einer Besprechung zu unterwerfen.

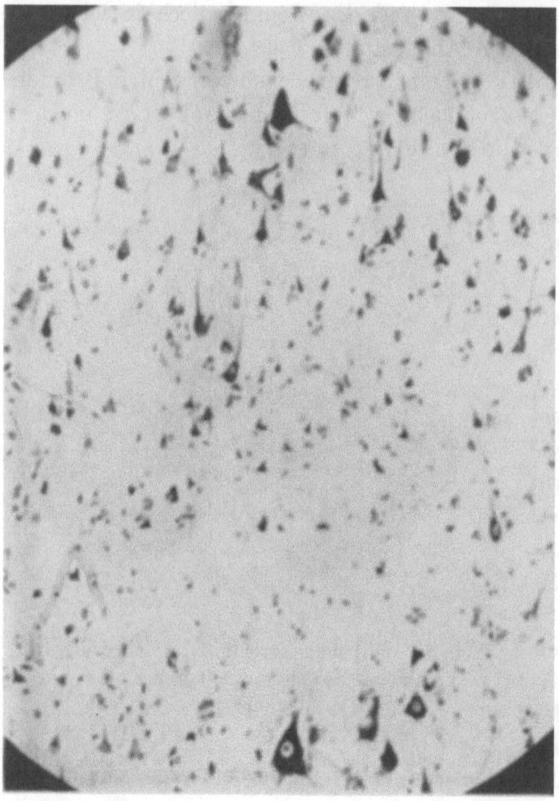

Abb. 55. Toluidinpräparat aus dem Parazentralläppchen zeigt oben eine große Pyramidenzelle, womit die Höhe der Sublamina magnopyramidalis angedeutet ist, und unten eine Riesenpyramidenzelle (Lamina V ganglionaris). Sehr bemerkenswert der hochgradige Ganglienausfall, welcher die Lamina pyramidalis und granularis betraf.

a) Bekanntlich wurde die Alzheimersche Fibrillenveränderung (AFV) bei präsenilen Verblödungsprozessen gefunden (Alzheimer, O. Fischer, Perusini, E. Frey, Schnitzler u. a.); dann erfuhren wir aus der gründlichen, mustergültigen Arbeit von T. Simchowicz aus Alzheimers Laboratorium, daß auch im pathologischen Senium (senile Demenz) die AFV sich vorfinde. So bei der sensilen wie präsenilen Demenz war die AFV mit den bekannten senilen Plaques oder Drusen (Redlichs Gliarosetten) vergesellschaftet. und da diese zwei histopathologischen Zeichen bisher nur im pathologischen Senium und Präsenium gefunden wurden, so konnte man beide Krankheiten als durch die Gegenwart der senilen Plaques und der AFV charakterisiert erachten. — Gemäß der Definition von Simchowicz dürfte die senile Demenz auf einer Beschleunigung und Steigerung der physiologischen Involution der Rinde beruhen. An den Nervenzellen sieht man eine erhebliche Steigerung der physiologischen regressiven Metamorphose, wobei die senilen Plaques einen ziemlich sicheren Gradmesser für den sich bei der senilen Demenz in der Rinde abspielenden Involutionsprozeß abgeben; sie geben ferner Aufschluß über die Schwere des Falles, über die Verteilung des Prozesses in verschiedenen Rindenregionen und schließlich differenzieren sie diagnostisch senile Fälle, die auf anderer, etwa arteriosklerotischer Grundlage beruhen. Simchowicz weist darauf hin, daß man alles was bei seniler Demenz vorkommt, auch bei der physiologischen Involution des Greisenhirns antrifft mit Ausnahme der Fibrillenveränderung: „Kein einziges Mal konnte ich bei einem normalen Greise die Alzheimersche Fibrillenveränderung finden.“ Hingegen kommen die senilen Plaques, die im pathologischen Senium massenhaft anzutreffen sind, im normalen Senium wohl auch vor, jedoch in viel bescheidenerer Zahl. Auf Grund dieser Darstellung Simchowicz’ wären als allein für die senile Demenz charakteristische anatomische Merkmale die senilen Plaques und die AFV. Von diesen beiden kommen dem normalen Greisenalter als spezifisch charakteristisch allein die senilen Plaques zu, hingegen fehlt die AFV, somit scheidet letztere aus dem Rahmen des eigentlichen Seniums und wäre ihrer Bedeutung nach erst zu erkennen.

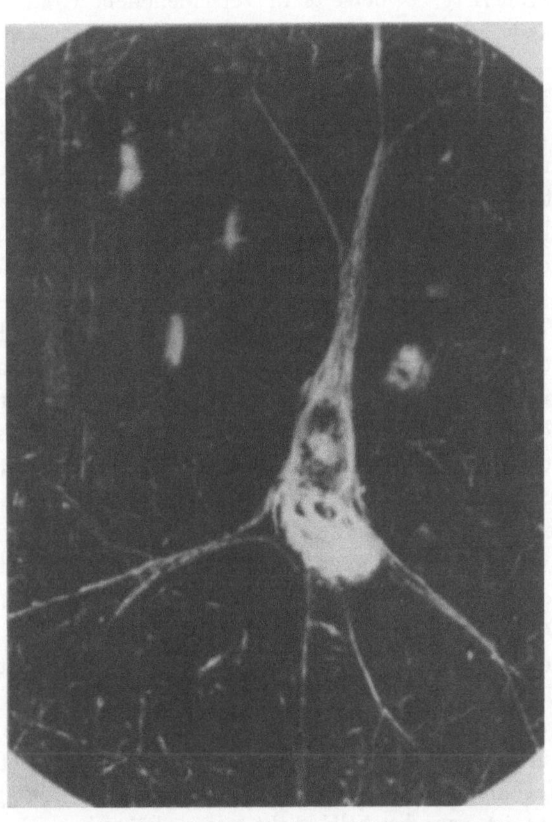

Abb. 56. Negativbild der Abb. 37, welches als solches die Knäuelbildung im basalen Zellkörperabschnitt noch deutlicher darstellt.

Hinsichtlich der Bedeutung der AFV ist darauf zu verweisen, daß diese nicht nur bei der echten präsenilen Verblödung zwischen den 40—60er Jahren, sondern auch früher vorkommt, und zwar ohne senile Plaques, wie dies im Fall von Schnitzler verwirklicht war. Dieser betraf eine 36jährige Frau, die seit $3^1/_2$ Jahren an apathischer Demenz mit schwerer Hemmung und myxödemähnlicher Zunahme des Körpergewichts litt; nach Hinzutreten von etwas verschwommenen und teilweise passageren Herdsymptomen (Ptosis, Fazialisparese, schwere Bulbärerscheinungen, links Fingerparese) führte Pneumonie zu Exitus. Nach Schnitzler war zu denken an eine thyreogene Krankheit, an Hypophysistumor, an progressive Paralyse, zuletzt am wahrscheinlichsten an eine pseudobulbäre Krankheit kombiniert mit thyreogenen Veränderungen. — Anatomisch fand sich keine Herdveränderung, keine Gefäßerkrankung, keine Spur von Körnerzellen, nur Amyloidkörper im Hippocampus, im Ammonshorn und Rückenmark. Senile Plaques fehlten. Die Hauptveränderung bestand in der AFV, die regionär im Lobus front. und Hippocampus am meisten vorkam und den Occipitallappen verschonte. Die weiteren Nerzenzellveränderungen sind körniger Zerfall und Abblassung des Zelleibs (Toluidinpräparat); diese nicht typische Veränderung betrachtet Schnitzler als akute. Architektur der Rinde normal. Die Zellveränderung ist auf das Großhirn beschränkt. Außerdem ziemlich erheblicher diffuser Markscheidenausfall der Großhirnrinde, am deutlichsten im Stratum supraradiatum und Tangentialschicht. Im Rückenmark sind die SPy-en so im Markscheiden- wie im Marchipräparat deutlich sekundär degeneriert, beiderseits in verschiedenem Grad. Neuroglia verhielt sich ganz passiv. Lipoid in Ganglienzellen sehr spärlich. Neuronophagie ausnahmsweise.

Schnitzler hält seinen Fall nosologisch zu den Alzheimer-Perusinischen Fällen gehörig, doch hebt er hervor, daß seine Kranke weder senil noch präsenil war, da doch die Krankheit mit 31 Jahren begann und: „Mit 31 Jahren ist man im landläufigen Sinne nicht präsenil“. Wenn man aber unter Präsenilität etwas anderes als die reine Zuweisung der Kranken zu einer bestimmten Altersklasse versteht, so möchte Schnitzler den thyreogenen Zustand als Äquivalent des senilen Zustandes verwerten, er ist sich aber bewußt, daß dadurch die Sache nicht endgültig gelöst ist. Der primäre Komplex sollte nämlich zu Veränderungen führen, die sonst nur auf präsenilem Boden entstehen. Schnitzler verweist ferner auf das Fehlen von Arteriosklerose in seinem Fall, auch ein mangelnder Zug im Sinne des Seniums, daß an der Kranken übrigens auch körperlich nicht zum Ausdruck gelangte. Anatomisch wäre noch das Fehlen von Drusen hervorzuheben, doch betont Schnitzler, daß er sich gegen die Annahme eines spezifisch-psychotischen Zustandes mit Drusen als Ursache sehr reserviert verhält; diese wären nur histologisch-symptomatologisch ähnlich den Amyloidkörperchen zu verwerten. Der Begriff der Alzheimerschen Krankheit scheint mit dem Vorkommen der Drusen nicht fest verankert zu sein. Doch auch der AFV möchte er in bezug auf ein spezifisches Krankheitsbild keine bestimmte Bedeutung beimessen. Man betrachtet am besten die AFV als eine neue Form „ohne damit über ihren Wert etwas zu präsumieren.“ Und wennschon die AFV und die Drusen zwei symptomatologisch wichtige und wertvolle Merkmale des senilen Gehirns sind, so bieten diese für die pseudosenilen Krankheitsfälle keine definitive anatomische Grundlage; die Alzheimersche Krankheit ist von der AFV nicht ganz abhängig und noch weniger von den Drusen.

Aus obigem ergibt sich, daß Schnitzler in der Frage der Bedeutung hinsichtlich der AFV keine Entscheidung fand; um nun weiter zu kommen, als dies Schnitzlers Fall gestattete, haben wir folgende Übersicht ins Auge zu fassen:

1. Das normale Senium zeigt allein Drusen.
2. Das pathologische Senium zeigt Drusen und AFV.
3. Das Präsenium (Alzheimersche Krankheit) zeigt Drusen und AFV.
4. Die pseudopräsenile Verblödung (Schnitzler) zeigt allein AFV.
5. Die spastische Heredodegeneration ohne Verblödung zeigt allein AFV.

Aus obiger Übersicht dürfte hervorgehen, daß für die Bewertung der AFV zwei Momente wichtig sind: 1. Ihr Mangel im normalen Senium, 2. ihr Vorhandensein bei einer zweifellosen Heredodegenerationsform. — Ersteres Moment deutet darauf hin, daß die AFV einen ausgesprochen pathologischen Charakter hat, denn sie kommt im Senium nur bei Verblödung vor; das zweite

Moment weist darauf hin, daß die AFV mit Verblödungsprozessen nicht ohne weiteres in Verbindung zu bringen ist, da sie doch bei einer Heredodegeneration ohne Verblödungsspur vorkommt. Schon das Erscheinen im letzteren Sinne ist schwerwiegend insofern, daß die AFV mehr mit dem inhärent-degenerativen Charakter des Prozesses zusammenhinge und diese Annahme wird geradezu erhärtet durch die Tatsache, daß im vorliegenden Fall von spastischer Heredodegeneration die AFV in arealer Präponderanz d. h. an jener Stelle des Gehirns in stärkstem Maß erscheint, die zugleich den pathogenetischen Fokus darstellt. Aus letzterem Umstand kann doch gefolgert werden, daß der AFV mehr eine allgemein-degenerative Bedeutung zukomme; dies um so mehr, da doch das anatomische Substrat der spastischen Lateralsklerose, das in dem Ausfall der Riesenpyramiden gegeben ist, nicht auf Grund der AFV, sondern am Wege der chronisch-progressiven Atrophie der genannten Elemente entsteht. Mit der Beobachtung, daß die Betzschen Zellen von der AFV verschont bleiben, stimmt auch der Fall von präseniler Verblödung Bielschowskys überein, in welchem: „Die Betzschen Riesenpyramiden waren ganz frei von dieser (sc. Alzheimerschen Fibrillen-) Veränderung."

Das Vorkommen der AFV bei zwei nach ihrer klinischen Erscheinungsart so differenten Formen wie die senile bzw. präsenile Verblödung und die ohne Demenz einhergehende spastische Heredodegeneration deutet darauf hin, daß die genannte Nervenzellveränderung eine für beide Krankheiten gemeinsame Bedeutung haben muß. Stimmt dies, so scheint die Rolle der AFV besonders bei der spastischen Heredodegeneration recht durchsichtig zu sein: das areale Überwiegen dieser Zellaffektion in der motorischen Zone ohne die unmittelbare Ursache für das Zustandekommen des spastischen Syndroms abzugeben, dürfte zugunsten der oben erwähnten Möglichkeit entscheiden, wonach der AFV die Bedeutung eines allgemein-degenerativen Zeichens, d. h. eines pathologisch-anatomischen Zeichens des invaliden Nervensystems zukomme. Hingegen stellen die senilen Plaques, die wir bei der spastischen Heredodegeneration nicht fanden, allein im normalen wie pathologischen Senium vorkommende Stoffwechselprodukte dar; sie sind senile Zeichen s. str. Im Gegensatz hierzu bedeutet die AFV eine auf die Invalidität des Gehirns hinweisende Erscheinung, die vom Senium ganz unabhängig ist; dies beweist das Vorkommen der AFV im Alter der eben erreichten Reife des zentralen Nervensystems mit 27 Jahren, wo man von einem Präsenium zu sprechen nicht befugt ist, widrigenfalls wäre dies ein Sprachunfug.

Nach obigen Erörterungen glaube ich annehmen zu können, daß die AFV das Zeichen eines endogenen zentralen Prozesses darstelle; sie dürfte auch bei chronischer heredodegenerativer Rückbildung zur Entwicklung kommen, über deren pathosymptomatologischen Wert wir vorläufig nur so viel aussagen können, daß diese Form der Nervenzellentartung für die Verblödung nicht verantwortlich zu machen ist. Somit wäre jenes Nervensystem, das im präsenilen und senilen Alter die Alzheimersche Krankheit bzw. die typische senile Demenz erleidet, infolge der AFV als ab ovo der vorzeitigen Abnützung zusteuerndes Organ zu betrachten, mit anderen Worten, solches Gehirn ist von Geburt aus invalid.

b) Soviel über die allgemeine Bedeutung der AFV. Was nun die areale Präponderanz der AFV bei spastischer Heredodegeneration anbelangt, so haben wir uns über diese schon oben geäußert: sie kann als fokale Akzentuierung der krankhaften Veranlagung gedeutet werden. Was aber die Bedeutung der Beschränkung der AFV auf die Schichten III und VI mit gesetzmäßiger Verschonung der Schicht V anbelangt, so wäre hierin wohl das Walten eines elektiven Prinzips zu erkennen, das allein bei endogenen bezw. heredodegenerativen Prozessen vorkommt. Über diesen Punkt werde ich mich unten noch äußern.

c) Zum Schluß wäre die Histogenese der AFV kurz zu erörtern. Bekanntlich war Alzheimer der Meinung, daß die groben Fäden und Schleifen aus normalen Zellfibrillen entstehen, denn man merkt ganz am Anfang eine oder wenige Fibrillen, die durch ihr dickeres Kaliber und dunklere Färbung auffallen. Nach Bielschowsky soll dies anders geschehen: die kranke Stelle liegt zumeist im Bereich einer kleinen Lipochromanhäufung neben dem Kern und hier befinde sich ein Knäuel verdickter Fäden in ovaler Gestalt. „Es läßt sich mit Sicherheit nachweisen, daß viele von diesen Fädchen in sich zurücklaufen, also geschlossene Kreise oder Ellipsen bilden. Irgendein Zusammenhang mit den benachbarten langen Fibrillen besteht keinesfalls. Derartige Zelleinschlüsse sind in einzelnen Gebieten in recht beträchtlicher Menge anzutreffen. . ." sagt Bielschowsky und fährt folgend fort: „Die hier festgestellten Tatsachen sprechen gegen die Auffassung Alzheimers; denn erstens sind im Bereich der Lipochromkörner keine Fibrillen sondern fibrillenfreie Plasmagitter vorhanden und zweitens entspricht das morphologische Verhalten der Fäden nicht dem gewöhnlichen Fibrillenverlauf. Daß im weiteren Verlauf des Prozesses diese Substanz auch die vorhandenen Fibrillen inkrustieren kann, unterliegt wohl keinem Zweifel." — O. Fischer ist der Meinung, daß es sich bei der AFV um eine Fibrillenwucherung handelt, die ihren Ursprung nicht aus den normalen, sondern aus neugebildeten Fäden nehme, die eine Tendenz zum Wuchern haben sollen. Dieser Annahme hielt jedoch E. Frey mit Recht entgegen, daß die Verklebung der Fibrillen in den Ganglienzellen schon zu einer Zeit stattfindet, wo so die Nervenzellen wie deren Fibrillen noch als ganz gesund erscheinen. — Nach Schnitzler ist das Wesentliche der AFV die Ablagerung eines plastischen Stoffes mit Prädilektion der Fibrillen als Ansatzpunkt; die weiteren Ablagerungen schlagen sich auf schon vorhandene Partikel nieder, wodurch es zur Bildung von konzentrischen Kugeln im Zelleib kommt; infolge Retraktion solcher Bänder kommen eigentümliche schlangenähnliche Schleifen zustande.

Eine ganz abweichende Auffassung in bezug der Genese hegt Simchowicz; indem er darauf verweist, daß die Mehrzahl der Beobachter den Fehler begangen, die Alzheimersche Fibrillenveränderung im vorgeschrittenen Stadium zu untersuchen, wo man von der Nervenzelle bereits nur einen Residualknäuel sieht, macht er auf folgende Momente aufmerksam. Sieht man sich Initialveränderungen genau an, so stellt sich nach Simchowicz von selbst die Frage, ob die Fibrillenveränderung im Innern der Nervenzelle statthabe, denn man kann sich schwer vorstellen, daß Nervenfibrillen eine knäuelartige Disposition annehmen. Außerdem soll man häufig beobachten, daß die verdickte Faser aus der Nervenzelle heraustrete. Simchowicz ist der Ansicht, daß solche Fasern möglicherweise der Neuroglia entstammen und sollen immer außerhalb der Nervenzelle sein und niemals in deren Innerem. — Ich glaube kaum, daß diese Ansicht auf Zustimmung rechnen dürfte, denn alles was die Fibrillenveränderung zeigt, ist nur als intrazelluläre Erscheinung zu erkennen; wohl vermag der Fibrillenknäuel besonders im Terminalstadium gehäuseartig oberflächlich liegen, doch sah ich diesen niemals extrazellulär.

Meine eigenen Beobachtungen sprechen ganz im Sinne der Alzheimerschen und Schnitzlerschen Auffassung bzw. widersprechen der Bielschowskyschen Vorstellung. Wohl bestätige ich als Ausgangspunkt der Fibrillenveränderung den basalen, vom Kern ventral liegenden Teil des Zelleibs, doch muß ich im Gegensatz zu Bielschowsky hervorheben, daß die initiale Form kein ovales, in sich geschlossenes Gebilde ist, sondern eine auffallende Aufrollung der verdickten Fibrillen, die an meinen Präparaten sich ohne Schwierigkeiten in die benachbarten Normalfibrillen verfolgen ließ. Bielschowskys Argument zugunsten der nicht-fibrillären Natur der Alzheimerschen Knäuel, wonach letzteres im Bereich des Pigments, als an der Stelle eines fibrillenfreien Plasmagitters zur Entwicklung komme, ist meines Erachtens aus dem Grunde nicht stichhaltig, denn erstens enthält das plasmatische Wabenwerk ebenfalls Fibrillen und zweitens ist an der basalen Stelle des Zelleibes nicht immer Lipochrom vorhanden.

In bezug der feineren Histologie der AFV wäre noch auf den Umstand zu verweisen, daß die lokal sich äußernden Veränderungen (z. B. vom Kern ventral) mit einer lokalen Schwellung bzw. Volumvergrößerung des Zelleibs bzw. der Dendriten einhergehen. In solchem Fall macht sich die abnorme Fibrillenschlängelung nicht allein durch die Verdrängung des Kerns apikalwärts Platz, sondern durch eine basale Vergrößerung des Zelleibes. Es läßt sich an den Fibrillenpräparaten zweifellos feststellen, daß auf die initiale dehnende und raumvergrößernde Wirkung der AFV zum Schluß eine Schrumpfung folgt, die sich besonders und zuerst im Apikaldendrit bemerkbar macht, doch kollabiert ganz zuletzt auch der Zelleib, was durch den Schwund des Protoplasmas bedingt sein kann. Wie oben bemerkt, stellen die terminalen Bilder der AFV entweder ganz leere oder nur kernhaltige groteske Fibrillengehäuse dar; es liegt nicht fern der Gedanke, daß die Masse des Zelleibes zur Bildung jenes abnormen Degenerationsstoffes aufgebraucht wurde, der die Fibrillen anfänglich zu abnorm dicke Stränge, später Strangkonvolute zusammenklebte. Somit ist für die AFV charakteristisch der Niederschlag eines zumeist ungeformten kolloidalen Ausscheidungsproduktes, das eine spezielle Affinität zu den Fibrillen bekundet.

Zu diesen Erörterungen aus meiner Arbeit über spastische Heredodegeneration möchte ich folgende neue Bemerkungen hinzufügen.

1. In klinischer Hinsicht wäre auf Grund der erneuten Untersuchung des noch lebenden älteren Bruders hervorzuheben, daß die reine spastische Spinalparalyse familiärer Natur bei genügend langer Dauer sich mit spinaler Muskelatrophie zu ergänzen vermag; der höhere Grad des Muskelschwunds, die Entartungsreaktion daselbst, schließlich die Lokalisationsform (kleine Handmuskeln, die Wadenmuskeln, Tibialismuskeln) sprechen als klinische Zeichen deutlich für die spinale, namentlich Vorderhorngenese. — Freilich ist mit dieser Beobachtung keineswegs behauptet, daß jeder Fall von spastischer Heredodegeneration diese Ergänzung erfahren muß; doch lehrt die degenerative Kombination des zentralen und peripheren motorischen Neurons auf streng endogen-familiärer Grundlage, daß eine Anlageschwäche die gesamte Willkürbahn betreffen kann, alsdann in der Form einer kombinierten systematischen Affektion,

wie es eben die amyotrophische Lateralsklerose ist. Diese systematische Anlageschwäche wird durch die streng endogen-familiäre Natur des Leidens nahegelegt; die Annahme Matzdorffs, daß es sich selbst bei den familiären Fällen der spinalen Muskelatrophie und der spastischen Heredodegeneration außer der Familiarität noch um eine toxische Komponente in der Ätiologie handeln soll, muß ich meinerseits ablehnen. Dies um so mehr, da es sich in meinen Fällen um Brüder handelt, die beide in genau demselben Zeitpunkt, in ihrem 3. Lebensjahr die ersten Spuren der Krankheit zeigten, keinen nachweisbaren toxisch-infektiösen Einfluß erlitten haben und obendrein der jüngere Bruder in seinem Zentralnervensystem nicht die geringste Spur einer Gefäßalteration zeigte. Indem ich die Homotypie nebst Homochronizität meiner Fälle betone, so will ich keineswegs behauptet haben, daß eine amyotrophische Lateralsklerose nicht im Anschluß an eine exogene Noxe zur Entwicklung kommen kann, doch wäre dabei immer wohl zu bedenken, daß es sich um ein zufälliges Zusammentreffen handeln kann. Immer spielt die bestimmende Rolle in solchen systematischen Affektionen die Anlage, wie dies sehr deutlich eben aus den Fällen Matzdorffs hervorgeht: in allen Schichten der Frontalis agranularis kommen schief gestellte Ganglienzellen vor, in der *Cp* erscheint als Hemmungsbildung ein Nest von embryonalen Ganglienzellen in der Zonalschicht, im Pallidum ein Nest von embryonalen Ganglienzellen inmitten von normalem Gewebe. Man fragt sich unwillkürlich: wie viel mag an Hemmungsbildungen selbst bei sorgfältigster Untersuchung, wie bei jener Matzdorffs, dem Auge entgehen? Die Unterschätzung der Bedeutung einer Anlageschwäche wird natürlich nur gefördert durch die Unterschätzung des Systembegriffs wie dies Matzdorff tut, denn ihm ist selbst die ziemlich vorsichtige Bestimmung Spielmeyers einer Systemerkrankung allzu streng, wie dies aus seinen folgenden Worten hervorgeht: „Es liegt meines Erachtens in diesem Wort (sc. Systemerkrankung) aber die Gefahr, die Lokalisation des Prozesses allzusehr in den Vordergrund treten zu lassen, den Systemerkrankungen eine besondere Stellung einzuräumen und dadurch die inneren Beziehungen mancher Krankheiten zueinander nicht richtig zu bewerten. Jedenfalls halte ich es für bedenklich, z. B. aus der hier geschilderten Gruppe der bulbo-spinalen, spastisch-atrophischen Lähmungen, die nosologisch sehr eng zusammengehören, eine Krankheit, die amyotrophische Lateralsklerose, dadurch besonders hervorzuheben, daß man sie als Systemerkrankung bezeichnet, und ich möchte daher den Begriff der Systemerkrankungen entweder fallen lassen oder ihn soweit fassen, daß man alle zu der soeben geschilderten Krankheitsgruppe gehörigen Krankheiten auch als Systemerkrankungen bezeichnen kann."

Diese Stellungnahme beruht meines Erachtens auf völliger Verkennung des Neuronenbegriffs, daher die allzu leichte Ignorierung einer Systemkrankheit. Man möge nur in die von Matzdorff angeführte schöne Arbeit Probsts „Zur Kenntnis der amyotrophischen Lateralsklerose" Einsicht nehmen und die exakten Zeichnungen eingehend würdigen, welche sämtliche Höhen des Zentralnervensystems — von der Großhirnrinde angefangen bis zum Lendenmark hinab — an Marchipräparaten uns vorführen, und man wird eben durch das streng Systematische des anatomischen Prozesses gefesselt. Man höre den Autor selbst: „Bei der histologischen Untersuchung fand sich ein geringgradiger Schwund der Pyramidenzellen der vorderen Zentralwindung, die Degeneration der Balken- und Projektionsfasern der vorderen Zentralwindung, wobei die Degeneration der Pyramidenfasern bis in das Sakralmark im Pyramiden-Vorder- und -Seitenstrang zu verfolgen war. Außerdem degenerierten das hintere Längsbündel und die Vierhügel-Vorderstrangbahn, der motorische Kern und absteigende Nerv des Trigeminus, Fazialis, Vagus, Akzessorius nnd Hypoglossus. Der Schwund in den Vorderhornzellen des Rückenmarks war ein relativ geringer. Es fanden sich degenerierte Fasern in der vorderen Kommissur, in den vorderen Grundbündeln und in der gemischten Seitenstrangzone; alle anderen Stränge waren frei von Degeneration. Die vorderen Wurzeln und die peripheren Nerven zeigten geringgradige Degeneration, die peripheren atrophischen Muskeln zeigten einfache Atrophie.“ Mit anderen Worten degeneriert erscheinen: 1. das kortiko-spinale motorische Neuron, d. h. die Pyramidenbahn; 2. das bulbo- und spino-muskuläre Neuron, d. h. die motorischen bulbo-spinalen Wurzeln; 3. das hintere Längsbündel; 4. die Vierhügel-Vorderstrangbahn — lauter experimentell-degenerativ wohldefinierte und sichergestellte Neuronensysteme, welche exakt bilateral-symmetrisch und gleichintensiv ergriffen sind. Es hieße den Systembegriff ganz leugnen zu wollen — und Matzdorff ist hierzu geneigt wie wir oben sahen — wenn man das pathologische Verhalten im genau untersuchten Fall von Probst anders als auf systematischer Grundlage erklären wollte; tun wir das, so verlassen wir aber den gesicherten Boden der Anatomie und lassen außer acht das Lebenswerk eines Cajal, v. Lenhossék, Monakow, Gudden, Flechsig, man ignoriert die Arbeiten Probsts, Rothmanns, Redlichs und vieler anderer. Der systematische Faserbau ist eben ein charakteristischer architektonischer Zug des Zentralnervensystems und erfahrungsgemäß läßt diesen, nebst der zielbewußten experimentellen Degeneration, das auf Anlageschwäche beruhende Naturexperiment deutlich und unverkennbar hervortreten.

2. In anatomischer Beziehung möchte ich vor allem auf den Rindenbefund in seinem Zusammenhang mit dem klinischen Status eindringlicher hinweisen. Hält man das nachgewiesene anatomische Substrat vor Augen, so muß das Mißverhältnis auffallen, welches zwischen der Intensität der spastischen Lähmung und der Strangdegeneration besteht. Der höchstgradigen Hypertonie, an den unteren Extremitäten als fixe Kontraktur erscheinend, steht eine höchst schwächliche Py-Affektion, diese auch nur im distalsten Abschnitt der langen Bahn erscheinend, entgegen und da muß man sich fragen, ob der anatomische Befund den klinischen genügend erklärt? Die eben nur angedeutete Py-Lichtung dürfte hierzu keineswegs genügen, denn letztere könnte uns einen leichten spastisch-paretischen Gang erklären, nicht aber die durch Kontraktur bedingte Immobilisation. Um letztere unserem Verständnis näher zu bringen, möchte ich aus dem Rindenbefund hervorheben, daß nebst dem progressiven Schwund der Betzschen Elemente noch die dritte und sechste Schicht bedeutend litten. Besonders läßt sich dies für die dritte Lage feststellen, denn hier bemerkt man nicht allein am Nißl- sondern auch am Weigert-Präparat einen bedeutenden Untergang von zelligem wie fasrigem Material (s. Abb. 51, 55).

Indem ich nun diesen Rindenbefund besonders betone, schwebt mir gleichzeitig der Befund Spielmeyers vor, welchen man dahin zusammenfassen kann, daß spastische Lähmungen auch bei intakter Py-Bahn vorkommen können, wo dann in der Rinde nebst der zweiten und dritten Schicht noch die tiefe Rinde angegriffen erscheint, also genau derselbe Befund zu erheben ist, wie in meinem Fall von spastischer Heredodegeneration. Es handelte sich um eine 3 Jahre hindurch fortschreitende spastische Paraplegie, in welcher anatomisch ein degenerativer, nicht endzündlicher Prozeß der gesamten Rinde eine Rolle spielte, wobei aber in der motorischen Region die Betzschen Elemente keine histologisch erkennbare Veränderung zeigten. Spielmeyer betont dabei die Intaktheit der Py-Bahn entlang des Hirnstammes und Rückenmarks, daher ist auch sein folgender Ausspruch begründet: „Der spastischen Paraplegie lag also auch hier eine Läsion der Pyramidenbahn nicht zugrunde.“ Klinisch handelt es sich um einen präsenilen Verblödungsprozeß, dessen neurologische Komponente die spastische Lähmung war, welche mit Steigerung der Reflexe und Fuß- und Patellarklonus einsetzte. Dann folgten zunehmende Schwäche und Spannungen in den unteren Extremitäten, der Rumpfmuskulatur und zum Teil auch in den oberen Extremitäten; Gang ausgesprochen spastisch-paretisch. Spielmeyer bezeichnet den Zustand als intrakortikale spastische Lähmung, womit ausgedrückt ist, daß die anatomische Ursache in kortikalen Veränderungen jenseits der direkten motorischen Projektionsbahn liegen könne. Sehr treffend bemerkt aber Spielmeyer, daß in anderen Fällen die Degeneration in der Rinde ähnlich lokalisiert zu sein scheint und Lähmungen mit Spasmen sich nicht entwickeln. Nur soviel kann gesagt werden, daß „durch chronische Rindenerkrankungen, welche das motorische Projektionssystem selbst nicht ergreifen, spastische Lähmungen vom Typus der Hemiplegie und Paraplegie verursacht werden können. Es sind also der Pyramidenbahn offenbar Neurone übergeordnet, deren Läsion eine gleichartige, grobe, motorische Störung mit Spasmen, Kontrakturen und dem Babinskyschen Phänomen bewirken kann, wie sie sonst die Läsion der Pyramidenbahn verursacht.“

Mit Bezugnahme auf den Spielmeyerschen Befund erscheint nun der Rindenbefund bei spastischer Heredodegeneration nicht durch die einfache Py-Bahnaffektion bedingt, sondern wir haben zur Erklärung der schweren Spasmen noch die Erkrankung der dritten und sechsten Rindenschicht in Betracht zu ziehen. Hieraus erhellt, daß das anatomische Substrat der spastischen Heredodegeneration in dem von den meisten Autoren wohl nur angenommenen, durch meinen Fall auch nachgewiesenen Schwund der Betzschen Elemente noch keineswegs erschöpft ist, denn dieser Befund wird in weitestem Maße durch die Erkrankung der III. und IV. Schicht anatomisch ergänzt und erst durch letzteren erhält die spastische Heredodegeneration ihren exquisit-spastischen Charakter.

Zusammengefaßt müssen wir also sagen, daß das histopathologische Bild der spastischen Heredodegeneration bei weitem nicht so einfach-schematisch ist, wie wir uns das bis zuletzt in der isolierten systematischen Py-Affektion vorstellten. Denn zur letzteren gesellt sich eine weitere laminäre Rindenerkrankung der vorderen Zentralwindung, welche die systematische Affektion intrakortikaler Neuronenverbände bewirkt; solche sind die rein kortikal sich ausbreitenden Elemente der III. Schicht und jene der VI. Schicht. Es hat den Anschein, daß eben diese Schichten eine Beziehung zur

Tonusproduktion haben, indem mit ihrem Ausfall die normale Hemmung erlischt.

Diese Auffassung über den Ursprung der spastischen Komponente bei der primären Lateralsklerose macht das Verhalten verständlich, wonach Fälle mit kaum angedeuteter Py-Affektion, jedoch stark ausgeprägter Spastizität, vorkommen.

Der Befund von der Affektion mehrerer Schichten (III—IV) stellt uns vor die Frage: kann und darf man von einer Systemerkrankung sprechen? Ich bejahe dies mit der Begründung, daß die Projektionsschicht der Ca histopathologisch andersgeartet erscheint, als die assoziative Schicht, denn die Lamina ganglionaris zeigt einen einfachen Nißlschen Zellschwund, während Lamina pyramidalis samt multiformis die Alzheimersche Fibrillenveränderung aufweist. Nach meinem Dafürhalten handelt es sich bei der spastischen Heredodegeneration eben um eine kombinierte Systemerkrankung der motorischen Rinde, denn die intrakortikalen assoziativen Systeme sind zugleich mit dem projektiven System ergriffen. Um dieses Verhalten nachzuweisen, haben wir einen Blick auf die normale Struktur der Ca zu werfen, wobei wir uns auf die fundamentalen und unerreichten Untersuchungen Cajals beziehen müssen; nach diesem Autor weist die motorische Rinde in ihrem Bau nebst allgemeinen Faktoren noch spezifische auf. Zu den allgemeinen Bauprinzipien gehört die oberflächliche plexiforme (zonale) Lage, die Schicht der kleinen und mittelgroßen Pyramiden, die Schicht der Sternzellen und der dreieckigen Zellen; die spezifischen Prinzipien werden durch den sensiblen Plexus der dritten Schicht (Lam. pyramidalis) und durch die Riesenpyramiden repräsentiert. Für den Rindenbau unterscheidet Cajal endo- und exogene Fasern, erstere gehören zu den autochthonen Zellen jedes Rindenabschnitts, es sind das intrakortikale Elemente, während die exogenen Fasern aus fremden Rindenpunkten stammend, in der grauen Substanz der motorischen Rinde frei endigen. Nach Cajal erkennt man die motorische Rinde bei allen Säugetieren, den Menschen inbegriffen, daran, daß sie ein dichtes Geflecht von sehr dicken exogenen Fasern besitzt, welches in der Höhe der mittelgroßen Pyramiden, also in der Lamina pyramidalis liegt. Da die mittelgroßen Pyramiden der Ort sind, an dem sich speziell die sensiblen Fasern verteilen, so läßt sich vermuten, daß diese Zellen die proprio- und exterozeptiven Eindrücke aufnehmend, dazu bestimmt sind, Residuen und Erinnerungen dieser Empfindungen an andere Stellen des Gehirns zu leiten. Aus diesen Verhältnissen dürfte es hervorgehen, daß die Lamina pyramidalis eine rezeptive und assoziative Schicht ist, somit, wie oben angegeben, ein intrakortikales assoziatives System darstellt. Gerade diese Schicht ist es, welche in meinem Fall von spastischer Heredodegeneration schwer litt und da diese selbständig affiziert einen hypertonischen Zustand ohne Py-Bahnerkrankung gibt (Spielmeyer, Bielschowsky), so ist es nur folgerichtig, wenn ich der Erkrankung der Lam. pyramidalis die spastische Komponente im Bilde der primären Lateralsklerose zuschreibe. Und da die Py-Bahn überwiegend aus den Riesenpyramiden hervorgeht und letztere das projektive System der motorischen Rinde darstellt, so ist die paretische Komponente des Krankheitsbildes auf letzteres zu beziehen. Auf Grund dieser Verhältnisse folgt zwanglos die Tatsache, daß das anatomische Substrat bei spastischer Heredodegeneration in der Läsion zweier Rindensysteme der vorderen Zentralwindung gegeben ist; es handelt sich, wie oben schon hervorgehoben, um eine kombinierte Systemerkrankung der motorischen Rinde.

Indem wir diese Art der Rindenerkrankung feststellen, sei darauf verwiesen, daß die Mitbeteiligung der spinalen Gollschen Stränge Strümpell dazu veranlaßte, von einer kombinierten primären Strangsklerose zu sprechen. Für Strümpell bestand die Kombination seitens der Py- und Gollschen Stränge; nun sahen wir soeben, daß die Py-Affektion selbst mit der Kombination von superponierten Rindenneuronen einhergeht. Dieser Umstand kompliziert natürlich den kombinierten Charakter der spastischen Heredodegeneration in dem Sinne, daß wir auf Grund obiger Erörterungen die Erkrankung von drei Neuronensystemen aufstellen; diese sind: 1. das intrakortikale Assoziationssystem, d. h. die Lamina pyramidalis; 2. das motorische Protoneuron, d. h. die Py-Bahn; 3. das sensible Protoneuron, d. h. der Gollsche Strang.

In bezug der Bedeutung der Erkrankung der Gollschen Stränge hob als erster Strümpell hervor, daß diese sich im Krankheitsbild praktisch kaum fühlbar macht. Besondere Beachtung widmete diesem Umstand Newmark in der Familie O'Connor, deren zwei Mitglieder zur histologischen Aufarbeitung kamen; bei John war die Py- und Goll-Degeneration gleichstark, bei Frank überwog die Gollsche; klinisch waren die spastischen Erscheinungen bei John ausgeprägter als bei Frank. Strümpell postulierte einen Strang-Antagonismus in dem Sinne, daß den spastischen Zustand eine starke Gollsche Degeneration abzuschwächen vermag. In meinem vorliegenden Fall war die Strangdegeneration gleichstark und doch war der Spasmus derartig dominierend, daß in vivo eine Affektion der Gollschen Stränge nicht einmal vermutet werden konnte, denn alles deutete auf „reine" Lateralsklerose hin.

Anhangsweise sei kurz eine Form der Lateralsklerose erwähnt, welche in ihrer äußeren Erscheinung die spastische Heredodegeneration nachzuahmen vermag, aber in ihrem klinisch-biologischen Wesen wie auch in ihrer Anatomie von letzterer fundamental verschieden ist. Ich meine die syphilitische oder Erbsche Lateralsklerose, welche in bezug des klinischen Syndroms — spastische Paraparese — manchmal der Strümpellschen oder primären Lateralsklerose täuschend ähnlich sehen kann; eine tiefergehende Prüfung ergibt differenzierende Momente von essentieller Bedeutung. So konnte vor allem W. Bremer für die hereditär-familiäre Form teils dominanten, teils rezessiven Erbgang nachweisen, wobei die dominanten Fälle die leichteren, die rezessiven Fälle die schwereren Erkrankungsformen darstellen. „Die meisten Fälle mit dominantem Erbgang sind „reine" oder doch jedenfalls annähernd reine Fälle von spastischer Spinalparalyse, die schweren Erkrankungsformen, die sich nach Schaffer auf kombinierte Segmente oder ubiquitär ausbreiten, jene Fälle die mit Idiotie, Augenmuskellähmungen und Sehstörungen einhergehen, zeigen sämtliche rezessive Vererbung." Somit ist die Strümpellsche heredofamiliäre Form eine streng mendelnde, rein endogene Form. Ganz anders die Erbsche Form, welche, weil syphilitischen Ursprungs, eine rein exogene Form ist. Wir sehen, daß die Pathobiologie eine prinzipielle Differenz zwischen den beiden Formen der Lateralsklerose erkennen läßt und genau dasselbe läßt sich in anatomischer Hinsicht feststellen. Bei der endogen-familiären Form handelt es sich, wie dies eben dargetan wurde, um einen primär-systematischen Prozeß, in welchem ausschließlich bzw. elektiv nur die ektodermalen Elemente zugrunde gehen, denn es wickelt sich ein rein-ektodermaler Abbau streng innerhalb beider Py-Systeme als Projektionsleitungen samt den superponierten intrakortikalen Assoziationssystemen ab. Bei der exogen-syphilitischen Form (s. Abb. 57) spielt sich eine, wohl beiderseitige SStrPy-en berührende intrafunikuläre Sklerose syphilitisch-vaskulären Ursprungs ab, welche aber keineswegs auf die Py-Systeme begrenzt bleibt, diese oft nur bruchstückweise affiziert, daher auch keinen systematisch-elektiven Charakter hat. — Wir sehen nun in beiden Fällen einen fürs Auge identisch erscheinenden Phänotyp, welcher aber nicht wesensgleich ist: die Strümpellsche oder endogen-familiäre Form ist eine idiotypische, die Erbsche oder exogen-syphilitische

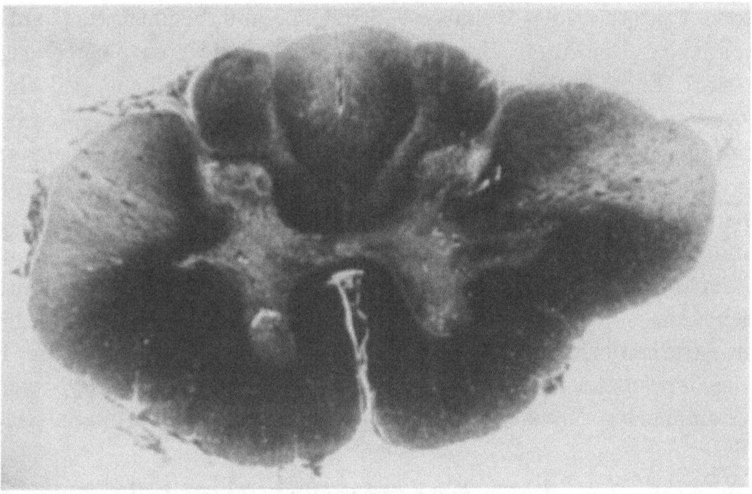

Abb. 57. Erbsche (syphilitische) Lateralsklerose. Die Seitenstränge in nicht systematischer Weise durch eine Sklerose betroffen, welche von syphilitisch-veränderten Gefäßen ausging; letztere als Strichelchen oder Punkte im Gebiete der Strangsklerose sichtbar. — Weigert-Pikrofuchsin. Zum Vergleich mit Abb. 53.

Form eine paratypische Form. Beide unterscheiden sich biologisch wie anatomisch gleich scharf.

Schließlich wollen wir prüfen, ob die reine spastische Heredodegeneration jene Kriterien aufweist, welche wir für die systematische Heredodegeneration als bestimmend aufstellten. Wir können uns kurz fassen.

1. Indem allein die neuronalen Elemente ergriffen erscheinen (die dendritische Glia ist inaktiv oder kann es bleiben) bei Ausschluß jeglicher kausaler Veränderung seitens des Bindegewebe-Blutgefäßapparates, so liegt eine engere Keimblattwahl vor.

2. Vermöge des primär-systematischen Ergriffensein der Py-Bahnen handelt es sich um Systemwahl; diese ist in ganz reinen Fällen von primärer Lateralsklerose eine einfach-systematische Affektion, kann aber kombiniert-systematische werden, wenn sich die Gollschen Stränge mitergriffen erweisen. Streng genommen ist aber die reine Lateralsklerose bereits eine kom-

biniert-systematische Erkrankung, da wir oben nachwiesen, daß zwei kortikale Systeme affiziert sind: a) ein intrakortikal-assoziatives System und b) ein kortikal-projektives System — ersteres entspricht der III. und teilweise der VI. Rindenschicht, letzeres der V. Rindenschicht samt der hieraus entspringenden Py-Bahn.

3. Die reine Lateralsklerose ist eine immer vom Endhirn ausgehende systematische Erkrankung, daher kommt der idiotypischen Lateralsklerose eine Segmentwahl zu. Im Gegensatz hierzu ist die paratypische Lateralsklerose bald von spinal-funikulären, bald von pontinen, bald von hemisphärialen vaskulären Herden abhängig und weil sie somit auch keinen echten Segmentcharakter besitzt, kommt ihr auch keine Segmentwahl zu.

Aus diesen Bestimmungen geht also deutlich hervor, daß die idiotypisch bedingte spastische Heredodegeneration die eingangs hervorgehobenen drei bestimmenden Faktoren: die Keimblatt-, System- und Segmentwahl aufweist.

Nachtrag. Der ältere Bruder, dessen klinische Daten oben angegeben wurden, starb Ende November 1925; die sofort vorgenommene, jedoch noch nicht beendete Untersuchung ergab ein anatomisches Substrat, welches mit jenem des jüngeren Bruders vollkommen übereinstimmt: Alzheimersche Fibrillenveränderung in den Ganglienzellen der III. Schicht des Gyr. praecentralis im Fazialzentrum, Schwellung der mittelgroßen und großen Pyramidenzellen und deren diffuser Ausfall, Schwund der Betzschen Elemente hauptsächlich im Beinzentrum, markfaserige Lichtung im distalen Abschnitt der Pyramidenbahn. — Die ausführliche Mitteilung des Falles erfolgt nach vollständiger Aufarbeitung; hier wäre nur darauf zu verweisen, daß die Histopathologie der spastischen Heredodegeneration auf Grund zweier aus einer Familie stammenden Kranken nunmehr deutlich gezeichnet vor uns steht.

B. Dyskinetische oder extrapyramidale Heredodegeneration.

Die striär bedingten sogenannten extrapyramidalen Bewegungsstörungen, wie Muskelstarre, choreatische Bewegungen, Zittern, Torsionsspasmus usw. haben eine recht verschiedentliche Genese. Diese lassen sich in zwei Hauptgruppen sondern, in exogene und endogene. Zu den exogen entstandenen striären Bewegungsstörungen gehören Fälle, welche toxisch-infektiöser, arteriosklerotischer, paralytischer, endlich endotoxischer (hepatogener) Natur sind. Zu den endogen begründeten Formen gehören teils solche Fälle, welche exquisit heredo-familiär sind, wie die Chorea hereditaria tarda Huntington, gewisse Fälle der chronisch-progressiven Chorea, teils solche, für welche man nur die reine Endogenie, nicht aber die Heredofamiliarität nachweisen kann, wie dies für gewisse Fälle der chronisch-progressiven Chorea und für die Torsionsdystonie zutrifft.

Hier sind wir an dem Punkt angelangt, wo wir den Begriff der Endogenie berühren müssen, namentlich mit Bezugnahme auf das Zentralnervensystem. Wir suchen nämlich festzustellen, welcher Prozeß im Nervensystem als rein endogen zu bezeichnen wäre. Als endogen dürfte ein embryologisch begründeter, dem Nervensystem selbst entspringender, genuin-neurogener Vorgang zu bezeichnen sein, welcher sich mit dem allgemein klinischen Begriff der Endogenie nicht völlig deckt. Denn die Klinik bezeichnet für den menschlichen Organismus z. B. eine hepatogene Lentikulardegeneration wohl als einen endogenen Prozeß, wo es aber nicht zu bezweifeln ist, daß dieser für das Zentralnervensystem im Grund genommen ein exogener ist. Daher wäre zu betonen, daß ein außerhalb vom Nervensystem entstandener, jedoch im menschlichen Organismus wurzelnder Angriff gemäß unserer Betrachtungsweise für das Zentralnervensystem eine exogene Noxe darstellt, wie dies im Beispiel von Einwirkung der Hepatotoxine zutrifft. Unsere Endogenie, weil allein im Zentralnervensystem wurzelnd, kann nur mit einer Anlageschwäche erklärt werden, d. h. sie kann nur auf einem inhärent-vererbbaren Prozeß beruhen. Und so wird diese Endogenie mit dem idiotypischen Ursprung zusammenfallen; ist nun dieser, für das Zentralnervensystem gültige Begriff der Endogenie infolge seiner Kongruenz mit dem Anererbt-Vererbbaren nicht überflüssig? Nein, und zwar aus dem Grund, denn wir stehen häufig vor dem konkreten Fall, daß man wohl Endogenie, nicht aber Heredofamiliarität nachweisen kann und alsdann dürfte die Endogenie eine Art von Ersatzbegriff für die nicht nachweisbare erbbiologische Charakteristik abgeben. Man sieht diese Lage nicht so selten für Fälle zuzutreffen, welche klinisch-anatomisch ganz den respektiven heredofamiliären Fällen entsprechen, in welchen aber die erbbiologischen Momente fehlen. Ungemein lehrreich und aufklärend ist nun in solchen Fällen die Tatsache, daß man durch nachträglich eruierte familiäre Daten zur Erkenntnis gelangte, daß in diesen Fällen die erbbiologische Charateristik dennoch zu erbringen war, mit anderen Worten, letztere fehlte nur scheinbar. Dieser nur scheinbare Mangel läßt sich aus der einschlägigen Literatur für fast jede Form der systematischen Heredodegeneration nachweisen; uns interessiert an dieser Stelle die chronisch-progressive Chorea, für welche Jakob in seiner vorzüglichen Monographie über extrapyramidale Erkrankungen einen Fall ohne nachgewiesene Vererbung anführt, in einer Fußnote aber die Bemerkung macht, daß infolge eines günstigen Zufalls Angaben auftauchten, wodurch dieser Fall doch der echten vererbbaren Chorea zuzuzählen sei. Auf Grund dieses Falles und zahlreicher ähnlicher Fälle müssen wir uns bei einer Krankheitsform, welche klinisch der vererbbaren Krankheitsform gegenüber nur durch die mangelnde erbbiologische Charakteristik auffällt, jedoch in ihrer Ätiologie jedwelche exogene Noxe vermissen läßt, auf den Standpunkt versetzen, daß es sich um eine latente Heredobiologie handeln könne, wo es nur von dem günstigen bzw. ungünstigen Zufall abhängt, den Fall richtig bzw. unrichtig zu rubrizieren. Um nicht mißverstanden zu werden, hebe ich hervor, daß auch ich solche Fälle klinisch nicht zu den erwiesenen heredofamiliären Fällen rechne, jedoch wäre hier zu betonen, daß diese vermöge der klinischen Zeichnung und reinen Endogenie für einen heredofamiliären Fall in höchstem Maß suspekt seien. Denn solche Erfahrungen sollten uns einerseits recht vorsichtig machen, anderseits aber befugt uns die fehlende erbbiologische Charakteristik keineswegs dazu, eine völlig verschiedene Ätiologie anzunehmen; erwiesen ist sie nicht. Wir müssen die Lage in dieser Frage endlich deutlich sehen: die heredofamiliäre Charakteristik ist nur anamnestisch-genealogisch zu erbringen und dieser Erkenntnis können sich in gewissen Fällen leider unüberwindliche Hindernisse entgegenstellen.

Nach obigen Bemerkungen ist festzustellen, daß die Huntingtonsche Chorea sicher in den Begriff der striären (extrapyramidalen) Heredodegeneration fällt.

zu welcher Fälle von chronisch-progressiver Chorea mit Vererbung zuzuzählen sind. Diese Choreaform repräsentiert vermöge der dominanten Vererbung in zwei bis drei Generationen einen klassischen heredodegenerativen Typus. Auf Grund der oben angestellten Erörterungen über Endogenie und latente erbbiologische Charakteristik zähle ich gewisse Fälle der Torsionsdystonie auch hierher; so beobachtete ich klinisch viele Jahre hindurch einen anatomisch von H. Richter bearbeiteten Fall, wo es sich um Momente handelte, welche ungemein zugunsten der erbbiologischen Charakteristik sprachen, wie Rassenauslese (es handelt sich um eine Kranke russisch-jüdischer Abstammung), reine Endogenie, Beginn ohne äußere Veranlassung sukzessiv im jugendlichen Alter, chronisch-progressiver Verlauf, welcher allein durch eine Interkurrenz abgekürzt wurde.

1. Hereditäre Chorea.

Leider verfüge ich über keinen eigenen Fall und so möchte ich mich auf Grund der schon erwähnten Jakobschen Arbeit ganz kurz darauf beschränken, das anatomische Bild vorzuführen, dies um so mehr, da ich mich auf dasselbe noch beziehen muß.

In makroskopischer Hinsicht hebt A. Jakob die deutlich ausgesprochene „Atrophie" der Zentral- und Frontalwindungen, sowie der basalen Stammganglien mit begleitendem Hydrocephalus int. und ext. hervor; dementsprechend betrug das Hirngewicht in seinen Fällen 850 g, 950 g, 1055 und 1200 g. „Jedenfalls gehören Hirngewichte unter 1000 g zu häufigen Befunden bei der chronisch-progressiven Chorea" (Jakob). — Vornehmlich erwies sich das Caudatum und Putamen als hochgradig „geschrumpft", auch das gesamte Zwischen-, Mittelhirn und die Brücke wurden auffallend klein befunden. Ependymgranulationen, sowie nicht entzündliche Piaverdickungen, gehören nicht zum typischen Sektionsbefund.

In histologischer Beziehung zeigt sich „ein schwerer, rein degenerativer Parenchymprozeß, der in der Hauptsache zu einer hochgradigen Degeneration und Vernichtung von Ganglienzellen, sowohl in der Hirnrinde als in bestimmten Teilen der basalen Stammganglien führt (A. Jakob). Dabei verfallen die kleinen Ganglienzellen „in besonders bevorzugter Weise der Entartung und es zeigt sich an ihnen die Veränderung der primären Reizung, d. h. Schwellung, dann Verflüssigungsvorgänge bis zum völligen Schwund, schließlich auch chronische Zellveränderung findet sich vor." Die Verfettung der Ganglienzellen „tritt erheblich zurück". „Der Charakter der Veränderungen ist der einer reinen Parenchymdegeneration, von einer primären Entzündung oder einem primären Proliferationsvorgang der Neuroglia kann dabei, wie ich mit Bielschowsky betone, keine Rede sein." „In der Rinde ist das Stirnhirn und die vordere Zentralwindung regelmäßig befallen, wobei sich zumeist in letzterer eine gliöse Pseudokörnerschicht, oberhalb der Betzschen Pyramidenzellzone gelegen, gut ausprägt. Die Entartung der inneren Körnerschicht und der drei untersten Rindenschichten ist in den befallenen Gebieten besonders ausgesprochen." Durch die Degeneration der kleinen Pyramidenzellen, wie dies F. H. Lewy hervorhebt, kommt es zu einer laminären Betonung des Rindenprozesses. — Schließlich unterstreicht A. Jakob die Tatsache, daß „klinisch wie pathologisch-anatomisch kein greifbarer Unterschied zwischen den Fällen chronisch-progressiver Chorea mit und ohne nachgewiesener Vererbung sicherstellen läßt".

2. Torsionsdystonie.

Den von mir beobachteten Fall gebe ich auf Grund der zusammenfassenden Darstellung von H. Richter im folgenden.

Johanna Hartan, geboren im Jahre 1867, gestorben im Alter von 54 Jahren am 3. V. 1921. Die Kranke stammt aus einer russisch-jüdischen Familie. Über ihre Großeltern konnte nichts in Erfahrung gebracht werden. Ihr Vater kam aus Rußland nach Ungarn und hatte hier als Dolmetsch sein Brot verdient. Er ist im Alter von 49 Jahren nach kurzem Leiden an Wassersucht gestorben. Ihre Mutter war bis zu ihrem 70. Lebensjahre gesund, damals erkrankte sie an einem Lungenleiden und starb daran im Alter von 74 Jahren. Unter den Eltern bestand keine Blutsverwandtschaft. Sie hatten zehn Kinder, von welchen vier im Säuglingsalter an Krämpfen gestorben sind. Über die übrigen konnte folgendes erhoben werden: Die älteste, um ein Jahr älter, als unsere Kranke, ist im allgemeinen Sinne nervös, hat 6 Kinder, die alle gesund sind. Die dritte Tochter starb im Alter von 28 Jahren an einer Gemütskrankheit, mit welcher sie durch 2 Jahre auf der Geistesabteilung des hiesigen St. Johannesspitals gepflegt wurde. Der vierte, ein Bruder, starb im Alter von 16 Jahren an Gehirnerschütterung, nach einem Sturz im Stiegenhaus. Der fünfte Bruder, um 9 Jahre jünger als unsere Kranke, leidet seit mehreren Jahren an Tabes amaurotica mit schwerer Ataxie; eine 10jährige Tochter desselben ist gesund. Der sechste Bruder starb im Alter von 33 Jahren an einem Kehlkopfleiden; er war Artist von Beruf, seine Frau hatte eine Totgeburt. Johannas Mutter hatte eine Schwester; diese war gesund, von ihren vier Kindern ist eine Tochter gelähmt. (Näheres konnte hierüber nicht festgestellt werden, da diese Familie in Amerika lebt.) Zwei Brüder von Johannas Mutter sind gesund.

Die Kranke ist schon in Budapest geboren. Über ihre Kindheit wird bis zum 11. Lebensjahr nichts bemerkenswertes angegeben. Sie hatte zur rechten Zeit das Gehen und Sprechen gelernt, hat sich in jeder Hinsicht normal entwickelt und kam mit 6 Jahren in die Schule, wo sie das Lesen und Schreiben rasch erlernte. Die erste Störung beobachtete sie im 11. Lebensjahr in der Schule, wo bei der Handarbeit (Häkeln) in ihrer linken Hand manchmal ganz unwillkürlich und unvorhergesehen eine Ruck- und Schleuderbewegung auftritt, so daß der Wollenfaden, mit dem sie arbeitete, wiederholt zerriß. Diese unwillkürlichen Bewegungen blieben anfangs nur auf die linke Hand beschränkt, nahmen aber immer zu, so daß sie genötigt war, ihre Hand im Schoße festzuhalten. Nach einigen Monaten begann das linke Bein zu zittern und zu schleudern, so daß sie im Gehen ernstlich gestört wurde. Sie wurde damals elektrisch behandelt. Im nächsten Frühjahr verschlimmerte sich ihr Zustand durch die immer heftigeren Ruck- und Schleuderbewegungen hauptsächlich am Beine derart, daß sie überhaupt nicht gehen konnte, sondern auf dem Boden kriechend den Platz wechselte. Sie wurde damals auf der Nervenklinik in Budapest (Prof. Wagner) und in Wien (Prof. Duschek) beobachtet, wo ihre Krankheit nach ihrer Angabe mit der Diagnose: Chorea bezeichnet wurde. Ihr Zustand blieb einige Zeit lang ein unveränderter, sie war in häuslicher Pflege, wurde durch 2 Jahre mit Hypnose behandelt. Allmählich (ungefähr 4 Jahre nach dem Beginn des Leidens) traten auch im rechten Arm und Bein grobes Zittern und unwillkürliche Ruckbewegungen auf, die aber nie die Stärke dieser Erscheinungen im linken Bein erreichten. Wegen der motorischen Unruhe mußte sie zeitweise am Boden gebettet werden, weil sie vom Bett herunterfiel. Im Schlafe hörten aber diese Bewegungen auf, oder waren nur kaum angedeutet. Am linken Arm und Bein trat zu den erwähnten Bewegungsstörungen allmählich eine zunehmende Schwäche hinzu, die die Gebrauchsfähigkeit noch mehr eingeschränkt hat.

Dieser Zustand blieb dann durch etwa 20 Jahre ziemlich stationär. Eine wesentliche Verschlimmerung trat erst ungefähr 15 Jahre vor ihrem Tod auf, wo sich heftige Krämpfe in den Halsmuskeln eingestellt haben, so daß sie ihren Kopf nur mit schwerer Anstrengung gerade halten konnte. Auch damals suchte sie mehrere Kliniken in Wien und Budapest auf; so war sie 1911 3 Monate lang auf der Nervenklinik von Professor

Jendrassik in Beobachtung, wo über ihren Zustand im Krankheitsjournal folgendes vermerkt ist:

Die Kranke erweckt durch ihre eigentümliche Körperhaltung, mit ihren fortwährend sich bewegenden Füßen und Händen, krankhaft zurückgebogenem Kopf und mit ihrer unangenehm krächzenden Stimme auf den ersten Blick einen beängstigenden Eindruck. Sie kann (in wachem Zustande) weder im Bett liegen noch auf einem Sessel sitzen, sie steht zumeist vor ihrem Bettgestell, hält mit der einen Hand dieses, mit der anderen einen Sessel fest. Sie führt mit dem rechten und noch mehr mit dem linken Arm fortwährende, in langsamem Tempo sich vollziehende und in großem Bogen ausgeführte Bewegungen, die den Eindruck von Zwangsbewegungen erwecken. Dabei schüttelt sich der ganze Körper. Der Kopf ist stets nach rückwärts gebeugt, sie kann ihn nur mit großer

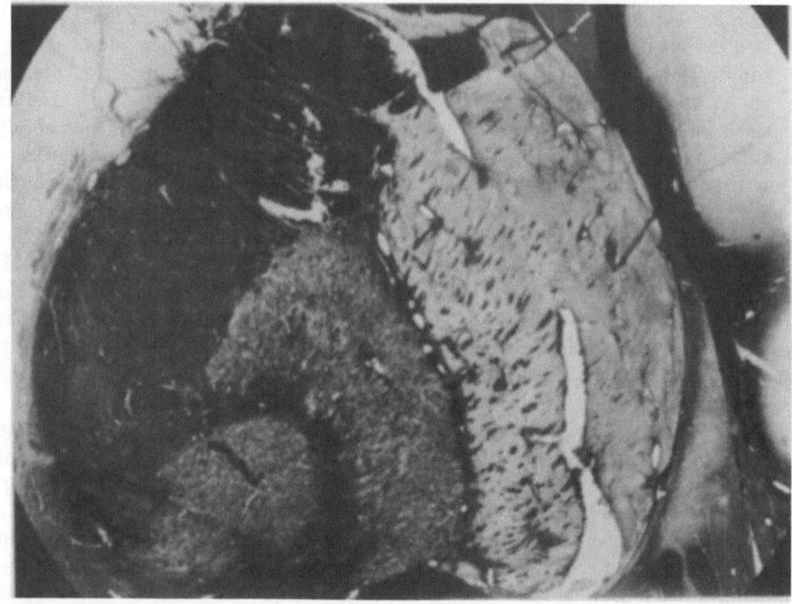

Abb. 58. Vergrößerte Teilansicht des Striatum von einem Schnitt, der aus der Mitte des Putamen stammt. Deutlich sieht man hier den durch die Verdichtung der Markbündel entstandenen Status fibrosus.

Anstrengung auf kurze Zeit nach vorne bringen. Wenn sie in einem am Nachtkästchen befindlichen Buch lesen soll, kann sie es nur mit häufigen Unterbrechungen, die durch das Zurückprallen des Kopfes in die erwähnte Krampfstellung verursacht ist, ausführen. Die Wirbelsäule zeigt eine extreme Skoliose, deren Konkavität im mittleren Teil der Brustwirbelsäule nach links, im Lendenteil nach rechts gebogen ist. Das linke Bein zeigt eine Equinusstellung. Am linken Arm zahlreiche Hautverdickungen und frischere Läsionsspuren. Die Muskulatur ist schwach entwickelt. Brust- und Bauchorgane ohne pathol. Befund. Stuhl, Harn in Ordnung. Pupillen gleich, mittelweit, reagieren prompt. Augenbewegungen frei; Zungenbewegungen gut. Die Sprache ist laut, hat einen unangenehmen kreischenden Klang, zeigt aber ansonsten keine Störung; die Kranke fällt im Gegenteil durch das viele laute Reden den übrigen Kranken sehr zur Last. Die Druckkraft des linken Armes ist im Vergleich mit dem rechten sehr herabgesetzt; die aktive Beweglichkeit des linken Armes und Beines ist eine minimale. Der linke Fuß infolge Achillesverkürzung in Equinusstellung. An allen vier Extremitäten bestehen neben einem grobschlägigen Schütteltremor die langsamen, ziehenden Krampfbewegungen. Im Schlafe hören sie auf. Sehnenreflexe lebhaft, links gesteigert (über pathologische Pyramidenzeichen kein Vermerk). Über die psychischen Funktionen wird bemerkt, daß diese normal sind; die Kranke ist von der Unheilbarkeit ihres Leidens überzeugt; ihr Gemüt ist gedrückt; sie ist zanksüchtig, unverträglich, schürt unter den Kranken gerne einen Zwist. Sie wurde wegen ihres unverträglichen Benehmens von der Klinik auf eine Spitalsabteilung transferiert. Die Diagnose auf dem Krankheitsblatt der Klinik lautete: Athetose.

Im März 1913 kam die Kranke auf die Nervenabteilung des hauptstädtischen Armen- und Siechenhausspitals, wo sie bis zu ihrem Tode gepflegt wurde. Ihr Zustand verschlimmerte sich allmählich, das Krankheitsbild kam erst hier zur vollkommenen Entwicklung, worüber der im Jahre 1920 aufgenommene Status am besten Auskunft gibt.

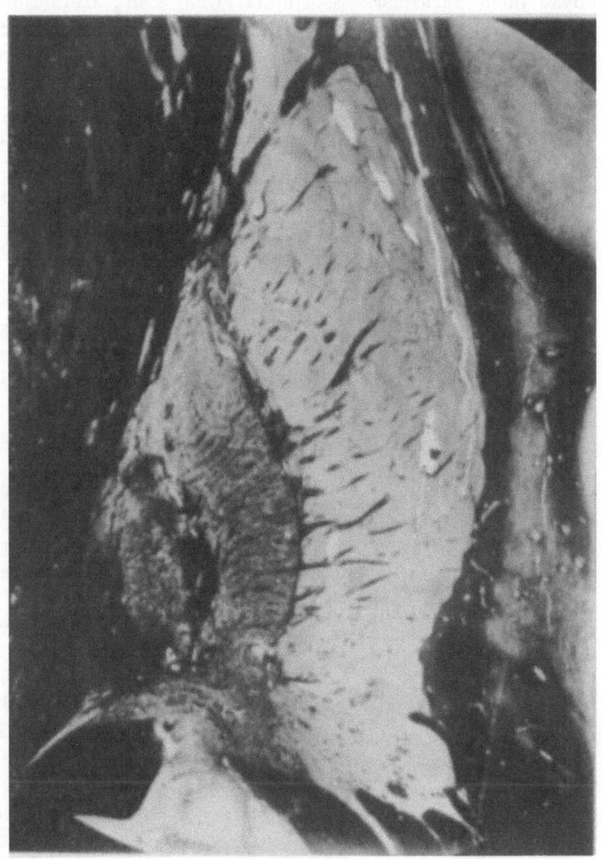

Abb. 59. Vergrößerte Teilansicht des Striatum aus dem hinteren Drittel.

Bei der niedrigen Statur der Kranken sind die Arme auffallend lang, die Hände breitknöchig; die Finger zeigen eine Trommelschlägerform. Die Wirbelsäule ist beim Stehen mehrfach gekrümmt; neben einer dorsolumbalen Skoliose zeigt sich noch eine tiefe Lordose; liegt die Kranke in ruhigem Schlaf, so verringern sich diese Krümmungen auf ein Minimum. Die Muskulatur ist schwach entwickelt; beide Füße in Spitzfußstellung, die am rechten weniger ausgesprochen ist. Die Druckkraft des linken Armes ist sehr gering; passive Beweglichkeit desselben infolge der Spastizität der Muskeln stark verhindert; manchmal wieder sind passive Bewegungen hier ganz leicht auszuführen. Dieses Wechseln von spastischen und spannungsfreien Zuständen ist auch am rechten Arm, sowie an beiden Beinen zu beobachten. Der Gang ist ein wahres Herumtorkeln, es fällt besonders die Ungeschicklichkeit des linken Beines auf; sie tritt mit der Spitze auf den Boden, wobei der Fuß sich stark einwärts biegt, nach ein bis zwei hastigen Schritten tritt ein allgemeines Körperzittern auf und sie fällt zu Boden. Die Spuren dieser häufigen Stürze sind besonders am linken Knie, Ellbogen und Hand zu sehen. Die Hände befinden sich, wenn sie nicht etwas festhält, in fortwährender Unruhe; langsame athetotische Bewegungen der Finger setzen sich auf Unter- und Oberarm fort und werden durch plötzliche ganz ungewöhnliche Exkursionen des Armes unterbrochen. Dabei tritt, besonders beim Versuch willkürlicher Bewegungen, heftiges Zittern im ganzen Körper ein. Der Kopf ist fast ständig nach rückwärts gebogen, beim Versuch, ihn aufrecht zu stellen, tritt ein Wackeln ein, das gewissermaßen an den Nystagmus erinnerte: brachte sie den Kopf langsam und mit großer Anstrengung etwas nach vorne, so stößt ihn eine heftige, ruckartige Bewegung rasch wieder zurück, so daß ihre Anstrengungen zuletzt schon fruchtlos blieben. Diese Krampfhaltung des Kopfes hat sie in der letzten Zeit auch im Schlafe beibehalten. Auch der übrige ganze Oberkörper ist krampfhaft zurückgebogen, wodurch sie meist am Sitzen verhindert ist, da sie vom Sessel gehoben wird. Beim Gehen tritt die eigentümliche Körperhaltung: zurückgebogener Oberkörper, lordotische Beckenstellung, am stärksten in Erscheinung, die gemeinsam mit den absolut unzweckmäßigen Bewegungen der Beine und mit dem fortwährenden Herumfuchteln mit den Händen ein ganz bizarres Bild zeigt. Die Sehnenreflexe sind lebhaft, der linke Achillesreflex nicht auslösbar. Die linke große Zehe stellt sich öfters spontan in eine Dorsalflexionsstellung. Babinski-Zeichen ist hier manchmal angedeutet. Klonus fehlt. Bauchreflexe nicht auslösbar. Sensibilität frei. Seh-, Hörvermögen intakt. Pupillen gleichmäßig, prompt reagierend, Augenbewegungen nach jeder Richtung frei. Im Gesicht war in der letzten Zeit eine Änderung eingetreten; während früher die Gesichtsbewegungen gar keine Störung aufwiesen, ist jetzt auch hier, besonders in der linken Hälfte, eine gewisse Hypermimie zu beobachten; die Gesichtszüge sind nicht nur lebhaft, sondern oft ganz verzerrt (Grimassieren). Auch die Sprache zeigt in der letzten Zeit eine nicht beständige Veränderung, sie spricht manchmal hastig, explosiv, undeutlich; die Zunge liegt bei leicht geöffnetem Munde zwischen oder hinter den Zähnen, wodurch die Worte verschwommen ausgesprochen werden. Ansonsten waren die willkürlichen Zungenbewegungen gut. Über Schluckbeschwerden wurde nichts bekannt. Sie litt in den letzten Jahren an ständigem, quälendem Speichelfluß.

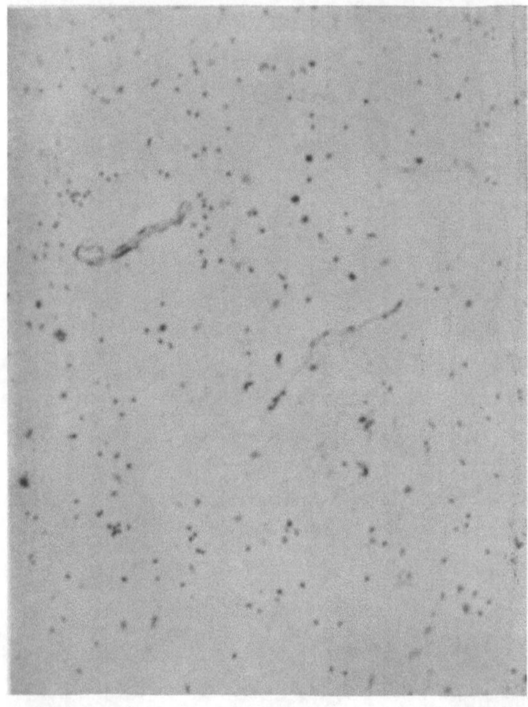

a

Abb. 60. a) Zellbild aus dem hinteren Putamen des Falles von Torsionsdystonie.

Psychisch war die Kranke bis zuletzt normal; sie wußte über ihre eigenen Verhältnisse genauen Bescheid, besaß eine vorzügliche Erinnerung; sie interessierte sich für alles, was in ihrer Umgebung geschieht und war über alles orientiert. Sie konnte in der letzten Zeit wegen ihrer Kopfhaltung nicht mehr lesen, erkundigte sich aber lebhaft um die Ereignisse der Außenwelt. Ihr Gemüt war infolge ihres trostlosen Zustandes stets gedrückt, sie klagte gerne, und in der letzten Zeit ist aus ihr eine echte Quärulantin geworden, die sich immer gekränkt und zurückgesetzt fühlte. Dabei war sie zanksüchtig und unverträglich.

Zu erwähnen ist noch, daß bei ihr die Menses zuerst im 45. Lebensjahre auftraten und sich drei Jahre lang ziemlich regelmäßig wiederholten. Mit 48 Jahren verloren sie sich endgültig.

Ihr Tod erfolgte ohne vorausgegangene akzessorische Erkrankung, unerwartet und rasch. Sie lag in der Früh im Bett, verzehrte ihr Morgenbrot, und während die Pflegeschwester mit anderen Kranken beschäftigt war, fiel J. im Bett zurück; als der Arzt zu ihr kam, war sie schon leblos.

Die Sektion machte einen Herztod wahrscheinlich. Von den inneren Organen soll hier nur erwähnt bleiben, daß die Leber keine bemerkbare krankhafte Veränderung zeigte.

Die histologische Untersuchung ergab folgende Einzelheiten:

An Weigert-Präparaten erscheint das Striatum in seinem frontalen Drittel normal, denn das Caudatum wie Putamen wiesen keine merkliche Reduktion auf. Im Gegensatz hierzu im mittleren Drittel hauptsächlich im Putamen fesselt unsere Aufmerksamkeit ein deutlicher Status fibrosus (C. und O. Vogt), welcher sich in der lateralen, der Capsula externa anliegenden Hälfte bemerkbar macht; außerdem fallen klaffende Gefäßspalten, wohl der A. lenticulo-striata entsprechend, auf, welche durch eine dünne, scharfe Markfaserschicht eingesäumt werden (s. Abb. 58). So der Status fibrosus, wie die abnorm weiten Gefäßlücken deuten auf einen Schrumpfungsprozeß, welcher den Globus pallidus, der am Markscheidenpräparat ganz intakt erscheint, unberührt läßt. — In einer mehr kaudalen Höhe, etwa dem hinteren Drittel entsprechend (s. Abb. 59), bemerkt man den Status fibrosus nur mehr im dorsolateralen Abschnitt des Putamen, ferner sieht man einen deutlichen Markmangel im obersten und untersten Teil des Putamen, und der hieraus resultierende Ausfall in der strio-pallidären Faserung gibt sich im oberen Drittel der Lamina medullaris externa sowie in einem keilförmigen Sektor, welcher der inneren Kapsel anliegt, kund.

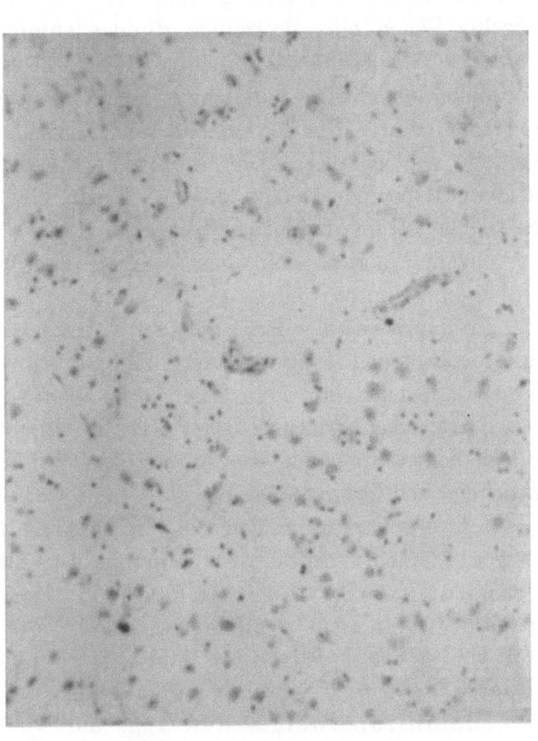

b

Abb. 60. b) Normales Zellbild als Vergleichsobjekt.

Auf diese Weise sind im Pallidum jene dicken Markfasern total ausgefallen, welche im oberen Abschnitt striofugal das Pallidum durchqueren; im unteren Pallidumabschnitt sind sie nur verringert.

An Nißl-Präparaten ist der Unterschied zwischen dem relativ erhaltenen vordersten und schwer affizierten hinteren Striatumabschnitt womöglich noch sinnfälliger. Die Zellveränderungen faßte H. Richter in seiner Arbeit über extrapyramidale Bewegungsstörungen dahin zusammen, daß so die großen wie die kleinen Elemente des Striatum von einem einfachen Schwundprozeß befallen sind, welcher im kaudalen und mittleren Putamenabschnitt schon weit vorgeschritten, im frontalen Abschnitt auch deutlich ausgesprochen ist, jedoch im Kopf des Caudatum die geringste Intensität zeigte. Hervorzuheben wäre, daß dieser Schwundprozeß lokale, herdförmige Akzentuierung zeigt und so ereignete es sich, daß, wie im Markbild, auch im Zellbild der äußere Abschnitt des Putamen am schwersten ergriffen war (s. Abb. 60). Morphologisch fanden sich Bilder vor, welche einesteils Nißls einfachem Zellschwund, dann den Zellschatten entsprachen. — Seitens der Glia fand sich eine unverhältnismäßig schwache Reaktion vor. Im hinteren Putamenabschnitt, also im höchstergriffenen Gebiet ist die Zahl der Gliakerne im verödeten Parenchym kaum vermehrt; an Holzer-Präparaten sieht man hier und da in der Umgebung von Gefäßen eine leichte Zunahme von faserbildenden Gliazellen oder einen dünnen Faserfilz. Gefäßveränderungen nicht ausgesprochen, Gefäßwände normal, pathologische Produkte in den Lymphspalten fehlen. Auffallend war allein, daß im krankhaften Gebiet einzelne Venen eine dreizeilige Rundzelleninfiltration aufwiesen; Plasmazellen fehlten. Hervorzuheben wäre, daß die Infiltratkerne von den kleinen runden Gliazellkernen, die im Parenchym lagen, morphologisch keineswegs differierten und somit dürfte es sich vielmehr um eine zirkumvaskuläre Gliakernproliferation handeln, wie ich dies in der motorischen Rinde bei spastischer Heredodegeneration entlang der Gefäße antraf. Trifft diese Bestimmung zu, so wäre um die Gefäße herum eine leichte Gliareizung anzunehmen; um krankhaft veränderte Nervenzellen herum sieht man apolare, neuronophagisch tätige Elemente. — Entzündungsspuren fehlen. —

An Herxheimer-Präparaten verraten sich alle Nervenzellen aus dem hinteren Putamen fettig verändert; hier hauptsächlich mehr im vorderen Putamen kamen Gliazellen mit Fettkörnchen beladen vor.

Soweit das Striatum. Im Pallidum konnte eine Reduktion der Ganglienzellen nicht festgestellt werden; die zellige Gliawucherung war mehr ausgesprochen. Unter den Nervenzellen fand sich ein zweikerniges Exemplar vor.

Schwere Veränderungen zeigten die dem Nucl. magnocellularis angehörigen Elemente des roten Kerns. Die meisten Ganglienzellen sind blaß gefärbt, der Zelleib wabig zerklüftet und erinnert an vakuolisierte Zellen, der Zellkern ist oft nicht deutlich erkennbar. Derartig veränderte Ganglienzellen sind von apolaren Elementen umringt. Schließlich an einzelnen Zellen der Substantia nigra Schrumpfung und Zerfall.

Kleinhirn, Nucleus dentatus am Nißl-Präparat unverändert.

Die motorische Rinde ließ am Nißl-Präparat erkennen, daß die einzelnen Zellschichten als solche nicht verändert waren, die Betzschen Elemente strukturell- und zahlenmäßig unverändert von unbedeutenden Veränderungen abgesehen, jedoch zeigten die Elemente der III. und IV. Schicht häufig progressive Erscheinungen. Neben einfach geschrumpften Zellen fanden sich Stellen mit lebhafter Neuronophagie und Residualknötchen zahlreich vor. Die Gliazellen vermehrt, ihr Zelleib vergrößert, hellblau, an den Kernen hier und da Teilungsformen. Gefäße unverändert, Körnchenzellen nur in mäßiger Zahl. Am Markscheidenpräparat kein deutlicher Ausfall. Die hintere Zentralwindung, erste frontale und temporale Windung zeigten normale Verhältnisse.

Zusammenfassung: Das histopathologische Bild der Chorea hereditaria bzw. chronica progressiva und der Torsionsdystonie weist im wesentlichen übereinstimmende Züge auf. In beiden handelt es sich um einen rein ektodermalen Prozeß, daher mit Verschonung des Gefäß-Bindegewebsapparats, welcher sich in einem chronisch-progressiven Schwund der Ganglienzellen des Striatum kundgibt. Bei der hereditären Chorea zeigten die kleinen Striatumelemente

1. eine Bevorzugung, denn die großen Elemente sind entweder ganz verschont oder unverhältnismäßig geringer ergriffen; 2. neben dem einfachen Zellschwund noch das Bild der Schwellung (A. Jakob). Bei der Torsionsdystonie ist keine Zellelektivität festzustellen, da hier große wie kleine Ganglienzellen ganz einförmig erkrankt erscheinen. Jedoch für beide Formen ist der rein-parenchymatöse Prozeß ohne jegliche Entzündungsspur charakteristisch, daher die Degeneration der neuronalen Elemente auffallend, wobei die Glia nur bei der Chorea und auch da nicht in jedem Fall eine Verfaserung aufweist, bei der Torsionsdystonie sich ganz passiv bzw. abbauend (neuronophagisch) verhält. Soviel über die Natur des hereditären Striatumprozesses. Nehmen wir weiterhin die Lokalisation desselben in Betracht, so sehen wir eine segmentär-systematische Beschränkung, denn in beiden kommen folgende Momente zur Geltung. Bei der Chorea handelt es sich um einen exklusiv-striären Prozeß, welcher bei Huntington sich mit Veränderungen der Großhirnrinde vergesellschaftet, und so handelt es sich um die Affektion eines Segments des Endhirns, in welchem zwei Systeme, das kortikale und striäre erkrankt ist. — Bei der Torsionsdystonie handelt es sich im wesentlichen um eine Affektion des Striatum, des Nucleus ruber und der Substantia nigra; dies gibt eine kombiniert-segmentäre — Striatum (Endhirn)-Mesencephalon (Subst. nigra-Nucleus ruber) — daher auch eine kombiniert-systematische Affektion rein ektodermalen Charakters.

Aus obigen Feststellungen erhellt es, daß die endogen-hereditären extrapyramidalen Erkrankungen so die Keimblattwahl, wie Segment- und Systemwahl in ihrem anatomischen Bilde erkennen lassen. Dieses Bild wäre für die hereditäre Chorea noch mit der Tatsache der segmentären Hypoplasie zu ergänzen, worüber ich mich bereits im zweiten Kapitel (s. Segmentäre Elektivität) äußerte.

Anschließend an das Bild der extrapyramidalen Heredodegeneration möchten wir darauf hinweisen, daß gerade das Gebiet des extrapyramidalen Systems die Stätte solcher exogener Affektionen ist, welche das anatomische Bild der endogen-hereditären Erkrankung vorzutäuschen vermögen. Da wäre in erster Linie auf die Pallidumerweichung bei CO-Vergiftung zu verweisen, woselbst anscheinend segmentäre Begrenzung vorliegt; dieser Fall ist jedoch als exogener nicht allein vermöge seiner Ätiologie sondern auch wegen seiner Anatomie sofort zu erkennen, denn es handelt sich um eine Totalnekrose des pallidären Gebietes, woselbst wahllos alles zugrunde geht, Ektodermales ebenso wie Mesodermales. Es fehlt hier die Wahl gemäß der Elemente eines Keimblattes d. h. die ektodermale Elektivität und somit kann man diesen exogenen Pallidumprozeß keineswegs mit einem endogenen verwechseln. — Nun gibt es aber die Möglichkeit, wonach auf exogener Grundlage eine ektodermal erscheinende, segmentär begrenzte Affektion entstehen kann. So beschrieb Globus einen Fall von symptomatischer Chorea nach Diphtherie, in welchem eine ausschließlich auf das Striatum lokalisierte schwere Parenchymerkrankung nicht entzündlichen Charakters vorkam. Doch waren in demselben Fall noch eine leichte Meningitis, angedeutete Rindenveränderungen, frische Blutaustritte im Sehhügel, sowie in der Pia der Brücke und Oblongata vorhanden, woselbst noch Fibroblastensprossungen und stellenweise stärkere lymphozytäre Gefäßinfiltrate vorkamen. Wir sehen somit einesteils einen mesodermal gezeichneten Prozeß an der Hirnoberfläche, im Sehhügel und an der Pia des Rautenhirns, anderntei1s einen mesodermfreien Striatumprozeß, in welchem aber wahllos die großen wie kleinen Ganglienzellen angegriffen waren. Ganz abgesehen von der Ätiologie dieses Falles spielen die Veränderungen des Gefäß-Bindegewebeapparats eine derartig vorherrschende Rolle, daß sie den Veränderungen im zentralen Nervensystem den exogenen Stempel aufdrücken, welcher noch dadurch markanter wird, daß im Striatum die Nervenzellen wahllos ergriffen sind; hoben wir doch für die hereditäre Chorea oben hervor, daß bei letzterer entweder ausschließlich oder überwiegend der kleinzellige Striatumanteil also in systematischer Weise degeneriert. Es handelt sich im Globusschen Fall um eine ektodermotrope Erkrankung.

Schließlich wäre auf das Verhalten der extrapyramidalen Zentren bei Encephalitis epidemica zu verweisen. Nach A. Jakob erscheinen zumeist die Subst. nigra, weniger das Pallidum und das Striatum ergriffen in der Form von progressiver Parenchymdegeneration, doch erhält der hierortige Prozeß einen mesodermalen Charakter dadurch, daß leichte perivaskuläre lymphocytäre Infiltrate, erweiterte perivaskuläre Räume und Lichtungsbezirke vorkamen, welche uns über den Grundcharakter des Prozesses aufklären. Wir sehen somit wohl eine als segmentär-systematisch erscheinende Lokalisation, welche aber ihre infektiöse Grundlage durch die mesodermalen Spuren verrät. — Auch wären hier die Kirschbaumschen tierexperimentellen Untersuchungen zu erwähnen, wonach auf Leberschädigung schwere Gehirnveränderungen entstanden, die aber recht diffus entwickelt waren, die Rinde sowie Zentralganglien in verschiedener Weise und Intensität befielen. In 3 Fällen von akuter Leberatrophie beim Menschen sah Kirschbaum vorwiegend im Striopallidum die Veränderungen, doch waren auch andere Gehirnteile, besonders die Rinde, ebenso intensiv affiziert. R. Spar fand in einem Fall von akuter gelber Leberatrophie gleich Kirschbaum einen reinen degenerativen Parenchymprozeß und nirgends Infiltration; geschädigt waren der Cortex in erster Linie, hernach die Stammganglien und Kleinhirn, besondere Bevorzugung konnte an keiner Stelle nachgewiesen werden. Diese Ergebnisse bedeuten abermals nur eine typisch ektodermotrope Erkrankung, welcher obendrein noch die echte segmentär-systematische Elektivität abgeht.

So wäre abschließend zu betonen, daß man eben im Bereich des Extrapyramidium exogene Veränderungen sieht, welche klinisch-anatomisch nur toxisch-infektiösen Paratypien entsprechen; ihre Bedeutung liegt darin, daß sie vermöge ihrer Ektodermotropie eine histopathologische Ähnlichkeit zu hereditären Striatumaffektionen zeigen.

C. Über kongenital-familiäre Muskelatrophie spinalen Ursprungs: die amyotrophische Heredodegeneration.

Die von Oppenheim aufgestellte Myatonia congenita erfuhr eine Wandlung hinsichtlich ihres pathologisch-anatomischen Wesens. Während Oppenheim an eine primäre Myopathie dachte, ergab die anatomische Untersuchung von Fällen, welche klinisch der Oppenheimschen Form entsprachen, spinale

Veränderungen (Rothmann, Slauck, v. Lehoczky usw.), namentlich einen bilateral-symmetrischen Untergang der motorischen Vorderhornzellen, mit welchem die hochgradige Muskelatrophie der Extremitäten parallel ging. Auf Grund dieses Substrats erscheint eine Wesensverwandtschaft zwischen Myatonie und Werdnig-Hoffmannscher Krankheitsform statuiert zu sein, d. h. die Myatonie wäre die fötale Untergruppe der progressiven spinalen Amyotrophie. Einen verallgemeinernden Standpunkt nimmt Silberberg ein, der dem klinischen Begriff der Myatonie eine recht verschiedene anatomische Lokalisation zuweist, denn außer der spinalen Form der Myatonie unterscheidet er noch eine neurale und muskuläre Form, welche bulbär und zerebral sein können. Alle diese Formen wären dem allgemeinen Begriff der „Myopathia atonica congenita" zu subsumieren.

Wichtig ist für die im frühesten Kindesalter auftretende atonisch-atrophische Krankheitsform, zu welcher sich aber auch Kontrakturen gesellen können, die Feststellung von Krabbe, wonach in seinen 5 Fällen Familiarität, ja in einem außerdem noch Heredität bestand. Wohl trennt Krabbe seine Fälle eben wegen der Familiarität von der Myatonie ab, doch figurierten seine Fälle anfänglich auch als Myatonien, weil er erst später, nach längerem Nachforschen die Familiarität für seine Fälle nachweisen konnte. Sehr richtig sagt daher v. Lehoczky: „Die Familiarität kann also in einem Teil der myatonischen Erkrankungen zweifellos bestätigt werden, und wenn sie anderseits fehlt, so ist deren Ursache zum Teil wenigstens gewiß in der Mangelhaftigkeit der Anamnesen zu suchen", — womit genau das gesagt wird, was wir oben für die chronisch-progressive Chorea betonten.

Das Problem der Myatonie spinalen Ursprungs hier ganz aufzurollen liegt nicht in unserer Absicht, denn wir sind hier nur auf folgendes bedacht. Es gibt Frühformen der spinalen Muskelatrophie, welche teils in das Bild der Oppenheimschen Myatonie, teils in jenes der Werdnig-Hoffmannschen Krankheit fallen und welche so klinisch als erbbiologisch gekennzeichnet sind. Die feinere Anatomie dieser Frühformen wollen wir nun einer Analyse unterwerfen, um herauszubekommen, ob diese sich morphologisch so verhalten, wie wir dies oben für die pyramidale und extrapyramidale systematische Heredodegeneration zeigen konnten.

In meinem Institut wurde durch meinen Schüler v. Lehoczky ein Fall von Oppenheimscher Myatonia congenita spinalen Ursprungs eingehend untersucht, dessen Einzelheiten ich hier im folgenden wiedergebe.

Es handelt sich um einen 8 Monate alten Knaben, der sofort nach seiner sehr leichten Geburt dadurch auffiel, daß die Füße gegen den Bauch gerichtet und die Zehen in die Bauchwand eingepreßt waren. Wegen dieser abnormen Haltung wurde das Kind auf die orthopädische Abteilung des Prof. Horváth gebracht, wo eine eingehende Untersuchung durch den infolge „Eklampsie" eingetretenen Tod vereitelt wurde.

Der makroskopische Leichenbefund ergab ein breites, hartes subkutanes Fettpolster, welches die Erkennung nur von Muskelgruppen und nicht von Individuen ermöglichte. Die Details dieser Verhältnisse beiseite lassend übergehe ich zur mikroskopischen Untersuchung, welche ich genau nach v. Lehoczky anführe:

An den mit Toluidinblau und van Gieson gefärbten Schnitten des Rückenmarkes fällt schon bei schwacher Vergrößerung die verminderte Zahl der großen motorischen Nervenzellen des Vorderhornes auf. Die Zahlreduktion der Zellen verhält sich in den untersuchten Rückenmarksegmenten folgendermaßen. In dem III. Zervikalsegmente (C. III) ist der dorsolaterale Kern (N. accessorius), wegen teilweisen Fehlens der großen motorischen Zellen sehr zellarm. Reicher an Zellen ist die ventromediale Gruppe. Die Konturen der grauen und weißen Substanz weichen nicht von den normalen ab. C. IV. Der processus cervic. lat. fehlt samt dem Proc. cervic. medius, wodurch die Form des Vorderhornes etwas verschmälert erscheint. Der dorsolaterale Kern fehlt gänzlich, wohingegen in den ventrolateralen und Stillingschen Kernen einige Zellen noch zu sehen sind. Die Zellen der ventromedialen Gruppe sind vollzählig vorhanden. Die eben er-

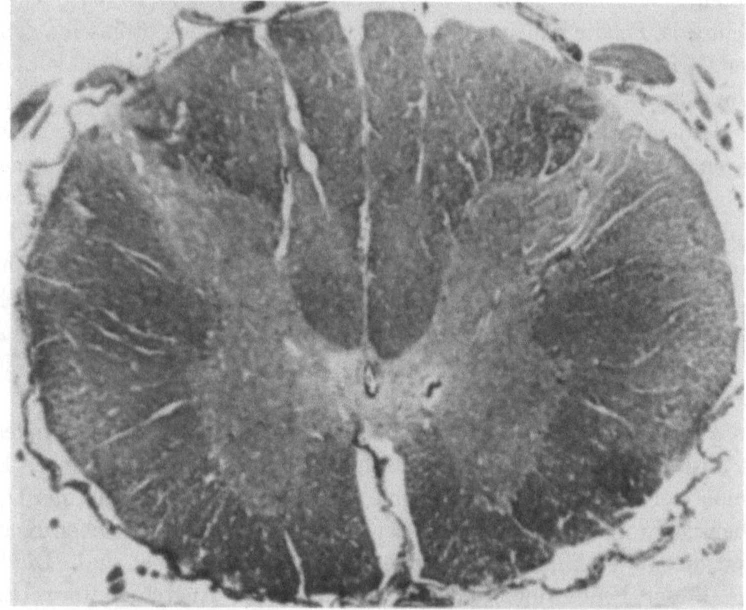

Abb. 61. Toluidinblau-Färbung. VI. Zervikalsegment. Man sieht die überaus großen Vorderhörner, wodurch der Querschnitt dem eines oberen zervikalen oder eines dorsalen Segmentes ähnlich wird.

wähnte Verschmälerung der grauen Vordersäulen steigert sich weiter in C. V und erreicht in C. VI ihren höchsten Grad. Durch diese sich immer mehr akzentuierende Verschmälerung beider Vorderhörner entsteht ein Bild im C. VI, welches an den Querschnitt eines tiefer liegenden Dorsalsegmentes erinnert (s. Abb. 61). Das Fehlen der ventro- und dorsolateralen Zellgruppen stellt die Abb. 62 dar. Die zentrale Zellgruppe ist hier und da noch erkennbar, die „mittelgroßen Hinterhornzellen" sind in genügend großer Zahl aufzufinden. — Die Schlankheit der Vordersäulen ist in C. VII und C. VIII den vorigen Segmenten ähnlich. Die starke Vorderhornverschmälerung verändert gleichzeitig das ganze Querschnittsbild des Rückenmarks, das hier statt der normalen ovalen Form eine runde Gestalt annimmt. Die Quantität der weißen Substanz ist jedoch nur scheinbar vermindert. Die sonst mächtige ventro- und dorsolaterale Zellgruppe fehlt hier gänzlich mit Ausnahme von 2—3 Zellen, die sich in der dorsolateralen Ecke befinden. Mitunter erblickt man Reste auch vom ventrolateralen Kern. Die medialen und Mittelzellgruppen, ferner einige Zellen der Nucleus Stillingi sind beständig aufzufinden. Der laterale kleinzellige Kern (Nucl. sympath. lat. inf. Jacobsohni) wird in C. VIII durch den Ausfall der dorsolateralen Zellgruppe besonders hervorgehoben. — Die äußeren Konturen und die Gestalt der Vorderhörner des Dorsalmarkes weichen von dem normalen Bild nicht ab. Die lateralen Kerne sind auch hier zellarm, doch sind in dem ventrolateralen zuweilen mehrere Zellen sichtbar. Die medialen und Clarkeschen Kerne besitzen die normale Zellquantität. — Die Vordersäulen des oberen Lumbalmarkes (L. I—III) sind etwas verschmälert, in den tiefen Querschnitten (L. III—V) aber erreichen sie die normale Konfiguration. Dieser Unterschied macht sich auch im Verhalten der Zellgruppen erkennbar, indem während der laterale Kern in den oberen Segmenten bis auf ein bis zwei Zellen geschwunden ist, ist in den tieferen Segmenten eine genügend zellreiche dorsolaterale Zellgruppe aufzufinden (Abb. 63). Die medialen Kerne sind normal. — Die allmähliche Annäherung an die normalen Verhältnisse betreffs der lateralen Kerne kann man an sakralen Schnitten noch weiter verfolgen, wo so die dorso- wie ventrolaterale Zellgruppe schon den normalen Zellreichtum erreicht.

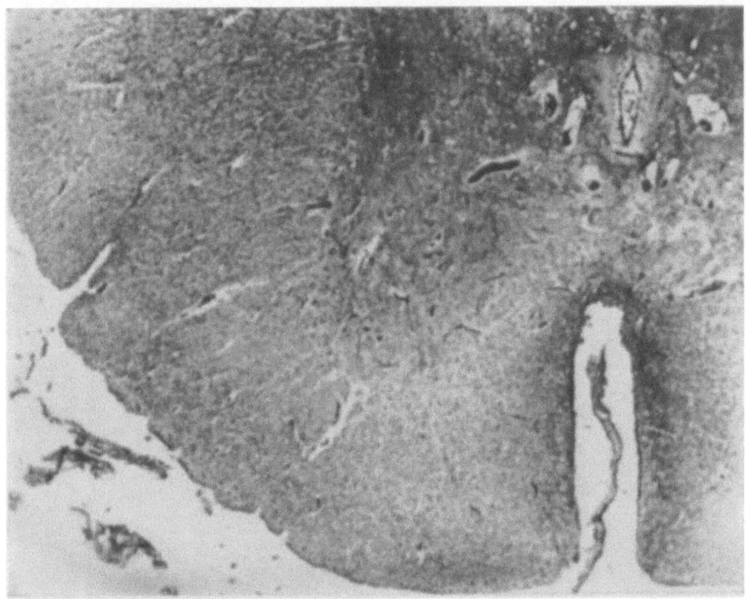

Abb. 62. Bielschowsky-Fibrillenimprägnation. Zervikalanschwellung. Auffallend ist die große Zellarmut des Vorderhorns. In dem ventrolateralen Kern sind 2, in den medialen Kernen etwa 5 Nervenzellen zu sehen. Die dorsolaterale Zellgruppe fehlt gänzlich.

Mit stärkerer Vergrößerung ist eine schwere Nervenzellveränderung sichtbar, die sich so auf den Querschnitt wie auf die Länge des Rückenmarkes ausbreitet. Diese beschränkt sich aber nicht allein auf die Vorderhörner, sondern ist ganz diffus; die schwersten Degenerationszelltypen finden wir aber doch immer unter den ein bis zwei persistierenden Zellen der sonst fehlenden lateralen Kerne. Im Leibe der Nervenzellen zeigt sich ein Verflüssigungsprozeß in verschiedenen Stadien: bald sieht man im Zelleib feine Körnchen, bald Vakuolen, endlich werden die Zellgrenzen verschwommen. Der Kern der Nervenzellen ist entweder sehr dunkel gefärbt, oder vergrößert und die Kernmembran verliert ihre scharfen Konturen; die Dendriten sind weit verfolgbar und sind zuweilen eigenartig ausgezackt und knotig (s. Abb. 64), das andere Mal glatt und gleichmäßig aufgebläht. In ihrem Innern können sie dieselben Veränderungen aufweisen wie das Plasma der Nervenzellen. Sehr selten sind auch pyknotische Zellformen anzutreffen. Überaus häufig ist die Neuronophagie in ihren verschiedenen Stadien: von der eben nur beginnenden Neuronolyse bis zu einer Gliazellvermehrung, die die Gestalt einer Nervenzelle nachahmt (s. die Abb. 65, 66). — Die neuronophagischen apolaren Gliazellen sind mit schmalem Plasmasaum versehen und verschmelzen nicht syncytiumartig miteinander.

Dies stellt Abb. 66 dar. Die Gliakerne erliegen diffuserweise, also auch in den neuronophagischen Knötchen einer regressiven Kernveränderung: man kann nämlich fein- oder grobkörnige Total- oder Randhyperchromatose und nadelpolsterartige Kernwandsprossungen beobachten. An Markscheidenbildern (Spielmeyer) ist die weiße Substanz des Rückenmarks ganz normal. In der grauen Substanz besteht ein diffuser Markausfall, der noch mehr in die Augen springt, wenn man zur Kontrolle gesunde Vergleichspräparate von gleichem Alter heranzieht. Die verschonten Markfasern sind verschmälert und zeigen bei Immersionsbetrachtung verschiedenartige Degenerationsformen (Vakuolenbildung, Markzerfall). — Die Nervenzellen sind an Fibrillenpräparaten (Bielschowsky) im allgemeinen massiv imprägniert, enthalten Vakuolen und gröbere Silberkörnchen, die auch in den Dendriten aufzufinden sind. Im lumbosakralen Teil des Rückenmarks kommen auch

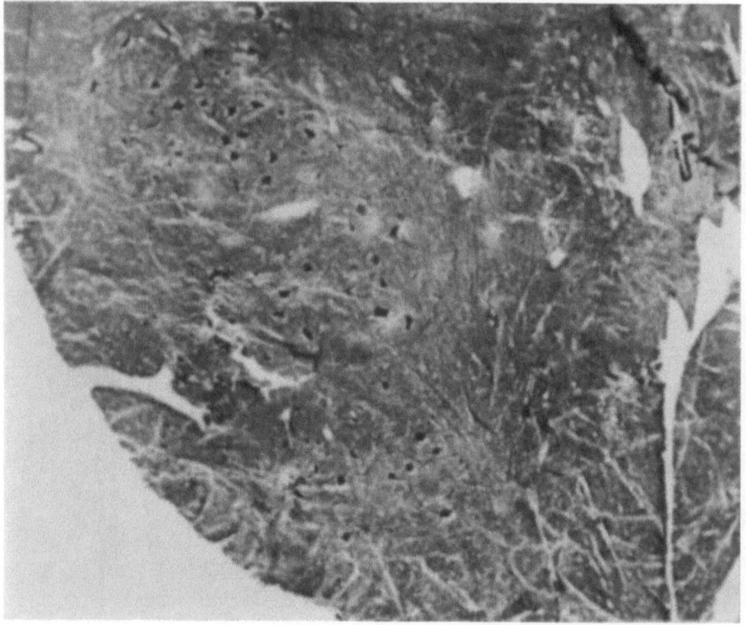

Abb. 63. Bielschowsky-Silberimprägnation. V. Lumbalsegment. Sämtliche Zellgruppen enthalten zahlreiche große gut imprägnierte Nervenzellen.

Nervenzellen von ganz normaler Fibrillenstruktur vor, obwohl sie mit Nißl-Färbung schwere Veränderungen aufweisen. Auch an den Axonen der grauen Substanz bekommen wir Anzeichen pathologischer Veränderungen zu sehen.

Scharlachrot- (Herxheimer), Nilblausulfat-, sowie Osmiumfärbung weisen nur verschwindend kleine Mengen von Fett um die Kapillaren und Gliakerne nach. — Gliafaserbilder zeigen keine wesentliche Abweichung von den normalen Verhältnissen.

Die vorderen Wurzeln des Rückenmarks sind gegenüber den hinteren auffallend schmal. Da aber in dieser Hinsicht auch das normale Rückenmark eine Differenz aufweist, verglichen wir unseren Fall mit gesunden Kontrollpräparaten. Das Ergebnis dieses Vergleichs ist, daß die Vorderwurzel des Zervikalmarkes (C. VI bis C. VIII) sehr erheblich, während die des oberen Lumbalmarkes nur in geringerem Maße verschmälert ist. Trotz dieser Verschmälerung ist aber die Markfärbung der Vorderwurzeln massiv und findet darin keine Bindegewebsvermehrung statt (an V. Gieson-Präparaten). Die Konturen der Markfasern sind zuweilen verschwommen und zeigen eine schattenartige spongiöse Struktur. Fettfärbungen negativ.

Die intervertebralen Ganglien enthalten Nervenzellen, die (an Bielschowsky-Präparaten) stark gezackt aussehen; ihre Satelliten sind hier und da mäßig vermehrt. Über die pathologische Bedeutung dieser Veränderungen kann ich mich nicht äußern.

In den Kernen der Oblongata (Hypoglossus, Vagus, Vestibularis usw.) sind dieselben diffusen Zellveränderungen sichtbar, die am Rückenmark beschrieben wurden, mit dem Unterschiede, daß sie hier zu einer zahlenmäßigen Reduktion der Nervenzellen nicht geführt haben. Die Weigert-Färbung ergibt hier, sowie im Pons normale Verhältnisse.

Die graue Substanz des Kleinhirns ist so im Wurm, wie in den Hemisphären von einer äußeren Körnerschicht begrenzt, die aus ein bis zwei Zellenreihen besteht und hier und da unterbrochen ist. Da diese äußere Körnerschicht nach Biach bei einem 8 Monate alten Säugling in den Hemisphären eine oft unterbrochene, nur einzellige Zellreihe bildet und im Wurm fehlt, kann in diesem Falle eine nicht hochgradige, aber

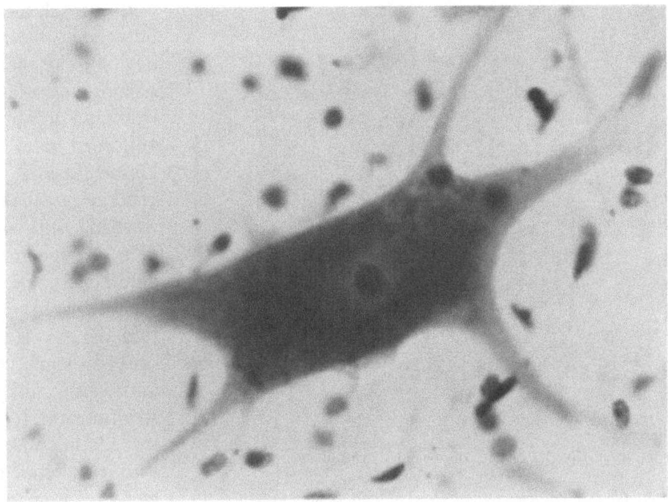

Abb. 64. Toluidinblau-Färbung. Große motorische Vorderhornzelle mit überaus dunklem Kern und krankhaft veränderter Nisslstruktur. Die Dendriten sind scharf konturiert und weit verfolgbar. Einige unscharf eingestellte apolare Gliazellen belagern die Nervenzelle, andere weisen in ihren Kernen körnige, regressive Veränderungen auf.

zweifellos bestehende Persistenz der oberflächlichen Körnerschicht festgestellt werden. Die Zell- und Markbilder zeigen keine Abweichungen. — Großhirn ohne Besonderheit. — Die peripheren Nerven (Plexus brachialis) färben sich nach Spielmeyer gleichmäßig dunkelblau; an den Markhüllen sind kleine, perlschnurartige Schwellungen oder ein Zerfall in kleinere oder größere Markballen zu beobachten. — An Silberpräparaten ist der größte Teil der Axonen äußerst dünn. Diese könnten auch wohl Remaksche nackte Achsenzylinder sein, wenn die betreffenden Nerven mit Hilfe der Markscheidenfärbung sich nicht gleichmäßig färben würden, und so müssen wir annehmen, daß zumindest ein Teil der dünnen Axonen gewiß infolge des pathologischen Prozesses zustandegekommen ist. Die Axonen zeigen spindelförmige Anschwellungen, mattere Imprägnation und Einkerbungen, ab und zu kommt auch Axonfragmentation vor. An den Achsenzylindern sitzen oft kleine Seitendornen; einige Axonen zeigen auf umschriebener Strecke — ohne ihr Kaliber wesentlich zu ändern — eigenartige korkzieherartig sich aufrollende S-Schlängelungen; als ein Vorstadium zu diesen Bildungen könnte der hier und da beobachtete wellige Verlauf des Achsenzylinders betrachtet werden.

Von den Muskelgruppen erlitten noch am wenigsten die tiefen Rückenmuskeln und die Beuger der Oberschenkel eine Veränderung, sowie die Glutäal- und Bauchmuskulatur, also diejenigen Muskeln, die schon makroskopisch verhältnismäßig gesund aussahen. Mitunter ist aber auch in diesen die Längsstreifung stärker ausgeprägt und es kommen auch verschmälerte Muskelfasern und geringe Sarkolemmkernvermehrung vor (z. B. an der hinteren Seite des Oberschenkels). — In den Muskelfasern der Zunge, des Zwerchfells, der Interkostalmuskulatur und der Beugergruppe des Unterschenkels sind die pathologischen Veränderungen mehr akzentuiert als in den vorhin beschriebenen Muskelgruppen, und ihre Fasern sind dicht aneinandergelagert, ohne ansehnlichere Dazwischenlagerung des Fettes.

So fehlt die Querstreifung im Zwerchfell gänzlich und die Längsstreifung ist verwaschen, die Muskelfasern sind teilweise homogen und zeigen Sarkolemmkernvermehrung. Diese Kernvermehrung des Sarkolemms hebt sich besonders schön in der Beugemuskulatur des Unterschenkels hervor, und zwar sind hier so spindelförmige wie rosenkranzartige Kernschläuche zu finden. Es kommt auch auf diesen Bildern genügend zum Vorschein, daß die Muskelfasern trotz ihrer Schmalheit gute Quer- und Längsstreifung besitzen; zwischen den Muskelfibrillen macht sich eine mäßige Bindegewebsvermehrung bemerkbar. — Am schwersten sind die Muskeln der oberen Extremitäten, die Brustmuskeln und die Extensoren der unteren Gliedmaßen von der beschriebenen Veränderung betroffen. In diesen Gebieten können die Muskelfasern nämlich nur als kleine Inseln im mächtigen Fettgewebe aufgefunden werden, und zwar in den dem Knochen naheliegenden Teilen. Die Fasern der Muskelinseln sind von verschiedenem Kaliber: teils sind sie stark verschmälert und weisen nur eine Längsstreifung auf, teils enthalten sie kleine Vakuolen oder sind von einer verschwommenen, homogenen oder feinkörnigen Struktur. Die Gegenwart hypertrophischer Muskelfasern in unseren Präparaten konnten wir nicht feststellen. — Das Fettgewebe kommt an Herxheimer-Präparaten nur teilweise zur Darstellung, denn ein ansehnlicher Anteil der Fettzellen bleibt ungefärbt; hingegen wird mit Hilfe der Osmium-, Nilblausulfat- und Sudanreaktion das gesamte Fettgewebe gefärbt. Außerdem färbt das Nilblausulfat einen Teil des Fettes ziegelrot, anderen Teil dunkelviolett oder dunkelblau an und weist in den sehr schwer veränderten Muskeln der oberen Extremität und der Brust die Gegenwart feiner violettfärbiger Fetttröpfchen nach. — Das dunkelviolette Fett zeigt mit dem Polarisationsmikroskop gegenüber dem rotfarbigen keine Abweichung. — Es gelang uns nicht, die Nervenendplättchen nach Bielschowskys Silbermethode zu imprägnieren, hingegen weisen die Muskelfasern teils sehr scharfe Querstreifung, teils feine körnige Struktur auf. Das Sarkoplasma ist am Ende der Sarkolemmakerne mit feinen Silberkörnchen belegt, An den im Zwischenbindegewebe verlaufenden Axonen machten sich spindelförmige Anschwellungen oder knotige Verdickungen bemerkbar.

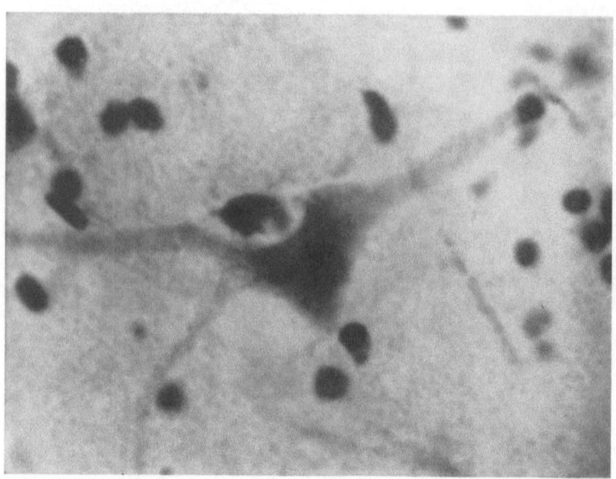

Abb. 65. Toluidinblau. Motorische Vorderhornzelle mit einer ansehnlichen Konkavität, in der eine vergrößerte apolare Gliazelle sitzt: Neuronophagie im Anfangsstadium.

Wir konnten keine auch noch so geringe Spur einer Entzündung, weder im Zentralnervensystem noch an der Peripherie, nachweisen.

Zusammenfassung der histologischen Ergebnisse. Im Rückenmark sind die lateralen Zellgruppen der Vorderhörner nur durch vereinzelte motorische Zellen repräsentiert. Dieser Kernmangel ist am schärfsten in den

Hals- und Lendenanschwellungen ausgeprägt, doch eine gewisse, mehr minder ausgesprochene Reduktion ist in der ganzen Länge des Rückenmarkes aufzufinden, mit Ausnahme der sakralen Segmente. Die Zellen der lateralen Kerne des Lumbal- und Sakralmarkes nehmen von oben nach unten stetig zu und erreichen endlich in den Sakralsegmenten einen vollständig normalen Zellreichtum. Dieser Kernschwund fällt an den Vordersäulen der Zervikalanschwellung schon makroskopisch auf, weil die laterale Ausbuchtung der Vorderhörner fehlt, wodurch ein Querschnittsbild entsteht, das dem des Dorsalmarkes durchaus ähnlich ist. Das Dorsalmark weist selbst keine gröbere Abweichung von der Norm auf, indem der Clarkesche Kern zellreich ist und nur der laterale Kern einen gewissen Zellmangel aufweist; hingegen zeigt das obere Lendenmark eine

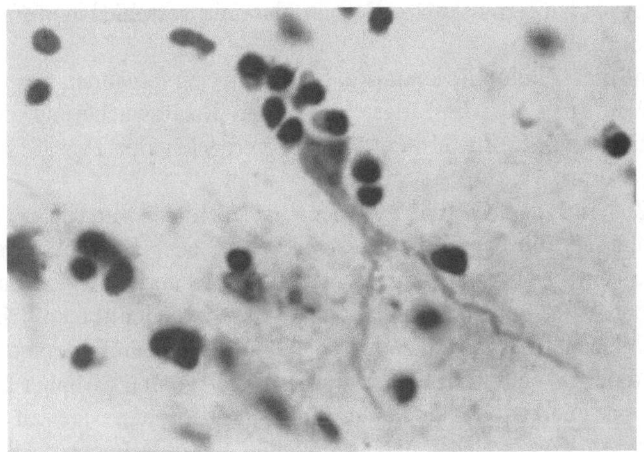

Abb. 66. Toluidinblau. Fast beendete Neuronophagie einer Vorderhornzelle. Die in der Neuronophagie tätigen Gliazellen sind individuell zu unterscheiden, d. h. sie bilden kein Syncytium. Bemerkenswert sind auch die weit sichtbaren, wabigen Dendriten der Nervenzelle.

geringe Verschmälerung des Vorderhorns. Die medialen Kerne bilden in sämtlichen Höhen zellreiche Gruppen. Der beschriebene Kernausfall und Vorderhornverschmälerung zeigt strenge bilaterale Symmetrie. — Die Nervenzellen sind diffus erkrankt, sie erleiden Chromolyse, Vakuolenbildung und Neuronophagie und enthalten argentophile Degenerationskörnchen. Der Krankheitsprozeß ist in den sakrolumbalen Abschnitten milder, hier kommt auch normale fibrilläre Struktur vor. Die Kerne der Gliazellen zeigen regressive Veränderungen: körnige Hyperchromatose und Kernwandsprossung. Die Markfasern sind in der grauen Substanz gelichtet, in der weißen Substanz von normaler Dichte. Die vorderen Wurzeln fanden wir in der Halsanschwellung hochgradig, in der lumbalen nur in minderem Grade verschmälert, ihre Markfärbung ist gleichmäßig intensiv, mit spärlichen Zeichen des Zerfalles. — Die hinteren Wurzeln und die intervertebralen Ganglien sind normal. — In den peripheren Nerven ist augenscheinlich kein Markausfall, die Markhüllen zeigen Zerfallserscheinungen, die Axone vakuolige Anschwellungen; die Achsenzylinder bilden hier und da eigenartige Schlängelungen. Lipoidfärbung fällt so im Rückenmarke, wie in den vorderen Wurzeln und peripheren Nerven negativ aus. — Die Nervenzellen der Medulla oblongata zeigen mildere, diffuse Veränderungen; Markfärbung normal. Im Kleinhirn ist eine mäßige Persistenz der äußeren Körnerschicht zu beobachten. Großhirn ohne Befund. — Das Muskelgewebe wird durch das stark vermehrte Fettgewebe in kleine Inseln zerlegt; die Muskelfasern sind entweder schmal oder von normaler Dicke; hypertrophische Fasern sind nicht zu finden; die Längs- und Querstreifung ist teils sehr scharf, teils verschwommen. In letzterem Falle können die Fasern homogen oder feingekörnt sein. Zwischen den Fasern ist Sarkolemmvermehrung und mäßige Bindegewebsproliferation zu finden. Die Axone, die im Intermysium verlaufen, bilden perlschnurartige Anschwellungen und sind hier und da fragmentiert. In den stark degenerierten Muskelfasern sind mit Nilblausulfat feine Fetttröpfchen nachzuweisen. Dieser Farbstoff färbt das intermuskuläre Fettgewebe mit verschiedenen Farbnuancen (violett bis rot) an.

Auf Grund dieses Befundes kommt v. Lehoczky zu folgenden Bestimmungen.

1. Die Muskulatur stellt das Bild einer Ersatzwucherung des Fettgewebes dar, daher wurde die Muskelatrophie verdeckt; der Prozeß ist von progressivem Charakter.

2. Der Zustand des Nervensystems ist nicht so einfach zu beurteilen, denn hier stellt sich die Frage: progressiver Prozeß oder Entwicklungshemmung mit Kernhypo- bzw. Aplasien? Gegen die Dysplasie spricht der Umstand, daß der Ausfall der Zellgruppen niemals vollständig ist, denn man trifft ein bis zwei übriggebliebene Nervenzellen an, die degeneriert und in Neuronophagie befindlich sind. Für eine Kernaplasie spricht, daß in den atrophischen Vorderwurzeln und peripheren Nerven keine Bindegewebsproliferation zu finden ist. Die endgültige Antwort, welcher Art die spinalen Veränderungen wären, erhalten wir auf Grund der Prüfung des gegenseitigen Verhältnisses der Veränderungen im Rückenmark und in der Muskulatur. Diese Prüfung ergab ein enges Abhängigkeitsverhältnis in den Veränderungen des ekto- und mesodermalen Systems, woraus folgte, daß es sich um eine Muskelatrophie spinalen Ursprungs handle. — Der pathologisch-anatomische Charakter der Veränderungen weist auf einen Krankheitsprozeß so im Rückenmark wie im Muskelsystem hin und dieser degenerative Prozeß war es, der die Formveränderung der Vorderhörner nach sich zog. Letztere — im Gegensatz zu der erhaltenen Vorderhornform im Fall von Rothmann — erklärt sich durch die fehlende Gliafaserreaktion; die Raschheit und Gründlichkeit des Abbauprozesses wird durch das unreife Alter des Falles begreiflich gemacht (Spatz).

Schließlich hebt v. Lehoczky hervor, daß die klinisch-anatomischen Merkmale der Myatonia spinalis dazu drängen, diese Form in die Gruppe der Heredodegeneration einzureihen. Hierfür spricht in klinischer Beziehung die in mehreren Fällen nachgewiesene Familiarität und Progression, auch wurde Konsanguinität in vielen Fällen beobachtet, während Heredität nur in einem Fall (Krabbe). — In anatomischer Beziehung findet v. Lehoczky die Keimblatt-, Segment- und Systemwahl bei der spinalen Myatonie verwirklicht. Denn in seinem Fall waren im Rückenmark allein die ektodermalen Elemente degeneriert bei Verschonung der mesodermalen; die Muskelveränderungen sind konsekutive. Keine Entzündungsspur. Dieses Verhalten entspricht der ektodermalen Elektivität. — Die Systemwahl kommt dadurch zum Ausdruck, daß regelmäßig das peripher-motorische Neuron bilateralsymmetrisch erkrankt. Doch weil zugleich das Rückenmarkgrau in seiner Gänze ergriffen ist, so handelt es sich um eine spinale Segmenterkrankung, woraus die kombiniert-systematische Affektion spinaler Bahnen folgt.

Doch geht v. Lehoczky um einen Schritt weiter. In Anlehnung an Silberberg stellt er für den idiotypischen Phänotyp der Myatonie zwei Hauptformen, eine ektodermal-spinale und mesodermal-muskuläre auf und so sind die beiden bekannten Formen — nämlich spinale und muskuläre Form — der Myatonie „elektive Keimblatterkrankungen, und zwar die spinale die Erkrankung des Ektoderms, die muskuläre aber die des Mesoderms".

D. Zerebellare Heredodegeneration.

a) Umgrenzung des Stoffes.

Unsere anatomischen Betrachtungen über die zerebellare Heredodegeneration müssen von Nonnes Arbeiten über familiäre Kleinhirnataxie ausgehen und im weiteren sich besonders auf die Mitteilungen von Sträußler, H. Vogt, Bielschowsky, Brun, Schob stützen, wobei besonders noch die Publikationen französischer Autoren berücksichtigt werden müssen. Indem wir vor allem den Stoff umgrenzen wollen, so befinden wir uns heute schon über die Unterscheidung von Mingazzini hinaus, der Agenesie und Atrophie des Kleinhirns auseinanderhielt, eine Distinktion, welche seinerzeit von Bedeutung war. Wir interessieren uns hier nur für solche Kleinhirnerkrankungen, welche auf Anlagestörung verschiedenen Grades beruhend, das Bild einer primär-systematischen Degeneration darbieten. Solche Affektionen sind rein endogene, anererbt-vererbbare Leiden, welche in ihrer deutlichsten Form die Mariesche hérédo-ataxie cerebelleuse verkörpern. Die anatomische Grundlage dieser Form faßte Nonne in folgenden Möglichkeiten zusammen.

1. Abnorme Kleinheit des Kleinhirns und Erkrankung der zelligen und fasrigen Elemente der Rinde und der benachbarten weißen Substanz des Kleinhirns.

2. Abnorme Kleinheit des Kleinhirns, des Rückenmarks und der extraspinalen Wurzeln bei mikroskopischer Intaktheit.

3. Spinale Veränderungen im Sinne eines Friedreich ohne nachweisbare Erkrankung des Kleinhirns, wobei Rückenmark wie Kleinhirn von normaler Größe sind.

4. Allgemeine Kleinheit des Kleinhirns und überwiegende des Rückenmarks, im letzteren Fall das Bild des klassischen Friedreich.

Nonne betont, daß es sich immer um Abnormitäten im Gebiet jener Bahnen handelt, die im spinozerebellaren Segment der Funktion des Gleichgewichts und Koordination dienen. Die Veränderung besteht entweder in einem unterentwickelten Organ oder in nachweisbarer Degeneration, also in einer Hypoplasie oder in einem Prozeß. — Nonne hatte Gelegenheit aus der Familie „Stüben" einen zweiten Fall zu untersuchen, an welchem makroskopisch eine Kleinheit der aus Vorder- und Mittelhirn sich entwickelnden Teile und eine unverhältnismäßige Kleinheit des Zerebellum vorlag, während Oblongata und Rückenmark normal groß erschienen. Nonne hob hervor, daß für die abnorme Kleinheit des Kleinhirns kein entzündlicher Prozeß (also auch keine Atrophie) verantwortlich gemacht werden kann: „Es blieb somit nur übrig, den abnormen Befund aufzufassen als Ausdruck einer mangelhaften Anlage speziell des Kleinhirns." Mikroskopisch (Färbung nach Weigert, v. Gieson, Eosin-Hämatoxylin, Nißl): „Nach keiner Richtung wurde an Zellen, markhaltigen Nervenfasern, an der Glia und an den Blutgefäßen irgendeine nennenswerte Anomalie entdeckt, mit anderen Worten: der mikroskopische Befund war normal."

Aus diesen grundlegenden, allerdings mit der älteren Histotechnik angestellten Untersuchungsergebnissen Nonnes, ferner aus den Arbeiten von Bäumlin, Seiffer, Bing und Mingazzini ging die klinische Tatsache hervor, daß, sei es bei spinaler, sei es bei zerebellarer Lokalisation der spinozerebellaren Systemaffektion, das Bild der Ataxie erscheint, welches bei ausschließlicher Lokalisation aufs Kleinhirn die Mariesche hérédoataxie cerebelleuse, wenn auf das Rückenmark, so die Friedreichsche Krankheit gibt, jedoch ist es bekannt, daß sich beide auch kombinieren können. Das klinische Zustandsbild erlaubt nicht immer eine genaue Lokalisation, welche zumeist nur durch die anatomische Untersuchung sichergestellt werden kann.

Es fragt sich nun, worin besteht die Veränderung im Kleinhirn? Handelt es sich um eine fixe Entwicklungsstörung oder um einen degenerativen Prozeß mit Ausgang in Atrophie, wobei aber als dritte Möglichkeit an die Kombination beider Faktoren, der Hypoplasie und Atrophie gedacht werden kann. Bei der Entscheidung dieser Fragen mag ein Umstand vorausgeschickt werden, über welchen die Autoren einig sind: niemals trifft man Spuren einer Entzündung an, auch gehören hierher nicht Fälle von grob vaskulärer Genese. Somit ist das Wesentliche eine ektodermale Parenchymstörung des Kleinhirns, welche eine autochthone ist, d. h. es machen sich weder spinale, noch zerebrale Einflüsse geltend. Diese Parenchymstörung mag, wie gesagt, sich als gegebene Anlagestörung oder als progressive Degeneration äußern, eventuell mag die Kombination beider ausschlaggebend sein. Schon beim Kapitel der Segmentelektivität rollten wir den Streit der Autoren auf, indem Sträußler, F. H. Lewy für eine Hypoplasie, Bielschowsky, Schob für eine degenerative Atrophie Stellung nahmen. Das einigende Band der divergierenden Ansichten ist das Moment der Endogenie, denn die genannten Autoren sprechen von Fällen, welche teils den erbbiologischen Zug erkennen, teils diesen anscheinend vermissen lassen, jedoch ebenso wie erstere endogener Natur sind.

Ich möchte daher eine Gruppe der Kleinhirnaffektionen absondern, für welche in größter Allgemeinheit deren Endogenie und innerhalb dieser noch deren erbbiologische Begründung maßgebend ist; auf dieser Grundlage kommt es zur Ausbildung des Nonneschen Miniaturkleinhirns, in deren Genese Anlagestörung wie progressive ektodermale Degeneration zumeist sich brüderlich teilen. Klinisch handelt es sich um die Mariesche Form der zerebellaren Ataxie, falls deren Erkennung überhaupt möglich ist; anatomisch spielen teils Entwicklungsstörungen, teils primär-systematische Degenerationen bzw. beide gemeinsam eine Rolle.

Wie wird die Anlagestörung zu erkennen sein? Nebst der Kleinheit des Organs sicherlich nur durch anatomische Zeichen der gestörten Anlage, wie Mikrogyrie (s. Abb. 41), Ausfall gewisser Schichten der Kleinhirnrinde (Fehlen der Granularis nach Sträußler), abnormer Verlauf von Markfasern („Der für die Körnerschichte bestimmte Raum ist nun vollständig von einer dichten Markfasermasse ausgefüllt; in exzessivem Wachstum durchbrechen noch die Markfasern die demselben normalerweise gesteckten Grenzen, ziehen in starken Bündeln in die Molekularschichte, wo sie im Kontur der Windungen als tangentiale Fasern verlaufen" Sträußler) u. dgl. — Innerhalb eines solchen, sicherlich schwächer veranlagten Organs kann dann der systematische Prozeß zur Entwicklung kommen, welcher natürlich die verschiedensten zerebellaren und parazerebellaren Systeme betreffen kann, wie wir dies sofort sehen werden.

Auf Grund obiger Beobachtungen befinde ich mich auf dem Standpunkt, daß Entwicklungsstörung und systematische Degeneration Hand in Hand gehen und beide die Grundlage für die endogenheredofamiliären Kleinhirnerkrankungen abgeben. Ein mehr-minder hervorstechender Zug dieser Affektionen ist der zuerst von H. Vogt und Astwazaturow, später zielbewußt durch R. Brun dargelegte Umstand, wonach die Veränderungen des Kleinhirns gemäß dessen phylogenetischer Gliederung einsetzen in dem Sinne, daß die neozerebellaren Abschnitte zuerst oder allein angegriffen werden, denn man beobachtet nur ausnahmsweise die Umkehr dieser Regel. Diese Auffassung beruht auf der Annahme einer Labilität des Neozerebellums gegenüber der Stabilität des Paläozerebellums, ein Standpunkt, der durch Brouwer, Bielschowsky und Schob geteilt wird. Die Tatsache, daß das Neozerebellum vulnerabler erscheint als das Paläozerebellum, wollte Marburg durch die Gefäßverteilung plausibel machen, indem das Neozerebellum und Paläozerebellum über ein eigenes Gefäßgebiet verfügen und so konkludierte er: „. . . so möchte ich behaupten, daß bisher bei der Mehrzahl der angeborenen Kleinhirnerkrankungen, sei es, daß sie als Begleiterscheinungen hydrozephaler Veränderungen, sei es, daß sie für sich allein bestehen, ein strikter Beweis für eine endogene Schädigung der Anlage nicht gebracht ist, daß ferner die korrelativen Beziehungen nicht imstande sind, die Kleinhirnveränderungen zu erklären und daß auch der Gedanke sie als Systemerkrankungen aufzufassen — parenchymatöse im Sinne Déjérines, phylogenetische im Sinne Vogts und Astwazaturows — nicht recht zu beweisen ist. Dagegen hat es viel Wahrscheinlichkeit, daß ein großer Teil dieser Erkrankungen vaskulärer Genese ist — daß sie Erkrankungen bestimmter Gefäßgebiete darstellen, wodurch die vielfachen Varianten einerseits, die Koinzidenz der porenzephalen und hydrozephalen Defekte anderseits — ausreichende Erklärung fänden." — Dieser Auffassung hält aber Brun entgegen, daß die Hemmungsbildungen in die allerersten Perioden der Embryonalzeit (noch vor oder unmittelbar nach der Schließung des Medullarrohres) zurückreichen, „in eine Zeit also, wo die Gefäße noch gar nicht entwickelt sind" und so können vaskuläre Veränderungen auch keine Ursache der Bildungsstörung sein. Daher wäre Brun beizupflichten, wenn er die „phylogenetische Systemaplasie" des Neozerebellums mit der Tatsache erklärt, daß „das Neozerebellum nicht nur phylogenetisch, sondern auch ontogenetisch zu denjenigen Abschnitten der Hirnanlage gehört, die sich mit am spätesten differenzieren, so daß dasselbe von einer allgemeinen Adynamie der Keimentwicklung naturgemäß auch am schwersten in Mitleidenschaft gezogen wird."

Die auf Grundlage einer Adynamie der Keimentwicklung entstandenen schweren Störungen — Amorphogenesis des Kleinhirns, ferner die infolge Herabsetzung der Teilungsenergie der primären Matrix entstandene Hypo- bzw. Aplasie des Neozerebellums (Brun) — interessieren uns hier nicht; nur die auf Herabsetzung der Differenzierungsfähigkeit beruhende histogenetische Entwicklungshemmung (Brun) hat hier für uns eine Bedeutung, welche die Grundlage als minderwertige Anlage für primäre systematische Degenerationen abzugeben vermag. Die primär systematische ektodermale Degeneration des Kleinhirns faßte ich bereits im Kapitel über die segmentäre Elektivität zusammen, daher s. näheres dort.

b) Fälle von endogen-heredofamiliären Kleinhirnerkrankungen.

1. Echte zerebellare Heredoataxie.

α) Klinischer und makroskopischer Befund.

Nachfolgender Fall stammt aus einer Familie, in welcher mehrere Mitglieder an demselben Leiden litten. Frau Karl L. bot im Jahre 1908 im 32. Lebensjahr Zeichen einer Kleinhirnkrankheit dar und wurde damals in Wien auf Kleinhirntumor, jedoch vergeblich untersucht. Schon damals war ihr Blut-Wassermann negativ, und dieses Verhalten blieb bei den mehrfach erneuten Untersuchungen unverändert. Es entwickelte sich eine Gehstörung, wegen welcher sie Kliniken teils ambulatorisch, teils als liegende Kranke aufsuchte; ihr letzter Aufenthalt war im jüdischen Spital zu Budapest. Von letzter Stelle rühren die nachfolgenden Notizen her, für welche ich dem Direktor und Oberarzt, Herrn Prof. Benedict, auch an dieser Stelle bestens danke.

Frau Karl L., 41 Jahre alt, Israelitin, wurde am 28. VII. 1917 aufgenommen und am 6. VIII. desselben Jahres entlassen. Diagnose: Ataxia cerebellaris. Vater starb an einer Nervenkrankheit, fünf Geschwister starben im Kindesalter, vier leben; sie ist kinderlos, abortierte niemals. Menses unregelmäßig, war nie krank. Der Zustand begann vor 6 Jahren mit Schwindel, Kopfschmerzen, bald verschlimmerte er sich derartig, daß sie gegenwärtig nur mit Stock gehen kann; sie muß häufig urinieren und pflegt in letzterer Zeit ohne Grund leicht zu weinen bzw. zu lachen. — Die Patientin ist körperlich gut entwickelt, von höherer Statur, und weist keine vegetativen Störungen auf. Pupillen mittelweit, reagieren auf Licht und Akkommodation gut, bei Seitwärtsbewegungen der Bulbi zeitweilig Nystagmus. Hochgradige Ataxie zerebellaren Charakters. Sensibilität intakt. Sehnenreflexe normal bzw. etwas lebhafter. Plantarreflex leicht auslösbar. Bauchreflex fehlt. Subjektiv beständiger intensiver Kopfschmerz, Schwindel und starker Schweiß vorhanden. Fieberfrei. — Ein Jahr später 1918, wurde Patientin wegen Ileus operiert, wobei ein Volvulus gefunden wurde; nach 5 Tagen Relaparatomie, worauf infolge Peritonitis Exitus.

Dieser klinisch nur skizzierte Fall ist durch nachfolgende Familiendaten zu ergänzen, die ich persönlich erheben konnte, indem der Bruder der obengenannten Patientin mir durch seinen Doktorsohn gleichfalls wegen zerebellarer Ataxie zugeführt wurde. Den 54jährigen Patienten sah ich im Sommer 1919 und 1920 und bei beiden Gelegenheiten ließ sich derselbe Status feststellen. Der Zustand besteht seit 9 Jahren; es macht sich ein typisch taumelnder Gang mit seitlichen Schwankungen bemerkbar; im Sitzen nichts Abnormes. Kein Romberg. Kniephänomene und Achillessehnenreflexe normal. Pupillen mittelweit, reagieren gut, Bulbi geraten bei seitlicher Einstellung in horizontale nystagmusartige Zuckungen. Sprache etwas näselnd, in welcher sich Patient subjektiv gehemmt fühlt. Falls Patient beim Essen zu sprechen versucht oder kalte Speise oder Trank in seinen Mund gerät, so treten Erstickungserscheinungen auf, wobei aber das Schlingen sowohl kompakter wie flüssiger Massen glatt geschieht. Zunge in Mittelstellung, auch die Uvula bei Phonation, die Gaumenbogen kontrahieren sich normal. Muskelkraft vorzüglich. Keine zerebellare Asynergie, keine Adiadochokinese. Während des Gehens erfaßt Patienten eine derartige Unsicherheit, daß er mitten auf der Straße stehen bleiben muß und kann dann weder nach vorn noch nach rückwärts, doch genügt dabei die geringste Stütze, um wieder flott zu werden. Vegetativ ausgezeichnet. Vor einigen Monaten hatte er an der Außenfläche des Unterschenkels sehr heftige Schmerzen, die anfänglich nur auf Morphium, später auf Jodkali schwanden. Keine Ataxie in den Händen. Blase manchmal insuffizient. Wassermann negativ. Kein Vorbeizeigen; nach ohrenärztlicher Untersuchung ist keine labyrinthäre Affektion vorhanden. — Anamnestisch, Vater des Patienten, war von seinem 40. Lebensjahr angefangen 20 Jahre hindurch infolge einer Unsicherheit im Gang zumeist an den Stuhl gebunden und mußte deshalb seine Profession (Bäcker) aufgeben. Er starb interkurrent (Pneumonie). Ein Bruder des Vaters soll ebenfalls an Gehstörungen gelitten haben. — Endlich hat Patient eine noch lebende Schwester, die ebenfalls zerebellar-ataktisch ist, doch ist das Leiden noch anfänglich.

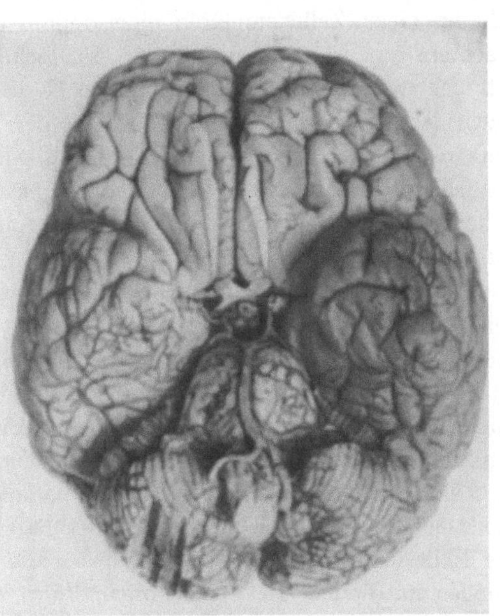

Abb. 67. Basalansicht des Gehirns der L. Bemerkenswert die geringfügige Verschmälerung der Kleinhirnwindungen.

Zusammengefaßt handelt es sich um eine Familie, deren zwei Generationen an Gehstörungen litten. Der Vater und ein Bruder waren in näher nicht bekannter, doch identischer Weise unfähig zu gehen; von den fünf Kindern erkrankten drei an zerebellarer Heredoataxie, d. h. mein Patient und dessen zwei Schwestern, von welchen eine jüngere und lebende nur anfängliche Zeichen darbietet, während die ältere mit ausgeprägter Heredoataxie an einer Darmaffektion zugrunde ging und uns das Material zu folgender Untersuchung gab.

Das Gehirn bot makroskopisch allein seitens des Kleinhirns appreziable Veränderungen, die sich hauptsächlich in einer nicht hochgradigen, doch immerhin dem geübten Auge auffallenden Verschmälerung der Windungen kundgab (s. Abb. 67), allerdings läßt sich diese mit jener des Falles K. (s. Abb. 117) nicht vergleichen; auch ist dem Prosektor, Herrn Dozenten Béla Johan, dem ich für die Überlassung des Materials wärmstens danke, eine gewisse Derbheit der Kleinhirnhemisphären aufgefallen. Das Großhirn schien völlig normal zu sein; die Häute ließen sich leicht abziehen und die makroskopische Betrachtung ergab seitens der Furchen und Windungen nichts Abnormes.

β) Mikroskopische Untersuchung des Großhirns.

1. **Zytoarchitektonik.** Die Zytotektonik dieses Falles ergab an folgenden Stellen: 1. Zentralwindungen, 2. Frontalis medius, 3. Frontalis basalis, 4. Angularis, 5. Lippen der Calcarina (Cuneus-Lingualis), 6. Temporalis sup., 7. Ammonshorn, 8. Fusiformis — vollkommen normale Verhältnisse. Hinsichtlich der zytologischen Felder hebe ich ebenfalls deren normales Verhalten hervor; die Ab-

grenzung zwischen Ca und Cp findet im Fundus sulci centralis statt; die Area striata nimmt eben nur die Calcarinalippen in Anspruch, breitet sich also nicht abnorm auf die Lingualiswindung aus, auch zeigt sie keine überreiche Schichtung. — Bemerkenswert erscheint mir die Tatsache, daß sich sehr vereinzelt doppelkernige Rindenzellen, ferner abnorm schief orientierte Pyramidenzellen (Sublamina magnopyramidalis) vorfanden.

2. Zytologie. a) Nißlbilder. Bei aufmerksamer Betrachtung sieht man mehrfache Veränderungen. So vor allem die Schwellung des Zellkörpers, die außer der Verlagerung des Zellkerns noch mit dessen Schwellung einhergeht, ferner verarmt der Zellkörper an Nißlschollen, das wabig-fibrilläre Gerüst wird entblößt, seine Netzlücken werden klaffend. Der Schwund der Nißlschollen geht an vielen Zellexemplaren ohne Spuren einer Schwellung vonstatten. Sehr beachtenswert ist der Ausfall der Nißlschollen selbst in den Dendriten, so daß nichts anderes als ein schwammiges Gerüst übrig bleibt. Der Tigroidschwund macht sich manchmal allein im Zellkörper und in den Lateraldendriten bemerkenswert, während der mächtige Apikaldendrit der Riesenpyramide noch ausgiebige Reste aufweist. Besonders zu beachten wäre der Axon, an welchem stellenweise knollige und stärker gefärbte Auftreibungen als abnorme Bildungen vorkommen.

Im Nißlbild der Großhirnrinde kommen nach obigem Befund zwei dominierende Erscheinungen vor: einesteils die Schwellung des Zellkörpers, auch des Apikaldendrits, andernteils der Schwund und nicht der Zerfall der Nißlschollen. Bezüglich der Schwellung wäre deren sehr mäßiger Grad hervorzuheben mit der Bemerkung, daß diese Veränderung durch Vergleich mit eng benachbarten normalen Exemplaren zweifellos festzustellen war. Hinsichtlich des Tigroidschwundes ist auf dessen sehr allmählichen Ablauf hinzuweisen, wonach zuerst eine an färbbarer Substanz bemerkbare Verarmung und parallel mit dieser das Hellerwerden der Nißlbilder, später die vollkommene Verödung der Nißlschollen stattfindet. Letzterer Vorgang führt zu Zellschatten, indem das entblößte Wabenwerk körnig zerfällt und somit einer endgültigen Auflösung zusteuert. Daher kommt es zu Ausfällen von Nervenzellen in der Großhirnrinde, mit der Bemerkung, daß dies sehr zerstreut stattfindet. Die geschilderte Zellerkrankung kommt wohl im gesamten Hirnmantel vor, doch ist es unverkennbar, daß in der Angulariswindung, im Ammonshorn bzw. im Gyrus fusiformis die ausgeprägtesten Bilder des Nervenzellverfalls vorkommen. Auch wäre zu betonen, daß alle Schichten gleich teilzunehmen scheinen; freilich lassen sich die oben geschilderten Erscheinungen an den größeren Zellexemplaren am bequemsten und ausgiebigsten studieren.

b) Fibrillenbilder. Diese sind bei weitem nicht so charakteristisch als die Nißlbilder. An Präparaten mit gelungener intrazellulärer Imprägnation nach Bielschowsky ist besonders perinukleär die silberkörnige Degeneration deutlich sichtbar, während die sogenannten Fibrillenzüge der Dendriten noch zur Darstellung gelangen. Das extrazelluläre Fibrillenwerk der Rinde und der Marksubstanz erscheint ganz normal.

c) Lipoidbilder. Am Herxheimerpräparat zeigt allein das Ammonshorn starke Verfettung, und zwar sowohl in den Nervenzellen der Fascia dentata, wie in den großen Pyramiden des Hilus fasciae dentatae, während letztere gegen das Subiculum zu allmählich an Fettkörnern abnehmen. Der Adventitialraum ist an vielen Gefäßen mit Lipoidballen besetzt. Die übrigen Gegenden, so die beiden Zentralwindungen, Cuneus und Frontalwindungen, sind fast frei, nur der Zellkörper der größeren Pyramidenzellen weist zumeist perinukleär einseitig eine äußerst spärliche und allerfeinste Lipoidpunktierung auf, während die adventitiellen Räume ganz frei von Lipoid sind. Alles in allem handelt es sich um keine bemerkenswerte Lipoidbildung mit Ausnahme des Ammonshorns und des Gyrus fusiformis, doch sind dies Stellen, die bekanntlich unter allen Umständen zu allererst verfetten; man könnte diese Erscheinung als eine Andeutung der frühzeitigen Involution an einem Gehirn betrachten, das in seinem Rautenhirn mehrfach schwere Veränderungen auf heredodegenerativer Basis erlitt.

3. **Myeloarchitektonik.** Wir können uns in bezug der Markbilder des Großhirns kurz fassen: Das Rindenmarkbild erscheint mit den bekannten regionären Differenzen fast normal markhaltig und allein im Centrum semiovale erscheint eine Aufhellung, die einesteils die Folge einer zu weit getriebenen Differenzierung darstellen dürfte. Übrigens bedeutet dieser Punkt auch unter ganz normalen Verhältnissen eine ziemlich leicht abblassende Stelle der Großhirnhemisphäre. Doch läßt sich andernteils bei sorgfältiger Erwägung und Vergleich mit Normalpräparaten feststellen, daß nebst erhaltener Corona radiata das eigentliche Hemisphärialmark einen evidenten Abgang vermöge einer recht ausgeprägten Lichtung bekundet, so daß die Corona radiata auf ganz hellem, also marklosem Grunde sich gut abhebt. Projektionen ganz normal.

γ) Mikroskopische Untersuchung des Rautenhirns.

Dieser Abschnitt ist die Stätte der wichtigsten Veränderungen, über welche in topographischer Beziehung die Markscheidenfärbung die lehrreichsten Aufschlüsse gibt. Mit dieser lassen sich Veränderungen 1. in gewissen grauen Zentren, 2. in gewissen Fasersystemen feststellen.

Hinsichtlich der Rautenhirnzentren fanden sich Veränderungen seitens der Kleinhirnrinde, dann des Nucl. dentatus und tecti wie emboliformis und globosus vor. Es war nämlich starker Markausfall in den Kleinhirnhemisphären anzutreffen, wodurch die Kleinhirnrinde ohne distinkte Markfaserzeichnung erschien; dementsprechend war auch im Marklager eine hochgradige Abnahme des Markgehalts zu bemerken. Dagegen erschien so die Rinde wie das Mark des Wurms, besonders aber der Flocke, tadellos markhaltig. Die Breite der hemisphärialen Kleinhirnrinde scheint etwas eingebüßt zu haben. Der Nucl. dentatus ist überall auffallend verschmälert und hat seine Markstruktur sowie seinen Markmantel verloren und dasselbe gilt für den Dachkern. Letzterer macht sich infolge seiner hochgradigen Reduktion, dann durch den absoluten Mangel eines Markgehaltes, schließlich durch das Fehlen der Commissura interfastigiosa bemerkbar: es ziehen aus dem Deitersschen Kern marklose Züge durch den Bindearm zum Dachkern, die als geschlängelte helle Äderchen im tiefblauen Bindearm auffallen (s. Abb. 68).

In bezug gewisser Rautenhirnsysteme ließ sich evidenter Markausfall und infolgedessen auffallende Abblassung am Markscheidenpräparat feststellen: a) in der pontinen und bulbären Pyramide, b) im Brückenarm, c) in der sensiblen Trigeminuswurzel, in deren pontinem Kern und im absteigenden Quintustrakt, d) in der Vestibulariswurzel, dann in der direkten vestibulo-zerebellaren Wurzel, endlich im absteigenden Vestibularistrakt (Formatio fasciculata — Ziehen), e) in der sensiblen Vaguswurzel bzw. dem absteigenden Solitärtrakt. — Bemerkenswert sind noch folgende Momente (s. Abb. 69, 70, 71).

Hinsichtlich der Pyramide konnte konstatiert werden, daß weder in der inneren Kapsel noch im Fuß des Mittelhirns ein sicherer Markfaserausfall besteht, dieser macht sich erst in der Brücke und im verlängerten Mark bemerkbar in der Form einer auffallenden Abblassung des Pyramidenareals. Man gewinnt den Eindruck, es handle sich um eine defekte Färbung der Markscheide und nicht um eine Sklerose; dadurch sticht das fahle Pyramidenareal von dem tiefblau gefärbten Lemniscusareal lebhaft ab. — In den sensiblen rhombenzephalen

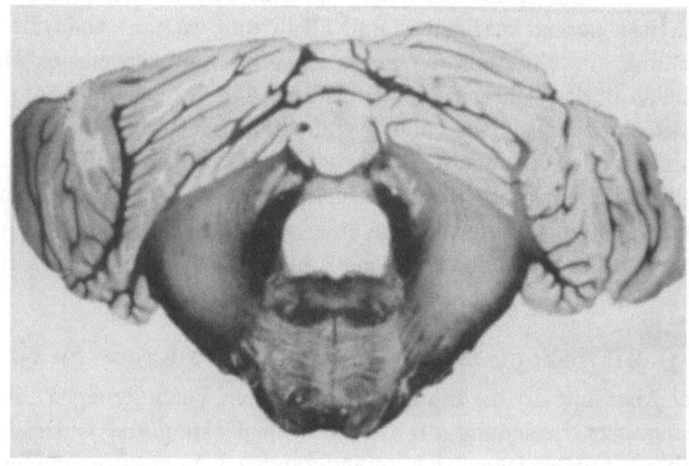

Abb. 68. Querschnitt durch das Rautenhirn in der Höhe des Dachkerns des Falles L (hereditäre Kleinhirnataxie). — Im Dache des IV. Ventrikels bemerkt man die bilateral-entmarkten Nuclei tecti, emboliformes und Nuclei dentati (letztere in ihrem oralsten Abschnitt getroffen). Bemerkenswert die Aufhellung beider Brückenarme. Weigerts Markscheidenfärbung.

Wurzeln wie Trigeminus, Vestibularis und Glossopharyngeus-Vagus ist ein leicht festzustellender Faserausfall bemerkbar; an diesen ist ferner in ihren absteigenden Trakten eine nicht unerhebliche Arealsverringerung in die Augen fallend, wie auch eine Faserverarmung in den respektiven Endkernen, besonders im Nucl. trigemini descendentis, zu konstatieren. — Im Gegensatz hiezu ist die völlige Intaktheit der bulbären Olive, der sogenannten olivo-zerebellaren Faserung und des Strickkörpers hervorzuheben (s. Abb. 71).

Einen großen Teil der geschilderten Degenerationsverhältnisse sieht man auf Abb. 70, auf einem Weigertschnitt, in der Oktavushöhe des Rautenhirns. Nebst der Abblassung der beiden Pyramiden fällt a) in der Oblongata vor allem die Faserverarmung des Vestibularis gegen das vollkommen normale Aussehen des Cochlearis auf, denn letzterer ist tiefschwarz, ersterer graulich gefärbt; das Faserbild der Cochlearisganglien wie auch der sekundären Cochlearisbahn (hier der hinterste Abschnitt des Corpus trapezoides) ist tadellos. Im Gegensatz zur

Vollentwicklung des Strickkörpers bemerkt man die Arealsverminderung des Trigeminus descendens und Vestibularis descendens und besonders den Fasermangel im ersteren. Die Verkleinerung beider Trakten geschah bis zur Hälfte des normalen Querschnittes. Im übrigen normale Faserung in der dorsalen Oblongataetage; besonders stark markhaltig erscheint der Lemniscus, in dessen ventralster Lage ein markarmes Areal auffällt, das sich dadurch als zur degenerierten Pyramide gehörig erweist, indem es die im Lemniscus hospitierenden Pyramidenfasern enthält. — b) Im Zerebellum (s. Abb. 69) macht sich auf den ersten Blick die normal markhaltige Flocke samt Stiel, dann der den gesunden Bindearm enthaltende Nucleus dentatus bemerkbar; letzterer ist auffallend markfaserarm und ist seines markhaltigen Mantels beraubt. Die zentrale Marksubstanz des

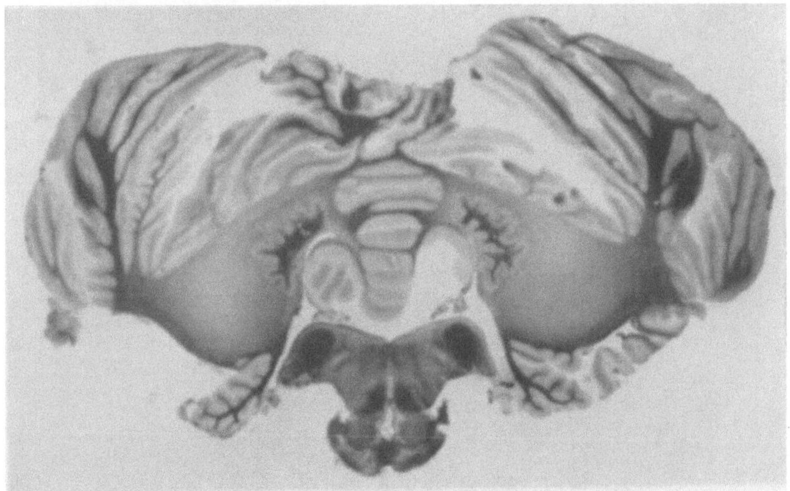

Abb. 69. Querschnitt durch die Flockenhöhe des Falles von hereditärer Kleinhirnataxie. Bemerkenswert der Markreichtum beider Flocken, während die Markkörper der Kleinhirnhemisphären durch ihre Markarmut auffallen. In bezug der Oblongata siehe Abb. 70.

Kleinhirns ist auffallend markarm, in welcher die zum normal-markhaltigen Oberwurm strebenden Strickkörperfasern (Fibrae semicirculares) sich als distinkt gefärbte Strängchen bemerkbar machen. Die Markäste der Kleinhirnhemisphären sind auffallend gelichtet gegen jene der Flocke. Einwärts vom Nucl. dentatus ist der entmarkte Nucl. globosus zu sehen.

Das Fibrillenbild der Kleinhirnrinde (s. Abb. 49) läßt sich kurz folgend skizzieren. Besonders sinnfällig ist der hochgradige Mangel an Purkinjezellen, so daß man am Bielschowsky-Präparat der Hemisphärialrinde fast ganz verödete Windungen sieht, in welchen nur eine bis zwei leidlich erhaltene oder geschrumpfte Purkinjezellen sichtbar sind. Die zwei Hauptschichten, die Molecularis und Granularis, verhalten sich verschieden; während erstere nicht unerheblich verschmälert ist, erscheint letztere nur mäßig, doch sicher reduziert. In der Molekularlage ist der hochgradige Ausfall von tangentialen Fibrillen deutlich zu bemerken, eine Erscheinung, die durch den Schwund der Korbzellenneuronen bewirkt wird. Letztere sind in sehr reduzierter Zahl in der tiefsten Lage des Stratum moleculare, dicht über den Purkinjezellen durch einige tangentiale Fäden repräsentiert und bilden stellenweise gelichtete Körbe; übrigens macht sich der Ausfall der Korbzellenneuronen noch durch die Kernarmut der Molecularis bemerkbar. — Das Stratum granulosum dürfte eine durchgreifende, doch sehr mäßige Kernverringerung erfahren haben, die einesteils aus der diffusen Lichtung, andernteils aus der geringen Verschmälerung dieser Lage hervorgeht. — In der Marksubstanz unterhalb der Windungen ist am Fibrillenpräparat bei weitem nicht jene Verödung festzustellen, wie am Markscheidenpräparat.

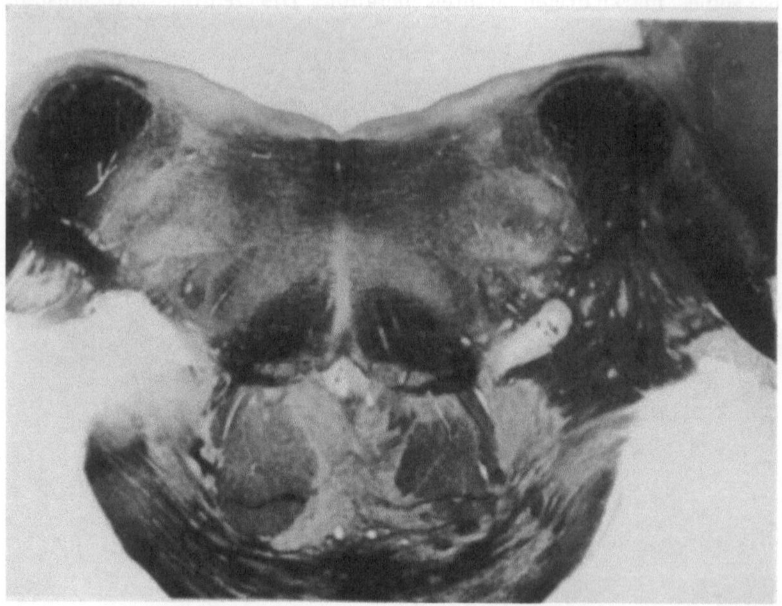

Abb. 70. Frontalster Oblongatadurchschnitt des Falles L. von familiärer und hereditärer Kleinhirnataxie. Bemerkenswert die Atrophie des Trigeminus und Vestibularis descendens, die sich besonders im ersteren durch hochgradige Abblassung, im letzteren durch verminderten Umfang kundgibt. Strickkörper, Cochlearis gesund; Vestibularwurzel rarefiziert. Weigerts Markscheidenfärbung.

Die mikroskopische Untersuchung des zentralen Nervensystems weist in diesem Falle die Lücke auf, daß das Rückenmark mir nicht zur Verfügung stand. Diesen Mangel kompensiert teilweise der Befund an dem verlängerten Mark, aus welchem hervorgeht, daß 1. die Hinterstrangkerne ganz normal sind, daher mag es auch keine Hinterstrangaffektion gegeben haben, 2. die beiderseitigen spinozerebellaren Bahnen (dorsal und ventral) vollkommen intakt sind. Somit ist es sicher, daß der vorliegende Fall keine entsprechende spinale Kombination aufwies, und wenn wir in dieser wichtigen Beziehung die Untersuchung des Rückenmarks verschmerzen können, so beklagen wir den Mangel dennoch in bezug auf die Pyramidenbahn, deren spinales Verhalten von dem Gesichtspunkt aus Interesse gehabt hätte, ob nicht hier eine stärkere Affektion vorhanden gewesen wäre, wodurch dann eine vom spinalen

Ende dieser Bahn gegen deren zerebrales Ende zu abnehmende Intensität in der Erkrankung zum Ausdruck gekommen wäre.

Zusammenfassung.

Es handelt sich um ein zentrales Nervensystem, daß im Großhirn normal gebaut erscheint, namentlich ist die Rinde zytotektonisch vollkommen intakt und zytologisch lassen sich allein als Abweichung hier und da doppelkernige und abnorm gelagerte Pyramidenzellen feststellen. Zytopathologisch handelt es sich um diffuse und chronische Nervenzellveränderungen, die an allen Rindenstellen und in jeder Rindenlage vorkommen, obschon von den untersuchten Stellen hauptsächlich der Gyrus angularis, fusiformis und Ammonshorn und von den einzelnen Schichten die III. bis VI. die sichersten Veränderungen darboten. Es handelt sich um einen Prozeß, der mit recht bescheidener Schwellung des Zellkörpers und Schwund der Nißlschollen beginnt, im weiteren Verlauf zur Entblößung des plasmatischen Zellskeletts (Spongioplasma) und schließlfch zum feinkörnigen Zerfall des letzteren führt, wodurch Zellschatten entstehen, aus welchen der völlige Untergang der Nervenzellen resultiert. Es wäre hier nachträglich noch zu bemerken, daß neben Zellschatten noch Bilder der einfachen Atrophie vorkommen, wobei es dahingestellt bleiben muß, ob diese eine ganz eigene Form der Nervenzelldegeneration darstelle. Die chronische Veränderung läßt sich am Nißlpräparat gut verfolgen und sie gibt am Fibrillenpräparat als Äquivalent den silberkörnigen Zerfall des wabig-fibrillären Werkes.

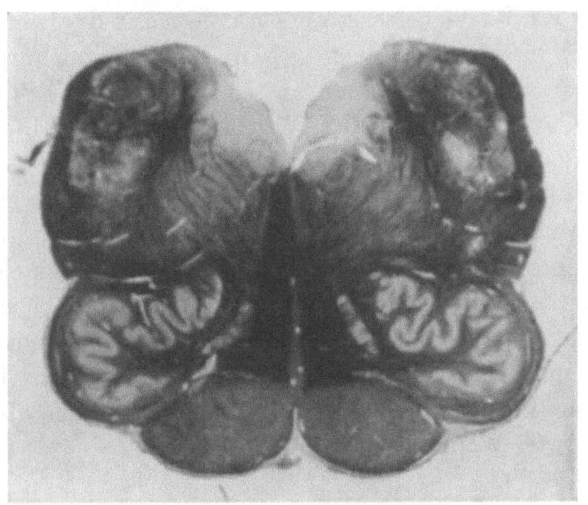

Abb. 71. Querschnitt aus dem unteren offenen Teil der Oblongata aus dem Fall von hereditärer Kleinhirnataxie. Bilaterale Markarmut (Aufhellung) beider absteigender Trigeminus- und Vaguswurzeln. Hingegen die Strickkörper, die olivo-cerebellare Faserung intakt.

Das Kleinhirn zeigt eine phylogenetische Systemerkrankung in dem Sinne, daß das Paläozerebellum verschont, hingegen das Neozerebellum ergriffen war; es machte sich eine intensive Degeneration bzw. ausgedehnter Schwund der Purkinjeschen Nervenzellen nebst derselben Veränderung der Korbzellenneuronen bemerkbar, wodurch eine ziemliche Verödung der Kleinhirnrinde der Hemisphären entstand. Der hochgradige Ausfall der Purkinjeneuronen macht die bedeutende Marklichtung der Hemisphären, ferner den Fasermangel um den Nucl. dentatus faßbar; die Marklosigkeit des Dachkerns hängt mit der Vestibularisdegeneration zusammen; indem die direkte vestibulo-zerebellare Bahn, die den Bindearm durchzieht, ausfiel. — Die hochgradige Degeneration des

Nucl. emboliformis und globosus dürfte vielleicht mit der Hemisphärendegeneration in Zusammenhang gebracht werden. — Sehr bemerkenswert ist die systematische sensible Wurzeldegeneration des Rautenhirns, die sich auf den Trigeminus, Vestibularis und Vagus, sowie deren absteigende Trakte bezog. Somit fand im Rautenhirn, d. h. in einem embryologisch definierten Segment des Hirns eine komplexe Systemdegeneration statt, die 1. im Kleinhirn phylogenetisch erscheint, 2. im Pons und in der Oblongata die elektive Affektion der sensiblen Wurzelprotoneuronen bewirkte, 3. die Pyramidenbahn in ihrem rhombenzephalen Verlauf leicht angriff. Diese komplexe Systemdegeneration bezieht sich auf disparate Systeme von dreifacher Ordnung: diese sind a) intrazentrale Kleinhirnneuronen, b) pontobulbäre sensible Wurzelprotoneuronen, c) Pyramidenneuronen. Somit haben wir eine echte, kombinierte Systemerkrankung des Gehirns vor uns, wie solche seitens des Rückenmarks in jener Form genügsam bekannt ist, wo z. B. die Seitenstrangpyramide und die Hinterstränge erkrankt sind. Gefäßveränderungen fanden sich im Zentralorgan nirgends vor. Es läßt sich also für den geschilderten Fall L. jener Satz der Heredodegeneration bestätigen, wonach Wahlaffektion vorliegt, und zwar so hinsichtlich des Keimblattes, wie nach gewissen Systemen, denn es ist nur Ektodermales, und zwar Neuronales in ausschließlich systematischer Weise angegriffen. Zu der heredodegenerativen Rautenhirnerkrankung gesellte sich eine Rindenaffektion des Hirnmantels; die Affektion der Großhirnrinde stellt eine Ausbreitung des anatomischen Prozesses in dem Sinne dar, daß an dieser Stelle ebenfalls nur Neuronales erkrankt ist, in eminent chronischer Form und klinisch dürfte diesem Prozeß ein gewisser Grad von präseniler Geistesschwäche entsprochen haben, die sich hauptsächlich als unmotiviertes Weinen und Lachen kundgab.

2. Mitbeteiligung des Kleinhirns bei nicht-zerebellaren heredofamiliären bzw. rein-endogenen Krankheiten.

α) Kleinhirnaffektion bei Friedreichscher Krankheit.

Nebst der echten Marieschen Form erscheint das Kleinhirn bei Friedreichscher Krankheit im Sinne einer essentiellen Kombination mitergriffen zu sein; hob doch bereits vor 20 Jahren Nonne dies hervor, etwas später bezeichnete Mingazzini solche Fälle als assoziierte Atrophien des Kleinhirns und Rückenmarks; neuerdings veröffentlichte Schob derartige Fälle, von welchen uns jener Fall interessiert, welcher auch anatomisch aufgearbeitet wurde. Schob bezeichnet als gemeinsam für solche Fälle die Kombination der Erkrankung des Kleinhirns und Erkrankung der Hinterstränge und hebt hervor, daß innerhalb dieser Gruppe das histopathologische Bild keineswegs einheitlich ist, so in bezug der ergriffenen spinalen Systeme, wie der histologischen Veränderungen im Kleinhirn. Im Rückenmark können nebst den Hintersträngen noch die Seitenstrangbahnen eventuell die PySStr erkrankt sein. Hinsichtlich der Kleinhirnveränderungen gibt es auch eine ganze Skala der Möglichkeiten: 1. die Körnerschicht erscheint allein rarefiziert, während die Purkinjezellen im wesentlichen erhalten, obschon etwas deformiert sind (H. Vogt und Astwazaturow); 2. Körnerschicht fehlt, Molekularis stark verschmälert, ihre Ganglienzellen ausgefallen, hingegen Purkinjezellen erhalten (Sträußler); 3. Purkinjezellen können elektiv geschwunden sein (Schob).

Der Schobsche Fall — olivozerebellare Degeneration kombiniert mit Degeneration der Hinterstränge — wies klinisch nach Schob folgende Züge auf.

„Keinerlei Heredität; von Geburt an sehr schwächlich; lernte erst mit 4—5 Jahren etwas laufen; immer „zittrig und stolprig"; auch beim Schreiben ungeschickt; sonst leidlich in der Schule fortgekommen. Seit 16. Jahre (Menses) Gang angeblich noch etwas schlechter, ebenso im 23. Jahre nochmals angeblich gewisse Verschlechterung nach einem Nierenleiden; immer reizbar und empfindlich, seit dem 40. Lebensjahr Anfälle von hysterischem Charakter. Seit 1904 in Anstaltsbehandlung; hier bis zu dem 1919 erfolgten Tode keine Progression der Ataxie. Befund Ende 1912: Reflektorische Pupillenstarre; nystagmusartiges Wühlen der Bulbi in den Endstellungen; Sprache langsam, etwas verwaschen. Obere Extremitäten: starke Ungeschicklichkeit bei Hantierungen, Adiadochokinesis, Ataxie, Schrift zittrig. Untere Extremitäten: Ataxie. Gang deutlich zerebellar ataktisch. Reflexe: Patellar- und Achillesreflexe fehlen; Bicepsreflex fehlt links, rechts schwach. Keine Lähmungserscheinungen, keine organischen Sensibilitätsstörungen; keine Blasen- und Mastdarmstörungen. Wassermann: im Blut positiv; Liquorentnahme verweigert. Psychisch: kein Intelligenzdefekt; empfindlich, etwas unverträglich und querulatorisch. Ende 1918 an Lungentuberkulose erkrankt. Tod im 55. Lebensjahr im Februar 1919."

Die Sektion der Patientin D. hat folgende Resultate ergeben: Tuberkulose der linken Lunge; alte zum Teil verkalkte Herde im linken Oberlappen; frischere verkäste Aspirationsherde im linken Unterlappen, Kleines schlaffes Herz; geringe Atheromatose; Thrombose der linken Vena iliaca. Allgemeiner Marasmus. Hypoplasie des Kleinhirns, der Medulla oblongata. Rückenmark ohne wesentliche Verkleinerung. Gewicht des Kleinhirns mit Brücke und Oblongata nur 65 g (Normalgewicht 130—160 g).

Zusammenfassung des mikroskopischen Befundes: Chronisch - progressive systematische Degeneration des Kleinhirns vom efferenten Typus (Bielschowsky), d. i. Degeneration des Purkinjezellenapparates (dégénération lamelleuse des cellules de Purkinjé-Thomas) und der Körnerschicht mit ausgesprochener Bevorzugung der neozerebellaren Teile, während die paläozerebellaren Abschnitte (Wurm und Flocke) relativ geringer befallen sind. Im Speziellen: Hemisphären: Fast vollkommenes Fehlen der Purkinjezellen, hochgradige Verschmälerung der Molekularschicht, chronisch-progressive Degeneration der Körnerschicht, hochgradige Ersatzgliawucherung; Erhaltenbleiben der afferenten Fasersysteme, das ist der leeren Faserkörbe und der tangentialen Faserung in der Molekularschicht dicht oberhalb der Grenze von Molekular- und Körnerschicht. Erhaltenbleiben der großen Zellen der Körnerschicht und der kleinen Nervenzellen (Korbzellen) der Molekularschicht. Ausfälle im zentralen Mark der Läppchen (infolge Ausfalls der Purkinjezellaxonen). Wurm und Flocke: Veränderungen prinzipiell gleichartig, aber weniger stark. Im Wurm, mehr noch in der Flocke, noch Purkinjezellen vorhanden, großenteils Degenerationsformen: Form- und Lageveränderungen der Purkinjezellen. Marklager: Starke Markausfälle im Vließ des Nucleus dentatus; geringe fleckweise Infiltration mit Plasmazellen und Lymphocyten. Oblongata: Ausgesprochene Degeneration der Oliven, besonders in den ventrolateralen Partien, kaudal stärker als oral. Rückenmark: unvollständige durchgehende Degeneration der Hinterstränge.

Schob charakterisiert seinen Befund folgend. Es handelt sich um eine kombinierte Systemerkrankung, dessen Bestandteile sind: 1. System der

Purkinjezellen, 2. System der Körnerzellen, 3. System der unteren Olive samt olivozerebellarer Bahn, 4. System der Hinterstränge; er nimmt eine chronisch progressive Degeneration der nervösen Elemente an mit Gliaersatz, wobei es zu einer Schrumpfung und Verkleinerung des Kleinhirns kam; ein derartiges Bild kann nach Schob keineswegs durch lokale Entzündung oder Gefäßerkrankung verursacht werden. — Weiterhin hebt Schob den graduellen Unterschied bzw. auffallenden Gegensatz in der Erkrankung des Neo- und Paläozerebellums hervor, indem er seinen Fall als ein geradezu klassisches Beispiel des neozerebellaren Degenerationstypus bezeichnet.

Überblicken wir den sehr lehrreichen Fall Schobs, so können wir in bezug der Kleinhirnaffektion auch unsererseits folgende Momente hervorheben: 1. Mangel jeglicher Entzündungsspur oder irgendwelcher vaskulärer Läsion; 2. reiner Parenchymschwund; 3. reine systematische Erkrankung von zerebellaren und parazerebellaren Systemen; 4. das Kleinhirn ist in allen Teilen mit Ausnahme der Flocke und des Wurms in der oben geschilderten Weise angegriffen, dies ergibt das Bild einer phylogenetischen Systemerkrankung. Und so denken wir deutlich ausgeprägt zu sehen: die Keimblattwahl, die Segment- und Systemwahl. In bezug der Lagerung der Purkinjezellen äußerten wir uns bereits oben bei der Segmentelektivität.

β) Kleinhirnaffektion bei Myoklonie.

Haenel und Bielschowsky schildern einen Fall von leichter Imbezillität, welcher mit chronischen krampfhaften Muskelzuckungen vor jedem Einschlafen verbunden war. Diese Zuckungen wiesen auf Paramyoclonus multiplex hin, wozu aber die psychischen Störungen nicht paßten. Die vorhandene Sprachstörung ließ sich mit der bei Friedreichscher Krankheit beobachteten vergleichen, doch gab es keine übrige Zeichen dieses Leidens. Gegen multiple Sklerose sprachen die Muskelkrämpfe und deren familiäres Auftreten. Eine für Kleinhirnerkrankung verwertbare Ataxie fehlte. Der Fall konnte am ehesten als familiärer Paramyoclonus multiplex bezeichnet werden und ließ vermöge seiner Klinik keineswegs eine sichere, auf das Kleinhirn bzw. dessen Systeme beziehende Diagnose zu.

Die histologische Untersuchung ergab im zyto- und myeloarchitektonischen Bau keine Abweichung von der Norm. In den Stammganglien fehlen gröbere Veränderungen; allein ein leichter Status marmoratus im Kopf des Caudatum war zu bemerken, welchem aber nach Bielschowky für die Deutung des klinischen Bildes kein Wert zukommt, denn hierzu ist die bezeichnete Anomalie zu gering.

Das Kleinhirn fiel durch sein geringes Volumen und die Schmalheit der Läppchen auf. Die Veränderungen lassen den Wurm frei und betreffen die Hemisphären, wo die Molekularis und die Schicht der Purkinjezellen am schwersten litten; ganze Reihen von Schnitten erwiesen sich frei von Purkinjezellen, in deren Schicht sich eine gliöse Ersatzwucherung kundgibt. Am Silberpräparat fielen die „leeren Körbe" auf; am Gliapräparat war die Proliferation der Bergmannschen Fasern auffallend. In der Molekularis fielen die Purkinje-Dendriten, ferner die Korbzellen aus; Überreste von Kletterfasern ließen sich nachweisen. Die Granularis zeigt besonders auf den Windungskuppen eine deutliche Lichtung. — Von den parazerebellaren Kernen zeigte der Nucl. dentatus eine Verschmälerung, das Vließ eine Faserverminderung; Nucl. tecti im dorso-lateralen Teil gelichtet. — Die wichtigste Veränderung boten die bulbären Hauptoliven dar, welche fast zellenleer und sklerosiert erscheinen, denn sie werden von einem dichten Gliafaserfilz ausgefüllt, die Nervenzellen sind ausgefallen und vom feinen Silbergeflecht sind nur mehr dürftige Reste vorhanden. Auffallend ist die Verminderung der Bogenfasern und des Strickkörperareals. Dorsale Nebenolive normal; mediale nimmt eine Mittelstelle zwischen dorsaler Nebenolive und Hauptolive ein. Die übrigen Systeme der Oblongata, ferner die Brücke und Mittelhirn normal. Das oberste Rückenmark ließ keine Spuren einer Hinter- oder Seitenstrangdegeneration erkennen.

Bielschowsky hebt den primär-degenerativen und systematischen Charakter der Erkrankung hervor, welchen er besonders durch den elektiven Ausfall der Purkinjezellen erhärtet findet, mit welchem die Persistenz der Korbfasern in lebhaftem Kontrast steht. Auf Grund dieses Befundes stellte Bielschowsky den zentrifugalen Degenerationstyp des Kleinhirns auf, welchem gegenüber er den zentripetalen stellte, woselbst die „nackten Purkinjezellen das Wesentlichste sind; er hebt jedoch hervor, daß diese Typen auf Reinheit keinen Anspruch machen können, denn die Beteiligung ist bald in diesem, bald in jenem Typ mehr ausgesprochen. — In der Frage der olivozerebellaren Degeneration hebt Bielschowsky hervor, daß angesichts des Abhängigkeitsverhältnisses, in welchem die bulbäre Hauptolive zum Neozerebellum steht, es doch ungewöhnlich sei, daß eine retrograde Degeneration der Hauptolive sich in einer solchen schweren Degeneration äußere. Anderseits aber bezeichnet Bielschowsky es als eine unbefriedigende Annahme, daß die olivozerebellare Degeneration vom Kleinhirnrindenprozeß unabhängig sich entwickeln soll und eine koordinierte selbständige Systemerkrankung wäre. Meine persönliche Meinung geht dahin, daß es sich eben um eine Koordination handle, d. h. das System der Olivenzellen ist an und für sich auf derselben Grundlage primär erkrankt wie jenes der Purkinjezellen; dies geht aus dem Verhalten des Bindearms hervor, denn dieser hätte sich doch mit demselben Recht als degeneriert erweisen können. Wir dürfen nämlich nicht vor Augen verlieren, daß bei den endogen-heredofamiliären Kleinhirnerkrankungen die parazerebellaren Systeme: olivo-zerebellare, olivo-ponto-zerebellare, olivo-rubro-zerebellare Systeme einer ab ovo gegebenen primären, selbständigen Degeneration anheimfallen, welche man eben unrichtig mit dem Gesetz der sekundären Degeneration bzw. der Distanzdegeneration zu erklären versucht.

Zusammengefaßt ergibt sich für den Haenel-Bielschowskyschen Fall in anatomischer Beziehung folgende Charakteristik: Die Kleinhirnaffektion weist rein parenchymatöse Veränderungen in streng systematischer und segmentärer Ausdehnung auf, daher paßt auf denselben unsere anatomische Trias der Keimblatt-, Segment- und Systemwahl vollkommen.

γ) Kleinhirnaffektion bei familiärer Idiotie.

Noch im Jahre 1909 wiesen B. Sachs, bald darauf mein Schüler Ernst Frey, beide für die infantile, Jansky und Schob für die juvenile Form der familiären Idiotie für das Kleinhirn ein fibrillenpathologisches Verhalten nach, welches prinzipiell jenem der übrigen Abschnitte des Zentralorgans entspricht. Sie sahen also die Blähung der Purkinjezellen, E. Frey besonders noch die Schwellung des Axons gleich Jansky und Schob, sowie den Ausfall der Korbfasern. — Im Jahre 1913 veröffentlichten Bielschowsky und ich an der Breslauer Jahresversammlung deutscher Nervenärzte unsere Kleinhirnbefunde, ersterer in spätinfantilen, ich in typisch frühinfantilen Fällen von familiärer Idiotie. Bielschowsky hob an den „geschrumpften" und verhärteten Cerebellis den vollkommenen Mangel von Körnerzellen und von den, zu ihrem Bereich gehörigen Golgizellen hervor; der durch letztere eingenommene Raum war fasrig-gliös ersetzt. Mit der Granularis war der gesamte kortikopetale Leitungsapparat, die Moos- und Kletterfasern, zugrunde gegangen, während die Purkinjezellen sich weit weniger affiziert erwiesen. Wohl trugen letztere „sämtlich die Kennzeichen der Schafferschen Degeneration", doch war ihr Ausfall beträchtlich geringer und so kam das Bild der „korblosen Zellen" zustande. — Meine eigenen Befunde faßte ich folgend zusammen: 1. Die Purkinjezellen litten an Zahl nicht, doch auffallend ist die Schwellung, wodurch der Zellkörper mehr rundlich wurde, sein derbes fibrilläres Außennetz vom feinen Innennetz förmlich abgehoben wird, daher beide Netzwerke zur sinnfälligen Darstellung gelangen. 2. Als Novum bezeichnete ich die Axonschwellung, eine Erscheinung, welche auch Bielschowsky als „kugelige Schwellung" bezeichnend hervorhob. 3. Die Molecularis weist den fast vollkommenen Mangel an Tangentialfasern auf; dies der eine Grund zur Erklärung des Fehlens der Purkinjeschen Faserkörbe. 4. In der Körnerschicht fehlen die großen multipolaren Zellen und besonders die aus der Marksubstanz hinaufstrebenden Nervenfasern: es fehlen somit die Kletterfasern; dies der andere Umstand, welcher den Faserkorbmangel erklärt.

Bielschowsky stellt die feineren Kleinhirnveränderungen bei juvenil-familiärer Idiotie und bei Heredoataxie einander gegenüber, indem bei der Sachs-Form ein schwerer Ausfall der Granularis samt Korbfasern und Kletterfasern, bei der Marie-Form der vollkommene Untergang der Purkinjezellen das Wesentliche ist. „Es liegen also erhebliche Unterschiede vor, und es wäre deshalb nicht richtig, wenn man die fraglichen Veränderungen bei der amaurotischen Idiotie als Ausdruck einer einfachen Kombination des Schafferschen Zellprozesses mit denjenigen Veränderungen bezeichnen wollte, welche die hereditären Zerebellarerkrankungen hervorbringen" (Bielschowsky). — Für die amaurotische Idiotie sieht Bielschowsky den Schwerpunkt der Veränderungen in der Körnerschicht zu liegen: „Wir sind genötigt hier eine besondere Labilität der Körner anzunehmen, wie wir bei der zerebellaren Heredoataxie Maries eine besondere Hinfälligkeit der Purkinjeschen Zellen supponieren müssen. . . . Bei dieser Sachlage liegt es auf der Hand, daß die Hypothese von der besonderen Labilität der Körner bei meinen und bei den ihnen nahestehenden Fällen eine wichtige Stütze fände, wenn der Nachweis gelänge, daß diese Elemente auch bei der Tay-Sachsschen Form besonders in Mitleidenschaft gezogen werden. In den meisten diesbezüglichen Mitteilungen wird über das Kleinhirn nur wenig berichtet und von schweren Veränderungen der Körnerschicht ist kaum die Rede." Dieser Bemerkung Bielschowskys gegenüber hebe ich hervor, daß es mir bereits im Jahre 1913 die schwere Affektion der Granularis bei Tay-Sachs nachzuweisen gelang, von welcher ich bemerkte, daß diese eine gewisse Verödung zeigt, welche sich einesteils in einer gewissen Verarmung der Körnerzellen, hauptsächlich aber im fast totalen Mangel an großen polygonalen Nervenzellen, schließlich im ziemlichen Ausfall der spinozerebellaren Kletterfasern kundgibt. Infolge dieser Mängel — sagte ich — ist die granuläre Schicht sehr gelichtet, wodurch die Axonen der Purkinjeschen Zellen sehr zur Geltung gelangen; ihr Verlauf, hauptsächlich ihre Kollateralen sind leicht zu verfolgen. Dadurch, daß die Korbzellenaxonen und deren Kollateralen sowie die Kletterfasern fehlen, ist der totale Mangel an Faserkörben um die Purkinjeschen Zellen leicht faßbar.

Ohne mich in weitere Einzelheiten der Kleinhirnveränderungen bei Tay-Sachs einzulassen — dies geschieht bei spezieller Schilderung dieser Krankheit, — möchte ich mich darauf beschränken, daß die Befunde Bielschowskys und meine eigenen sich völlig decken. Diese lassen sich im Sinne der späteren Terminologie Bielschowskys dahin zusammenfassen, daß es sich um einen zentripetalen Degenerationstyp des Kleinhirns handle, somit das Systematische in der zerebellaren Degeneration erwiesen erscheint. Die reine parenchymatöse Affektion entspricht einer ektodermalen Elektivität; in segmentärer Beziehung stellt das Kleinhirn bei Tay-Sachs nur ein Glied in der Kette sämtlicher angegriffenen Segmente und so sprechen wir von einer allsegmentären Elektivität, jedoch mit segmentärer Betonung seitens des Kleinhirns.

δ) Kleinhirnaffektion bei nicht-familiärer Idiotie.

Bei einem hochgradig Schwachsinnigen, dessen klinische Daten im Abschnitt über Idiotie nachzusehen sind und an dem eine hochgradige Kleinhirnataxie während seiner zweijährigen Beobachtung konstant auffiel, ergab die Sektion die Reduktion des Kleinhirns und der Brücke, während die Oblongata normal war. Die Brücke fiel durch die plastisch vorspringenden Bündel auf, wodurch ihre Oberfläche ein stark gerunzeltes Äußere bekam. Das Kleinhirn war in toto verkleinert und an seinen Windungen machte sich eine besondere Verschmälerung bemerkbar. Besonders die untere Oberfläche des Kleinhirns zeichnete sich hierdurch aus; die Konsistenz schien sehr zugenommen zu haben. Die Reduktion des Kleinhirns macht sich an der Hirnbasis dadurch kenntlich, daß sein hinterer Rand von den Okzipitalpolen recht entfernt liegt; hingegen wird der vordere basale Rand durch die fast normal aussehenden Flocken und vom basalen Abschnitt der beiden Lobi quadrangulares, deren Windungen hier entschieden breiter erschienen, gebildet. Reliefverhältnisse der Oblongata normal.

Das Kleinhirn wollen wir zuerst am Markfaserpräparat genau in Augenschein nehmen, da schon mit freiem Auge sich Ausfälle zeigen.

Im Kleinhirn verteilt sich der Markausfall in charakteristischer Weise, indem der Wurm und die Flocke ganz verschont bleiben, hingegen die Hemisphären eine an verschiedenen Stellen verschieden starke Lichtung aufweisen. Namentlich bekunden die Lappen der unteren Hemisphärenoberfläche, so der Lobus gracilis in erster Linie, einen recht sinnfälligen Markausfall, über dessen feinere Verhältnisse sofort berichtet werden soll, während die obere Hemisphärenoberfläche, speziell der Lobus quadrangularis, relativ verschont ist. Sehr zu betonen ist der Umstand, daß der Markausfall des Brückenarms sich im Markkörper des Kleinhirns nach zwei Richtungen wendet: einesteils am Boden des stark markgelichteten Lobus gracilis als schmaler, markreduzierter Saum zieht eine Abteilung über die Flocke und lateral vom Flockenstiel aufwärts zur Tonsille bzw. am Boden der Tonsille rückwärts zu den medialen Windungen des Lobus semilunaris superior, — andernteils wenden sich markarme, bogenförmige Züge lateral vom Nucleus dentatus wurmwärts, deren Endigung sicher festzustellen nicht gelang.

Auf Grund dieser Verhältnisse erhellt die generelle Tatsache, daß der Markausfall nur im neozerebellaren Abschnitt festzustellen ist, während das Paläozerebellum ganz verschont blieb. Dieses Bild wäre noch damit zu ergänzen, daß sämtliche zentrale graue Massen des Kleinhirns (Nucl. dentatus, emboliformis, globosus, tecti) in ihrer Markkonfiguration absolut nichts Abnormes erkennen ließen; ebenso erscheinen beide Strickkörper wie auch Bindearme ganz normal.

Die soeben geschilderten marktopographischen Verhältnisse sind nun mit dem feineren Verhalten der Markfasern in den einzelnen Windungen zu ergänzen, und so möchte ich zu diesem Zwecke einen Schnitt aus dem Lobus semilunaris inf. (bzw. Lobus biventer), behandelt mit Spielmeyers Gefriermarkfärbung, vorführen. Um die damit zutage tretenden Veränderungen recht überzeugend zu gestalten, füge ich ein normales Weigertsches Markfärbungsbild der Kleinhirnhemisphärenrinde bei. An letzterem (s. Abb. 72) fällt der recht kräftige, tiefblau gefärbte Markstrahl mit fächerförmiger Einstrahlung durch das Stratum granulosum hindurch bis zur Höhe der Purkinjeschen Nervenzellen, auf, unter welchen am Querschnitt der Kleinhirnrinde ein dünner Saum tangentialer Markfasern zieht, während oberhalb der Purkinjeschen Elemente eine angedeutete Lage von feinen, quergetroffenen Markfasern anzutreffen ist. Im Stratum moleculare erscheinen höchst spärlich Markfasern, die zumeist schief und nur selten tangential unter dem Rindensaum verlaufen. Vergleichen wir mit diesem Bilde den Markfärbungsschnitt des Falles K. (s. Abb. 73), so ergeben sich folgende Abweichungen, wobei betont sei, daß beide photographische Aufnahmen mit derselben Vergrößerung hergestellt wurden.

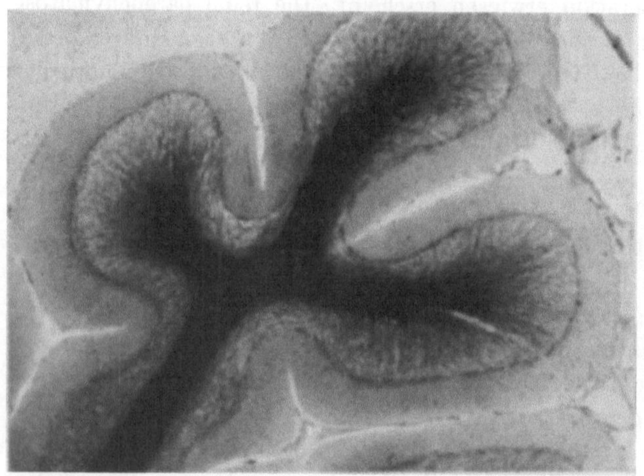

Abb. 72. Markscheidenbild eines normalen Kleinhirns.

Zuerst erfaßt unsere Aufmerksamkeit die Verschmälerung der Molekularschicht, von welcher bemerkt sei, daß sie in manchen Windungen eine recht bedeutende, fast bis zur Hälfte der Normalbreite reichende sein kann; diese Schicht ist absolut marklos und wird in der Tiefe durch die Lage der Purkinjeschen Zellen, die am Spielmeyerschen Markscheidenpräparat durch eine diffuse Eisenhämatoxylinfärbung sich bemerkbar machen, abgegrenzt. Die eigentlichen Veränderungen treten in der granulären Schicht und im Windungsmark zutage; die am Normalpräparat so reichliche ährenförmige Markstrahlung der granulären Lage fehlt teils ganz, teils ist sie nur durch eine recht armselige Faserung vertreten, und das Windungsmark erscheint als ein verhältnismäßig dünner Markstrahl, in welchem entlang der Längsachse sich ausbreitende Markdefekte bemerkbar sind, wodurch eine längliche helle Streifung in multipler Form entsteht. Zu bemerken wäre, daß diese axialen Markausfälle keineswegs mit längsgetroffenen Gefäßen und deren marklosem Saum zu verwechseln sind, obschon solche natürlich auch vorkommen.

Auf Grund obigen Befundes sind folgende Defekte am Markscheidenbild der Kleinhirnrinde festzustellen:

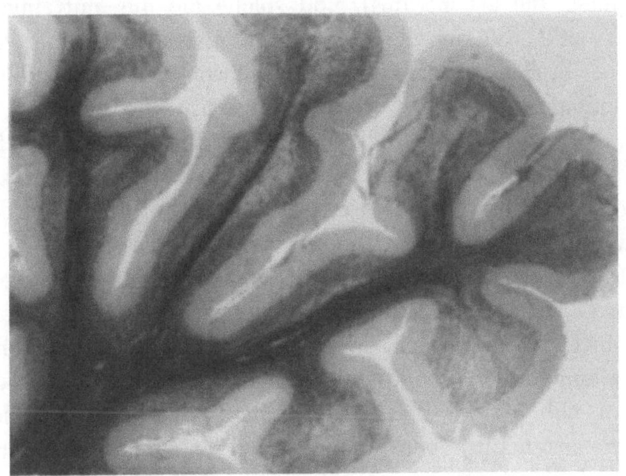

Abb. 73. Markscheidenbild des Falles K. (Idiotismus non familiaris cum hypoplasia cerebelli.)

1. Auffallende Verdünnung der Markstrahlen, in welchen sich axiale Markausfälle bemerkbar machen, wodurch das Windungsmark durch solche Marknegative eine längliche Streifung erhält.
2. Hochgradige Verarmung an Markfasern in der granulären Schicht.
3. Fehlen der unter- und oberhalb der Purkinjeschen Elemente tangential verlaufenden Markfasern.
4. Verschmälerung der molekulären Schicht.

Dieses Defektbild ist nur im Neozerebellum aufzufinden, während das Paläozerebellum normale Markfaserung enthält, mit der Bemerkung, daß die Rindenreduktion auch in dieser, also nicht allein im Neozerebellum vorkommt. Somit zeigt uns das Markbild zwei fundamentale Tatsachen: 1. eine sich auf die gesamte Kleinhirnrinde erstreckende Verschmälerung; 2. das differente Verhalten der phylogenetisch verschiedenen Abschnitte des Kleinhirns in dem Sinne, daß bei normal aussehendem Markbild des Paläozerebellums das große Gebiet des Neozerebellums den oben geschilderten Ausfall erlitt. Hieraus geht hervor, daß wir die Hypoplasie dieses Organs von dem Defektzustand des Neozerebellums streng zu scheiden haben: die allgemeine Reduktion der Kleinhirnrinde ist um so mehr als eine Veranlagungsfolge zu betrachten und nicht als eine Degenerationsfolge bzw. Atrophie, da sie im normalmyelinisierten Paläozerebellum genau so erscheint wie im Neozerebellum.

Zytoarchitektonik und Fibrillenbilder. Die im obigen bereits als kongenital verschmälert, also hypoplastisch erkannte Kleinhirnrinde bietet hinsichtlich ihrer nervenzelligen Struktur ein Bild, in dessen Einzelheiten uns weniger die Toluidinfärbung als die Fibrillenimprägnation nach Bielschowsky den richtigen Einblick gewähren wird, hauptsächlich deshalb, weil letztere so über die Zellkörper wie über deren Verzweigungen gleichzeitig aufklärt. Und so läßt sich am Fibrillenpräparat mit schwacher Vergrößerung feststellen, daß von sämtlichen nervenzelligen Elementen relativ am meisten die Purkinjeschen Zellen verschont sind, stellenweise zeigen die Körner hochgradigen Ausfall, obschon sie zumeist erhalten erscheinen; den größten Defekt erfuhren die Elemente der Molekularschicht. Im einzelnen zeigen sich folgende Verhältnisse:

Das Stratum moleculare ist hochgradig verschmälert und obschon die Reduktion dieser Rindenlage eine generelle Erscheinung ist, so gibt es doch Stellen, die als maximal, und solche die nur mittelmäßig schmal sind, somit schwankt die durchgreifende Rindenverschmälerung zwischen gewissen Grenzen. Stellen der maximalen Reduktion, entsprechend der Hälfte der normalen Rindenbreite, zeigen: 1. das Stratum moleculare relativ kernreicher, 2. die tangentialen Fibrillen ganz fehlend bis auf einige schwächliche Überreste, die unmittelbar oberhalb der Zellkörper der Purkinjeschen Elemente verlaufen, 3. vollkommen nackte, daher mit Kletterfasern nicht bekleidete Purkinje-Dendriten. Der Kernreichtum der Molekularlage ist, wie erwähnt nur ein relativer, indem bei normaler Zahl der hierörtlichen Kerne (Korbzellen und Gliazellen) und bei zur Hälfte reduzierter Schicht natürlich ein gesteigerter Kerngehalt vorgetäuscht wird. Zur Feststellung dieser Verhältnisse verhelfen uns zwei photographische Aufnahmen, wovon Abb. 50 das krankhafte, Abb. 46 das normale Bild darstellen; schon auf den ersten Blick bemerkt man, wie eng nebeneinander gelagert die Kerne der Molekularschicht im pathologischen Präparat und wie weit voneinander entfernt diese im Normalpräparat sind. Dem Kennerauge fällt aber fernerhin noch der interessante Umstand auf, daß die Kerne am Normalpräparat von einem Protoplasmahof umgeben sind, hingegen sieht man die auffallend dunkel tingierten Kerne des pathologischen Schnittes von hellen, plasmafreien Höfen, die perizellulären Lücken entsprechen, umgeben. Man gewinnt somit ein Bild, welches ungemein an jenes der äußeren Hauptschicht der Großhirnrinde mahnt, wo man dunkle Nervenzellenkerne in rundlichen Lücken gelegen sah und die dadurch zustande kamen, daß der Zellkörper sich progressiv auflöste. Es läßt sich somit feststellen, daß die Nervenzellen der Molekularlage, und diese sind in erster Linie die Korbzellen, eine protoplasmatische Auflösung erlitten; diese Tatsache dürfte den hochgradigen Ausfall der horizontal bzw. tangential verlaufenden Korbzellenaxone leicht erklären.

Die Schicht der Purkinjeschen Nervenzellen bietet folgende Verhältnisse. Man wäre geneigt, auf den ersten Blick anzunehmen, daß diese Elemente keine numerische Einbuße erlitten haben, doch gibt es Stellen der maximalen Rindenreduktion, wo man Strecken zu sehen bekommt, die keine einzige Purkinjesche Zelle enthalten. Doch sieht man selbst in der hochgradig reduzierten Kleinhirnrinde die Lage der Purkinjeschen Nervenzellen ziemlich gut erhalten, mit der Anmerkung, daß die Orientierung und Anreihung dieser Elemente gewisse Regelwidrigkeiten zeigen. So sieht man teils ganz schief gerichtete, teils in verschiedenen Höhen gelagerte Purkinjesche Zellen, dann eine bemerkenswerte Schrumpfung des Zellkörpers, in welchem zumeist ein eckiger, atrophischer Kern enthalten ist. Von letzterer Tatsache gibt uns ein Vergleich der Abb. 50 und 46 (normales Kleinhirn) sofort Aufschluß. Der Axon scheint nicht gelitten zu haben. Auffallend ist die Verarmung an Korbfasern, und obschon die Zellkörper der Purkinjeschen Zellen nicht ganz nackt erscheinen, so stehen sie in bezug ihrer fasrigen Hülle gegen ein Normalpräparat sehr zurück. — Zusammengefaßt läßt sich das Purkinjesche Neuron folgendermaßen charakterisieren: Schrumpfung des Zellkörpers und des Kerns, absoluter Mangel an Kletterfasern, hochgradiger Ausfall der Korbfaserkollateralen bzw. mehr oder minder ausgeprägtes Nacktwerden des Zellkörpers. Die vorhandenen Purkinjeschen Nervenzellen sind in ihrer Verästelung nicht berührt, so daß man sich bei aufmerksamer Immersionsbetrachtung leicht davon überzeugt, wie normal reichlich die Dendritramifikation bis in die feinsten Verzweigungen hinein erhalten ist. Das fibrilläre Polsterwerk erscheint hochgradig mangelhaft.

Das Stratum granulosum erscheint wohl an Stellen der höchstgradigen Rindenreduktion äußerst verringert (vgl. Abb. 50 und 46), doch gibt es überwiegend lange Strecken, die nicht litten, sofern es sich nur um die Zahl der Körner handelt; der intergranuläre Fibrillenplexus erscheint hier normal. Hingegen fehlen die vertikal aufsteigenden Axonen.

Anhangsweise sei das Fibrillenbild des Windungsmarks erwähnt; dieses bietet hoch-, ja höchstgradigen Ausfall und nebst schwacher Imprägnation noch stellenweise körnige Auflösung.

Obige Befunde ergeben über das Fibrillenbild der Kleinhirnrinde folgendes:

Noch am meisten sind die Purkinjeschen Elemente verschont, obschon diese durchweg Zeichen einer einfachen Atrophie bieten, die an einzelnen kleineren Stellen zum völligen Schwund führte. Die Anordnung und Orientierung der genannten Elemente scheint nicht ganz regelmäßig zu sein, so daß man geneigt sein kann, eine gewisse Dysarchitektonik anzunehmen. — Die Purkinjeschen Nervenzellen scheinen hochgradig entblößt zu sein, worauf der völlige Mangel an Kletterfasern und die Verarmung der Korbgeflechte deutet. Die Korbzellenneurone der Molekularlage haben im Zellkörper eine protoplasmatische Auflösung erlitten, die dann den Schwund der tangentialen Korbzellenaxonen bewirkte. Der hochgradige Mangel an Tangentialfasern der Molekularlage ist aber teils noch auf den Ausfall der Elemente des Stratum granulosum zu setzen, teils auf den Axonausfall der vorhandenen Körner. Somit hat jedes Neuronensystem der Kleinhirnrinde gelitten. In erster Linie fielen die afferenten Kletterfasern aus, die nach Ramón y Cajal als Brückenarmfasern zu betrachten sind, eine Auffassung, mit welcher der Ausfall im Brückenarm ganz im Einklang steht. Stark litten ferner die intrazentralen Rindenneuronen des Kleinhirns, wie die Korbzellen- und Körnerneuronen, während die efferenten Neuronen, die Purkinjeschen

Nervenzellen samt Axon viel weniger angegriffen sind, obschon sie ebenfalls am Wege des Absterbens sich befinden. Sicherlich haben am wenigsten die Moosfasern gelitten, die Abkömmlinge der spinozerebellaren Trakten sind; wir erinnern uns, daß die Strickkörper vollkommen gesund sind. Die geschilderten Veränderungen des Fibrillenpräparats wurden an Stellen des Lobus semilunaris superior, inferior und biventer erhoben.

Zu ergänzen sind diese Angaben mit dem Zustand der parazerebellaren Systeme bzw. Zentren und da wäre die durchgreifende Intaktheit derselben am Markscheidenpräparat zu betonen. Das Dentatum, Nucl. globosus und emboliformis, Nucl. tecti, die Oliven der Oblongata vollkommen normal aussehend. Suchen wir nach der gegebenen Schilderung einen Überblick der Kleinhirnveränderung in einem Fall von nicht familiärer Idiotie zu gewinnen, so würden wir folgende charakteristische Momente zusammenfassend hervorheben.

1. Der Prozeß ist rein ektodermaler Natur.

2. Das Kleinhirn erscheint makroskopisch in seiner Gänze reduziert, obschon der mikroskopische Prozeß sich auf das Neozerebellum erstreckt — phylogenetische Erkrankung —; schon dieser Zustand allein deutet klar darauf hin, daß wir ein durch Veranlagung allgemein verkleinertes Kleinhirn vor uns haben.

3. Der histopathologische Prozeß erstreckt sich auf alle afferente Zerebellarneuronen, nur die efferenten Purkinjeneuronen sind zahlenmäßig kaum verringert, obschon der Zellkörper Zeichen der Atrophie darbietet. Annähernd dürfte der Vorgang als zerebellopetaler Degenerationstyp bezeichnet werden (nackte Purkinjezellen).

4. Sämtliche Parazerebellarsysteme sind intakt.

5. Auf Grund dieser Daten handelt es sich um einen segmentär-systematischen Prozeß; das Segmentäre geht aus der Hypoplasie des Kleinhirns, das Systematische auf Grund der Erkrankung der afferenten Kleinhirnneuronen hervor. Und da der Prozeß ein rein parenchymatöser ist, so denken wir für das Kleinhirn die Keimblatt-, Segment- und Systemwahl nachgewiesen zu haben.

ε) Kleinhirnaffektion bei juveniler Paralyse.

Die Kleinhirnveränderungen bei infantil-familiärer Idiotie erhalten eine erhöhte Bedeutung dadurch, daß Sträussler im Jahre 1910 für Fälle von juveniler Paralyse mit Atrophie des Rautenhirns und Rückenmarks ganz übereinstimmende histologische Veränderungen an der Purkinjezelle fand und zwar nicht allein am Zellkörper und an den Dendriten, sondern auch am Axon, und zwar in jenen zwei Formen, wie ich dies für die infantil-familiäre Idiotie nachwies, d. h. als hell-strukturierte und als homogen-massive Nodosität. — Nachdem Sträussler darauf hinwies, daß dieser anatomische Befund mit jenem der heredofamiliären Erkrankungen des spinozerebellaren Systems (Friedreich-Marie) übereinstimmt, kam er zu dem berechtigten Schluß, daß die infantile Paralyse mit einer Erkrankung kombiniert ist, welche in die große Gruppe der Heredodegeneration gehört. Auf dieses Zusammentreffen von juveniler Paralyse mit angeborener Affektion des Kleinhirns bzw. spinozerebellaren Systems legt Sträussler mit Recht besonderes Gewicht, denn er schließt auf eine anatomische wie klinische Verwandtschaft der juvenilen Paralyse mit den heredofamiliären Nervenkrankheiten; namentlich auf Grund der Dendritenblähung der Purkinjezellen, welche mit jener bei infantil-familiärer Idiotie übereinstimmen, statuiert Sträussler in anatomischer Hinsicht direkte Beziehungen zwischen juveniler Paralyse und amaurotischer Idiotie.

Dieser von mir angenommenen Ansicht von Sträussler widersprach H. Kufs auf Grund eines recht interessanten Falles, in welchem es sich bei einem im 51. Lebensjahre verstorbenen Manne um eine olivo-zerebellare Atrophie handelte, und zwar nach Kufs auf der Basis einer luetischen Frühmeningitis und nach $8^1/_2$ Jahren nachfolgender progressiver Paralyse. Im Großhirn frische paralytische Gefäßveränderungen, das Kleinhirn besonders im Oberwurm und in den Lobi quadrangulares verhärtet und reduziert, daselbst keine nennenswerten Gefäßveränderungen, hingegen dominiert hier das Bild des Bielschowskyschen zentrifugalen Degenerationstyps indem die Purkinjeschen Zellen streckenweise ganz ausgefallen sind, bei völlig erhaltenen Körben und Parallelfasern der Molekularis. In der Oblongata fand sich einesteils eine in der XII-Gegend akzentuierte Infiltration, andernteils der lokalisierte Ausfall der Olivenzellen und zwar im dorsalen Nebenkern und in den medialen Zweidritteln der Hauptolive, eine Erscheinung, welche Kufs in örtliche Korrelation zwischen Olivenkernen und Purkinjezellen bringt, mit Bezugnahme auf die Feststellungen von F. Henschen, Holmes-Stuart, Brouwer-Coenen. Die in diesem Fall beobachteten lokalen Schwellungen an den Axonen und Dendriten der Purkinjezellen ist in den Augen von Kufs eine solche Tatsache, welche sich bei pathologischen Kleinhirnprozessen verschiedener Provenienz nachweisen läßt und somit beweist, „daß sie (in einigen Schwellungen) mit der amaurotischen Idiotie nichts zu tun haben, daß überhaupt engere Beziehungen im Sinne einer Heredodegeneration zwischen der juvenilen Paralyse und amaurotischen Idiotie trotz der bei beiden Hirnerkrankungen vorkommenden Kleinhirnatrophien und Schwellungen der Dendriten und Axonen der Purkinjeschen Zellen nicht bestehen.“ Und so kommt Kufs zu folgendem Schluß: „Die mit der juvenilen Paralyse kombinierten Kleinhirnatrophien stellen keine endogenen pathologischen Vorgänge in dem Sinne dar, daß eine Wesensverwandtschaft zwischen der Heredolues und Heredodegeneration des Kleinhirns besteht. Ebensowenig kann Sträussler und Schaffer beigestimmt werden, wenn sie eine Wesensverwandtschaft zwischen der juvenilen Paralyse und amaurotischen Idiotie annehmen, weil bei beiden Kleinhirnatrophien und morphologisch ähnlichen Dendritenschwellungen an den Purkinjeschen Zellen vorkommen.“ Und: „Zur Erklärung der Pathogenese dieses Falles müssen wir annehmen, daß die Syphilis neben den entzündlichen Veränderungen in den Meningen und dem Liquor hauptsächlich die chronisch systematisch degenerativen Veränderungen im Kleinhirn hervorrief, daß erst nach Ablauf von $8^1/_2$ Jahren die Vorbedingungen für die Entstehung der Paralyse gegeben war. Unser Fall bildet somit ein wichtiges Bindeglied zwischen Kleinhirnatrophien bei der juvenilen Paralyse (Fälle von Sträussler, Fickler, Alzheimer, Bielschowsky) und der angeborenen Kleinhirnatrophie auf hereditär-luetischer Basis (Fall Schobs) einerseits und denjenigen Fällen von degenerativer Kleinhirnatrophie andererseits, die auch ohne Kombination mit Paralyse auf der Grundlage einer im späteren Alter erworbenen

Lues sich entwickeln, wozu die Fälle von Cassirer, Schuster, Thomas und Jumantié zu rechnen sind." Von der Wirkung der Lues in seinem Falle hegt Kufs die Meinung, daß diese „selbstverständlich" „nur als toxische aufgefaßt werden kann", daher lautet auch seine Annahme „daß die degenerative Keinhirnatrophie sich synchron mit einer luetischen Meningitis entwickelte". Ein hereditäres Moment ließ sich in der Familie und Verwandtschaft nicht nachweisen, eine zerebellare Heredoataxie kam nicht vor, daher schließt Kufs eine zufällige Kombination — Heredoataxie und Paralyse — „mit Sicherheit" aus.

Zu diesen Erörterungen von Kufs habe ich zwei Bemerkungen. Erstens betonte auch ich in letzter Zeit schon vor Kufs, daß die Schwellung an sich nichts Charakteristisches hat bzw. diese erhält ihre eigene Färbung vielmehr durch die Ausbreitung des Schwellungsprozesses, wie bei der amaurotischen Idiotie, worauf ich noch am Schluß dieser Arbeit verweisen werde. Zweitens möchte ich auf die Bedeutung der negativen Familienanamnese hindeuten, welche trotz aller gegebenen Bemühungen, wie auch seitens Kufs, nicht als vollwertig eingeschätzt werden kann (siehe oben bei Chorea chronica progr.). Ich erlaube mir schon hier auf den vierten Abschnitt meiner Arbeit (Allgemeinste Zusammenfassung) zu verweisen, in welchem ich die Bestimmungskraft des anatomischen Befundes hervorhebe, welcher Befund allein schon unsere Aufmerksamkeit auf das Obwalten einer heredodegenerativ-endogenen Krankheit hinlenkt. Ich bin daher für den angeführten Fall von Kufs der Ansicht, daß angesichts der von ihm selbst betonten streng systematischen Kleinhirnerkrankung diese doch im höchsten Grade für eine Anlagekrankheit verdächtig ist; mich kann die Annahme einer Toxinauswirkung in solch exakt systematischer Form (rein zentrifugaler Degenerationstyp) keineswegs befriedigen, denn diese sehen wir eben nur bei reiner Heredodegeneration und so nehme ich meinerseits für den Fall von Kufs eine Kombination von exo- und endogener Affektion an. Zugunsten einer endogenen Erkrankung des Kleinhirns spricht auch die von Kufs betonte Belanglosigkeit der infiltrativen Erscheinungen im Kleinhirn, so daß man für letzteres eine überwiegend ektodermale Affektion annehmen kann, dies um so mehr, da die charakteristischen Kleinhirnveränderungen im isolierten systematischen Ausfall cerebellofugaler Neuronen nebst auffallender Verschontheit zerebellopetaler Neuronen bestanden, ein Verhalten, welches für die elektiv-systematische Anlageschwäche erstgenannter Elemente (Purkinjezellen) spricht. Es dürfte im Kleinhirn eine ektodermogene segmentär-systematische Affektion das Wesentliche sein, welcher sich eine exogen-mesodermale zufällig anschloß.

Zusammenfassung.

Wir gruppierten in obigen Kleinhirnaffektionen auf Grund des alleinigen bzw. assoziierten Ergriffenseins des Kleinhirns; im ersten Fall sprechen wir von einer Marieschen Form, im letzteren kommt es zur Entwicklung von Formen, welche Mingazzini und Giannuli folgend klassifizierten: 1. vergesellschaftete Atrophie des Kleinhirns und einiger Großhirnformationen — Atrophia cerebellocerebralis — siehe meinen Fall von Kleinhirnaffektion bei nicht-familiärer Idiotie; 2. vergesellschaftete Atrophie des Kleinhirns und des Rückenmarks — Atr. cerebellospinalis — siehe den Fall Schobs; 3. vergesellschaftete Atrophie von

Kleinhirn-, Großhirn- und Rückenmarksgebilden — Atr. cerebro-cerebellospinalis — siehe den Fall von Mingazzini-Giannuli, ferner jenen von Sträussler. — Für alle endogenen Kleinhirnaffektionen — hierher gehören auch die „chronischen diffusen Kleinhirnerkrankungen" Cassirers — ist charakteristisch eine primär-parenchymatöse Degeneration, welche durch ihre segmentäre Begrenzung und systematische Gestaltung auffällt. Die Degeneration bezieht sich auf die neuronalen Bauelemente, wobei die gliösen höchstens sekundär tätig sind; wir stehen daher vor einer ektodermalen Elektivität des Prozesses. — Dieser Prozeß etabliert sich in einem mehr minder unterentwickelten Kleinhirn, welches als solches sich durch makro- und mikroskopische Zeichen der gestörten Entwicklung kundgibt. Makroskopisch erscheint das Kleinhirn in toto reduziert — Miniaturkleinhirn —, das keineswegs mit einem grob-morphologisch gehemmten Organ zu vergleichen ist, bei welchem, wie z. B. bei einer neozerebellaren Hypo- bzw. -Aplasie (Brun), das Kleinhirn schon makroskopisch als ein, schwere Entwicklungshemmung erlittenes Organ erscheint. Ein solches reduziertes Kleinhirn kann etwa noch Zeichen der Mikrogyrie aufweisen; mikroskopisch bietet dasselbe dysarchitektonische Momente, wie verlagerte und doppelkernige Purkinjezellen, abnorme Faserbündel (Sträussler), Ausfall der Granularis (Sträussler) usw. Auf diesem minderwertigen Boden kommt es dann zur systematischen Degeneration, indem gewisse Systeme einen isolierten progressiven Schwund erleiden, wobei diese, auf endogen-biologischer Grundlage versagenden Systeme koordiniert und nicht sich gegenseitig bedingend erkranken. Diese koordinierte systematische Degeneration erhellt schon daraus, daß ein gegebener Degenerationstyp der Kleinhirnrinde nicht immer mit gewissen Systemerkrankungen einhergeht und so ist es verständlich, daß wir bald einen zentripetalen, bald einen zentrifugalen Degenerationstyp mit olivozerebellarer, bzw. olivo-pontozerebellarer, bzw. olivo-rubrozerebellarer Systemerkrankung gepaart antreffen. Um uns ganz präzis auszudrücken: die verschiedenen Systeme sind a limine schwächer veranlagt und somit degenerieren eben nur diese. Die ungemein reiche Systemgliederung des Rautenhirns macht es erklärlich, daß das Bild der systematischen Degeneration hier ein abwechslungsreiches ist und somit ist das Rautenhirn ein solches Segment des Zentralnervensystems, welches handgreifliche Beispiele für „Systemerkrankungen" gibt.

Was nun den klinisch-anatomischen Zusammenhang bei Kleinhirnaffektionen betrifft, so wäre in Übereinstimmung mit Nonne, Mingazzini, Schob hervorzuheben, daß auf klinischer Basis nicht immer eine Kleinhirnerkrankung vorauszusagen ist, wie dies z. B. im angeführten Fall von Haenel-Bielschowsky lehrreich demonstriert wird. Die anatomischen Einzelheiten und Feinheiten überflügeln das mehr-minder monotone Kleinhirnsyndrom und das anatomische Bild gewährt oft einen tieferen Einblick in das krankhafte Walten der Natur als das klinische Bild. Mingazzini hat recht, wenn er die „chronischen Kleinhirnläsionen" auf Grund der anatomischen Kriterien einteilt, „da unsere Kenntnisse nicht so weit vorgeschritten sind, um eine anatomisch-klinische Einteilung zu gestatten".

Das Kleinhirn spielt in der Gruppe der endogen-heredofamiliären Nervenkrankheiten eine wichtige Rolle, so vermöge seiner häufigen Beteiligung an dem

Prozeß, wie infolge der Reichhaltigkeit der anatomischen Veränderungen. Letztere spielen sich in einem dysplastischen Organ ab, dessen weitere Reduktion durch die postdegenerative Atrophie gesteigert werden kann. Sämtliche endogen-heredofamiliären Kleinhirnaffektionen weisen die anatomische Trias der Keimblatt-, Segment- und Systemwahl auf.

E. Idiotismus.

Der Idiotismus oder die Idiotie ist eine ungemein weitgreifende symptomatologische Benennung, welche auf ätiologisch äußerst verschiedene Krankheitsformen paßt. Mit dem Begriff des Idiotismus könnte es uns so ergehen, wie wenn wir die Lähmung als zusammenfassendes Kennzeichen aller mit Parese einhergehenden Krankheitsformen aufstellen wollten; in diesem Fall würden wir die heterogensten Dinge in einen künstlichen Kreis hineinpressen. Die Kliniker, an ihrer Spitze Kraepelin, erkannten bald die Insuffizienz bzw. die Beschränktheit des Zustandsbildes für die richtige Klassifikation der Idiotie und eben Kraepelin war es, der die pathologische Anatomie als Führerin durch das Wirrsal der idiotischen Krankheitszustände bezeichnete. Mit Recht bemerkt Spielmeyer, daß die Anatomie diese Erwartungen nicht enttäuschte, denn in den letzten 20 Jahren setzte eine lebhafte Tätigkeit auf dem Gebiete der Idiotie in histo-pathologischer Richtung ein, deren wesentliches Resultat wir dahin zusammenfassen würden, daß wir eine zytopathologisch charakterisierte große Idiotiegruppe, die familiäre Idiotie, kennen lernten, außer welcher wir eine durch grob-makroskopische Veränderungen sich auszeichnende nicht-familiäre Idiotie unterscheiden können. Während erstere vermöge ihres typischen Einsetzens und Verlaufs schon klinisch als Krankheitsprozeß erscheint, ist letztere eine konnatale fixe Gestalt, ein Krankheitszustand. Letztere ist eine teratologische Form, in welcher Makro-Mikrogyrie, Porenzephalien u. dgl. eine Rolle spielen; erstere ist eine durch ausgebreitete, zumeist allörtliche Ganglienzellschwellung ausgezeichnete Form, welche wir im zweiten Teil dieser Arbeit eingehend schilderten. Zwischen diesen zwei, klinisch wie anatomisch gleich gut gezeichneten Formen kann es aber auch eine Form noch geben, welche als afamiliäre Form keinen fixen Zustand, sondern eine progressive Degeneration bedeutet an einem Gehirn, welches keine Zeichen der makroskopisch schweren Veränderungen aufweist, — Wir sind darüber im klaren, daß diese Unterscheidung nur eine vorläufige ist, denn obschon die familiäre Idiotie eine ziemlich ausgebaute Form ist, deren feinere Anatomie und Klinik natürlich noch weiterer Ergänzungen bedarf, wie denn auch die afamiliäre teratologische Form noch in mikroskopischer Hinsicht entwicklungsbedürftig ist: so glauben wir besonders jene afamiliäre Form eines eingehenden Studiums wert, welche klinisch scheinbar nicht progrediiert, anatomisch jedoch als eine progressive Degeneration erscheint. In letzterer Beziehung wollen wir einen lehrreichen Fall dem Kapitel der familiären Idiotie beifügen.

a) Familiäre Idiotie.

Da uns in erster Linie anatomische Gesichtspunkte leiten, so wollen wir die Klinik der familiären Idiotie hier eben nur berühren. Und so wollen wir die Tatsache vorausschicken, daß die familiäre Idiotie in klinischer Hinsicht drei Hauptformen unterscheiden läßt, 1. die Idiotia familiaris infantilis oder Tay-Sachs-Schaffersche Form; 2. die Idiotia familiaris juvenilis oder Spielmeyer-Vogtsche Form; 3. die Idiotia familiaris adultorum oder Kufsche Form. Bekanntlich machte Heinrich Vogt als erster den Versuch, innerhalb des großen Kreises des Idiotismus die infantile Form samt verwandten Krankheitsbildern als einen wohlumschriebenen Typus abzugrenzen, dessen grundlegende Erscheinungen sind: 1. Schwäche der Extremitäten bis zur völligen Lähmung meist diplegischer Art von hyper- bzw. hypotonischer Beschaffenheit. — 2. Abnahme der Sehkraft bis zur völligen Blindheit; seitens des Optikus entweder der charakteristische Makulabefund der infantilen, oder einfache Atrophie der juvenilen Form. — 3. Psychischer Defekt bis zur entwickelten Verblödung führend. — 4. Fortschreitender Marasmus. — 5. Progression und 6. Familiarität des Leidens.

Der somit allgemein charakterisierte Typus der familiären Idiotie läßt nach Heinrich Vogt die Tay-Sachs-Schaffersche und die Spielmeyer-Vogtsche Form unterscheiden. Für die erstere sind ausschlaggebend folgende Züge: 1. Beginn der Krankheit in der zweiten Hälfte des ersten Lebensjahres derartig, daß die bis dorthin normalen Säuglinge apathisch werden, aufgesetzt fällt der Kopf nach vorn, die Extremitäten werden zunehmend spastisch-paretisch. — 2. Rapide Verblödung mit Marasmus. — 3. Im Augenhintergrund erscheint der charakteristisch kirschrote Tupf im Zentrum einer graulich verfärbten Scheibe von etwa $1^1/_2$ Papillenbreite, welche an der Stelle der Macula lutea sitzt. („Cherry-red-spot" der englisch-amerikanischen Autoren.) — 4. Familiarität. — 5. Exquisite Rassendisposition, da fast ausschließlich jüdische Säuglinge betroffen werden. — Für die letztere, juvenile Form gab H. Vogt folgende Schilderung. Mehrere bis dahin gesunde Kinder einer Familie, scheinbar ohne Rassendisposition, erkranken während des schulpflichtigen Alters und zwar mit Abnahme der Sehkraft, welche nach Monaten zur völligen Erblindung führt. Nun nimmt auch die geistige Regsamkeit ab, die erlernten Fähigkeiten (Sprache, Lesen, Schreiben) verlieren sich, die Kranken werden unrein-apathisch, erkennen ihre Umgebung nicht mehr, zuletzt tritt motorische Schwäche auf, welche bald schlaff, bald spastisch ist. Diesem auf viele Jahre sich erstreckenden krankhaften Zustand pflegt zumeist eine Interkurrenz (Tuberkulose, Pneumonie) ein Ende zu machen.

H. Vogt unterstreicht als übereinstimmende Züge die Familiarität, die Blindheit, Lähmung und Verblödung nebst Progression; als abweichende Züge die Bevorzugung der jüdischen Rasse, den Makulabefund für die infantile Form, schließlich das Einsetzen des Leidens in verschiedenem Lebensalter. — Die trennenden Momente hält H. Vogt nur als „Modifikation eines einheitlichen Typus", innerhalb welchem die infantile Form, weil im früheren Alter einsetzend und vom raschen Verlauf, auch die intensivere ist.

Für beide Formen betrachteten wir längere Zeit hindurch den Befund im Augenhintergrund für wichtig, bis dann F. K. Walter an der Hand von drei beobachteten Fällen juvenil-familiärer Idiotie zeigen konnte, daß diese auch ohne Optikusaffektion bestehen kann. Bestimmend war für Walter hinsichtlich der richtigen Klassifikation der Umstand, daß er einen allörtlichen

„Schafferschen Zellprozeß" nachweisen konnte, daher zählte er seine Fälle zur juvenilen Form (der zur Sektion gelangte Fall begann am Ende des 1. Lebensjahres und verschied im 29. Jahre infolge Tbc) und folgert, weil seine Fälle frei von Optikusaffektion waren, daß klinisch als gemeinsam für die juvenile Form allein die Familiarität und Idiotie übrigbleibt. Daher bezeichnet er seine Fälle einfach als „familiäre Idiotie".

Nun kam jüngst, fast in unseren Tagen, die hochinteressante Arbeit von H. Kufs über eine Spätform der amaurotischen Idiotie, welche sich auf eine Kranke bezog, deren ersten klinischen Krankheitserscheinungen sich erst im 26. Lebensjahre meldeten und der Tod im 38. Jahre eintrat. Die Diagnose lautete in vivo lange Zeit auf progressive Paralyse bzw. luetische Demenz und nur die histologische Untersuchung klärte den Fall vollständig im Sinne der familiären Idiotie auf, welche Feststellung dann noch durch nachträglich eruierte heredofamiliäre Momente wesentlich unterstützt wurde. Mit diesem äußerst wichtigen Fall werden wir uns noch eingehender beschäftigen müssen; hier sei nur betont, daß der typische Schaffersche Zelldegenerationsprozeß in allörtlicher Ausdehnung, also in einer für die typische infantile Form charakteristischen Weise „in einem wesentlich späteren Lebensalter, als bisher bekannt ist, einsetzen und ein unbestimmtes, am meisten noch der dementen Form der Paralyse ähnelndes Krankheitsbild mit mäßigen Innervationsstörungen und fortschreitender ethischer und intellektueller Abschwächung hervorrufen kann" (Kufs). Und wenn auch die Bezeichnung „amaurotische Idiotie" auf diesen Fall in keiner Weise zutrifft, denn Sehstörungen und Funduserkrankungen fehlten vollständig, so war in der Aszendenz die Pigmentdegeneration der Netzhaut festzustellen, von welcher H. Kufs folgendes meint: „Die Pigmentdegeneration der Retina geistig Gesunder kann in der Deszendenz zu schwerer amaurotischer Idiotie führen bei völligem Mangel von Sehstörungen und Augenhintergrundveränderungen".

Auf Grund obiger Zusammenstellung kann man in klinischer Beziehung namentlich in bezug des Einsetzens die familiäre Idiotie in eine Frühform und eine Spätform scheiden. Zur ersteren gehören der Tay-Sachs-Schaffersche Typ oder die amaurotische Idiotie samt dem Spielmeyer-Vogtschen Typ, welcher die juvenile familiäre Idiotie darstellt; zur letzteren der Fall von Kufs. Freilich wäre schon hier darauf zu verweisen, daß Dollinger, Bielschowsky und andere Autoren eine spätinfantile Unterform aufstellen konnten, welche förmlich den Übergang zwischen infantiler und juveniler Form bildet. Klinisch gemeinsam ist auf Grund obiger Erörterungen allein die Idiotie auf familiärer Grundlage, welche aber zum letzteren Typus nicht durch die Klinik, sondern allein vermöge der Anatomie, namentlich durch den allörtlichen schwellenden zytopathologischen Prozeß gestempelt wird. Die determinierende Bedeutung der anatomischen Untersuchung ist somit für alle Formen der familiären Idiotie zweifellos; dieses Verhalten drückte Bielschowsky im folgenden plastisch aus: „Den ruhenden Pol in der Flucht der Erscheinungen bildet einzig der Schaffersche Zellprozeß und alle Fälle, welche dieses Merkzeichen besitzen, gehören zusammen, mögen sie sich symptomatologisch noch so weit voneinander entfernen".

1. Anatomie der infantil-familiären Idiotie.

α) Makroskopie.

Der von mir 1909 aufgestellte Satz, daß diese Form keine makroskopische Anatomie hätte, ist auf Grund eigener und fremder Erfahrungen inzwischen revisionsbedürftig geworden. Indem ich diesen Ausspruch an die Spitze dieses Abschnittes stelle, sei vorweggenommen, daß entzündliche Veränderungen zum Prozeß nicht gehören, hingegen ist eine Konsistenzvermehrung bzw. Verminderung eine eben nicht seltene Erscheinung. In letzterer Beziehung bekam ich das Gehirn eines Falles vor 3 Jahren zu beobachten, an welchem die weichen Hirnhäute besonders hinten stark ödematös waren, das Gehirn fiel durch seine Größe und verminderte Konsistenz auf, welche selbst nach mehrwöchiger Formalinhärtung nicht verschwand, denn an der Schnittfläche machte sich eine Weichheit der Marksubstanz bemerkbar, die selbst nach ausgiebiger Härtung in 5 v. H. Kaliumbichromat nicht schwand und eine leidliche Konsistenz erst nach einer dreimonatigen, im Brutschrank vorgenommenen Chromierung erreichte. Die Zelloidindurchtränkung erforderte auch mehrere Monate und die auf diese langwierige Vorbehandlung erzielten Schnitte erheischten vor der Weigert-Kultschitzkyschen Färbung noch eine Chromierung im Brutkasten 2 Tage hindurch. Es handelte sich um einen spätinfantilen Fall, welcher dem Bielschowskyschen Fall sehr nahestand, da beide das 2. Lebensjahr im Zeitpunkt ihres Todes überschritten hatten, meiner mit 4, jener Bielschowskys um 7 Monaten. Letzterer Fall fiel auch durch seine Größe auf (Gewicht 1690 g!), Pia überall trüb, besonders entlang der Furchen, die Gehirnsubstanz fühlte sich überall hart, geradezu holzig an; die Härte ist durch die Rinde bedingt, denn die Marksubstanz erscheint glasig-schleimig — gewissermaßen beobachtete ich dies auch in meinem Fall. — Der 2 Jahre 2 Monate und 17 Tage alte Fall der Savinis ergab auch ein auffallend hohes Gewicht (1530 g!), das Gehirn ist in der Gegend der Seitenhöcker verbreitert und fühlt sich auffallend hart an, so daß die pathologisch-anatomische Diagnose auf diffuse Sklerose des Hirns lautete. Betont sei im allgemeinen, daß man nicht so selten eine auffallende Kleinheit des Zerebellums beobachtet, gepaart mit holziger Konsistenz (Bielschowsky). — Der historisches Interesse beanspruchende erste Fall von B. Sachs (1887) ergab auch eine auffallende Härte („the cortex was hard to the touche"); das 1000 g wiegende Gehirn des Falles von Hassin war auch hart, als wäre es durch Formalin gehärtet, hingegen der typisch infantile Fall (16 Monate) von A. Westphal im Gehirn ohne nachweisbare Veränderungen war. — Im Fall A. (18 Monate) von Globus war das Gehirn auffallend klein, Pia über Stirn- und Parietalhirn ödematös, trüb, Sulci klaffend und an Frontalschnitten fällt das gesamte Marklager, auch das des atrophischen Kleinhirns durch eine weiche, fast gallertige Beschaffenheit auf. — Im Gegensatz hierzu steht Globus' zweiter B. Fall (25 Monate alt!), in welchem die Sektion ein geschrumpftes Gehirn von härterer Konsistenz der Rinde und der Marksubstanz ergab; Sulci klaffend, die Rinde setzt sich nicht scharf gegen das grauliche Marklager ab; Seitenventrikel erweitert, ebenso der III. Ventrikel und Aquädukt.

Aus obiger beschränkter Auslese dürfte die Tatsache der hochgradigen Konsistenzveränderung sei es im Sinne der Verhärtung oder des Verweichens deutlich hervorgehen. Es fällt nicht schwer die Konsistenzzunahme durch die üppige gliafasrige Wucherung, die Abnahme durch die schleimige Degeneration der weißen Substanz zu erklären. Auch anderwärtige Veränderungen, z. B. Ventrikelektasien, können durch den atrophischen Prozeß des Parenchyms erklärt werden, wodurch ein Hydrops ventriculorum ex vacuo entsteht. Die Intaktheit der Gefäße wird fast ausnahmslos vermerkt.

Außer diesen auf Parenchymschwund zurückzuführenden makroskopischen Veränderungen gibt es noch, wohl in bescheidenem Maße, makroskopische Zeichen der gestörten Anlage, worauf wir bei der segmentären Elektivität aufmerksam machten (s. S. 52 und ff).

β) Mikroskopie.

In der Histopathologie der infantil-familiären Idiotie interessieren uns hauptsächlich drei Momente: 1. die feinsten morphologischen Einzelheiten, 2. deren Topographie, 3. die Gesamtheit des Prozesses.

γ) Feinste Morphologie.

In bezug derselben erübrigt uns nur noch auf jene Darlegungen zu verweisen, welche im Abschnitt der ektodermalen Elektivität (s. akute Degeneration, Schwellung) gemacht wurden und woselbst die Zytopathologie der Schwellung auf Grund der Nißl-, Bielschowsky-, Weigert- und Herxheimer- bzw. Ciaccio-Präparate vorgeführt wurde. Diese Schilderung bezog sich auf die Ganglienzellen der Groß-, Kleinhirnrinde und des Rückenmarks, während wir das sehr bemerkenswerte Verhalten der Spinalganglien und des Optikus nicht berührten und so wollen wir dies hier tun. Anhangsweise soll über das feinere Verhalten des Kleinhirns berichtet werden.

Noch im Jahre 1913 berichtete mein Schüler E. Frey über die Veränderungen der Spinalganglien bei der Tay-Sachs-Schafferschen Form; seine Befunde liefen auf eine neuronophagische Wirkung der subkapsulären apolaren Glia d. h. der Satelliten aus, wodurch schließlich Gliaknötchen in recht großer Zahl entstehen; sehr auffallend bezeichnet E. Frey an solchen Residualgebilden das Auftreten von einem feinfasrigen Knäuel, „welches als dichtes Geflecht die ganze Ganglienzelle umgibt, ohne aber mit ihr in engere Beziehungen zu treten. Dieses feinfasrige Knäuel, welches mit dem Knäuel von Dogiel identisch ist, wird durch die Satelliten von dem Zellkörper abgegrenzt.... Die feinen Fäserchen zeigen häufig spindelförmige Anschwellungen." Mit diesen Befunden sind aber alle Verhältnisse nicht erschöpft, hauptsächlich aber fehlt in denselben die Genese der „Dogielschen" Knäuel, von welchen wir alsbald sehen werden, daß sie eigene Gebilde sind, welche eben mit den Dogielschen Körben nicht verwechselt werden dürfen.

Bevor wir die feinsten Veränderungen der Spinalganglien schildern würden, ist die Andeutung der fibrillären Normalstruktur notwendig. Das normale Fibrillengerüst des Zellkörpers besteht aus einem derben Oberflächennetz, welches ein feines Innen- oder Tiefennetz umgibt; ersteres umgibt einer Schale gleich letzteres, welches dann um den Kern herum ein besonders dicht gesponnenes Netz, das

Donaggiosche Sieb bildet. Diese Schilderung läßt, genau Cajals Beschreibung entsprechend, drei fibrilläre Schichten an den Spinalganglien erkennen: 1. die kortikale, aus derberen Bälkchen bestehende Schicht; 2. die hauptsächliche, aus feinen Fibrillen gesponnene Innenschicht, das endozelluläre Netz, das ein polygonales Maschenwerk und letzteres 3. eine perinukleäre feinst gesponnene Zone bildet.

Die initiale Veränderung der Spinalganglien besteht in der Aufdunsung des Zellkörpers, welche aber bei weitem nicht so sinnfällig ist, wie an den übrigen zentralen Ganglienzellen, weil die Endothelkapsel lokale Vorbuchtungen unmöglich macht, daher sehen wir auch nirgends ballonförmige Vortreibungen, welche für die familiäre infantile Form so äußerst bezeichnend sind. Trotzdem bekommen wir die Schwellung an den Spinalganglienzellen dadurch zu sehen, daß die Netzlücken, welche normaliter ein mehr oblonges — bzw. polygonales Äußere darbieten, nun kreisrund-klaffend werden, wie wir dies in Abb. 74 sehen. Der Zellkörper der Spinalganglienzelle erhält ein schwammiges Aussehen und die auseinandergetriebenen Lücken scheinen anfänglich leer zu sein, tatsächlich enthalten sie das gequollene Hyaloplasma, welches an Weigert-Fuchsinpräparaten eine angehauchte rosarote Tinktion einer homogenen Masse — des Zytoplasma — zeigt. Aus letzterer werden dann später lezithinoide Körnchen gefällt, anfänglich als feine punktförmige, nachher als kugelige, die klaffenden Netzlücken vollkommen ausfüllende Produkte.

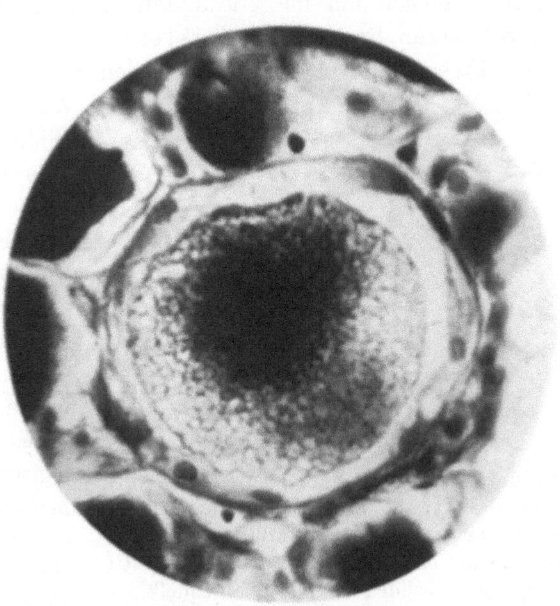

Abb. 74. Geschwellte Spinalganglienzelle, in welcher das „schwammige“ Grundgerüst, d. h. das geblähte endocelluläre Netz auffällt. Eigene Modifikation der Weigertschen Hämatoxylinfärbung + Fuchsin.

Um solche gequollene und teils mit Degenerationskörnern besetzte Spinalganglien regen sich die apolaren Gliaelemente, die subkapsulären Satelliten, welche einesteils durch die Proliferation, andernteils durch ihre histolytische Wirkung auffallen, die sie auf den geschwellten Zellkörper ausüben. Es kommen nun Bilder von Neuronophagie zustande, welche teils zirkulär, teils an einem mehr-minder umschriebenen Segment des Ganglienzellkörpers einsetzend, schließlich zum Schwund des letzteren führen. Zwischen Beginn und Abschluß dieses Prozesses kommen die diversen Formen der pathologischen Spinalganglienzellen zustande, welche in besonders vollkommener Weise Cajals Schüler de Castro bei anderen krankhaften Formen schilderte. So kommt es zur Ausbildung von henkelförmigen (ansiformen), dann von mehr oberflächlich arrodierten und fein durchlöcherten (retikulären), ferner von kollateralartig ausgehöhlten (dendriformen), endlich von zentral durchlöcherten (perforierten) Zellkörpern, welche man insgesamt als Cajals células fenestradas bezeichnet. Durch die zunehmende Neuronophagie vermag der Zellkörper bis auf einen unansehnlichen kleinen Rest zu schwinden, aus welchem dann der anscheinend intakte Achsenzylinder entspringen kann. Schwindet zuletzt auch dieses Überbleibsel, so kommt es zu einer Gliazellanhäufung innerhalb der Endothelkapsel, dies das Nageottesche „Restknötchen" (nodule résiduel).

Während der Neuronophagie kommt es zur Entwicklung fein- bzw. derbfasriger Bildungen um die erkrankten Spinalganglienzellen, es sind dies die perizellulären bzw. perinodulären Knäuel, für welche wir eine grundlegende Eigenschaft vorausschicken wollen: sie sind insgesamt subkapsulär! Zur richtigen Bewertung dieser Bildungen sei bemerkt, daß de Castro, einer der gründlichsten Kenner der Spinalganglien am Fibrillenpräparat, so im normalen wie hauptsächlich kranken Zustand, auf Grund seiner umfassenden Untersuchungen der Ansicht ist, daß die perizellulären Knäuel in normalen Spinalganglien ungemein selten sind, hingegen im pathologischen Zustand (Alkoholismus, Malum Potti usw.) diese Knäuel eine besondere Entwicklung erfahren können; ferner stammen die Fasern der Knäuel entweder vom Axon derselben Spinalganglienzelle oder von einem fremden ab. Aus diesen Bestimmungen geht die Tatsache hervor, daß die perizellulären bzw. perinodulären Knäuel keine sympathischen Endaufrollungen, sondern neugebildete fasrige Formationen sind.

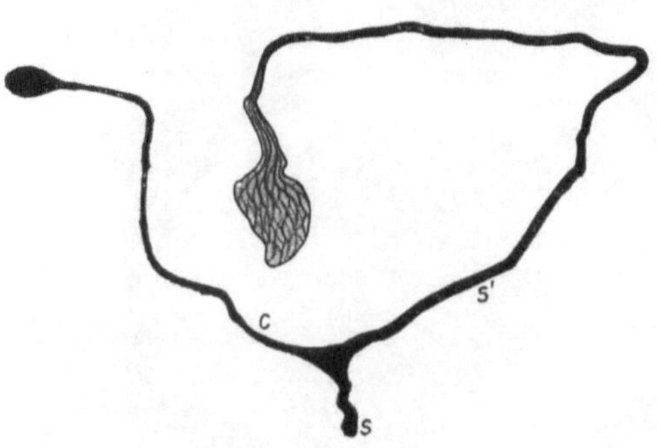

Abb. 75. „*S*" Stammfaser, die im Parenchym des Ganglions liegt; sie setzt sich in die Faser *S'* fort, die eine mächtige, strukturierte Endkeule aufweist. „*S*" entsendet einen Seitenzweig (*C*), der mit einer soliden Endkeule abschließt. — Tay-Sachs. — Fibrillenimprägnation.

Diese subkapsulären Knäuel sind vom Gesichtspunkt ihrer Morphologie wie ihrer Herkunft zu untersuchen.

In bezug der Morphologie sind fein- bzw. derbfaserige, dann lockere bzw. dichtere Knäuel zu unterscheiden. — Diese Bilder sind nur so zu deuten, daß die Knäuel durch zunehmendes Wachstum der sie bildenden Fasern entstehen, wodurch dann einesteils das ursprünglich feine Kaliber allmählich gröber wird, andernteils durch Bifurkation sowie ausgiebige Aufwicklung ein progressiver Reichtum bedingt wird. Auf Grund dieser Betrachtung sind die derb- und reichfasrigen Knäuel ceteris paribus ältere Bildungen, deren pathologische oder Neubildungsnatur eben durch ihre imperfekte Erscheinung — lockere und feine Fasertouren mit derberen untermischt — nachgewiesen wird.

In bezug der Genese bekommen wir einen recht deutlichen Fingerzeig durch jene Fasern, welche auswärts vom Knäuel, aus dem Parenchym auftauchend, schnurstracks sich zur Spinalganglienzelle bzw. zum Restknötchen begeben, um dann mit typischen Endkeulen ihren Weg vorläufig abzuschließen. Hinsichtlich der Bedeutung solcher Keulenfasern gibt uns die Abb. 75 Aufschluß, welche eine Stammfaser *S* (Axon) aus dem Parenchym des Spinalganglions zwischen den übrigen Nervenfasern liegend darstellt; die Faser *S* setzt sich in *S'* fort, welche dann eine mächtige strukturierte Endkeule aufweist. Dabei sendet die Stammfaser einen Kollateralast *c* aus, welcher auch seinerseits mit einer (soliden) Endkeule endigt. Sehr bemerkenswert ist der gekrümmte Verlauf so des *S'* wie *c* als Beweis, daß es sich um ein Vordringen bei Hindernissen handelt. Nehmen wir nun Abb. 76 in Augenschein, so verstehen wir die Verhältnisse des perizellulären Knäuels sofort. Diese weisen darauf hin, daß neugebildete Seitenäste eines starken Achsenzylinders (welcher manchmal so stark sein kann wie „normale") zu einer fremden Spinalganglienzelle ziehen, an dessen Knäuel herantreten, nun die Endothelkapsel durchdringen und in den Raum zwischen letzterer und Zellkörperrest bzw. Restknötchen eindringend, hier vorwärts streben, wobei ihnen sich nur die Aufrollung als einzige Möglichkeit der weiteren Ausbreitung bietet. Auf diese Weise werden schon vorhandene Knäuel faserreicher gestaltet bzw. wird das Urbild eines Knäuels als ein faserarmer, höchst lockerer Knäuel in der Form von einigen Spiraltouren geschaffen.

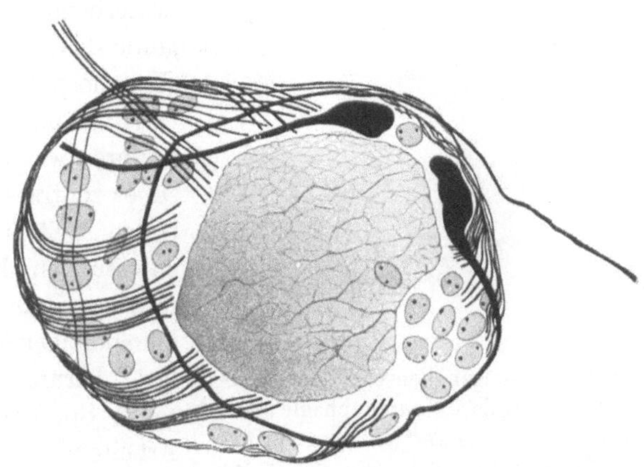

Abb. 76. Ganglienzellrest mit zirkulärer Neuronophogie. Wohlausgebildeter prizellulärer Knäuel, der kalottenartig abgeschnitten ist. Zwei Knäuelfasern bilden typische, solide Endkeulen, von welcher eine Faser, volle Kreislinie beschreibend, den Ganglienzellrest umfaßt. Eintritt fremder Fasern in den perizellulären Knäuel (homoneuronale Knäuelfasern). — Tay-Sachs. — Fibrillenimprägnation.

Diese Ausbildungsweise der perizellulären bzw. nodulären Knäuel bedeutet die Entstehung aus dem axonalen Bestandteil einer fremden Spinalganglienzelle. Nun kann man aber die Beobachtung machen (s. Abb. 77), daß aus einem zirkulär reduzierten Zellkörper fasrige Seitensprossen entstehen, die gleichmäßig fein und tiefschwarz imprägniert erscheinend, den Eindruck eines axonalen Seitenastes machen, welche Natur des letzteren noch durch dessen perizellulären welligen Verlauf gesteigert wird. Eine solche aufrollende Faser ist eine a u t o n e u r o n a l e, weil sie aus derselben Spinalganglienzelle entspringt, hingegen handelt es sich um h o m o n e u r o n a l e Fasern, wenn diese aus fremder Spinalganglienzelle ihren Ursprung nimmt.

Was haben diese fasrigen Neubildungen in den Spinalganglien bei infantil-familiärer Idiotie zu bedeuten?

Zur richtigen Wertung derselben haben wir uns auf zwei grundlegende

Arbeiten, auf jene von Nageotte und Cajal zu beziehen. Ersterer wies auf Grund von Transplantationen der Spinalganglinien (z. B. von Kaninchen auf Kaninchen bzw. durch Homotransplantation d. h. unter die Haut des Ohres desselben Tieres) nach, daß das überpflanzte Ganglion anfänglich anschwillt, blutreicher wird, mit der bindegewebigen Umgebung verwächst, später aber abplattet bzw. verschwindet. Untersucht man, wie dies Nageotte tat, mit Cajals Fibrillenmethode das schwellende Ganglion, so bemerkt man einen recht intensiven „Sprossungsvorgang", welcher sich in reichlicher Kollateralbildung so der Zelleiber wie des Initialglomerulus bzw. des extrakapsulären Axons kundgibt. Letztere Äste im Parenchym des Spinalganglions wandernd, stoßen auf fremde Ganglienzellen und deren Kapsel durchbohrend, bilden sie nun die „arborisation pericellulaires" und „perinodulaires, welche Nageotte als Nährwurzel lebender Spinalganglienzellen betrachtete, wobei die absterbenden bzw. zu Restknötchen umgewandelten Ganglienzellen eine Art von „Trophospongium" bilden sollten. Aus Cajals fundamentaler Regenerationsarbeit erfuhren wir, daß das beschädigte Neuron, sei es zentral oder peripher, in seinem zentralen Teil immer mit reichlichen Endsprossungen, Keulenbildungen, Anschwellungen, Kollateralbildungen sowie mit solenoidartigen Aufwicklungen um die Stammfaser herum — mit dem Perroncitoschen Spiralapparat reagiert. — Aus den Arbeiten beider Forscher geht die wichtige Tatsache hervor, daß das Neuron auf traumatische Einwirkungen, d. h. auf Reize mit Schwellungen und Sprossungen antwortet; es handelt sich um Reizerscheinungen, deren Natur von manchen Autoren, in erster Linie durch Bielschowsky, als Ergebnis einer regenerativen Tendenz bewertet wird. So ist Bielschowsky der Ansicht, daß die Achsenzylinder der Purkinjezellen bei der infantil-familiären Idiotie Seitenäste mit Endkeulen als Effekt einer ziellosen Regeneration vortreiben; auch Nageotte hegt für seine Transplantationsexperimente die Ansicht, daß es sich um einen regenerativ orientierten Vorgang handle.

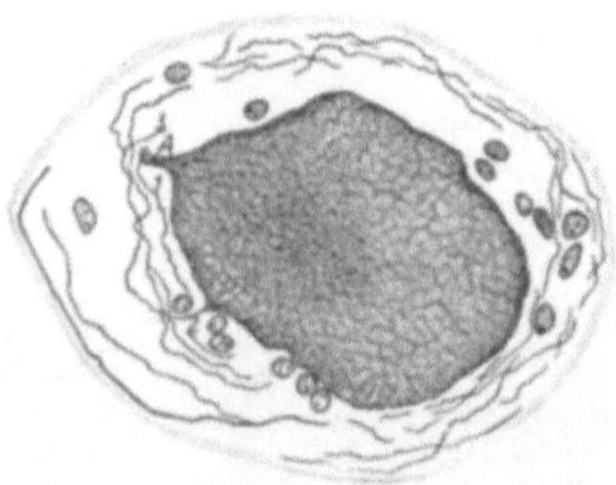

Abb. 77. Spinalganglienzelle, deren Körper durch zirkuläre Neuronophagie stark reduziert ist. Aus „A" (axon) entspringt ein feiner Seitenzweig (1); bei 2 ein axonartiger Seitenzweig des Zellkörpers; bei 3 eine Faser, deren Ursprung (ob aus Axon oder Zellkörper) nicht zu entscheiden ist. — Die Fasern 1, 2, 3 bilden einen lockeren Knäuel um den Ganglienzellrest (autoneuronaler Knäuel). — Tay-Sachs. — Fibrillenimprägnation.

Meine Auffassung ist eine ganz andere, denn ich betrachte so die axonalen wie dendritischen Anschwellungen bei der infantil-familiären Idiotie als pure Degenerationserscheinungen, da dort das gesamte Nervensystem mit all seinen neuronalen Elementen in einer schweren und unaufhaltsamen Auflösung begriffen ist. Es handelt sich um eine krankhafte Reizung der neuronalen Elemente, welche hierauf mit Vegetationen reagieren, deren fernere Gestaltung ganz von den lokalen Verhältnissen abhängt. Im Spinalganglion bei Tay-Sachs nehmen die axonalen Kollateralen einen recht geschlängelten Verlauf, indem sie sich den Spalten und Lücken des Ganglions anpassen und gelangen sie mit ihrer Endkeule zu einer Endothelkapsel, so durchdringen sie diese anscheinend ohne Schwierigkeit und rollen sich nun subkapsulär auf. Diese Aufrollung ist durch die lokalen Verhältnisse bedingt, denn die ein- und vordringende Faser befindet sich in einer sphärischen Spalte, die einesteils durch die konkave Innenfläche der Endothelkapsel, andernteils durch die konvexe Oberfläche der Spinalganglienzelle bzw. des Restknötchens gebildet wird. In dieser sphärischen Spalte muß sich die eingedrungene neugebildete Faser solenoidmäßig aufrollen und es entsteht eine Knäuelbildung, welche mit dem Perroncitoschen Spiralapparat wesensgleich ist, von welchem mein Schüler D. Miskolczy in seiner Regenerationsarbeit nachwies, daß dieser sein Zustandekommen 1. einem vis a tergo, 2. einem Hindernis verdankt; ersterer ist die vorwärtstreibende Kraft des verletzten Neurons, letzteres zwingt den Kollateralast sich um die Stammfaser progressiv kompliziert zu winden.

Im Sinne obiger Darstellung wäre den fasrigen Neubildungen bei der infantil-familiären Idiotie absolut keine regenerative Tendenz zuzuschreiben, denn das Neuron reagiert sowohl auf traumatische wie auf autochthon-degenerative Einflüsse mit Schwellungen und Faserauswüchsen; wie ich dies an anderen Orten ausführte, können diese Sprossungen an der Peripherie unter günstigen Umständen (Büngnersche Bänder) zu leitenden Kabeln ausgebaut werden, im Zentralorgan gehen diese Neubildungen in Ermangelung der günstigen Bedingungen unter. Diesen Gedankengang entwickelte D. Miskolczy in einer neueren Arbeit über das Verhalten des beschädigten Neurons eingehender.

Zusammenfassung. Die Spinalganglien nehmen gleich allen übrigen zentralen Ganglienzellen an dem allörtlichen zytopathologischen Prozeß teil. Vor allem schwillt der Zellkörper an, indem die Netzlücken klaffend werden, ohne noch mit unseren Färbungen erkennbare Degenerationsprodukte aufzuweisen, d. h. das Hyaloplasma erscheint homogen-gequollen (Quellungsphase); erst später erfolgt das Auftreten von anfänglich kleinsten Körnchen, welche die Netzlücken bei weitem nicht ausfüllen, jedoch vermöge ihres Wachstums schließlich es doch tun (Fällungsphase). — Nun erfolgt die reaktive Wirkung der apolaren Gliaelemente — Satelliten Cajals — in der Form der histiolytischen Neuronophagie, wodurch es schließlich zur Entstehung von Rest- oder Gliaknötchen an der Stelle der Ganglienzellen kommt. Während dieses allmählich vonstatten gehenden Prozesses erscheinen Seitenvegetationen teils an dem Ganglienzellkörper, teils und überwiegend an dem Axon (extra- und intrakapsulär), welche nun anfänglich lockere, später dichtere Faserknäuel um die erkrankte Ganglienzelle bilden. Dies geschieht in der Weise, daß extrakapsuläre Kollaterale mit ihren Endkeulen durch die Endothelkapsel dringend, nun subkapsuläre spiralige Aufwicklungen bilden, indem sie mit ihren Endkeulen förmlich tastend im sphärischen Spaltenraum zwischen Kapsel und Ganglienzellrest vordringen. Diese aufrollenden, manchmal wirklich solenoidartig sich um die Ganglienzelle windenden Fasern scheinen progressiv stärker werden zu können, womit der Knäuel auch zunehmend komplizierter wird. Es gibt also jüngere, an Touren ärmere und zugleich dünnfasrige, dann ältere, an Windungen reichere, derbfasrige Knäuel. Die Anreicherung dieser Knäuel erfolgt nicht allein durch Windungs- und Kaliberwachstum, sondern zugleich durch die Bifurkation der einzelnen Fasern. Die perizellulären bzw. perinodulären Knäuel der Spinalganglien bei infantil-familiärer Idiotie stellen neugebildete Faserkonvolute als Produkt des krankhaften Reizes dar, wobei betont sei, daß die Spinalganglien im allgemeinen auf verchiedenste pathologische Einwirkungen (s. bei Nageotte, de Castro) mit Sprossenbildungen und Faseraufrollungen — homolog den Perroncitoschen Spiralapparaten — reagieren. Solche Bildungen stellen eine generelle Reaktionsform der Spinalganglienzellen dar, für welche als für pathologische Erscheinungen die subkapsuläre Ausbildung charakteristisch ist, im Gegensatz zur extrakapsulären Erscheinung normaler Knäuelbildungen. Letztere sind teils varikös-sympathische daher marklose endbäumchenförmige Verästelungen um den Zellkörper herum, teils extrakapsuläre Umwicklungen einfacherer oder komplizierterer Art seitens markhaltiger Nervenfasern, die einen korkzieherartigen Knäuel um die Spinalganglienzelle als Dogiels Körbe bilden, deren Ursprung bisher noch unbekannt ist.

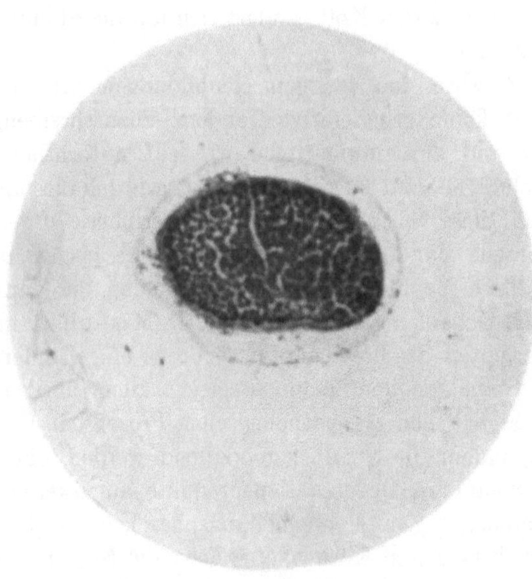

Abb. 78. Markscheidenbild aus dem N. opticus eines Falles von amaurotisch-familiärer Idiotie.

Suchen wir zum Schluß eine hypothetische Erklärung für die generelle Tatsache der subkapsulären Knäuelbildung, so könnte daran gedacht werden, daß die neugebildeten Fasern durch eine neurotropische Wirkung der proliferierten Satelliten „herangelockt“ werden, ähnlich jener chemotaktischen Wirkung, welche man seitens der peripherischen Schwannschen Zellen auf die zentral herauswachsenden Achsenzylinder annimmt. Mit dieser Vorstellung gewännen wir eine Erklärung für die intrakapsuläre Ausbreitung der spiraligen Faserwindungen.

Wir haben noch das Verhalten der Retina, des Sehnerven samt Tractus bzw. der subkortikalen Optikuszentren zu erwähnen. Hier treffen sich das anatomische mit dem klinischen Interesse, denn es stellt sich die Frage, welche Affektion dieses Abschnittes die Blindheit erkläre. Aus der einschlägigen Literatur ist darauf zu verweisen, daß Mohr, Hirsch, Poynton-Parson-Holmes Veränderungen an den Ganglienzellen der Netzhaut feststellen konnten, welche genau den Rindenzellveränderungen entsprachen. Diese sind angesichts der ubiquitären Ganglienzellschwellung nur begreiflich, da doch die Retina einem abgeschnürten bzw. verlagerten Hirnteil entspricht, woselbst die Schwellung ebenso anzutreffen ist, wie an jedem Punkte des Zentralorgans. Da nun an der Macula lutea die Ganglienzellen vielfach aufgeschichtet liegen, so wäre die hierortige Prominenz auf Grund der Schwellung der angehäuften Ganglienzellen verständlich; den kirschroten Tupf könnte man als die durchschimmernde

Chorioidea betrachten (Poynton-Parson-Holmes). Auf Grund dieser Erklärung wäre der Makulabefund eine direkte Folge der allörtlichen Ganglienzellenschwellung. Savini-Castano und E. Savini fanden an Schnitten durch die Eintrittsstelle des Sehnerven und des gelben Fleckes (Benda, van Gieson-, Nißl-Färbung) folgendes: Stäbchen und Zapfen sind nicht mehr zu erkennen, in der Ganglienschicht nebst kleinen unregelmäßigen Ganglienzellen mit durchsichtigem Protoplasma noch vereinzelte größere, multipolare, blaßgefärbte Exemplare mit geringerem Tigroidgehalt. Im Bereich des gelben Fleckes verdichten sich diese Zellen und hier findet man vereinzelte, stark erkrankte Ganglienzellen und in deren Umgebung gequollene Makrophagen. Bielschowsky fand in einem spätinfantilen Fall schwere Veränderungen der Netzhaut, namentlich seitens der Ganglienzellschicht; sehr interessant ist die Tatsache, daß die Retinalganglienzellen sämtlich von derselben Prälipoidsubstanz erfüllt sind wie die Ganglienzellen des Zentralorgans, ohne aber nennenswerte Schwellungserscheinungen zu zeigen. Auch fand sich eine nicht unbeträchtliche Vermehrung der gliösen Stützelemente. Die innere granulierte Schicht ist von massenhaften Stützfasern durchzogen, welche aber durchweg vertikal gestellt sind. In den übrigen Schichten sind schwere Veränderungen nicht nachweisbar; „auch die Stäbchen und Zapfen entsprechen quantitativ und qualitativ dem gewöhnlichen Bilde. Nur das Makulagebiet macht eine Ausnahme; in seinem Bereich ist es zu einem Zerfall und einer beträchtlichen Abstoßung der Zapfen gekommen, die in der Tiefe der Fovea centralis zu einem körnigen Detritus zusammengeballt sind ... In dieser Gegend sind auch die äußeren Körner gelichtet.“ — Ferner fand Bielschowsky Faserausfall im Optikus, am stärksten sind die Zentralbündel betroffen; die Degeneration wurde bis zum äußersten Kniehöcker verfolgt.

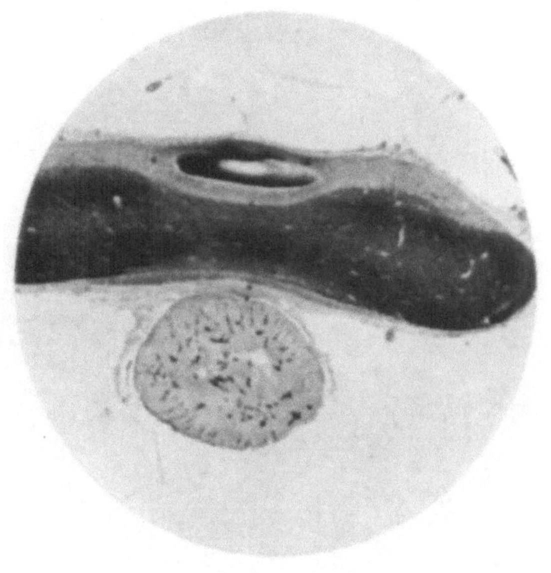

Abb. 79. Tractus opticus des Falles in Abb. 78.

Zu diesem sehr gründlichen Befund habe ich aus eigener Erfahrung folgendes hinzuzufügen. In meinem letzten spätinfantilen Fall fand ich außer einfacher Schwellung und dadurch bedingte völlige Abrundung der Ganglienzellen der Netzhaut keine nennenswerte Veränderung, speziell Stäbchen und Zapfen waren erhalten. Der Sehnerv und Sehtrakt sind am Fibrillen- wie Markscheidenpräparat intakt, speziell an der Hirnbasis ist der Traktus normal markhaltig bis zum äußern Kniehöcker, wo sich das Bild ändert. Dieses Ganglion ist ventral markhaltig, dorsal ganz marklos, ebenso das Wernickesche Meditullium, mit anderen Worten, es ist ein, in der zerebralen Optikusbahn evidenter Markfaserausfall festzustellen, in der Area striata ist die sattsam bekannte Zellschwellung mit lezithinoider Degeneration zu sehen. Ich würde daher für meinen Fall die Blindheit zentral bedingt ansehen, wie denn ich in den meisten meiner Fälle gesunde Optici (s. Abb. 78, 79) nebst markdefekter zentraler Sehstrahlung vom Corpus geniculatum laterale angefangen antraf. Natürlich bestehen diese Befunde neben dem ophthalmoskopisch nachgewiesenen Befund der Makula.

Schließlich sollen Abb. 80 und 81 über die feinsten Veränderungen des Kleinhirns Aufschluß geben. — Abb. 80 ist die photographische Reproduktion einer Stelle des Kleinhirns, welche über sämtliche Elemente der Rinde ein übersichtliches Bild gewährt. Da fällt in erster Linie die hochgradige Verringerung der Granularis auf, über deren Grad uns ein flüchtiger Vergleich mit dem Normalbild 46 belehrt. Ebenso erscheint die Molecularis hochgradig verschmälert, kernarm und ist von einer breiten, hellen Schicht bedeckt, welche auf Abb. 81, auf einem Mallory-Präparat, sich als eine gliös-faserige Deckschicht entpuppt. Auf letzteres Verhalten wies bekanntlich A. Westphal zuerst hin. Das Gliafaserpräparat belehrt uns zugleich darob, daß in der Höhe der Purkinjezellen die Ursprungszellen der Bergmannschen Fasern auffallend reichlich zugegen sind, welcher Umstand mit der abnorm dicken gliösen Deckschicht der hochgradig reduzierten Kleinhirnrinde übereinstimmt. — Kehren wir zum Fibrillenbild 80 zurück, so springt die Schicht der Purkinjezellen aus zweifachen Gründen ins Auge; erstens sind diese Elemente zahlenmäßig — besonders stellenweise — gut erhalten, zweitens aber fallen sie durch ihr geblähtes Äußere leicht auf und stellen somit das dominante Element im Fibrillenpräparat der Kleinhirnrinde bei Tay-Sachs dar.

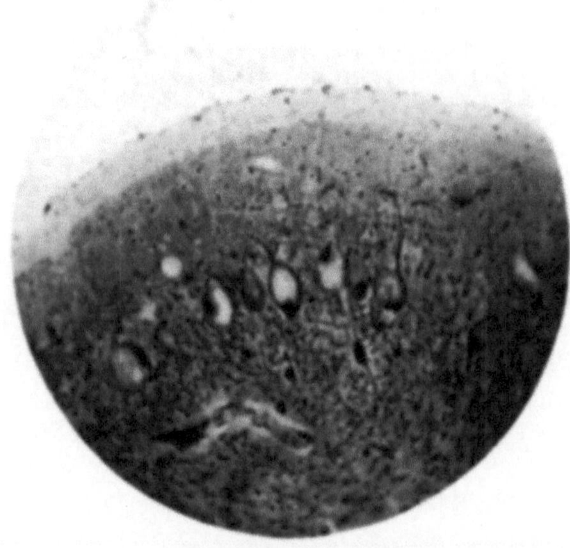

Abb. 80. Fibrillenpräparat (Bielschowskys Imprägnation) aus der Kleinhirnrinde bei Tay-Sachs. Einzelheiten im Text. Bemerkenswert die umschriebene knollige Auftreibung eines Achsenzylinders, welcher aus der Granularis in die Lage der Purkinjezellen hinaufzieht (Axonschwellung).

Angesichts obiger Befunde erhebt sich hier, wie in allen Fällen von Kleinhirnveränderungen bei hereditär-familiären Krankheiten, die Frage: handelt es sich um eine durch Hypoplasie oder durch Atrophie bedingte Reduktion? In der Beantwortung dieser Frage müssen wir vor allem die Tatsache fixieren, wonach der hochgradige Ausfall von Korbzellen- und Granularisneuronen das

Bild der nackten Purkinjezellen entstehen ließ, mit anderen Worten es handelt sich um einen elektiven Ausfall intrazerebellarer Systeme, welcher Umstand auf eine inhärente Schwäche derselben hinweist. Bei einem so markanten elektiv-krankhaften Verhalten ist der Gedanke an einen Anlagedefekt gewissen Grades seitens des Kleinhirns höchst naheliegend. Freilich ist aber auch ein gewisser Ausfall vermöge der im Gange befindlichen Degeneration der Purkinje-elemente demonstriert, denn es lassen sich Stellen finden, wo diese Ganglienzellen sehr gelichtet sind. Und so möchten wir betonen, wie wir dies oben im Abschnitt über heredozerebellare Krankheiten taten, daß sich im Kleinhirn bei Tay-Sachs Anlageschwäche, also ein hypoplastisches Segment mit degenerativer Atrophie zusammenfindet.

δ) Topographie.

Wenden wir uns nun der Topographie des zytopathologischen Prozesses bei der infantil-familiären Idiotie zu. Da können wir vor allem die Rindentektonik des Endhirns, dann die Zytotopographie der basalen Ganglien, ferner die des Kleinhirns, schließlich der Oblongata und Rückenmarks einzeln in Augenschein nehmen. Wir werden sehen, daß die Weigert-Kultschitzkysche Markscheidenfärbung uns vermöge der lezithinoiden Produkte vorzügliche und exakte Aufschlüsse in bezug der Ausbreitung des zellulären Vorgangs gibt, es ist dies ein Moment, welches in der pathologischen Charakteristik gerade der infantil-familiären Idiotie von grundlegender Bedeutung ist. — Dann aber gewährt die Markscheidenfärbung auf Grund gewisser, mangelhaft nachzuweisender Markfasersysteme gleichfalls einen wohl weniger tiefen Einblick in die Ausbreitung des krankhaften Prozesses. Wir können somit mit ein und derselben Methode, der Markscheidenfärbung, die infantil-amaurotische Idiotie einem zyto- und faserpathologischen Studium unterwerfen.

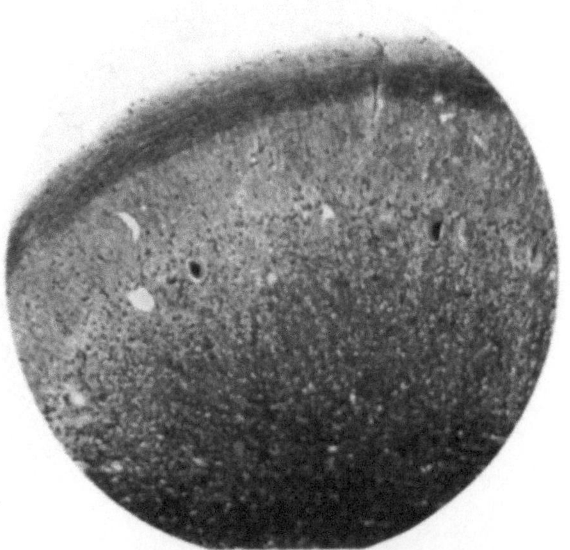

Abb. 81. Mallory-Präparat aus der Kleinhirnrinde bei Tay-Sachs. Beachtenswert die breite, derbe, gliöse Deckschicht, ferner die in der Lage der Purkinjezellen auffallenden helleren Zellen der Bergmannfasern, mit welchen die zahlenmäßig äußerst reduzierten Granulariskerne durch ihre gesättigte Schwärze kontrastieren.

1. Zytopathologische Topographie. Großhirnrinde. In meiner Arbeit „Weitere Beiträge zur pathologischen Histologie der familiären amaurotischen Idiotie“ im Jahre 1905 äußerte ich mich auf Grund der Weigertschen Markscheidenpräparate folgend. „Die Großhirnrinde ist in ihrer ganzen Breite... mit Körnchen besät, welche blaß-blau gefärbt in Gruppen sich ansammeln. Diese in Gruppen aggregierten bläulichen Körnchen ahmen dann in Form und Lagerung genau die Nervenzellen der Rinde nach; so sieht man z. B. im Subiculum jene charakteristischen, großen, oberflächlichen Zellformen — aus Körnchen gebildet — wie diese Brodmann in seiner letzten Arbeit über die Zytoarchitektonik der Affengroßhirnrinde abbildete. Man sieht typische Pyramiden, ferner fusiforme, multipolare, sternförmige Häufchen solcher bläulichen Körner, welche bestimmte Schichten in der Großhirnrinde bilden. Diese Schichten, wie das unschwer nachzuweisen ist, entsprechen genau den bekannten Zellschichten der Großhirnrinde, so daß es unzweifelhaft ist, daß diese gekörnten

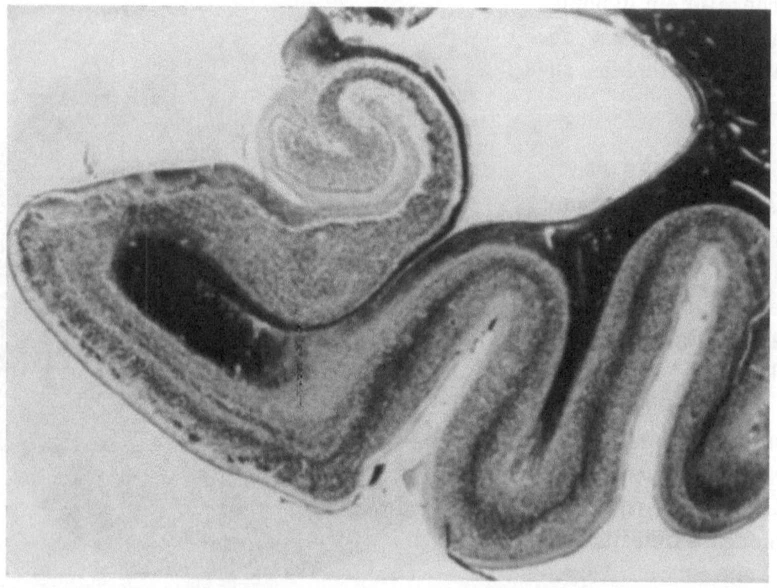

Abb. 82. Frontalschnitt aus dem Ammonshorn, Fascia dentata und Gyr. fusiformis eines Falles von infantil-amaurot. Idiotie; die Abbildungen bis zur Abb. 92 stammen alle aus demselben Fall. — Fällungsphase der Nervenzellschwellung, wodurch die Rindenschichtung vorzüglich zur Darstellung gelangt. — Methodik: Schaffers Modifikation der Weigertschen Markscheidenfärbung. Mikroplanaraufnahme. — Näheres siehe im Text.

Zellen eigentliche Nervenzellen sind... Dieser Befund ist von eminenter Bedeutung, da dieser mit Leichtigkeit die Feststellung der Topographie, der räumlichen Ausdehnung des degenerativen Zellprozesses gestattet. Wir haben also in der Weigert-Woltersschen eine Färbung vorzügliche Methode zur Hand, welche uns eine leichte Orientierung bezüglich der Ausbreitung der kortikalen Entartung ermöglicht..."

Nach 20 Jahren habe ich dieser Erkenntnis nichts neues hinzuzufügen. Mir gelang inzwischen an einem typischen Fall von infantil-amaurotischer Idiotie die lezithinoide Degeneration der Rindenganglienzellen in solch deutlicher Weise darzustellen — es handelte sich nämlich um das Vollbild derselben —, daß ich eine ungemein scharfe Tektonik aus den verschiedenen Hirnmantelgegenden erhielt. Im nachfolgenden möchte ich eben einzelne zytotektonisch deutlich charakterisierte Rindenstellen vorführen und damit die Befürchtung Bielschowskys entkräften, wonach „Hämatoxylinfärbungen leicht Irrtümer veranlassen können. Bei diesem Verfahren sind es ja die pathologischen Lipoideinschlüsse der Zellen, welche die Gestaltung des Rindenbildes bestimmen, und Unterschiede im Lipoidgehalt der tatsächlich zur gleichen Schicht gehörigen Zellformen können eine atypische Überentwicklung des Schichtenbaues vortäuschen.“ Für meinen nun folgenden Fall war eben die denkbar gleichmäßigste lezithinoide Fällung aller Schichten zugegen und so wird es verständlich, daß die mit Hämatoxylin gefärbten Rindenschnitte uns das Schichtungsbild scharf zur Darstellung brachten. Dies wollen wir nun an folgenden Präparaten zeigen.

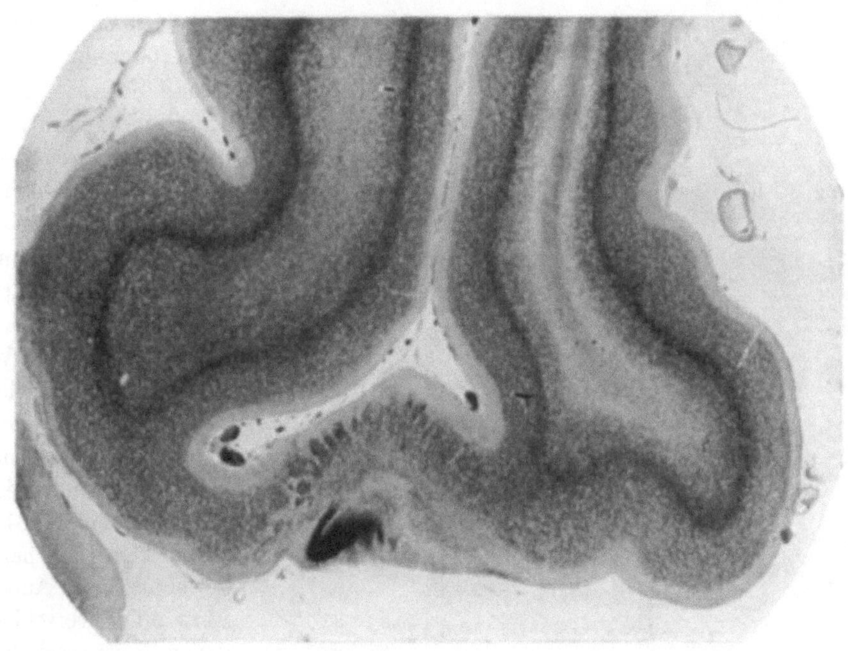

Abb. 83. Rinde um den Sulcus rectus herum.

Abb. 82 zeigt einen frontalen Schnitt aus dem Ammonshorn samt Fascia dentata, Subiculum und Gyrus fusiformis. Ich wählte als erstes Beispiel absichtlich diese Gegend, denn der prägnante Bau derselben läßt auf den ersten Blick am pathologischen Präparat die normale Schichtung erkennen. Ein wohlgelungenes Nißlpräparat vermag nicht deutlicher die laminären Verhältnisse der rudimentären Rinde der Fascia dentata, des heterogenetischen Ammonshorns und des homogenetischen also granulär gebauten Gyrus fusiformis wiedergeben, wie dies das Hämatoxylinpräparat meines Falles von infantil-amaurotischer Idiotie tut. Ähnliche Verhältnisse kommen an einem Basalschnitt des Frontallappens entlang des Sulc. rectus s. olfactorius zur Geltung, indem hier (s. Abb. 83) außer der kräftigen granulären Rinde des Gyrus rectus noch die heterogenetische Rinde des Trigonum olfactorium zur Darstellung gelangt, d. h. eine ungeschichtete, die Nervenzellen in diskontinuierlichen Gruppen enthaltende primitive Rinde.

Wir übergehen nun zu den in Abb. 84 wiedergegebenen **Zentralwindungen**, an welchen uns das Verhältnis der granulären Centralis posterior (*Cp*) zur agranulären Centralis anterior (*Ca*) auffällt. Es macht sich nämlich auf den ersten Blick der tektonische Unterschied zwischen *Ca* und *Cp* bemerkbar, welcher in der scharf ausgeprägten Granulierung der *Cp* und in dem Mangel einer Granularis interna (Schichte IV) der *Ca* besteht. Wie genau der durch degenerierte Ganglienzellen demonstrierte Schichtenbau dem normalen entspricht, geht daraus hervor, daß die Lamina IV genau an jener Stelle der *Cp* als ein geschlossener Streifen dahinzieht, wie wir es an normalen **Nißl**präparaten zu sehen gewohnt sind. Auch wäre auf die verschiedenen Breitenverhältnisse der beiden Zentralwindungen zu verweisen: der schmalen *Cp* steht die doppelt breite *Ca* gegenüber, wie dies den normalen Verhältnissen entspricht. Schließlich wäre auf die Abgrenzung der beiden Windungen zu verweisen, denn mit Bezugnahme auf **Brodmanns** Untersuchungen sehen wir gegenüber dem

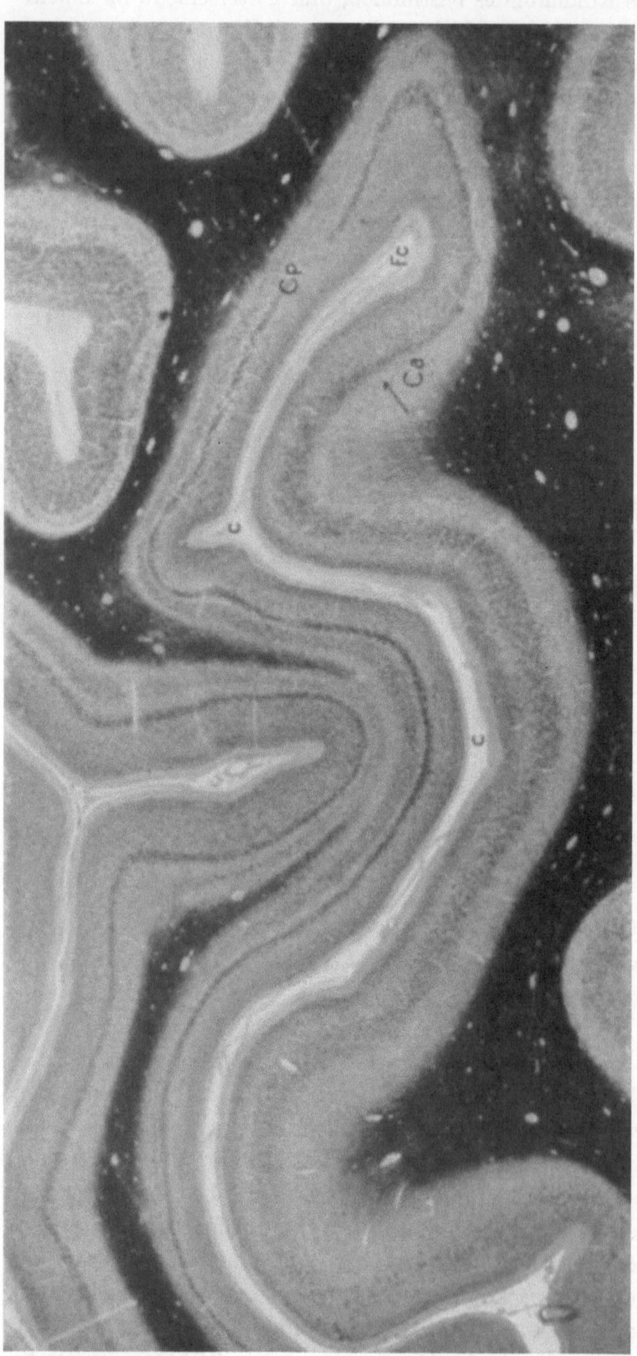

Abb. 84. Schnitt durch die vordere (*Ca*) und hintere (*Cp*) Zentralwindung; *c*: sulcus centralis; *Fc*: Fundus sulci centralis.

Durchschnittsbild eine Abweichung. Es handelt sich um die Feststellung jenes Punktes, wo die typisch granuläre *Cp* aufhört bzw. wo die heterotypisch-agranuläre *Ca* beginnt. Nach den maßgebenden Bestimmungen Brodmanns fällt beim Menschen die kaudale Grenze der Area gigantopyramidalis in den Fundus sulci centralis, woselbst mit denkbar schärfstem Ansatz die Granularis interna der *Cp* beginnt. Verfolgen wir nun den Verlauf der Granularis interna aus der *Cp* gegen die *Ca*, so ergibt sich der Umstand, daß diese Schicht die Tiefe der Zentralfurche (*Fc*) überschreitet, um an der kaudalen Lippe der *Ca* eine gewisse Strecke noch aufwärts bis zur Pfeilmarke zu ziehen. Die Bedeutung dieses Verhaltens geht aus den folgenden Feststellungen Brodmanns hervor: „Bezüglich der kaudalen Grenze der Area gigantopyramidalis besteht ebenfalls ein gewisser Unterschied zwischen Mensch und Affe. Beim Menschen erreicht die Area ziemlich genau und fast in ganzer Längenausdehnung der Furche bis zum Fundus des Sulcus centralis, so daß, abgesehen vom obersten und untersten Ende im großen und ganzen die tiefste Stelle der Furche und die hintere Grenze des Rindenfeldes zusammenfallen ... Die kaudale Grenze der Area gigantopyramidalis fällt also beim Affen keineswegs mit dem Fundus des Sulcus centralis zusammen wie beim Menschen, sondern die Area scheint im Vergleiche zum Menschen namentlich im ventralsten Teil, aber auch in ihrem medialen Teile im ganzen oralwärts gedrängt." Diesen Satz Brodmanns bekämpft O. Vogt, indem er diesem Verhalten der Granularis int. im Fundus sulci centralis keine pithekoide Bedeutung beimißt, da er eben beim normalen Menschen die Überschreitung dieses Grenzpunktes seitens der granulären *Cp* mehrfach vorfand. Wie ich dies a. a. O. schon hervorhob, entkräftet der Umstand keineswegs ein pithekoides Zeichen dadurch, daß es an anscheinend normalem Zentralnervensystem auch vorkommt, vorausgesetzt, daß dieses Strukturdetail in vielen Fällen in abweichender, beim Affen

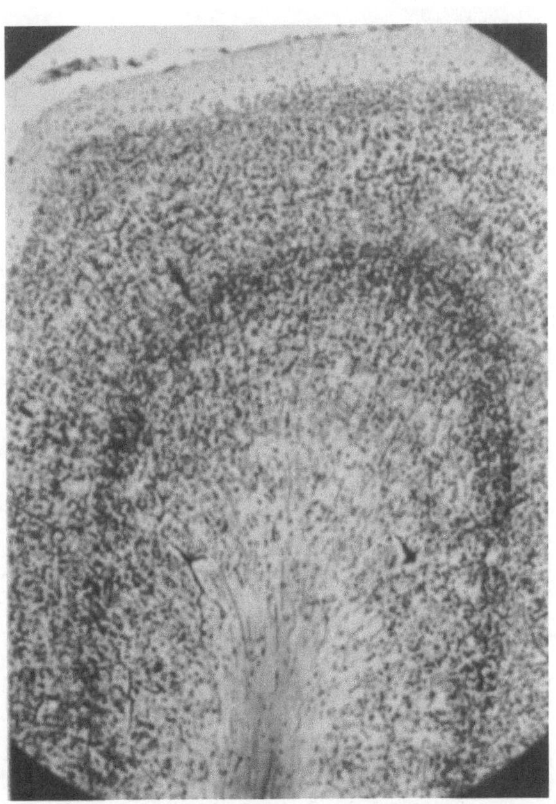

Abb. 85. Granulierte Frontalrinde (F_2); näheres im Text.

nicht vorkommender Form anzutreffen ist. „In solchen Fällen, sagte ich, handelt es sich um eine pithekoide Variante, die als solche eine morphologische Minderwertigkeit darstellt, da doch das für den Menschen Charakteristische nicht erreicht wurde. Kann doch ein im übrigen normaler Mensch Morelsche Ohren haben, und es fiele uns nicht ein, deshalb die pathologische Dignität dieses degenerativen Zeichens zu leugnen."

Um die Bedeutung der Granularis interna am pathologischen Präparat kennen zu lernen, betrachten wir eine typische granuläre Stelle aus Frontalis medius bei etwas stärkerer Vergrößerung. Wir können da die Brodmannsche homogenetische Rinde in allen ihren Schichten wiedererkennen, so die zellarme Zonalis (I), die mit der Lamina pyramidalis (III) zusammenfließende Lamina granularis externa (II); nun folgt als charakteristischer relativ breiter Streifen die Lamina granularis interna (IV), unter welcher nebst weniger distinkt ausgeprägter Lamina ganglionaris (V) die breite, in zwei Unterschichten leicht zerlegbare Lamina multiformis (VI a, b) liegt (Abb. 85).

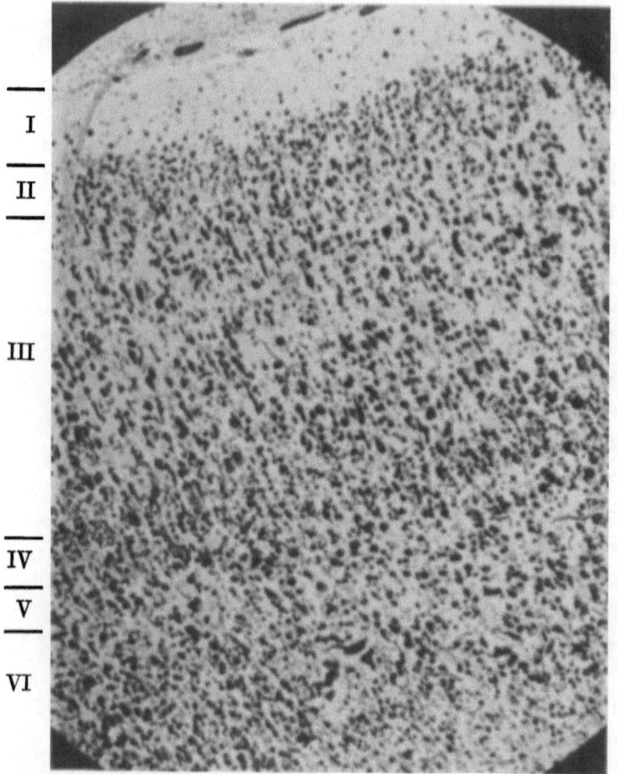

Abb. 86. Typische Sechsschichtung der Occipitalisrinde (I—VI).

Sämtliche Schichten bekommt man in unzweideutiger Weise an der granulierten Okzipitalrinde zu sehen (Abb. 86); eine nebenangestellte vergrößert aufgenommene ebenfalls Occipitalis granularis (s. Abb. 87) läßt die durch den Schwellungsprozeß deformierten Ganglienzellen einzeln erkennen, woraus die Lehre zu ziehen ist, daß man das Schichtungsbild der Großhirnrinde am besten an wenig starken Mikroplanar-Vergrößerungen studiert, an welchen die störende Wirkung der Zelldeformation nicht, hingegen die laminäre Abgrenzung um so deutlicher zur Geltung gelangt. Hier sei betont, daß die Anschoppung der Ganglienzellen mit lezithinoiden Körnchen das tektonische Bild eher zur Geltung kommen läßt, namentlich in Fällen von typisch-infantil-amaurotischer Idiotie, wo jener pathologische Idealzustand realisiert ist, vermöge welchem — mit verschwindenden Ausnahmen von Quellungsphase — praktisch genommen alle Ganglienzellen in der Fällungsphase sich befinden. Ein Blick auf die letztgenannte Abb. 87 überzeugt jeden auf den ersten Blick.

Das Instruktive der Rindendegeneration wird in der deutlichsten Weise an der hypergranulierten Okzipitalisrinde, seitens der Area striata demonstriert. Der Schnitt auf Abb. 88 zeigt in klarer Weise die von Brodmann gegebene Schilderung, wonach die mehrfach geschichtete Granularis interna durch die Spaltung der letzteren zustande kommt; wir sehen an der mit der Pfeilmarke angedeuteten Stelle die kräftige Granularis interna occipitalis sich in zwei Lamellen spalten, wovon die Sublamina granularis superficialis die schwächere, die profunda die relativ stärkere ist; beide fassen dann eine breitere und hellere Schicht, die Sublamina granularis intermedia zwischen sich ein. — Die genaueren Struktureinzelheiten wird man an einem vergrößert reproduzierten Schnitt gewahr, woselbst der 6-schichtige Typus occipitalis dem achtschichtigen Typus calcarinae gegenübergestellt ist und am letzteren fällt die aus größeren Elementen bestehende Sublamina profunda durch ihre massiveren Körner — degenerierte Ganglienzellen — ohne weiteres auf (s. Abb. 89). Auch in einem infantilen Fall von Bielschowsky zeigten die Ganglienzellen einen hochgradigen Lezithinoidgehalt der Ganglienzellen, wodurch die Schichtung der Sehrinde vorzüglich zur Geltung gelangte.

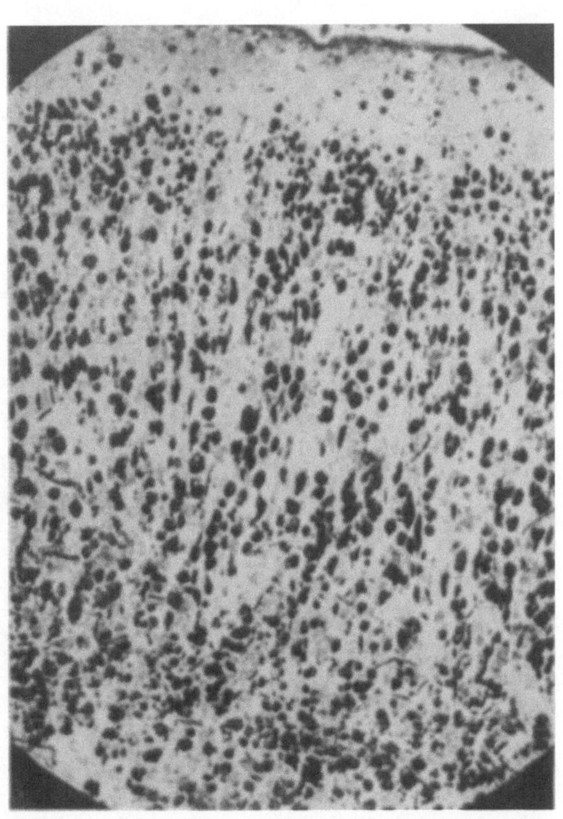
Abb. 87. Typische Occipitalrinde (Isocortex), aus welcher bei etwas stärkerer Vergrößerung die oberen vier Schichten (I—IV) zur Darstellung gelangen.

Die Area striata macht sich an den Hämatoxylinpräparaten bei Tay-Sachs-Schaffer aus zweifachen Gesichtspunkten bemerkenswert. Erstens gibt es Stellen, wo man eine ungewöhnlich reichliche Schichtung sieht (Abb. 90), d. h. anstatt 8 auch 9 Schichten zählen kann, ein Verhalten, welches Brodmann an Affenhirnen feststellen konnte. — Zweitens kann man an manchen Tay-Sachs-Gehirnen eine ungewöhnliche Ausbreitung der Area striata beobachten, wie ich dies in zwei Fällen beobachten konnte. Abb. 91 stellt einen schief horizontalen Schnitt dar, auf welchem die Area striata an der 2. Occipitalis beginnt, daselbst mit einem Sternzeichen markiert, und nun auf O_3 dem ganzen Cuneus entlang ziehend, schließlich die gesamte Lingualisbreite beansprucht. Eine etwas reduzierte Ausbreitung, welche aber die normale noch immer beträchtlich übertrifft, haben wir auf Abb. 92 vor uns, woselbst die Sehsphäre sich durch ihre Mehrschichtigkeit deutlich bemerkbar machend, von der oberen Calcarinalippe ausgehend, sich auf die gesamte Lingualisbreite ausdehnt, ja sogar in die Fissura occipitotemporalis hineindringt.

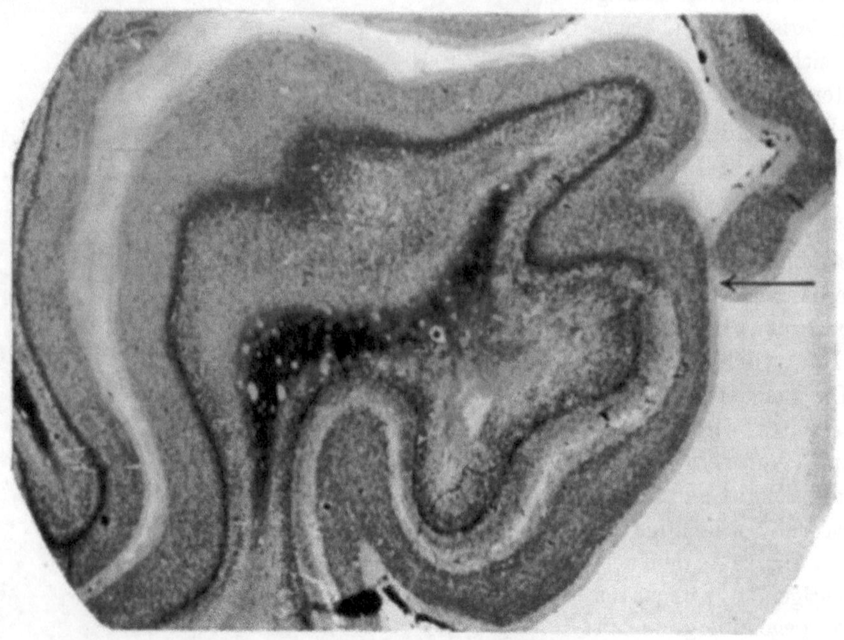

Abb. 88. Occipitalrinde; bei der Pfeilmarke plötzlicher Übergang aus der einfach granulierten Occipitalrinde in die hypergranulierte Sehrinde.

Aus obigen Beispielen, welche sich auf Ammonshornformation, die Zentralwindungen, die granuläre Frontalis Occipitalis, endlich die Area striata beziehen, dürfte die Tatsache deutlich genug hervorgehen, daß im Falle gleichmäßig starker lezithinoider Degeneration der Ganglienzellen die normalen tektonischen Verhältnisse der Großhirnrinde sehr deutlich zur Geltung gelangen. Dieses Verhalten befähigt uns dazu, uns über die Tektonik und Arealsausbreitung bei der infantil-familiären Idiotie zu orientieren, wobei sich Momente ergeben, welche ich im Sinne einer tiefer stehenden Hirnorganisation, eines pithekoiden oder anthropoiden Baues zu verwerten bestrebt war.

Schon oben hoben wir bei Ausführung der Tektonik der Zentralwindungen hervor, daß die kaudale Grenze der Area gigantopyramidalis nicht in den Fundus sulci centralis hineinfällt — dies ist nach Brodmann ein humaner Typus —, sondern in die kaudale Lippe der *Ca* hinaufzog, bzw. die

Granularis interna der *Cp* über den Fundus hinweg in die kaudale Lippe der *Ca* hinauf sich erstreckt. „Beim Affen dagegen reicht die Area überhaupt nicht ganz bis auf den Grund der Zentralfurche — sagt Brodmann — sondern in den mittleren Abschnitten nur etwa bis an das innerste Sechstel der vorderen

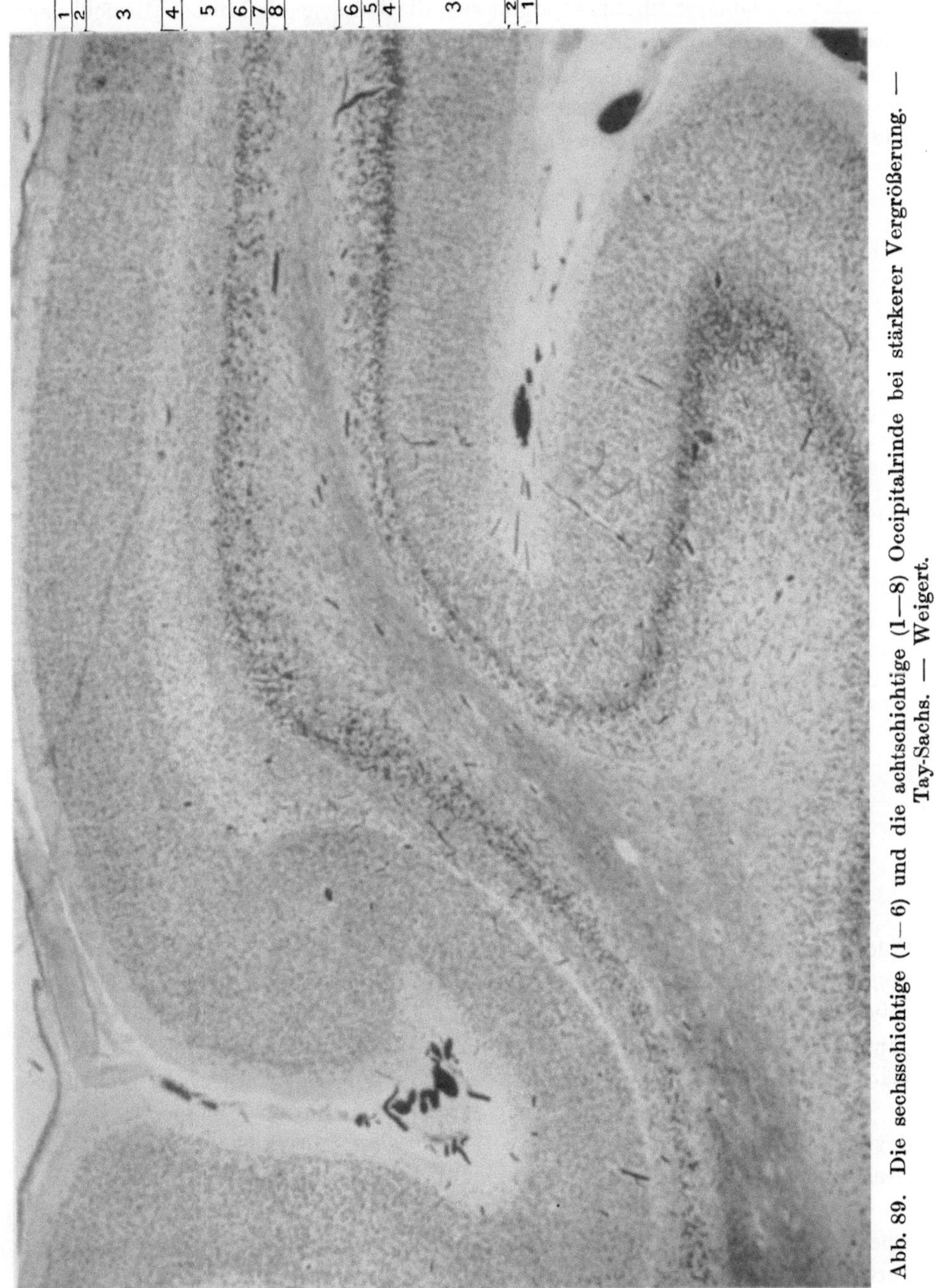

Abb. 89. Die sechsschichtige (1—6) und die achtschichtige (1—8) Occipitalrinde bei stärkerer Vergrößerung. — Tay-Sachs. — Weigert.

Lippe der Furche, im dorsalen Teil auf dem Lobulus paracentralis nur bis zum inneren Drittel, und am ventralen Ende vollends rückt die Area ganz vom Sulcus centralis ab und liegt im vorderen Umfange des Gyrus centralis anterior.“

Beachten wir nun die Flächenverhältnisse der Area striata in zwei Fällen von infantil-familiärer Idiotie, so ergibt sich die Tatsache, daß dieses Hirnfeld das Durchschnittsmaß der Flächenausbreitung nicht unbeträchtlich übersteigt. Zur richtigen Beurteilung der diesbezüglichen Verhältnisse haben wir die maßgebenden Bestimmungen Brodmanns heranzuziehen; diese lauten folgend: „Das Rindenfeld liegt beim Menschen mit dem größten Teil seiner Fläche in der Tiefe der

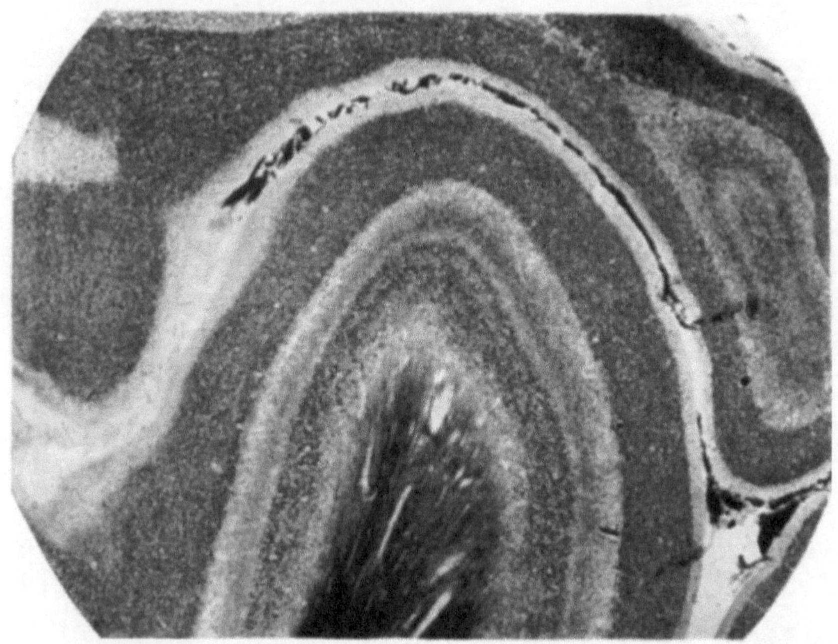

Abb. 90. Die überreich geschichtete Area striata bei Tay-Sachs. — Weigert.

Calcarina und besitzt nur eine geringe Ausdehnung an der freien Oberfläche (1/3) . . . Das Feld erstreckt sich in der Regel nur ganz wenig um die Okzipitalspitze auf die Konvexität, in manchen, allerdings seltenen Fällen bleibt es ganz auf die Medianfläche beschränkt (Brodmann 1903), wodurch es sich erklärt, daß klinisch die Zugehörigkeit des Poles der Sehsphäre noch zweifelhaft ist (Henschen). Bei manchen nicht europäischen Rassen (Sudanesen, Herero, Javaner) haben E. Smith und Brodmann eine sehr große Ausdehnung der Area striata auf die laterale Fläche ähnlich den Anthropoiden beschrieben.“ — Uns interessierte hier ganz besonders der Befund Brodmanns in bezug der Oberflächenausdehnung der Area striata bei Prosimiern, aus welchen folgendes hervorgeht: „Während bei den Primaten die Area striata sich schon in der Nähe des Okzipitalpoles auf die Umgebung oder teilweise sogar die Tiefenrinde des Sulcus calcarinus einschränkt, jedenfalls nur im geringen Umfange über diese Furche hinaus auf die Oberfläche des Cuneus und Gyrus lingualis übergeht, gehört bei den Prosimiern, Lemur wie Nycticebus, der ganze Cuneus, d. h. der in dem Winkel zwischen dem Sulcus parietooccipitalis und dem Sulcus calcarinus gelegene Windungsabschnitt und der Lobulus lingualis zum größten Teile in den Bereich dieser Area.“

Angesichts dieser Bestimmungen Brodmanns sagte ich bereits 1918 in meiner Arbeit über die Mikromorphologie der infantil-amaurotischen Idiotie folgendes: „Vergleiche ich nun die obigen angeführten eigenen Befunde mit jenen Brodmanns, so ergibt sich der Umstand, daß bei der infantil-amaurotischen Idiotie in bezug auf die Oberflächenausdehnung Verhältnisse obwalten, welche einen pithekoiden Zug

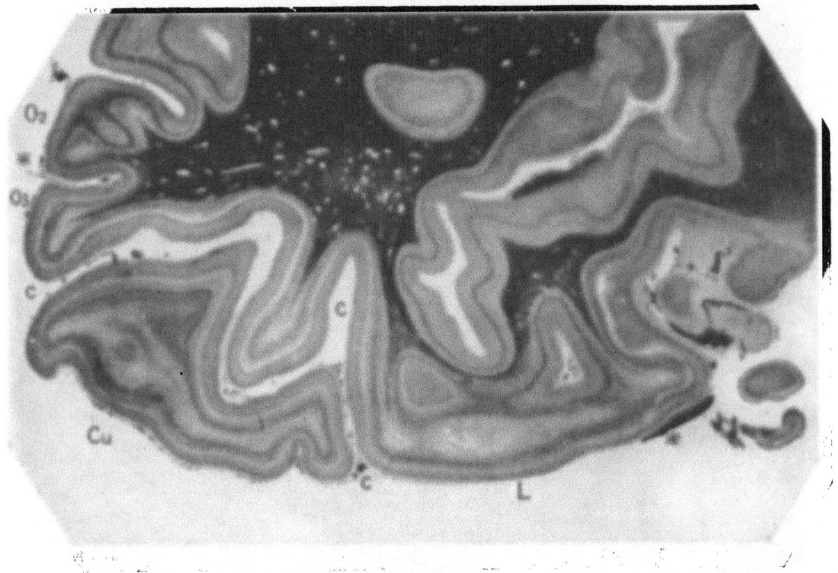

Abb. 91. Gesamtausdehnung der Area striata von * zu * von O_3 bis zu Fusiformis sich erstreckend. Tay-Sachs. — Weigert.

auf den ersten Blick erkennen lassen, namentlich möchte ich die den Lingualis beanspruchende Ausdehnung der Area striata der amaurotischen Idiotie hervorheben, welche mit der entsprechenden Ausbreitung bei den Prosimiern übereinstimmt.“ Diesen Ausspruch bestätigte vollinhaltlich die auf Abb. 92 wiedergegebene Ausbreitung der Area striata in einem neuesten Fall von infantil-familiärer Idiotie und nehme ich hierzu noch die Tendenz zu einer Überschichtung der Sehsphäre bei Tay-Sachs-Schaffer so glaube ich mit Recht zu behaupten, daß diese Momente, als Struktureigenheiten der Affengroßhirnrinde, einen pithekoiden Bau, also einen primitiveren Zustand der homogenetischen Großhirnrinde bei der infantil-familiären Idiotie bedeuten. Zu dieser Feststellung knüpfte ich 1918 noch folgende Bemerkung: „Die Tatsache, daß das Affenhirn nach Brodmann ein größeres und differenzierteres Sehfeld besitzt, widerspricht dieser Auffassung nicht, denn jede Tierähnlichkeit, auch im Sinne anthropoider Überentwicklung der menschlichen Hirnrinde, verleiht dieser einen artfremden Charakter niedrigeren Ranges.“

Basalganglien. Derselbe Fall, welcher so günstiges Material für das Studium der Rindentektonik bot, gestattet auch die Kerntopographie der Basalganglien zu prüfen. Wir wollen es vorwegnehmen, daß in dieser Beziehung der Sehhügel viel reichere Verhältnisse darbot als der Streifenhügel und das Pallidum. Meine diesbezüglichen Studien teilte ich 1918 in oben erwähnter Arbeit mit und nachdem ich denselben nichts hinzuzufügen aber auch nichts wegzunehmen habe, erlaube ich mir meine Befunde textlich mitzuteilen.

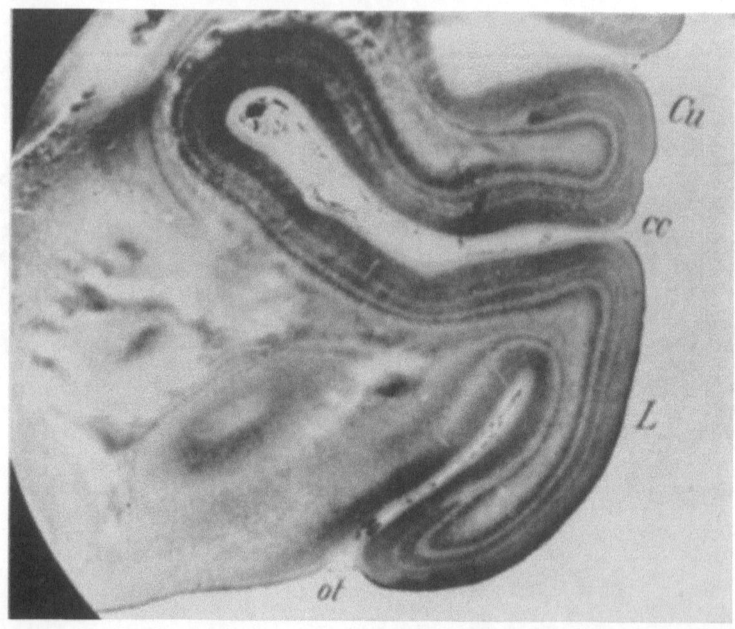

Abb. 92. Area striata eines Falles von Tay-Sachs. Mikroplanaraufnahme eines Weigertschnittes in frontaler Richtung. *Cu* Cuneus; *cc* Fissura calcarina; *L* Gyrus lingualis; *ot* Sulcus occipitotemporalis. Bemerkenswert ist die Ausdehnung der Area striata auf die ganze Breite der Lingualiswindung.

Ich gehe vor allem zu der interessanten Kerntopographie des Thalamus über.

Im allgemeinen wäre zu bemerken, daß die diesbezüglichen Befunde bis zu einem gewissen Grade als normalgültige zytotektonische Daten des Sehhügels zu betrachten sind: diese Behauptung wird durch die mit der normalen Tektonik der Rinde übereinstimmende Schichtung der Tay-Sachsschen Gehirne genügend gestützt. Doch ebenso wie letztere gewisse, in oben ausführlicher wiedergegebenen Struktureigenheiten sich äußernde Tierähnlichkeit zeigte, könnte ja denkbar sein, daß die Sehhügelkerne der Tay-Sachsschen Gehirne in mancher Beziehung auch eine besondere Ausbildung im Sinne einer Tierähnlichkeit aufweisen könnten. Mit diesem Vorbehalt möchte ich auf die vermöge der Zelldegeneration ziemlich scharf zur Darstellung gelangte Kerntopographie des Sehhügels einen kurzen Überblick werfen, und ohne aus diesen Ergebnissen endgültige Schlüsse ziehen zu wollen, möchte ich dennoch dieselben einer Erwägung bei der Revision der Thalamuskerne empfehlen.

Bekanntlich unterscheidet man fünf Hauptkerne des Thalamus: 1. Nucl. anterior s. dorsalis magnus, enthalten im Tuberculum anterius thalami; 2. Nucleus medialis; 3. Nucleus centralis (centre médian Luys): 4. Nucleus lateralis: 5. Pulvinar.

Hinsichtlich des Nucleus anterior sind alle Autoren einig, daß dieser Kern (Nta) im Tuberculum anterius liegt, enthält kleine, sternförmige, multipolare Nervenzellen und weist einen akzessorischen, medial gelegenen Kern auf. Meine Horizontalserie durch den Sehhügel zeigt die Verhältnisse des Nucleus anterior der Autoren in Abb. 93, 94 95 und demonstriert den Kern wohl in seiner reinsten Form: abgerundet nach vorn springend, verjüngt er sich rückwärts keilförmig, indem er die Masse des Nucleus lateralis und medialis voneinander trennt. Abgesehen von einzelnen, sehr spärlichen größeren Elementen, besteht er aus einer dichten

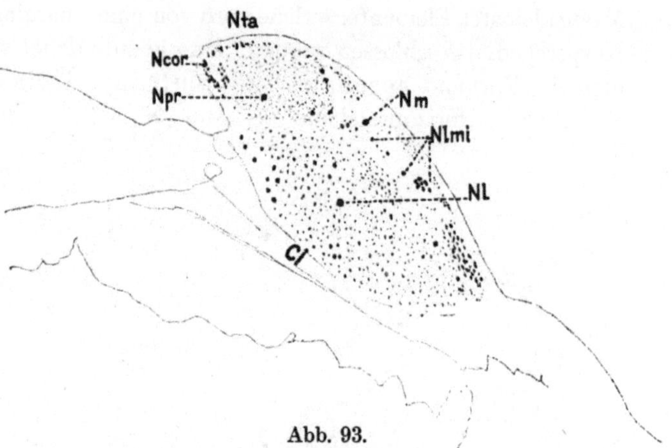

Abb. 93.

Abb. 93–102 stellen verschiedene Thalamushöhen desselben Tay-Sachs-Falles dar, dessen Rindenschichtung oben in Abb. 82—92 wiedergegeben ist. Näheres im Text.

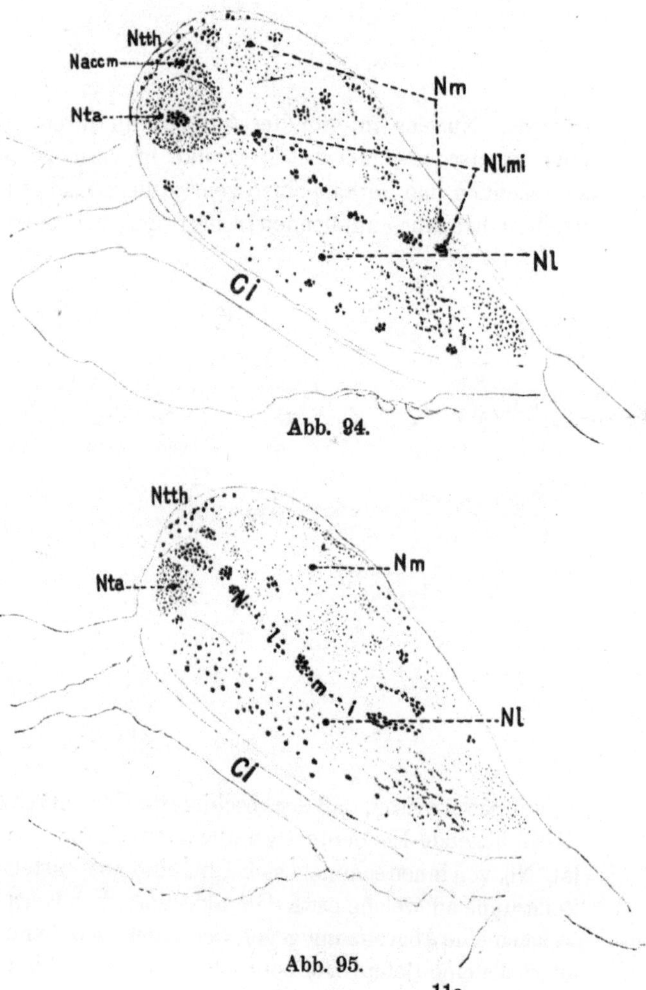

Abb. 94.

Abb. 95.

Masse kleinster Elemente, welche vorn von einer marginalen Korona mittelgroßer Körperchen abgeschlossen werden. Man könnte daher von einem Nucleus principalis (Npr) und coronalis tuberculi anterioris (Ncor) sprechen. Abb. 94, eine tiefere Horizontalebene als Abb. 93, enthält den Nucl. tuberculi anter.

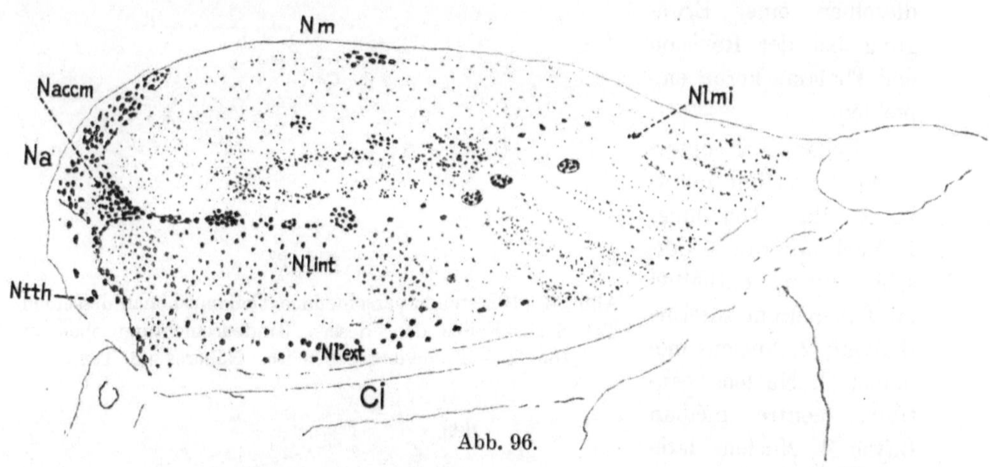

Abb. 96.

oder den Nucleus anterior der Autoren im anterolateralen Abschnitt des Thalamus; er erscheint hier fast kreisrund, ist vermöge seiner feinen Elemente leicht zu erkennen und enthält einen zentral liegenden, aus größeren Elementen gebildeten, daher sehr auffallenden, scharf umschriebenen kleinen Kern. Ferner wäre

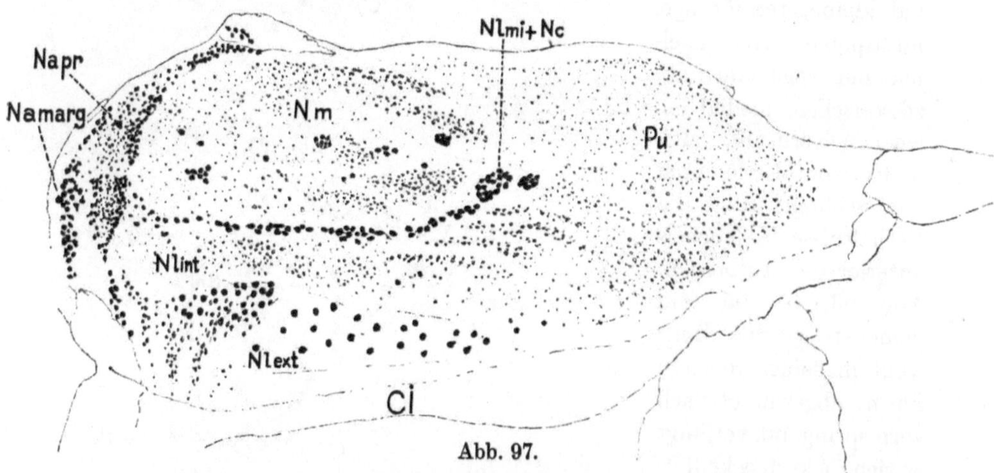

Abb. 97.

darauf zu verweisen, daß der geschilderte Kern durch größere, in der Taenia thalami (Ntth) liegende Elemente vorn abgegrenzt wird; von außen stößt er an den Nucl. lat. (Nl), von innen schmiegt sich ihm eine aus mittelgroßen Elementen bestehende Zellgruppe an, welche etwa dem akzessorischen Kern entsprechen dürfte und durch welchen eine Abgrenzung gegen den Nucl. med. (Nm) geschaffen wird. Auf Abb. 95, abermals eine tiefere Horizontalebene als auf Abb. 94, erkennen wir den Nucleus tuberculi anterioris nur mehr als einen kleinen Haufen feinster Elemente in der anterolateralen Ecke des Sehhügelquerschnittes dicht hinter der Taenia thalami; von außen und hinten grenzt er an den Nucleus lateralis, von innen ist sein medial-akzessorischer Kern aus mittelgroßen Elementen noch leicht erkennbar.

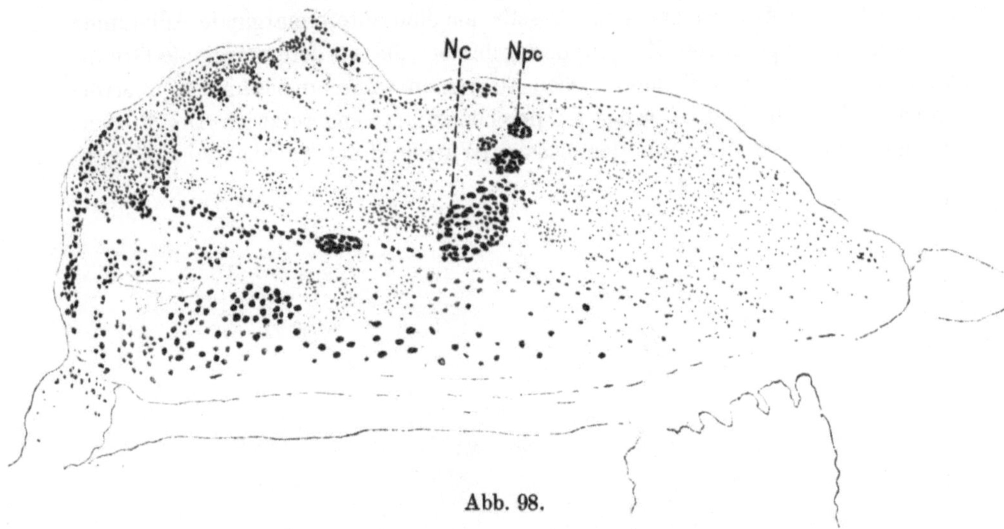

Abb. 98.

— Auf Abb. 96 ist die als Nucleus ant. der Autoren erkennbare Zellformation bereits verschwunden; in dieser oberen Horizontalebene des Sehhügels ist im vorderen Abschnitt des Thalamus nur mehr der medial-akzessorische Kern (Naccm) aufzufinden, welcher in den oben erwähnten Nucl. laminae medull. internae (Nlmi)

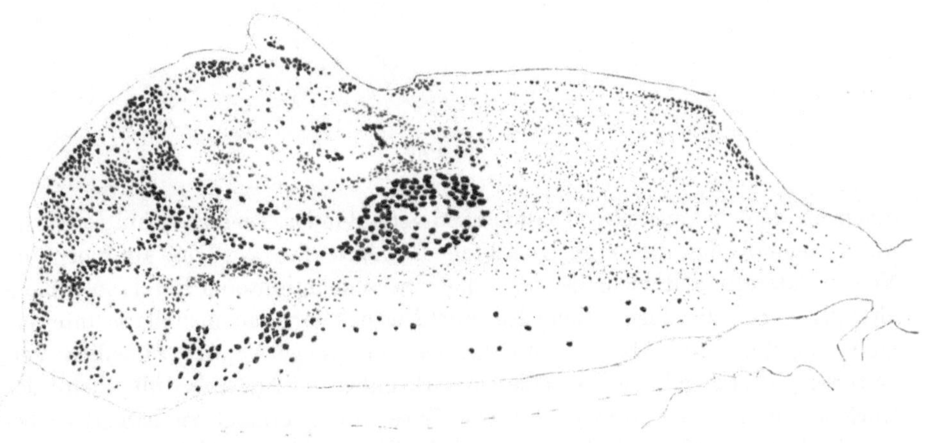

Abb. 99.

fast kontinuierlich sich fortsetzt; im übrigen beherrscht den Plan einesteils die Taenia thalami mit spärlichen großen Zellelementen vermengt, andernteils eine marginale Gruppe von gut mittelgroßen Elementen, welche die vordere Abrundung des Sehhügels einnehmen. Schon aus diesen, noch mehr aber aus den sofort zu schildernden Verhältnissen der tieferen Horizontalebenen geht die Tatsache hervor, daß man einen Nucleus tub. anterioris und Nucleus anterior zwanglos unterscheiden kann; ersterer liegt in dem makroskopisch gut definierten Tuberculum anterius thalami, letzterer liegt unterhalb dieses Höckers am vorderen Sehhügelrand.

Verfolgen wir nun weiter das topographische Verhalten des Nucleus anterior mihi. Auf Abb. 97 erscheint derselbe als eine antero-marginale Anhäufung aus zwei frontal-parallelen Zellgruppen gebildet; die vordere marginale Gruppe (Na marg) besteht aus auffallend großen Elementen, während die hintere überwiegend aus kleinen und mittelgroßen Körperchen zusammengesetzt ist. Der Nucleus anterior stößt vorn-außen an den basalen Wurzelteil der Taenia thalami, vorn-

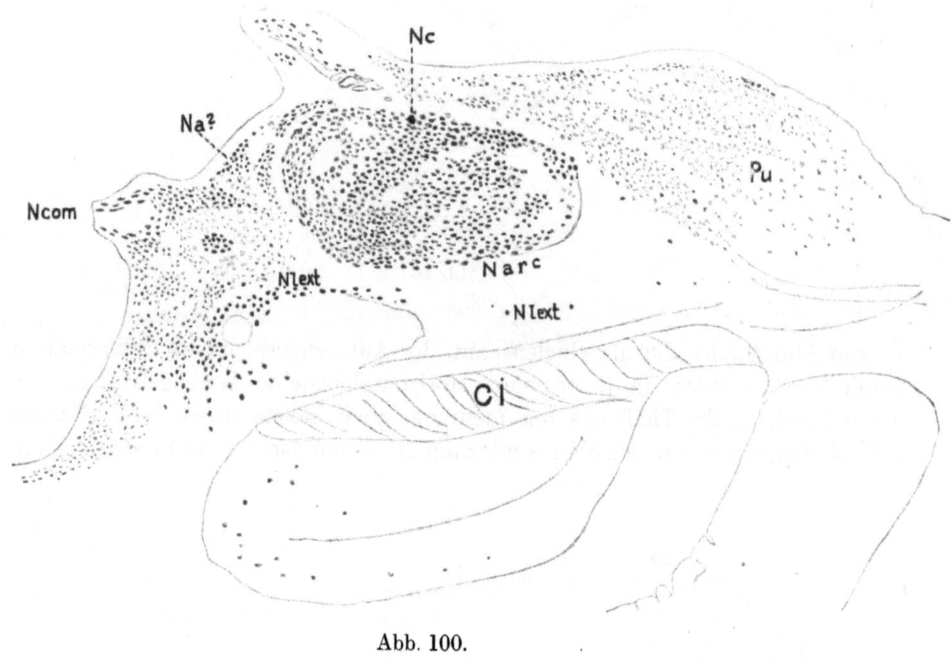

Abb. 100.

innen an den am medialen Thalmusrand verlaufenden Taeniaabschnitt. Rückwärts sondern ihn die stark gefärbten Elemente des Nucleus anterior vom Nucleus lateralis und medialis ab, wobei aus seinem hinteren Rand ein zapfenförmiger Fortsatz zelliger Elemente zum Nucleus laminae medullaris internae hinüberführt — Auf Abb. 98 und 99 sind im großen ganzen dieselben Verhältnisse mit geringfügiger Verschiebung erkennbar. — Auf Abb. 100 scheint der Nucleus anterior das Höchstmaß seiner Entwicklung erlangt zu haben; er bebesteht hier aus einer vorderen marginalen Kette, hinter welcher ein unregelmäßiges Feld irregulär gelagerter mittlerer und kleinerer Elemente liegt, auf welche mehrere Gruppen größerer Körperchen folgen, die den Nucleus anterior hinten abschließen und vom Nucleus lateralis und medialis abgrenzen. Aus der hinteren Begrenzung des Nucleus anterior zieht eine Doppelreihe größerer Elemente als Nucl. lam. medull. internae gegen den Nucleus centralis (Nc). — Auf Abb. 100, Höhe der Commissura mollis, wie auch auf Abb. 101 (untere

Ebene der Mittelcommissur) sind nur spärliche Gruppen in dem schmalen Feld zwischen Gangl. habenulae (GH) und Comm. mollis (Ncom) am vorderen Rand des Thalamencephalons sichtbar, von welchen es schon fragwürdig ist — allerdings gilt dies für Abb. 102 — ob sie noch zum Nucleus anterior als dessen ventralste Ausläufer gehören.

Den Nucleus medialis schildert Dejerine als eine mit Karmin intensiv sich färbende Masse des Sehhügels, welche die vordere Grenze desselben nicht erreicht. Von außen begrenzt ihn die Lamina medullaris interna, von innen

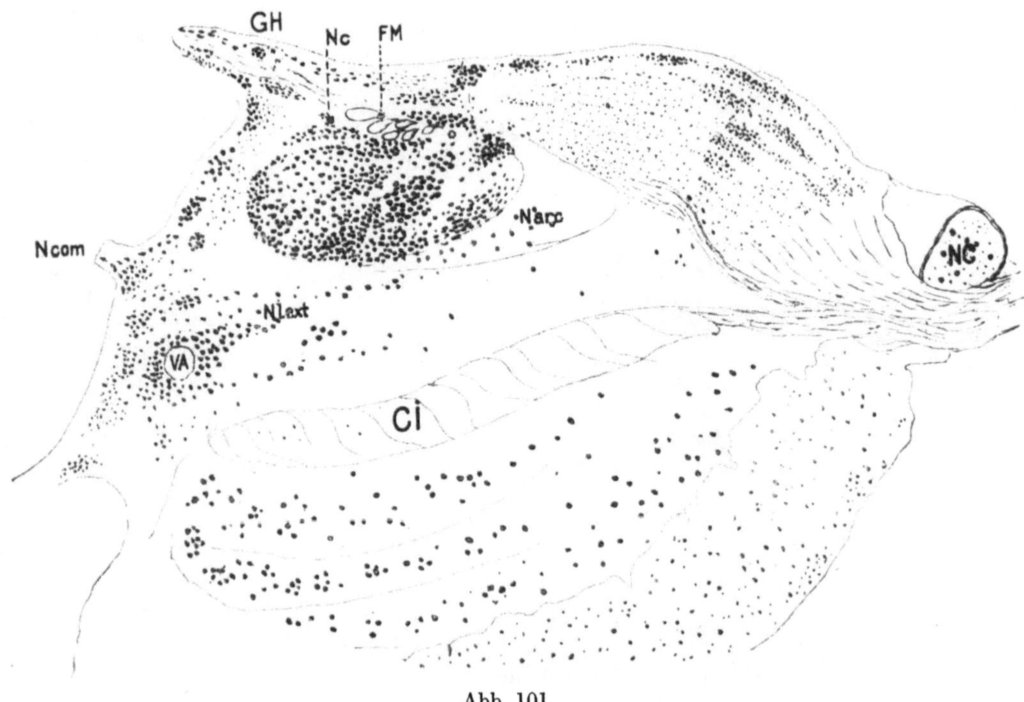

Abb. 101.

das ventrikuläre Grau; nach vorn ist er mit dem Nucleus anterior der Autoren (mein Nucleus tuberculi anterioris), rückwärts mit dem Pulvinar (Pu) innigst verbunden: eine Grenze läßt sich pulvinarwärts gar nicht ziehen. Er enthält kleine sternförmige und pyramidenförmige Nervenzellen, die feinsten Exemplare liegen nahe am Ventrikel. Der mediale Kern des Sehhügels empfängt nach Dejerine aus den vorderen und äußeren Frontalwindungen Projektionsfasern, welche auf Zerstörung dieses Rindenabschnittes entarten; sie ziehen in diesem Fall an Horizontalschnitten aus der vorderen Kapsel durch das Kapselknie und strömen zwischen Nucleus anterior und lateralis in den Nucleus medialis hinein. Diese Verhältnisse sehen wir auf Abb. 106 illustriert; die Zona reticularis thalami erscheint in ihrem Kapselknieabschnitt aufgehellt, daher markarm und marklose Strängchen ziehen fächerförmig durch den Nucleus lateralis thalami einwärts. Es ist erwiesen, daß der frontale Thalamusstiel marklos ist.

Meine Befunde über den Nucleus medialis thalami fasse ich in folgendem zusammen. In den oberen Horizontalebenen (s. Abb. 94, 95, 96) erscheint der fragliche Kern in guter Abgrenzung: vorn der Nucleus anterior, außen der Nucleus laminae medullaris internae, innen das Ventrikelgrau. Spezielle Beachtung verdient die äußere Demarkation, welche in den obgenannten Abbildungen, wenn auch diskontinuierlich,. jedoch entlang der äußeren ganzen Grenzlinie in der Form einer septalen Zellenkette gezogen erscheint; letztere erlaubt sogar die Scheidung gegen das Pulvinar zu. Die bevölkernden Elemente sind überwiegend kleinzellig, und gleich v. Monakow finde auch ich, daß je näher zum Ventrikelgrau, um so feiner werden die Zellen. Beachtung ver-

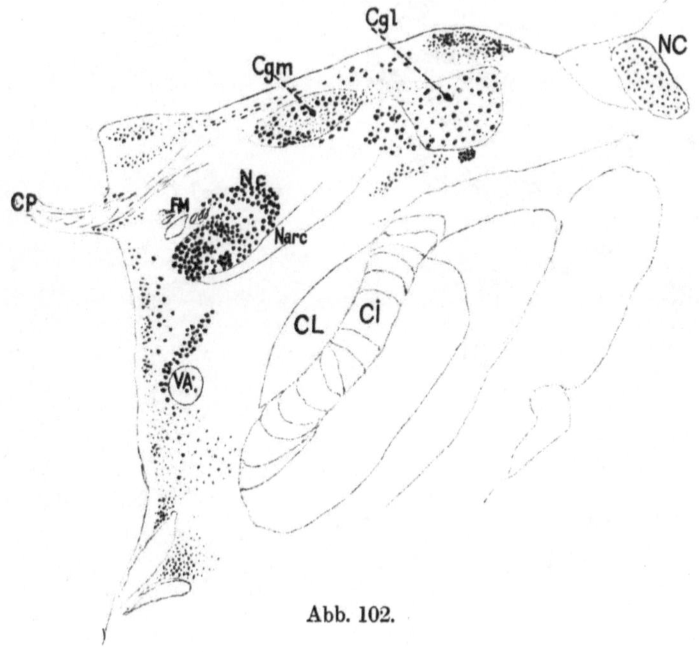

Abb. 102.

dienen einzelne, kleine und scharf umschriebene Zellverbände, deren einzelne Exemplare mittelgroß, stellenweise groß sind. — In den mittleren Horizontalebenen (s. Abb. 97, 98, 99) ändert sich das Bild dadurch, daß der lateral abgrenzende Nucleus lam. med. int. nur bis zum Nucleus centralis reicht; zwischen letzterem und der Taenia thalami geht der Nucleus medialis fließend ins Pulvinar über, obschon die von mir als Nucleus paracentralis bezeichnete Gruppe (s. Abb. 97, 98) als absondernde Formation gelten kann. Je tiefer wir in den mittleren Horizontalebenen steigen, um so kürzer wird in sagittaler Richtung der Nucleus medialis, der hier gleichfalls aus kleinsten großzelligen und aus zerstreuten feinzelligen Gruppen besteht. In der Ebene des Gangl. habenulae bzw. Commissura mollis verschwindet der mediale Kern.

Der Nucleus centralis ist zweifellos die interessanteste Zellformation des Sehhügels, und zwar vermöge der zentralen, ich möchte sagen axialen Lagerung. Dieser Kern erheischt eine eingehendere Schilderung schon aus dem

Grund, weil er nach Brodmann, trotz der von Forel, Flechsig, Dejerine und anderen vorgenommenen Beschreibung, auch heute noch oft übersehen wird; ferner auch deshalb, weil er beim Menschen eine variable Ausbildung zeigt, ein Umstand, welcher sein gelegentliches Übersehen entschuldigen dürfte. Ich finde an meiner Horizontalserie die erste Spur des Nucleus centralis in der obersten Mittelebene (s. Abb. 97), woselbst er in der Form eines ganz kleinen Doppelhaufens am hinteren Ende des Nucleus lam. med. internae erscheint. In den mittleren Ebenen abwärts nimmt der Kern rasch zu und erreicht in dem von mir genau untersuchten Tay-Sachsschen Gehirne in der Höhe des Ganglion habenulae sein Maximum, welches von überraschender Ausdehnung ist (s. Abb. 100). Das Anschwellen des Nucleus centralis erfolgt ausschließlich nach vorn und innen, daher ist der Nucleus medialis jener Thalamusabschnitt, auf dessen Kosten die Ausbreitung geschieht. In der Habenulahöhe ist das Maximum erreicht, indem der Kern fest an den vorderen und inneren Thalamusrand heranreicht. Eine Betrachtung der Abbildungsreihe 98—101 macht diese Verhältnisse auf den ersten Blick verständlich. Bemerkenswert sind die kleineren Zellverbände an der medialen Umrandung des Nucleus centralis, welche ich als Nucleus paracentralis (Npc) bezeichne. Der Nucleus centralis nimmt gegen die hintere Commissur rasch ab, woselbst die reduzierte Zellmasse zwischen Nucleus arcuatus und Fasciculus retroflexus (FM) liegt. In der Höhe des vorderen Vierhügels, im reinen Hypothalamusgebiet, findet sich vom Zentralkern nichts vor. — Die einzelnen Elemente erscheinen als große Individuen, wodurch der Zentralkern im Tay-Sachsschen Gehirn eine am Weigertschen Markscheidenpräparat bereits dem freien Auge auffallende dichte Sprenkelung zeigt. — Rekonstruieren wir uns die Querschnittsbilder des Zentralkerns, so hätten wir uns diesen als ein in die vordere innere Hälfte des Sehhügels in vertikaler Richtung gestelltes ovoides Gebilde vorzustellen, welches nach vorn eine starke Vorwölbung aufweist. Seine äußere Begrenzung ist durch den Flechsigschen Nucleus arcuatus gegeben, rückwärs stößt er mit dem obersten Ende der Schleife zusammen; dieses Feld ist bei Tay-Sachs markhaltig, daher auch der Zentralkern in seinem hinteren Abschnitt dunkel gefärbt. Diese Färbung wird noch durch andere bei Tay-Sachs markhaltige, in den Zentralkern strömende Bahnen gefördert, wie der Bindearm und die Längsbündel der Haube. — Nach Dejerine ist dieser Kern mit den Zentralwindungen und dem Parietallappen durch Projektionsfasern verbunden, welche in thalamo-kortikaler bzw. kortiko-thalamischer Richtung verlaufen, aus der oberen und mittleren Partie des Kerns hervorgehen, wobei sie den hinteren Abschnitt des Nucleus lateralis durchqueren, dann zerstreut, also nicht in einem kompakten Bündel, das hintere Segment des hinteren Kapselschenkels passieren und nun zur Rinde emporziehen bzw. von dieser hinabsteigen. Vergleichen wir mit diesen Normalverhältnissen die Tay-Sachsschen Gehirne (s. Abb. 108, 109), so fällt der vollkommene Mangel an radiären Markfasern im hinteren Abschnitt des Lateralkerns, sowie im posteromedialen Bezirk des hinteren Kapseldrittels auf, ein Abgang an Markmasse, welcher in diesen Ebenen allein durch Marklosigkeit der Zentralkernstrahlungen erklärlich wird. — Nach Dejerine besteht das Centrum medianum aus kleinen dreieckigen oder spindelförmigen Nervenzellen, oberhalb dieses Kernes befindet sich ein Nucleus magnocellularis, bestehend aus voluminösen multipolaren Nervenzellen. Wenn ich nach den zelldegenerativen Bildern zu urteilen wage, so dürfte der Zentralkern überwiegend aus mittelgroßen bzw. großen Exemplaren bestehen.

Der Nucleus lateralis, der größte Thalamuskern, besteht nach Dejerine aus voluminösen Zellen von sternförmiger, vieleckiger Gestalt, welche den einzelnen Kernregionen entsprechend eine besondere Gruppierung zeigen. In der Zona reticularis befinden sich kleine, nur hier und da beleibtere Zellen. Im vorderen Segment des Lateralkerns erscheinen kleine Zellen in nahe zueinander gelegenen kleinen Gruppen, während voluminöse Zellen regelmäßig zerstreut sich in größeren Distanzen vorfinden. Im hinteren Segment des Lateralkerns, namentlich in der Nachbarschaft des Zentralkerns, ist eine andere Anordnung zu beobachten: die Zellen sind um so dichter nebeneinandergestellt, je näher sie zur Lamina medullaris interna liegen. Seitlich von der Lamina medullaris externa erscheinen ziemlich voluminöse Zellen teils isoliert, teils in Gruppen. Die Verbindungen des Nucleus lateralis sind nach Dejerine einesteils kortiko-thalamische bzw. thalamo-kortikale, welche hauptsächlich diesen Kern mit den Zentralwindungen, andernteils strio-thalamische, welche den Linsen- und Schweifkern mit dem Sehhügel verknüpfen. Schließlich ist der ventrale Abschnitt des Lateralkerns mit der Gegend des roten Kerns in Verbindung (Fasciculus Foreli).

Vergleiche ich meine Befunde mit dieser Schilderung von Dejerine, so ergibt sich eine ziemliche Übereinstimmung. Der großzellige Abschnitt erscheint auch in der äußeren Region, mit der Bemerkung, daß in den oberen und obersten Thalamusebenen (Abb. 93—96) die großen Nervenzellen in größeren Distanzen eingestreut sind, in den mittleren Thalamusebenen (Abb. 97—99) erscheint im vorderen äußeren Abschnitt des Lateralkerns eine mehr oder minder kompakte Zellgruppierung, während in der hinteren äußeren Abteilung des Lateralkerns solitär zerstreute großzellige Exemplare sich vorfinden. Die innere Abteilung des Lateralkerns (Nlint) ist eine ausgesprochen kleinzellige und ziemlich dicht angeordnete. In den unteren Thalamusebenen (s. Abb. 100, 101) erhält sich nur mehr die äußere großzellige Abteilung des Lateralkerns (Nlext), und von letzterer nur auch der vordere Abschnitt im tiefsten Niveau (s. Abb. 101, 102), während die innere durch eine zellarme Formation, den Nucleus arcuatus, (Narc) eingenommen erscheint.

Eine spezielle Erwähnung erheischt die Lamina medullaris interna, und zwar vermöge der kettenartig angereihten Nervenzellen, welche in derselben erscheinen. Dejerine erwähnt wohl Nervenzellen in der inneren Marklamelle und er läßt die Fasern letzterer aus diesen Zellen entstehen, doch enthält seine Schilderung nichts Näheres. Ich verweise auf die Abb. 94—99, welche die Ganglienzellkette als aus der Sukzession einzelner mittelgroßer Zellverbände bestehend darstellen und welche bis zu jener Höhe, wo der Zentralkern sich kräftiger zu entwickeln beginnt, ihren septalen Charakter zwischen Nucleus medialis und lateralis bewahren. Mit Beginn des Anschwellens seitens des Zentralkerns (Abb. 100) verwischt sich diese Zellkette aus dem Grund, denn, wie dies oben bemerkt wurde, der Zellkern wächst nach vorn (und innen), daher nimmt seine Zellmasse auch die Zellreihe der inneren Marklamelle in sich auf. Angesichts der sehr ausgeprägten septalen Zellreihe, welche innen und außen von kleinzelligen Zellformationen des Nucleus medialis und lateralis begleitet wird, ist die Annahme eines besonderen inneren Lamellenkerns ganz gerechtfertigt. Auffallenderweise erscheint die äußere Marklamelle zellfrei.

Nach obiger kurzer Übersicht hinsichtlich der Kerngruppierungen im Sehhügel gestatte ich mir auf Grund der zelldegenerativen Ergebnisse in einem Fall von infantil-amaurotischer Idiotie folgendes hervorzuheben.

Außer dem bekannten medialen, lateralen und dem in Tuberculum anterius liegenden Kern, sowie dem Pulvinar (dessen kleinzellige Individuen topographisch nichts Besonderes darboten) ließ sich im Sehhügel noch ein Nucleus laminae medullaris internae und ein Nucleus anterior sens. str. unterscheiden. Ersterer ist oben genügend geschildert worden, letzteren möchte ich vom Nucleus anterior der Autoren unterschieden wissen und bezeichne daher den Kern der Autoren, weil im Tuberculum anterius streng isoliert liegend, als Nucleus tuberculi ant. thalami. Wie sehr letzterer Kern nicht ausschließlich ein vorderer ist, geht aus der Obersteinerschen Benennung: Nucleus dorsalis magnus, genügend hervor. Der Nucleus anterior ist ein unterhalb des Nucleus tuberculi anterioris liegender, antero-marginaler Zellhaufen, welcher doppelt gegliedert erscheint; es läßt sich eine den vorderen Thalamusrand einsäumende, aus mittelgroßen Elementen bestehende vordere sogenannte Randgruppe und eine hinter dieser liegende, dem Nucleus medialis und lateralis angrenzende und irregulär umschriebene hintere Zellgruppe unterscheiden, welche mit dem Nucleus laminae medialis internae innige Beziehung unterhält, da sie in letzteren fast fließend übergeht. Der Nucleus anterior läßt sich weder mit dem inneren noch mit dem äußeren Thalamuskern verschmelzen bzw. indentifizieren, zelltopographisch erscheint er an meinen Präparaten sehr distinkt, in geschlossener Form, dessen Abscheidung von den benachbarten Kernen ohne Schwierigkeit vorzunehmen ist.

Die Kerntopographie des Striopallidums ist äußerst lapidarisch zu erledigen; wie aus Abb. 101 hervorgeht, sind im Nucleus caudatus (NC) und Putamen nebst derben noch feinere Punkte bemerkbar, d. h. es finden sich hier groß- und kleinzellige Elemente promiscue vor, eine Tatsache, welche mit der Normalzytologie dieser grauen Massen vollkommen übereinstimmt. Hingegen sehen wir an derselben Abbildung im Pallidum in größeren Distanzen nur derbe Körnerhaufen als Zeichen grobzelliger Elemente, ein Umstand, welcher abermals mit den großzelligen Ganglienelementen als alleinigen Zellbewohnern des Pallidum harmoniert.

Kleinhirn. Die an den höheren grauen Massen in voller Blüte befindliche lezithinoide Degeneration ergab für das Kleinhirn folgendes Bild. Wie dies aus der Abb. 115 ersichtlich, erscheinen sämtliche Rindenlagen schwer degeneriert, d. h. alle Ganglienzellen der Granularis, der Purkinjezellenschicht und der Molekularis sind mit lezithinoiden Körnchen strotzend vollbesetzt. Daher sehen wir mit freiem Auge einen dunklen Streifen, welcher der Granularis entspricht; dieser entsteht dadurch, daß die zahlreichen, eng aneinander gereihten Ganglienzellen in ihrem Zellkörper die hämatoxylinaffinen Körner in dichter Anordnung enthalten, ist der Schnitt etwas dicker, so erscheint die Granularis quasi als ein undurchdringbares Dickicht, welches aus tiefblauen Körnern gebildet wird. Die Lage der Purkinjezellen ist schon heller, da die Ganglienzellen gegenüber der Zahl der Granulariszellen viel spärlicher ist; das Vollbild der körnigen Degeneration zeichnet uns die Purkinjezelle samt ihrer Ramifikation deutlich vor. Endlich die Molekularis bietet auch in allen seinen Ganglienzellen die Anschoppung mit tiefblau gefärbten Hämatoxylinkügelchen dar; es hat den Anschein, als wäre die Degeneration hier vorgeschrittener als in den Purkinjezellen, deren lezithinoide Körner kleiner und weniger dicht angeordnet sind als in der Molekularis.

Rückenmark. Wie beigefügte Abb. 103 beweist, können sämtliche Ganglienzellen des Rückenmarksgrau schwer degeneriert sein, obschon hier verhältnismäßig zahlreiche Exemplare noch in der Quellungsphase vorkommen. Die Vergrößerung der einzelnen Zellen vermöge der Schwellung, wie auch die Anfüllung derselben mit hämatoxylinophilen Körnern, läßt die Zellgruppierung so im Vorder- wie Hinterhorn vorzüglich zur Geltung kommen.

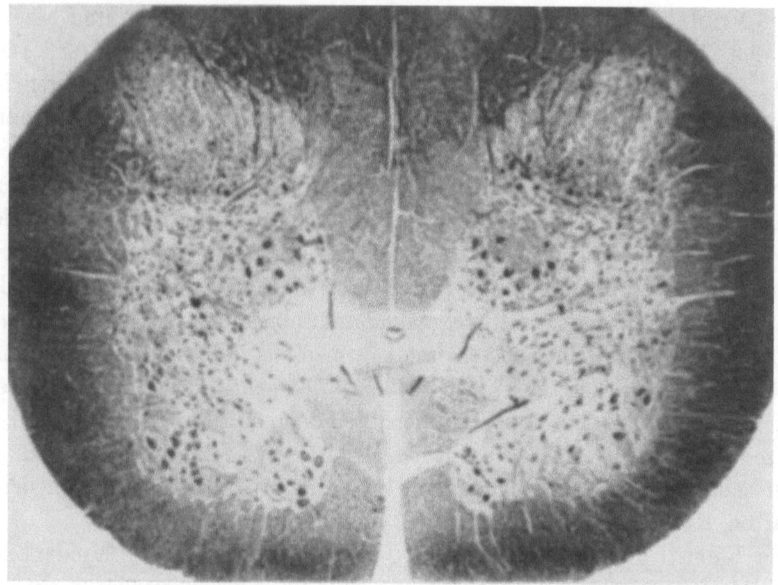

Abb. 103. Oberes Lumbalmark jenes Falles von infantil-amaurotischer Idiotie, aus welchem die Rindenpräparate (82—92) stammen. Lecithinoide Fällung in sämtlichen Ganglienzellen des Rückenmarksgraues.

Die in obiger Darstellung wiedergegebene zytopathologische Topographie eines Falles in Vollblüte der lezithinoiden Degeneration wies die für die Tay-Sachs-Schaffersche Form wichtige Tatsache von neuem nach, daß nicht allein die Schwellung, sondern zugleich die Anschoppung mit prälipoiden Degenerationskörnern vom Rindengrau bis zum Konusgrau des Rückenmarks hinab entwickelt sein kann und alsdann das Bild der (ubiquitären) allörtlichen Ganglienzelldegeneration darbietet.

Es soll aber an dieser Stelle darauf verwiesen werden, daß diese ubiquitäre Zelldegeneration bei der infantil-familiären Idiotie besonders bei deren längerem

Bestand, hauptsächlich bei der spät-infantilen Unterform eine Einbuße erleiden kann, und zwar in dem Sinne, daß einesteils die Intensität des Degenerationsprozesses arealmäßig eine Retardation bzw. Beschleunigung, dann aber in der Verfettungsstufe der intrazellulären Degenerationsprodukte eine weitere Ausreifung erfahren vermag.

Aus eigener Erfahrung möchte ich auf einen spätinfantilen Fall verweisen, der mit 26 Monaten endete, in welchem ich die lezithinoide Fällungsphase in die beginnende scharlachrote, also lipoide Verfettungsphase übergehen sah, denn in dem diffus orangegelben bzw. rötlichen Zelleib fanden sich bereits feine, leuchtend rote Körnchen vor, zugleich aber waren die hämatoxylinophilen Körner auffallend verringert. Somit ergibt ein Vergleich der Markscheiden- und Scharlachrotpräparate der Großhirnrinde eine Verarmung der durch die lezithinoide Körnelung ausgezeichneten Elemente auf. Auffallend war dabei der Umstand, daß der frontoparietale Abschnitt des Endhirns einen solchen vorgeschrittenen Grad der intrazellulären Verfettung aufwies, daß die Weigert-Wolterschen Präparate selbst mit der von mir vorgenommenen Modifikation zur Stärkung der Hämatoxylinophilie keine deutliche Schichtung mehr erkennen ließen, daher taugten die Präparate dieses Falles nicht mehr zur Abgrenzung zwischen *Ca* und *Cp.* Anders verhielt sich der Okzipitallappen, in welchem die Area striata vermöge der deutlicheren lezithinoiden Degeneration, ferner der ungemein charakteristischen Doppelschichtung, endlich infolge der haarscharfen Abgrenzung ganz sicher zu umschreiben war (s. Abb. 92). Dabei ergab sich — wie oben hervorgehoben — die Tatsache, daß das zentrale Sehfeld auf der Cuneuslippe der Calcarina wohl den für den Menschen bekannten Grenzpunkt einhielt, jedoch sich auf die ganze Breite des Gyrus lingualis erstreckte, ja sogar in die Fissura occipito-temporalis hineinreichte, daher gemäß Brodmanns Bestimmung eine pithekoide Ausbreitung bekundet. Höchst bemerkenswert ist dabei die relativ jüngere Degeneration der ontogenetisch älteren Area striata gegenüber den jüngeren „Assoziationsbezirken" des Okzipitotemporallappens, mit anderen Worten während erstere sich noch in florider, lezithinoider Degeneration befindet, erscheinen letztere (Gyrus fusiformis, Gyri occipitales) bereits in derartig vorgeschrittener Degeneration, daß die Rindenschichtung am Hämatoxylinpräparat bereits verloren ging. Wir würden daher sagen, daß die ontogenetisch ältere Area striata als eine stabilere Formation gegen die ontogenetisch labileren Assoziationsbezirke eine verzögerte Degeneration aufweist. Freilich wird dieses Verhältnis in den Zentralwindungen als in einem ontogenetisch älteren Gebiet nicht angetroffen, denn hier ging die Schichtungszeichnung auch verloren; doch ist dies kein Argument gegen unsere Betrachtungsweise, da im Verlauf des Unterganges die vordere Hälfte des Endhirns der hinteren voranzugehen scheint. — Ist nun der Prozess an letzterem Abschnitt angelangt, so ergreift er zuerst die spätmarkreifen Assoziationsgebiete, also die außerhalb der Area striata befindlichen Bezirke.

Aus der einschlägigen Literatur illustrieren manche Fälle das, was wir soeben hervorhoben. J. H. Globus fand in einem mit 25 Monaten verstorbenen Fall, daß die Schaffersche Modifikation der Weigertschen Markscheidenfärbung nur vereinzelte Körnchen bei einem allgemein blassen Unterton tingierte, ähnlich auch die Cajalsche Goldsublimatmethode, das Scharlachrot färbte die Ganglienzellen im ganzen blassrosarot ohne deutliche Granulierung, während die gliogenen Körnchenzellen eine kräftig rote Körnelung aufwiesen. Nun gab aber die Marchimethode eine vorzügliche Imprägnierung der gefällten Substanzen, die als grauschwarze oder schwarze kleine Körner so den Zelleib wie die geblähten Dendriten der Ganglienzellen besetzen. „Die eingelagerten Substanzen haben hier die Besonderheit, sich im Gegensatz zum Falle *A* (ein 18 monatiges Kind, also typisch infantil-amaurotisch — unsere Anmerkung) nur mit der Marchi-Methode deutlich zu imprägnieren, während alle übrigen Methoden nur schwache Reaktionen abgeben" sagt Globus. — In dem 13 Monate alten, also typisch infantilen Fall von G. B. Hassin zeigten sich die exzessivsten Schwellungen im Thalamus opticus und wiesen die hierortigen Ganglienzellen, so die lezithinoide, wie lipoide und osmio-reduktive Phase auf: „In the optic thalami, the majority of the cell-bodies showed features of the three stages of Schaffer combined".

In solchen vorgeschrittenen Fällen ist es nicht überraschend, wenn die Rindenarchitektonik stark gelitten hat, indem sich stellenweise Ganglienzellausfall und herdförmige Entwicklung eines status spongiosus meldete. Auch ist es nicht überraschend, wenn hier dann eine besonders kräftige Gliaproliferation vermöge gewucherter, protoplasmatischer und faserbildender Gliazellen auftritt (J. H. Globus).

2. Faserpathologische Topographie. Das Markfaserbild der infantil-familiären Idiotie kann in seiner Art wohl als interessant, jedoch nicht als so charakteristisch bezeichnet werden wie das zytopathologische Bild. Denn der Markmangel, welcher manchmal ein ganz ungewöhnliches Maß erreicht, ist wohl im allgemeinen dadurch hervorragend, daß zumeist die phylo-ontogenetisch jüngsten Systeme marklos bleiben, doch gibt es von dieser Regel nicht so selten Ausnahmen. Man wird eher sagen können, daß der Markgehalt förmlich von Fall zu Fall variiert, indem Systeme da marklos erscheinen, welche dort markhältig sind. Überblickt man auf Grund eines größeren Materials die Myelinisationsverhältnisse, so läßt sich normaler Markgehalt für folgende Systeme aufstellen: 1. strio-pallido-subpallidäre Faserung, 2. Lemniscus, 3. Bindearm, 4. Strickkörper, 5. Hinterstrang, 6. Eigenfaserung des Mittel-Rautenhirns und Rückenmarks. — Marklosigkeit für: 1. die spätmarkreifen Assoziationssysteme des Endhirns, hauptsächlich für den Stirn- und Schläfenlappen, 2. kortikothalamische, 3. fronto-temporopontine, 4. ponto-zerebellare Faserung, 5. kortikospinale oder Py-Bahn. — Wechselndes Verhalten bekunden das Corpus callosum, Fornix, Commissura anterior, welche bald normal markhältig, bald hypoplastisch-marklos erscheinen können.

Diese in größter Allgemeinheit angeführten Markverhältnisse bedingen ein Gehirn, das 1. durch seine markarme Thalami optici, durch seinen markarmen und hypoplastischen Hirnschenkel, durch die markarme ventrale oder neenzephale Brückenetage und pontozerebellare Faserung (Brückenarm), endlich durch die mehr-minder gelichtete Py-Bahn der Brücke, Oblongata und des Rückenmarks auffällt. — Im Gegensatz hierzu ist sehr bemerkenswert die oft vor Gesundheit strotzende strio-pallido-subpallidäre Faserung, welche manchmal die einzige markhältige Radiation des End- und Zwischenhirns repräsentiert. — Freilich gibt es aber auch in dieser Beziehung Ausnahmen, denn im Fall *B* von Globus fand sich eben die strio-pallidäre Faserung verkümmert vor, hinwiderum sah ich in einem Fall die ganz normal imponierende Markfaserfülle des Sehhügels. Selbst die Py-Bahn, von welcher ich 1909 sagte, daß ihr Verhalten „zweifelsohne die bezeichnendste Erscheinung an den Weigertschen Markscheidenpräparaten“ sei, kann allerdings in sehr seltenen Fällen eine Ausnahme dadurch erfahren, daß dieses System in seinem Markgehalt sehr wenig gelitten hat.

Aus der einschlägigen Literatur über das Markbild bei infantil-amaurotischer Idiotie wäre ihrer Gewissenhaftigkeit halber die Arbeit von F. Naville hervorzuheben. Hier fand sich das Cingulum allein im vorderen $^1/_5$ des Balkens gut entwickelt; das okzipito-frontale Bündel war bar gut entwickelter Markfasern; sämtliche Bündel des Riechhirns, wie Commissura anterior, Fornix, Fascia dentata, Fimbria, Ammonshorn, Induseum, Ganglion habenulae, Fasciculus retroflexus, Vicq d'Azyr waren normal markhältig. Gut entwickelte Sehnerven und Traktus nebst Marklosigkeit der äußeren Kniehöcker, der Radiatio thalami, des Fasciculus longitudinalis inferior, und der Stria Gennari. Die Hörbahn schien bis zur Rinde hinauf normal zu sein; die Bahnen der tiefen Sensibilität (Hinterstränge, Lemniscus) sind bis zum Sehhügel normal, während die Bahn der oberflächlichen Sensibilität (tr. spino-thalamicus) weniger intakt erschien. Die zerebellaren e- und afferenten Bahnen durchweg normal, gleichwie die Verbindungen der Regio subthalamica, des Pallidum, das Mark des lateralen Sehhügelbezirks sowie der Laminae medullares thalami. Schließlich waren schwach myelinisiert die kortiko-pontinen, bzw. bulbären und spinalen Bahnen, das Monakowsche Bündel, die Tractus tecto-, vestibulo- und olivo-spinalis. Im Hirnschenkelfuß die fronto- und temporopontine Bahnen entmarkt. Der Tractus thalamo-olivaris tief gefärbt. Im Rückenmark gut gefärbter Anterolateraltrakt, vordere Kommissur, vordere und hintere Rückenmarkswurzeln.

Es sei nun diesem Fall Navilles der Fall *B* von Globus angereiht. An Weigert-Pal-Schnitten zeigt sich ganz allgemein eine Verarmung des Marklagers an Markscheiden, die in einzelnen Gebieten besser ausgeprägt erscheint. Globus unterscheidet eine diffuse Markverarmung von herdförmigen Markausfällen. So ist das ganze Stirnhirn entmarkt, wobei aber die U-Fasern deutlich hervortreten. Ebenso schwer hat der Temporallappen und die Insel gelitten; der Balken ist faserarm, Fornix in seiner ganzen Ausdehnung markleer, wie auch der Okzipitallappen sehr arm an Markfasern, nur in der Umgebung des Hinterhorns hebt sich das Sagittalmark durch stärkeren Fasergehalt ab. An vielen Stellen des Markscheidenbildes fallen inselförmige Ausfälle auf, welche Körnchenzellherden entsprechen sollen. — Im Zwischenhirn eine partielle Entmarkung des Thalamus, während die Pyramidenbahnen „gut markhältig“ sind. Das Striatum zeigt eine geringe Markzeichnung, die Pallidumlamellen sind verkümmert und das gesamte Pallidum ist aufgehellt. Die Linsenkernschlinge markarm, ebenso das Bündel H_2 und der Luyssche Körper. Das Pulvinar markarm, gleichwie das Corpus geniculatum laterale. Die Pedunkulushaube gut markhältig, Substantia nigra etwas arm an Markfasern, im Hirnschenkelfuß ist deutlicher Ausfall der Tractus fronto- und temporo-pontini zu erkennen. Optikus normal.

In der Literatur dürfte der Fall von Savini-Castano und E. Castano wegen seines enormen Markmangels förmlich einzig dastehen. Namentlich erwies sich der ganze Temporo-Okzipitallappen markleer; die Projektionsfasern des

Frontallappens und der Zentralwindungen sind wohl etwas besser gefärbt, doch besteht noch immer ein bedeutender Unterschied gegen die Norm. Die Kommissuralfasern sind gut entwickelt, dagegen fehlen die Assoziationsfasern vollkommen. Mangel des Bechterewschen und Baillargerschen Streifen der Hirnrinde, der radiären und interradiären Fasern, des Vicq d'Azyrschen Streifens der Py-Bahn. — In einem 2 Jahre 7 Monate alten, also spätinfantilen Fall von Bielschowsky boten sich zahlreiche Berührungspunkte mit dem Savinischen Fall. Hier litten ebenfalls die Assoziationssysteme des Großhirns am schwersten, die Projektionsfaserung der Rinde erschien äußerst dürftig und nur die Kommissuralsysteme wiesen gewisse partielle Relikte auf.

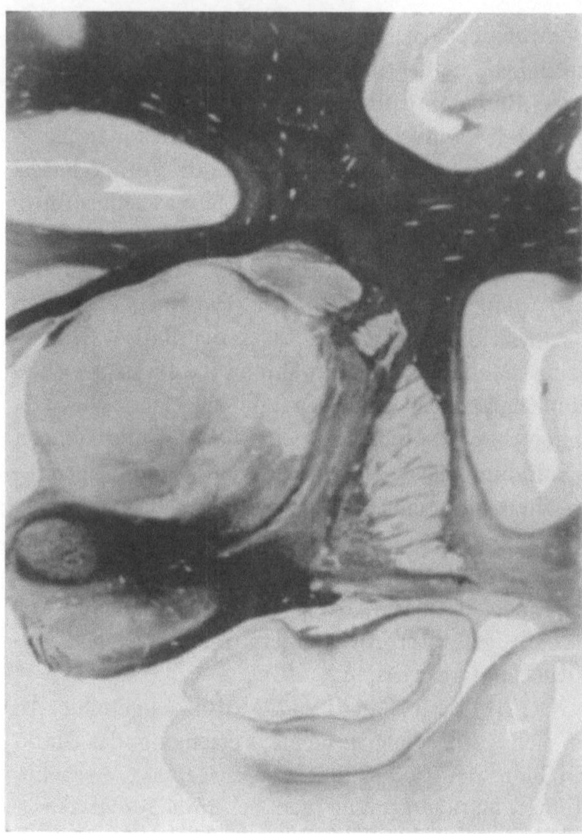

Abb. 104.

Abb. 104 und 105 beziehen sich auf einen Fall von Tay-Sachs und stellen Frontalschnitte durch Sehhügel und Zwischenhirn dar. — Weigert. — Näheres im Text.

Diesen bekanntesten Fällen der Literatur möchte ich nur einige meiner Fälle anreihen. Da wäre einleitend über die Hirnrinde zu sagen, daß am Markscheidenpräparat weniger die Radiärfasern als vielmehr die Superradiärschicht litt, die Transversalfasern — so die oberflächlichen wie tiefen im allgemeinen vermißt werden. Doch wäre zu unterstreichen, daß man auch vollkommen entmarkte Rindenschnitte zu sehen bekommt, besonders dann, wenn die Marksubstanz an Mark hochgradig verarmt erscheint.

Zur Beleuchtung des Markfaserbildes bei der infantil-familiären Idiotie erlaube ich mir drei Fälle aus meiner 13 Fälle in sich fassenden Sammlung vorzuführen.

Fall A; aufgearbeitet in Frontalserien.

a) Ebene des vorderen Kapselschenkels. Das subkortikale Gebiet im allgemeinen gut markhältig; das Marklager des Frontallappens, die innere Kapsel, der Globus pallidus, das Septum pellucidum, die Gewölbesäule, das basale Riechbündel weisen zumeist tiefblaue Färbung auf. Allein die Großhirnrinde zeigt einen auffallenden Markmangel, wodurch die Gliederung in ein Stratum radiatum und supraradiatum fehlt.

b) Ebene unmittelbar hinter dem Corpus subthalamicum (s. Abb. 104). Folgende Gebilde zeigen eine vollkommene Myelinisation: Roter Kern, dessen Radiation, die hier getroffenen oralsten Okulomotoriusbündel, Sehtrakt, äußeres $^2/_3$ des Hirnschenkelfußes, Globus pallidus, Putamen, Gitterschicht, bzw. äußere Marklamelle des Sehhügels, ventrolateraler Kern des Sehhügels (*va*), Balken, zentroparietales Mark. Schwach markhaltig erscheinen: Inneres Drittel des Hirnschenkelfußes, Gewölbe, innere Kapsel (und zwar zwischen Sehhügel und Linsenkern gelichtet), schalenförmiger Körper (Nucleus arcuatus), Centrum medianum thalami. — Vollkommen entmarkt sind: Nucleus medialis, anterior, dorso-lateralis thalami.

c) Ebene durch das Ganglion habenulae (s. Abb. 105). Kräftig markhaltig: Roter Kern, sein äußeres Markfeld, Ganglion habenulae, Fascic. retroflexus, Lemniscus, ventrolateraler Sehhügelkern, Pes pedunculi mit Ausnahme des medialsten Abschnittes,

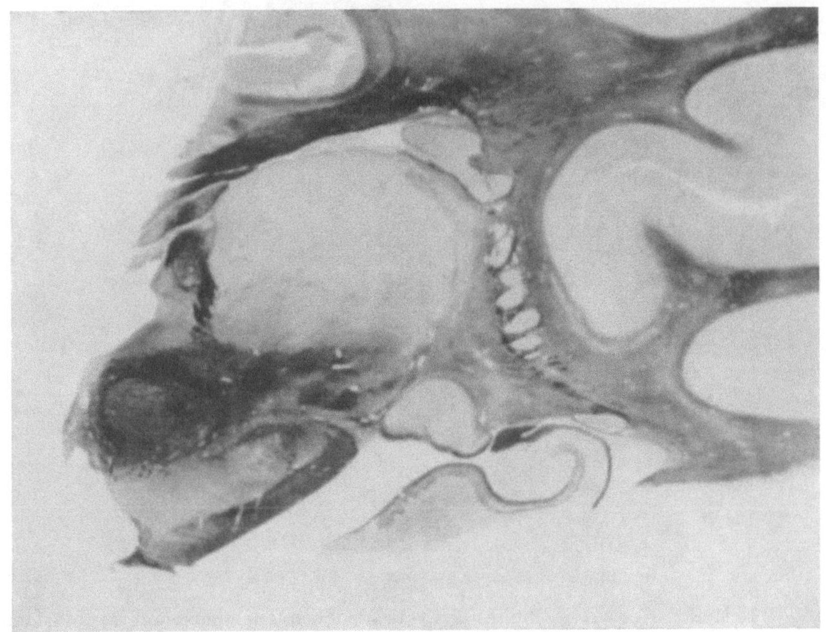

Abb. 105.

Balken, Fimbria und Fornix. Schwach markhaltig: Nucl. arcuatus, Centrum medianum, das Wernickesche Feld, innere Kapsel. Marklos: Nucl. dorsolateralis und medialis thalami, Pulvinar, Corpus genic. laterale (dessen ventraler markhaltiger Saum dem Sehtrakt — siehe oben — entspricht). — Bemerkenswert die marklos erscheinenden U-Fasern des Temporallappens.

d) Ebene unmittelbar hinter dem Pulvinar. Markhaltig erscheinen der Balken, das Gewölbe, die Fimbria, das Ammonshorn, das Hemisphärialmark, doch Fasc. longit. inf. nicht genügend distinkt; der in diese Schnittebene fallende Pons in der Trochlearishöhe ist normal myelinisiert.

Fall B; aufgearbeitet in Horizontalserien.

a) Höhe des Centrum semiovale. Das Hemisphärialmark erscheint graublau und zeigt nirgends auffallenderen Markmangel.

b) Höhe der Kuppe des Thalamus. Markhaltig: Corpus callosum, Hemisphärialmark, innere Kapsel. — Marklos: Nucleus medialis und lateralis thalami.

c) Höhe der typischen inneren Kapsel. Markhaltig: Corpus callosum, Fornix, Stratum sagittale occipitale, das frontale und temporo-okzipitale Mark (beides fast gleichstark markhaltig), die hinteren $^3/_4$ der inneren Kapsel in lichtgraublauer Farbe, Taenia thalami. Marklos: Nucl. lateralis et medialis thalami, zwischen beiden fehlende Marklamelle.

d) Höhe des Hypothalamus. Markhaltig: Vorderer Vierhügel, roter Kern, Globus pallidus. Marklos: Geniculatum laterale, Pes pedunculi.

e) Höhe der Commissura anterior. Markhaltig: Radiatio strio-subthalamica „radiations strio-luysiennes" Dejerine), roter Kern, Luysscher Körper (etwas lichter). — Marklos bzw. markschwach: vordere Kommissur, die äußeren $^4/_5$ des Pes pedunculi, Hemisphärialmark.

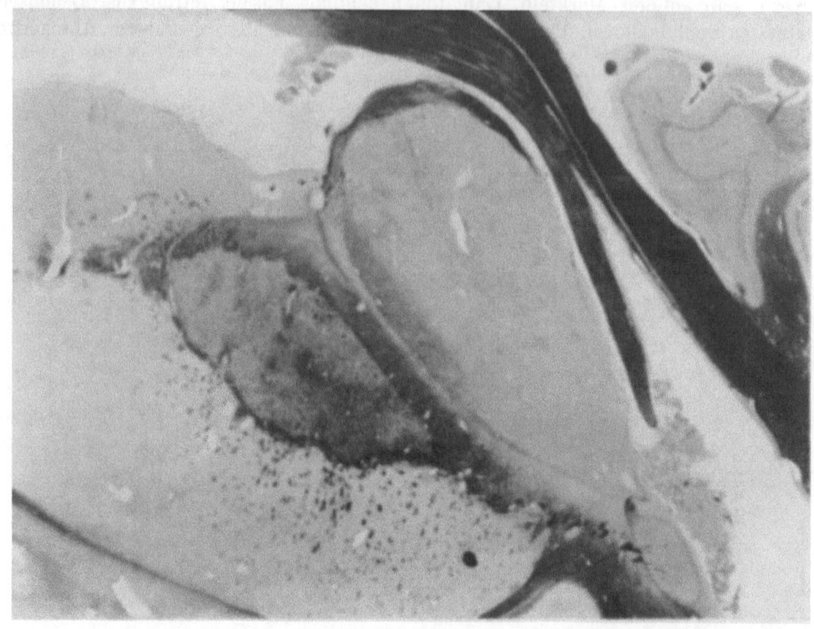

Abb. 106.

Abb. 106—113 stellen Horizontalschnitte aus verschiedenen Thalamus- und Hypothalamushöhen dar. Es handelt sich um denselben Fall, auf welchen sich die Abb. 91—102 beziehen. — Weigerts Markscheidenfärbung.

f) Höhe des Hirnschenkels. Markhaltig: Sehtrakt, äußeres $^4/_5$ des Pedunculus, das Mittelhirn.

Fall C, ebenfalls in horizontalen Serien aufgearbeitet, möchte ich wegen seiner gelungenen Differenzierung, welche speziell die Kerngliederung des Sehhügels sehr lehrreich zur Darstellung brachte, auf Grund von photographischen Reproduktionen und Schemen eingehender schildern.

a) Höhe des Centrum semiovale, die Zentralfurche längstreffend. Die hemisphäriale weiße Substanz erscheint markhaltig.

b) Höhe der obersten Thalamuskuppe das Corpus striatum treffend. Markhaltig: Balken in seiner ganzen Länge, das Hemisphärialmark, innere Kapsel. — Marklos bzw. markarm: Capsula extrema, Thalamus (oberster Teil, unmittelbar unter dem Stratum zonale).

c) Dieselbe Höhe wie b), nur etwas tiefer, Auftreten des Globus pallidus. Markhaltig: Balken in seiner ganzen Länge, Septum pellucidum, Hemisphärialmark des frontalen und temporo-okzipitalen Lappens (etwas lichter), innere Kapsel (graublau), Globus pallidus (graublau), sein feiner Markfilz etwas gelichtet. — Marklos: Capsula extrema, Nucleus anterior und lateralis thalami (letzterer in seinem äußersten, mit dem Kapselknie benachbarten Abschnitt schwach myelinisiert).

d) Obere Thalamushöhe (s. Abb. 106). Markhaltig: Balken, Gewölbe, Sept. pellucidum, Hemisphärialmark, Globus pallidus (siehe oben), Tapetum, Stratum sagittale occipitale. Besondere Schilderung erheischt in dieser wie auch in den folgenden Höhen die innere Kapsel, bezüglich welcher folgendes topographische Moment hervorzuheben wäre. Diese läßt sich entlang des lateralen Randes in ihrem hinteren Schenkel zwanglos in zwei Teile sondern, in einen vorderen und in einen hinteren, an das Putamen anstoßenden Teil. Der mediale Rand des hinteren Kapselschenkels wird durch den Sehhügel (äußerer Kern) gebildet. Die vordere Hälfte des hinteren Kapselschenkels erscheint aschgrau, ebenso wie der vordere Kapselschenkel; an dem Punkt, wo entlang des lateralen Kapselrandes der Globus pallidus mit dem Putamen zusammenstößt, erscheint der hintere Kapselschenkel tiefer gefärbt, hinter welchem Punkt dann der hintere Kapselschenkel ganz ungefärbt, also markleer ist. Kurz könnte man sich wie folgt ausdrücken: Die vorderen $^3/_4$ des hinteren Kapselschenkels sind beim Knie schwach myelinisiert, schon viel stärker im hintersten Teil dieses Dreiviertels, hingegen das hintere Viertel ist marklos. In diesem hinteren Viertel erscheinen an dessen lateralem Rand tiefschwarz bzw. blau gefärbte Bündelchen, welche augenscheinlich aus dem Putamen entspringen, entlang dessen Kapselrand okzipitalwärts ziehen, den retrolentikulären Kapselabschnitt passieren und somit in den Schweif des Nucl. caudatus gelangen. Diese tiefblauen Bündelchen müssen einen sehr welligen, geschlängelten Verlauf nehmen, denn sie werden in kettenartig hintereinander liegenden Faserbüscheln getroffen. Auf der nächsten Abbildung erscheint dieser Faserzug, nach obigem, ein lenticulo-caudaler, bedeutend stärker und distinkter. Die Absonderung dieses Traktes ist nur durch die Markleere des retrolentikulären Kapselabschnittes möglich.

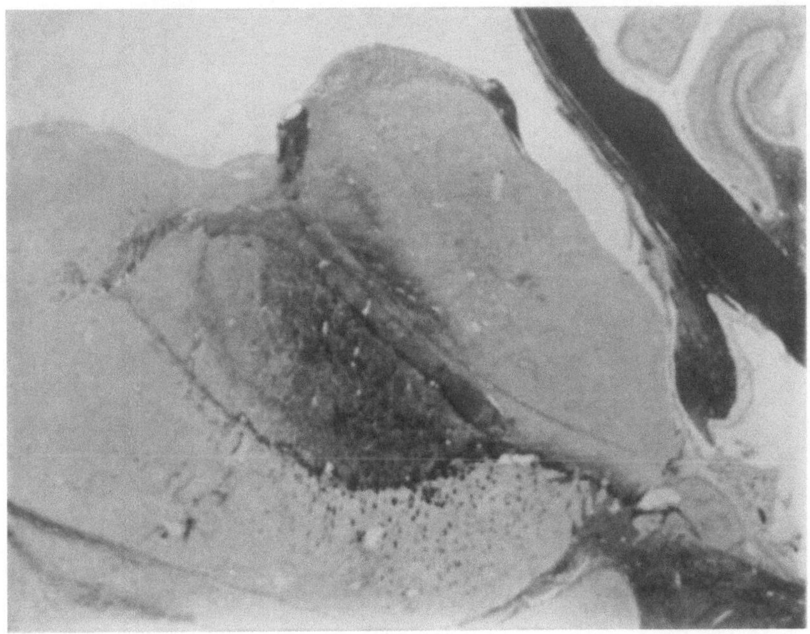

Abb. 107.

Gehen wir nun zum Sehhügel über, so wären folgende Momente zu betonen. Die Gitterschicht ist faserleer, welcher Umstand sich in der Form eines lichten Streifens entlang dem ganzen lateralen Thalamusrande (von der Stria terminalis bis zur Cauda nuclei caudati) kundgibt. Besonders beachtenswert erscheint die Gegend des Kapselknies, woselbst die Markleere der Gitterschicht durch die einsäumenden und relativ markhaltigen Gebilde: lateral das Kapselknie, medial die Lamina medullaris externa, noch auffallender dargestellt erscheint. Bei aufmerksamer Betrachtung dieser Gegend läßt sich erkennen, daß markleere, daher lichte Züge aus dem lichter gefärbten Kapselknie in den allervordersten Teil des lateralen Kerns ziehen, welche wohl zweifellos dem vorderen Stiele des Sehhügels entsprechen; somit ist die Marklosigkeit des thalamofrontalen Traktes festgestellt.

Der Sehhügel zeigt an zwei Stellen Markgehalt. Vor allem ist die Taenia thalami zu erwähnen, welche den vorderen konvexen Rand des Sehhügels als ein breites, tiefblau gefärbtes Band umfaßt. Dann erscheint nebst der schwach gefärbten Lam. medull. externa der äußerste und vordere Abschnitt des lateralen Thalamuskerns schwach mark-

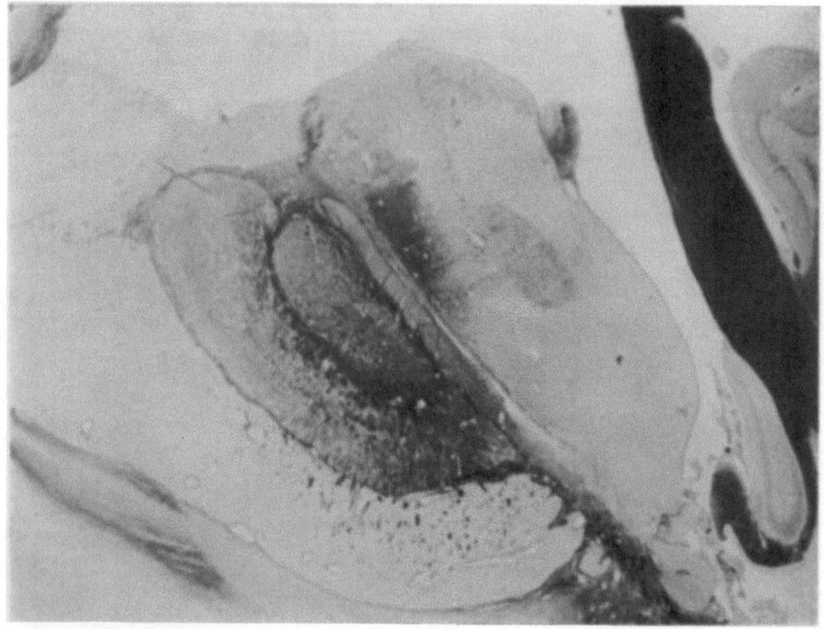

Abb. 108.

haltig; die antero-laterale Zone des lateralen Thalamuskerns werden wir in den folgenden tieferen Horizontalebenen zunehmend tiefer gefärbt und ausgedehnter vorfinden.

e) Höhe unterhalb der Ebene „*d*" (Abb. 107). Markhaltig: Balken, Fornix, Taenia thalami, Globus pallidus, die sub „*d*" erwähnte Verbindung zwischen Putamen und Schweif des Nucleus caudatus (Rad. lenticulo-caudata), Lamina medullaris externa thalami. Im Thalamus selbst erscheint der äußerste vordere Abschnitt des Lateralkerns, welcher der Zona reticularis (Gitterschicht) anliegt, markhaltig. Die innere Kapsel weist genau dieselben Verhältnisse auf wie bei „*d*"; es wäre daher aufmerksam zu machen auf die dem Kapselknie entsprechende hellere Pforte des Thalamus, welche dem vorderen Sehhügelstiel entspricht, dann auf die Markleere des Putamen-Thalamusabschnittes, besonders in seiner inneren, dem Thalamus anliegenden Hälfte, während die äußere Hälfte schwach markhaltig erscheint mit Ausnahme des Putamenrandes, welcher durch die kräftigen und tiefgefärbten Züge der Rad. lenticulo-caudata scharf eingesäumt wird.

Marklos erscheint der mediale Thalamuskern, ferner der laterale, mit Ausnahme seiner vorderen-äußeren Abschnitte (siehe oben), die Lam. medull. interna, endlich das Pulvinar.

Das Hemisphärenmark erscheint graublau.

f) Höhe unmittelbar oberhalb der Commissura mollis (Abb. 108). Die Markverhältnisse stimmen mit der Ebene „e“ ganz überein, mit der Bemerkung, daß aus dem markhaltigen antero-externen Abschnitt des Lateralkernes feine Markzüge gegen eine zentrale Zellgruppe des Thalamus streben, welche aus großen degenerierten Zellexemplaren gebildet wird; über diese Gruppe, welche dem Centrum medianum thalami entspricht, werde ich mich bald eingehender äußern. Auffallend ist die absolute Marklosigkeit des Pulvinars und des Wernickeschen Feldes.

g) Höhe der Commissura mollis (s. Abb. 109). Markhaltig: Fasciculus retroflexus, Columna fornicis, Globus pallidus und besonders stark dessen Marklamellen, im hinteren Kapselschenkel dessen mittleres Drittel. Aus dem retrolentikulären Kapsel-

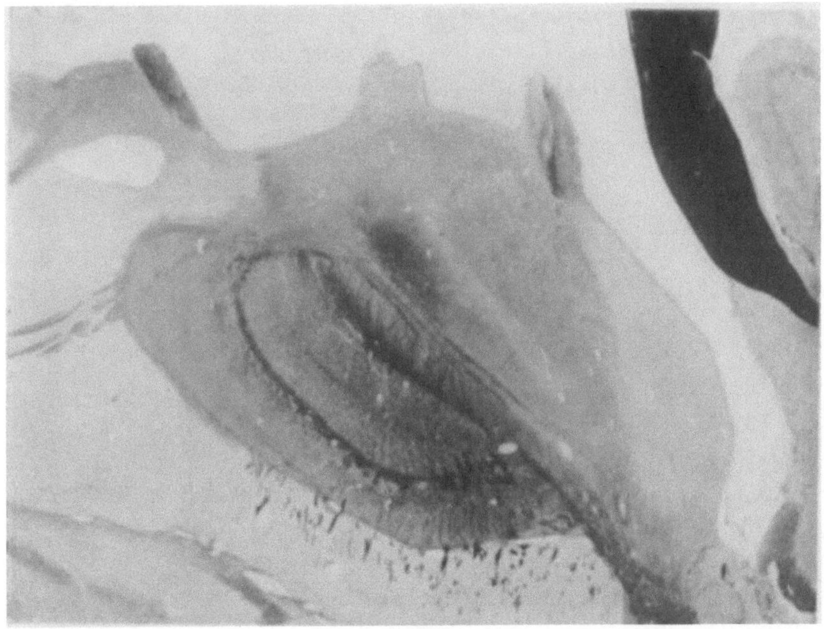

Abb. 109.

abschnitt strömen Markfasern in spärlicher Zahl ins Pulvinar hinein: das Wernickesche Feld ist marklos. Lamina med. externa zum Teil markhaltig; der antero-externe Abschnitt des Lateralkerns wie in den höheren Ebenen markhaltig; Fasc. thalamo-mamillaris sehr schwach myelinisiert (hell aschgrau). Der hintere Abschnitt des Lateralkerns sehr schwach markhaltig; der Flechsigsche Nucleus arcuatus gelichtet, Nucleus centralis (Centrum medianum) und Pulvinar markleer, Wernickesches Feld gleichfalls. Zona incerta deutlich ausgeprägt; Globus pallidus wie oben. Im großen und ganzen läßt sich sagen, daß der Thalamus mit Ausnahme des antero-externen Bezirkes des Lateralkerns so gut wie marklos ist.

h) Ebene am unteren Rand der Commissura mollis (s. Abb. 110). Die Markverhältnisse stimmen zumeist mit der Höhe „g“ überein; als Neues erscheint der große Markgehalt des vorderen Abschnittes des Lateralkerns, die relativ gute Myelinisierung des hinteren Abschnittes vom Lateralkern; Centrum medianum infolge Einstrahlungen des Lemniscus nur teilweise markhaltig, Pulvinar ganz marklos mit Ausnahme einzelner welliger Markzüge, welche aus dem hintersten und hinteren Kapselabschnitt stammen; Wernickesches Feld nicht sichtbar. Gut ausgeprägte Lamina med. externa, Zona incerta. Hinterer Kapselschenkel im mittleren Drittel markhaltig vermöge quergetroffener Markfasern, während das hintere Drittel und der retrolentikuläre Abschnitt durch myelinisierte Längszüge, welche mit dem Globus pallidus in Verbindung stehen, tiefblau gefärbt erscheint. Es sind dies Markzüge, welche den Dejerineschen „radiations lenticulo-caudées" entsprechen, auch können sie die Dejerinesche „Radiation du globus pallidus" enthalten. Letztere ziehen im Stratum sagittale occipitale rindenwärts, wie dies besonders in Abb. 111 sichtbar ist. Das Str. sagit. occip. erscheint in seinem inneren Abschnitt durch das tiefblaue Tapetum normal, hingegen in seinem äußeren Abschnitt auffallend hell, markarm; dieses helle sagittale Feld entbehrt nämlich die optische Radiation (siehe markloses Pulvinar und Wernickesches Feld) und enthält allein die Radiation des Globus pallidus in Form einzelner tiefblau gefärbter Züge, welche okzipitalwärts ziehen. (O_2 = g. occ. med., Cu = cuneus, po = f. par. occ.)

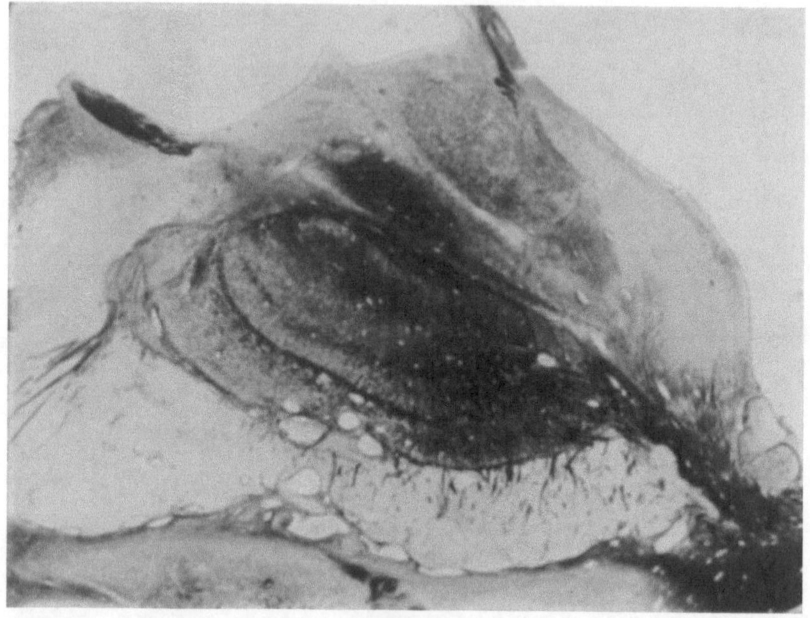

Abb. 110.

i) Höhe der hinteren und vorderen Kommissur (s. Abb. 112). Neue markhaltige Formationen: die beiden Kommissuren, Ansa lenticularis, Luysscher Körper, Brachium c. quadrig. anterius, das hinter dem Centrum medianum liegende Lemniscusfeld. — Hingegen erscheinen die beiden Kniehöcker markleer; die fast totale Marklosigkeit des Wernickeschen Feldes ist um so auffallender, da teils die markhaltige, oben erwähnte Radiatio globi pallidi, überwiegend aber das hier zur Entwicklung gelangende Türcksche Bündel, tiefblau gefärbt, gegen das helle Wernickesche Feld auffallend abstechen.

k) Höhe des vorderen Vierhügels (s. Abb. 113). Stark markhaltig: hintere Kommissur, Lemniscus medialis, Fasc. retroflexus, Fasciculus thalamicus Foreli, Ansa lenticularis, Luysscher Körper und das Türcksche Bündel, endlich Columna fornicis und vordere Kommissur; nur zum Teil markhaltig der vordere Vierhügel, der innere Kniehöcker, welcher dorsal vom vorderen Vierhügelarm umsäumt wird. Total entmarkt erscheint der äußere Kniehöcker, welcher von seiner charakteristischen Zeichnung nichts verrät, ferner das Wernickesche Feld.

Der Hirnstamm zeigt normale Markverhältnisse.

Die an Horizontalschnitten eingehend untersuchte Zyto- und Faserpathologie möchte ich nun an der Hand von zwei Frontalschnitten desselben

Falles ergänzen, welche unsere Vorstellung von der Topographie des Prozesses im Thalamus und Striopallidum exakter gestalten.

An einem Schnitt in der Höhe der größten Ausdehnung des Putamen und Pallidum sind in zytotopographischer Hinsicht folgende Details zu bemerken. Der dorsomediale Teil des Thalamus ist von den mittelgroßen Zellen des Nucl. anterior genommen, zu welchem sich lateral und ventral der Nucl. medialis gesellt, dessen kleinere Elemente auch weniger dicht angeordnet sind. Der in diesem Präparat sichtbare orale Teil des Nucl. lateralis enthält kleine Zellen, die mäßig zerstreut sind. Ventromedialwärts gehen diese Thalamuskerne ins zentrale Höhlengrau des III. Ventrikels über, in welchem man zerstreut sehr kleine Ganglienzellen sieht. — In fasertopographischer Hinsicht fällt am meisten die vollkommene Markentwicklung des striopallidären Systems samt dem Str. zonale thalami, sowie die Aufhellung des lateralen Thalamuskerns auf.

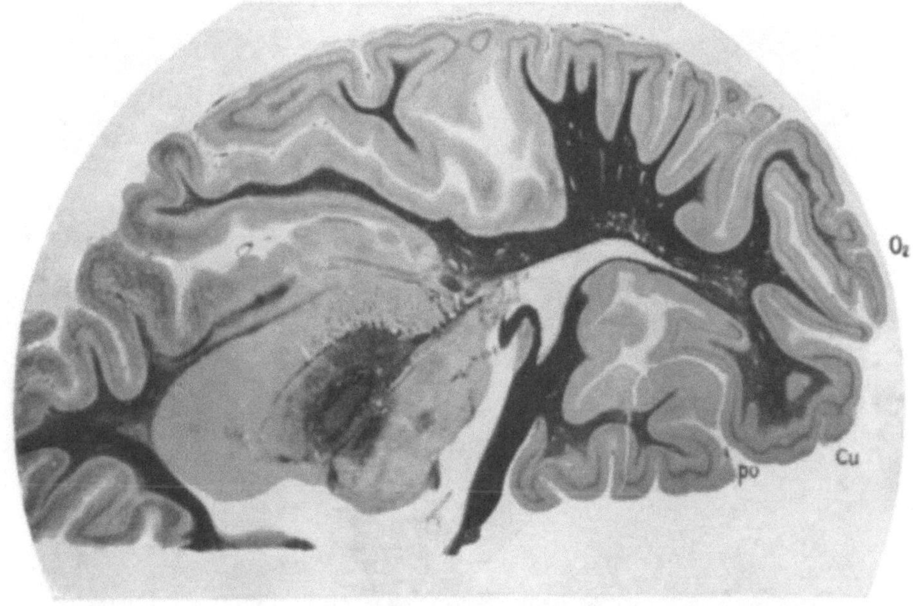

Abb. 111.

Schnitt in der Höhe des vollentwickelten Thalamus. — In zytotopographischer Hinsicht ist die auffallende Besonderheit dieses Schnittes die große Ausdehnung des Centrum medianum, das vermöge der Größe seiner Zellen von seiner Umgebung leicht umgrenzbar ist. Medial davon liegt paraventrikulär der Nucl. paracentralis, welcher eine, aus großen Zellen bestehende Ganglienzellensäule gegen die Taenia thal. sendet. Ventralwärts vom Centrum medianum erscheint Flechsigs Nucleus arcuatus. Im medialen Kern sieht man außer den diffusen kleinen Zellen einige Gruppen größerer Elemente. Eine solche Gruppe erscheint auch an der Grenze des medialen und lateralen Kerns, als Vertreter des Nucl. laminae medullaris internae. Im lateralen Kern sieht man die größeren Zellen hauptsächlich in dem ventralen Teil. In dem hier sichtbaren kaudalsten Teil des Putamen gelangen die kleinen Zellen, und zwischen denen zerstreut die großen zur Darstellung. — Bezüglich der Marktopographie erweckt unsere Aufmerksamkeit die Markfülle des striopallidären Systems, der Taenia und Lam. med. ext- thal., der hier in den ventrolateralen Thalamuskern einstrahlenden lateralen und frontalen Ruberkapsel und H-Bündels sowie des hinteren Abschnitts der Capsula int., wogegen der laterale Thalamuskern an Markfasern sehr arm erscheint. Der mediale Thalamuskern ist völlig marklos.

Mein neuester Fall aus 1922, dessen makroskopischen Befund ich einleitend bereits erwähnte, ergab an den mit Weigert-Wolters behandelten Totalschnitten den höchstgradigen Markmangel.

Die Rinde selbst ist überall völlig entmarkt, und so gibt es im ganzen Großhirnmantel keine einzige Stelle, die eine Markfaserung der Rinde darbieten würde, denn Zonal — oder Tangential — bzw. Radiärfasern kommen nicht einmal spurweise vor. Das Rindenmark erscheint in der Gegend der Zentralfurche

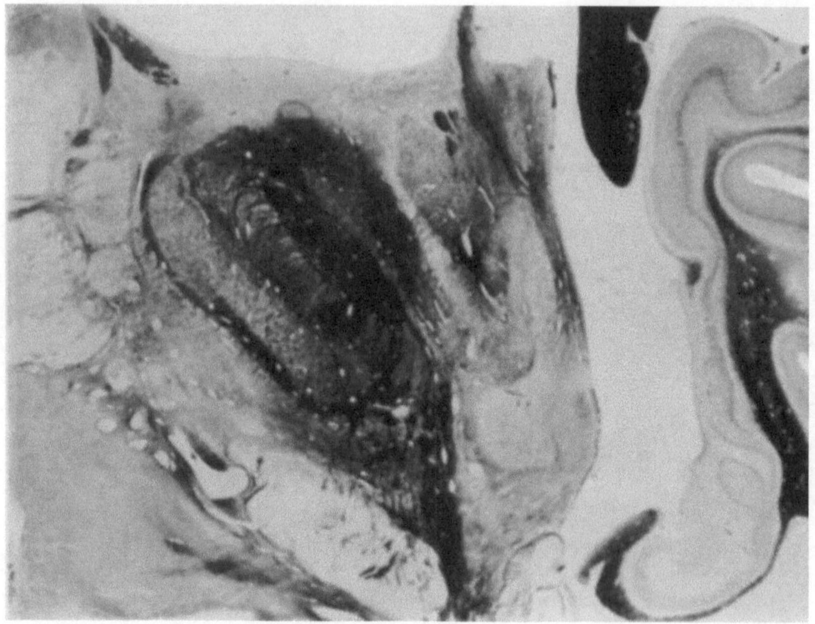

Abb. 112.

hellblau, hingegen in den polaren Frontalwindungen, im Temporallappen, also in spätmarkreifen Territorien, kaum schattenhaft bläulich. Sieht man mit dem Mikroskop diese Stellen an, so handelt es sich an ersteren Stellen um degenerierte und defekt gefärbte Markfasern, welche man auch im Balken antrifft, während an letzteren Stellen so gut wie gar kein Mark sichtbar ist.

Geht man zu den zentralen grauen Massen über, so wäre vor allem das Striatum zu erwähnen, das auch nur höchstdegeneriertes und spärliches Mark aufweist. Der Sehhügel zeigt nur in seinem lateralen Kern eine schwächliche Markzeichnung, während alles übrige markleer erscheint. Allein das Pallidum enthält kräftig gefärbte Markzüge, welche, die innere Kapsel durchziehend, zu den subthalamischen grauen Massen (Luysscher Kern, roter Kern) streben. Der Sehhügel, das Striatum und Pallidum enthalten mit hämatoxylinaffinen Körnern besetzte Nervenzellen. Zu betonen wäre, daß selbst die kräftig gefärbte strio-subthalamische Faserung lebhafte Markquellung bzw. Myelinsegmentation sehen läßt.

Im Pedunculus macht sich an Stelle der fronto und temporopontinen Bahn eine völlige Markleere bemerkbar.

In der Brücke wäre zuerst die Trigeminushöhe zu schildern. Hier fällt auf den ersten Blick der Unterschied zwischen Hauben- und Fußetage in dem Sinne auf, daß letztere hochgradig markarm ist. Schon die Pyramidenbündel machen sich durch evidente Lichtung bemerkbar und sind makroskopisch nicht nur zahlenmäßig an Markfasern verringert, sondern auch die vorhandenen bekunden Quellungserscheinungen. Höchstgradig litten die Querfasern der Brücke, die allein aus einzelnen feinsten Markkügelchen zusammengesetzte Reihen in

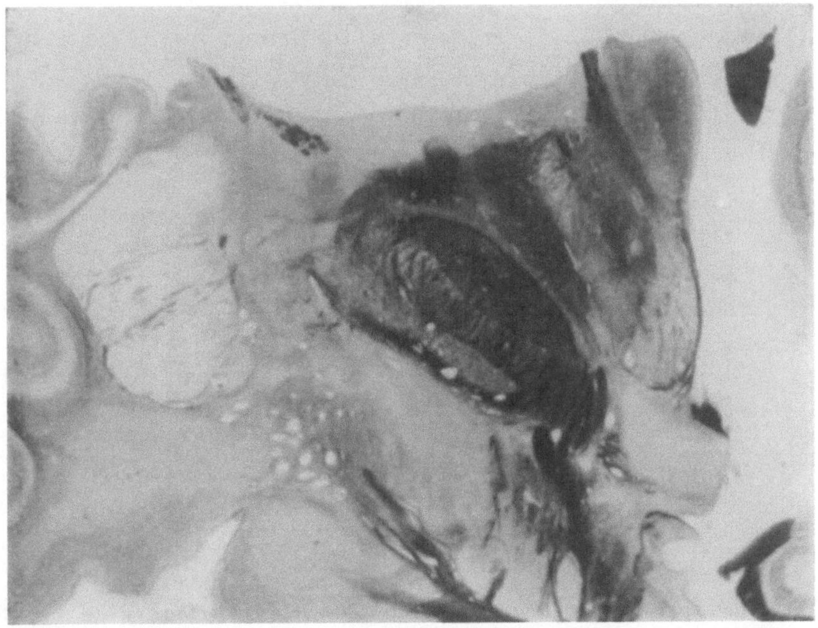

Abb. 113.

sehr spärlicher Zahl repräsentieren, wodurch die charakteristischen Transversalfasern der Brücke ganz schwanden und die Pyramidenbündel in einem hellen, ganz markleeren Gewebe liegen. Die einzelnen Markkügelchen summieren sich dann besonders am ventro-lateralen Brückenrand zu einem hellgrauen Gebiet, zum Brückenarm, der somit als in höchstgradiger Degeneration befindlich bezeichnet werden muß. Im Gegensatz hierzu erscheint die Haubenetage viel markreicher bzw. markgesund. So sind die Bindearme, die Längsbündel, die Wurzelfaserung des Trigeminus ganz intakt, springen daher durch ihre tiefschwarze Farbe förmlich ins Auge; auch die sekundäre Kochlearisbahn ist kräftig, wennschon etwas heller gefärbt, während die Schleife fast dem Zustand der Pyramide gleicht, also auch nicht die normal-gesättigte Tönung aufweist. — Prinzipiell ähnlich verhält sich die Brücke in der Facialishöhe, also nebst stark gelichteten Pyramiden fallen die Brückenarme durch ihre höchstgradige Degeneration auf. Auch die Fibrae transversae pontis sind ausgefallen bzw. durch minimale Markkügelchenreihen repräsentiert, und so erscheinen die Pyramiden hier auch in einem markleeren, hellgelben Gewebe eingebettet. Vollkommen normal sind die Bindearme, der Strickkörper (hier wohl schon im Kleinhirn liegend), das hintere Längsbündel, die sekundäre Kochlearisbahn, endlich alle Hirnnervenwurzel dieser Höhe, wie Vestibularis, Facialis und Abduzens (s. Abb. 114).

Das verlängerte Mark zeigt Verhältnisse, die sich im wesentlichen mit jenen der Brücke decken. Ganz normal erscheinen hier am Totalschnitt des Rautenhirns die Bindearme und Strickkörper, die als markreiche Gebilde sich

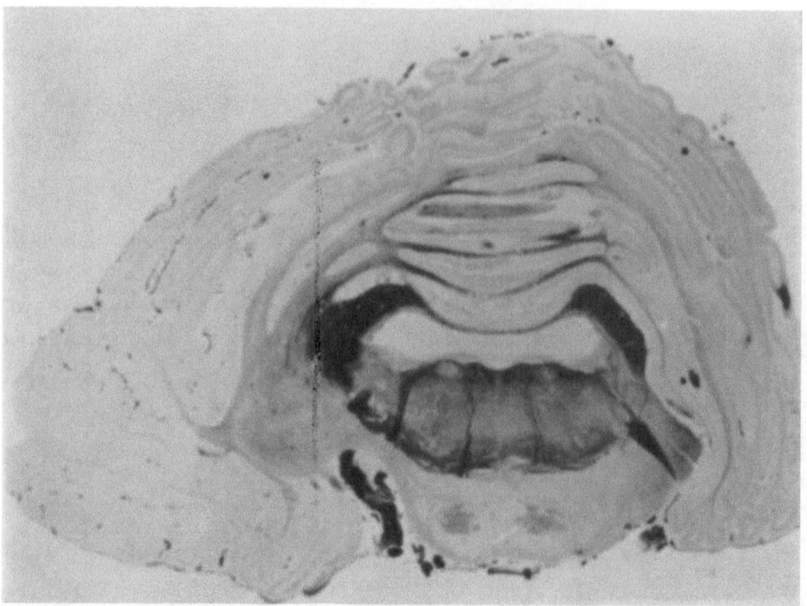

Abb. 114. Querschnitt der Fazialisgegend. Weigerts Markscheidenfärbung aus einem Fall von Tay-Sachs. Systemaffektion des Rautenhirns, welche die Pyramiden, die fronto-pontine, die ponto-cerebellare (Brückenarm-)Bahn betrifft, dabei die Bindearme und Strickkörper völlig intakt läßt. Beachtenswert gegen die Markleere der ventralen Brückenetage die Markgesundheit der dorsalen Etage, mit anderen Worten: der neenzephale Teil der Brücke markleer, der palaeo-enzephale Teil hingegen intakt (phylogenetische Systemdegeneration der Brücke).

bemerkbar machen; ganz normal sind die beiderseitigen olivozerebellaren Fasern, die hinteren Längsbündel, die hiesigen Hirnnervenwurzeln wie VIII, IX, X, und XII. Pyramiden und Schleifen gelichtet. Hervorzuheben wäre so in der Brücke wie in der Oblongata die allörtliche Nervenzelldegeneration, somit erscheinen selbst jene Nervenkerne aus geblähten und mit hämatoxylinaffinen Körnern besetzten Zellkörpern bestehend, die als Ursprung für die ganz normal aussehenden Hirnnervenwurzeln dienen.

Kleinhirn. Das lehrreichste Bild gewinnen wir durch die Weigertschen Markscheidenpräparate, denn man sieht erstens auf Grund der lezithinoiden Degeneration die Ausbreitung der Nervenzelldegeneration, zweitens das Verhalten der Markfasern, und so geben solche Präparate Aufschluß über das ganze Neuron.

Um die lezithinoide Degeneration der Kleinhinrinde einwandfrei darzustellen, ist eine tadellose Chromierung des ganzen Zelloidinblocks wie der Totalschnitte des Rautenhirns, ferner eine vorsichtige Differenzierung eine unerläßliche Bedingung (s. Abb. 115). Gelungene Präparate gewähren dann einen prachtvollen Anblick: man sieht die gesamte Rinde des Kleinhirns, so jene der Hemisphären wie des Wurms, einförmig und höchstgradig degeneriert. Diese allörtliche Rindenentartung macht sich durch zwei dunkle, zonal-parallel verlaufende Streifen bemerkbar, wobei der breitere, kompaktere und innere der Körnerschicht, während der schmälere, lockere und äußere der Molekularschicht

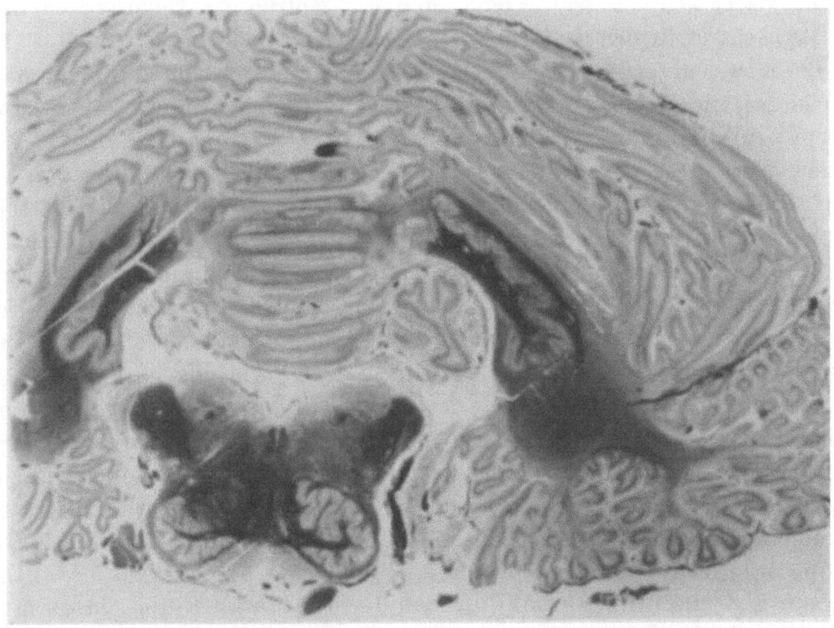

Abb. 115. Querschnitt der Oblongata des Falles von Abb. 114. Bemerkenswert die allörtliche Rindendegeneration des Kleinhirns, die sich durch einen mit der Oberfläche parallel ziehenden dunklen Streifen verrät.

entspricht; zwischen diesen zwei schwarzgefärbten Schichten verläuft ein heller Streifen als Schicht der Purkinjeschen Nervenzellen, in welcher zerstreut degenerierte Exemplare liegen. Im speziellen wären folgende Momente hervorzuheben. Die Nervenzellen der Körnerschicht sind an Zahl entschieden reduziert, die vorhandenen mit lezithinoiden Körnern spärlich besetzt; die Purkinjeschen Nervenzellen verhalten sich wie die Großhirnrindenzellen, enthalten also kleinkörnige, stellenweise zahlenmäßig reduzierte hämatoxylinaffine Körner; endlich erscheinen die Nervenzellen der Molekularschicht gleichfalls in lezithinoider Degeneration befindlich, doch sind die Entartungskörner relativ wohlerhalten, d. h. tiefblau gefärbt und gleichgroß, ohne Spuren des Zerfalls.

Die Markäste der Kleinhirnwindungen erschienen so gut wie markfaserleer, nur am Boden einiger Läppchen bemerkt man schon makroskopisch Verbindungszüge, z. B. zwischen den basalen Läppchen, wie Lobus gracilis und biventer, dann innerhalb der Windungsbezirke des Lobus quadrangularis, indem mehr ventral liegende Gyri mit dorsalen durch schiefvertikal verlaufende Markzüge verbunden werden. Diese „Assoziationszüge“ der Kleinhirnrinde begrenzen von außen das große zentrale Marklager, welches dem Brückenarm entspricht und durch seine hell aschgraue Farbe auffällt; letzterer besteht aus feinsten Markkügelchen, enthält nirgends wohlgeformte Nervenfasern, ist daher im höchsten Grad degeneriert.

Von den Kleinhirnkernen wäre in erster Reihe der Nucleus dentatus zu erwähnen, der in seiner Markfaserzeichnung nichts abnormes, nur lezithinoid degenerierte Nervenzellen darbietet, ebenso wie alle Nebenkerne. Im Hilus des Dentatus erscheint die tiefschwarze Masse des Bindearms, während auswärts einer Markschale gleich die kompakte, völlig normale Faserung des Strickkörpers verläuft, welche sich vom schwer entarteten Markzentrum der Hemisphären, d. h. vom Brückenarm in der denkbar schärfsten Weise abhebt.

Bevor wir die faserpathologische Topographie beschließen würden, wäre auf eine wichtige Frage zu verweisen: besteht zwischen der zyto- und faserpathologischen Topographie ein kausaler Zusammenhang, mit anderen Worten ist der Markmangel durch die ganglienzellige Affektion bedingt? Schon im Jahre 1906 hoben Poynton-Parson-Holmes die Tatsache hervor, daß trotz der hochgradig ergriffenen Vorderhornzellen bzw. Clarkeschen Zellen die Vorderwurzeln bzw. die Flechsigsche Kleinhirnbahn markfasrig ganz intakt sind. Aus obigen Markbildern möchte ich auf meinen Fall von ubiquitärer Ganglienzelldegeneration verweisen, in welchem also die ganglιösen Elemente des Striopallidum genau so litten wie alle übrigen des gesamten Zentralnervensystems, und doch sehen wir hier eine äußerst kräftige, normal markhältige strio-pallido-subpallidäre Faserung; würde der Markmangel vom zytopathologischen Faktor abhängig sein, so wäre in diesem Fall die genannte Radiation ebenso markdefekt gewesen, wie daselbst die frontotemporopontine oder die Pyramidenbahn. Ich sagte daher 1909 mit Recht: „Die Zytopatologie der Sachsschen Krankheit gibt also keine Veranlassung zur Entwicklung von sekundären Bahnveränderungen, daher muß der an den Sachs-Gehirnen an gewissen Stellen gefundene Markmangel nur mit der Annahme der Hemmung in der Markentwicklung erklärt werden.“ Dieser Auffassung schlossen sich die meisten Autoren, so H. Vogt, Savini-Castano, Bielschowsky an und so wäre die aufgeworfene Frage dahin zu beantworten, daß zyto- und faserpathologische Momente bei der infantil-familiären Idiotie wohl koordiniert tätig sind, wobei das krankhafte Walten in bezug der Ganglienzellen ein schwellender, hinsichtlich der Nervenfasern ein hemmender Prozess ist. Den schwellenden Vorgang erkannten wir in einer Aufquellung des Hyaloplasma (Quellungsphase), woraus sich später Degenerationskörner prälipoider bezw. lipoider Natur ausscheiden. Der hemmende Prozeß der Markscheiden bedeutet deren defekte bzw. deren ganz mangelnde Ausbildung (Myelogenese), wodurch ganze Systeme von Neuronenverbänden ihr Mark nicht erlangen können. Hier dürfte eine ab ovo vorhandene schwächere Anlage eine Rolle spielen — freilich ist dies mehr zu vermuten, als zu beweisen. Wie wenig eine zytopathologische Bedingtheit eine Rolle spielen kann, geht aus folgender Überlegung hervor. Der Prozeß betrifft ungewohnt robuste („unusually robust“ B. Sachs) Kinder vom 8.—24. Lebensmonate, muß also ein bereits mehr oder minder gut myelinisiertes Zentralorgan treffen; in diesem müßte diese allörtliche zelluläre Degeneration eine ganz diffuse sekundäre Degeneration bewirken, eine Folge, welche aber mit den tatsächlichen Verhältnissen nicht kongruiert. Es ist aus diesem Verhalten zu ersehen, daß wir bei der infantil-familiären Idiotie ohne eine Systemveranlagung, als deren Konsequenz eben die Erscheinung der Markhemmung erfolgt, nicht auskommen. Und so wiederholen wir: die in Schwellung sich kundgebende allörtliche Zytopathologie und die systematische Markhemmung gehen Hand in Hand; beide sind die Folgen eines veranlagten Zentralorgans, in welchem die Auswirkung des pathologischen Prozesses in einer sui generis-Form erfolge, je nachdem es sich um Ganglienzellen oder um Markfasern handle. Der systematische Markscheidenprozeß kann keineswegs vom zellulären Vorgang abhängen.

ε) Gesamtheit des Prozesses.

Fassen wir nun zum Schluß die Gesamtheit des Krankheitsvorganges bei der infantil-familiären Idiotie ins Auge, so sind folgende Momente hervorzukehren:

1. Im Gegensatz zu unserer ursprünglichen Meinung, die Krankheit äußere sich an einem makroskopisch völlig normal veranlagten und entwickelten Zentralorgan, vertreten wir heute auf Grund inzwischen gemachter eigener und fremder Erfahrungen den Standpunkt, daß die Krankheit sich an einem veranlagten Zentralnervensystem entwickle. Es sei gestattet die Zeichen der Veranlagung in folgendem summarisch anzuführen:

a) Klaffen der Sylvischen Spalte (B. Sachs, Schaffer).

b) Vorwalten der sekundären Hirnfurchen, dadurch kommt ein primitiveres Zentralorgan zustande. Diesen Befund möchte ich mit der Erfahrung — welche ich in einem Fall tat — ergänzen, daß auf diese Weise ungewöhnlich breite Windungen, also das Bild der Pachygyrie entstehen kann; so sah ich beide hinteren Zentralwindungen doppelt breit, also gerade jene Stellen der Großhirnoberfläche, welche in der Regel durch ihre Schmalheit auffallen.

c) Semioperkulisation des Okzipitallappens, wodurch eine Affenähnlichkeit bedingt wird.

d) Pithekoide Ausbreitung der Area striata und der granulären *Cp*-Formation.

e) Hypoplasie des Balkens.

f) Hypoplasie des Kleinhirns.

g) Gelegentliches Vorkommen des Henle-Pickschen Bündels in der Oblongata (Schaffer).

h) Vorkommen des Sulcus lateralis (cylindricus — His) im Halsmark (Schaffer) entweder ein- oder doppelseitig.

i) Vorkommen von Zwillingszellen im Spinalganglion, welche ich in einem Ganglion, das serienweise aufgearbeitet wurde, in 5 vH. antraf.

Natürlich finden sich die angeführten Anlagezeichen nicht in allen Fällen von infantil-familiärer Idiotie vor, doch erscheint es mir als bezeichnend, daß ich in den letzten zwei meiner amaurotischen Idiotiefälle die meisten Zeichen einer gestörten und einer anthropoiden Organisation vorfand. Es wird daher in der Zukunft sehr ratsam sein, das makroskopische Studium mit demselben

Eifer zu betreiben wie das mikroskopische. Dabei soll nicht behauptet werden, daß jedes Gehirn mit der fraglichen Krankheit auffallende Anlagezeichen darbieten muß, denn schließlich ist der Grad der Veranlagung natürlich von Fall zu Fall ungemein variierend. Immerhin möchte ich, der aus einem Saulus ein Paulus wurde, anraten, an die makroskopische Untersuchung nicht mit einer Geringschätzung des zu erwartenden Resultates heranzutreten, dies um so mehr, da doch die infantil-familiäre Idiotie als eine exquisit erbbiologisch charakterisierte Krankheit für Anlagezeichen eo ipso veranlagt ist. Leider ist hierbei die individuelle Appreziation nicht auszuschließen, trotz dieser Lage wären aber die Stigmata degenerationis objektiv zu verzeichnen.

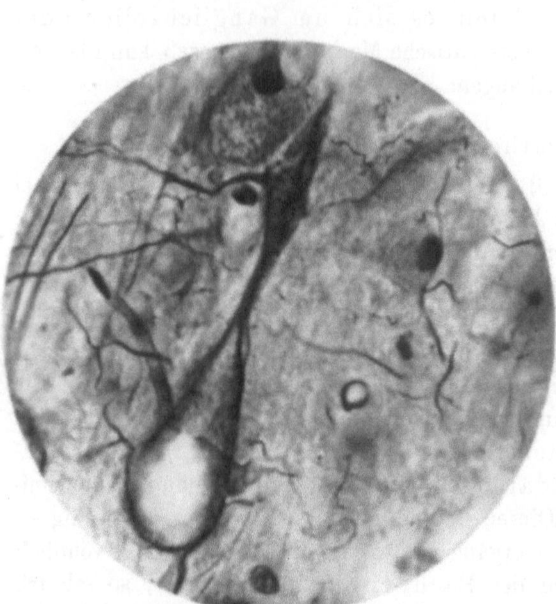

Abb. 116. Das typische Bild der lokalen, ampullenförmigen Dendritenblähung einer kleinen Pyramidenzelle der Großhirnrinde bei infantil-amaurotischer Idiotie; Zelleib, Lateraldendrit von Schwellung frei. Dicht anliegend eine kleine Pyramidenzelle, deren Zelleib gedunsen, der Kern apikalwärts gedrängt, der Zellkörper mit feinem Fibrillendetritus voll besetzt. — Bielschowskys Imprägnation (Fibrillenpräparat).

2. Das im obigen als veranlagt charakterisierte Zentralnervensystem mag in den echten Fällen von infantil-familiärer Idiotie, d. h. vom 6. bis 18. Lebensmonat weder in seiner Substanz noch in seinen Hüllen irgendwelche auffallende Spuren eines pathologischen Prozesses — wie Entzündung, Häuteveränderung darbieten, doch sei mit Betonung darauf verwiesen, daß besonders die spät infantilen Fälle (Castani, Bielschowsky, Schaffer, Globus) mit einer deutlich ausgesprochenen Konsistenzveränderung des Gehirns, sei es im Sinne einer Vermehrung, sei es einer Verminderung, verbunden sein können. Wir werden bald sehen, daß es sich um die Folgen einer schweren primären Parenchymveränderung handelt, welche in den spätinfantilen Fällen natürlich zur völligen Auswirkung gelangen können, hingegen bei den echt-infantilen diesen Grad der Gewebeveränderung nicht erlangen. In solchen Fällen dürfte dann eine Liquoransammlung in den Ventrikeln (ex vacuo) nicht überraschen. Bezeichnendes kommt diesen makroskopischen Veränderungen nicht zu.

3. Die krankhaften Veränderungen äußern sich in zytopathologischer und faserpathologischer Richtung.

a) Die zytopathologischen Veränderungen erscheinen in der Form einer allörtlichen neuronalen Schwellung, vermöge welcher es zu einer ungewohnt hochgradigen Dunsung des Zellkörpers, zu den bezeichnenden lokalen ballonartigen Auftreibungen der Dendriten (s. Abb. 116 und 117), endlich zu den verhältnismäßig spärlicheren umschriebenen Axonaufquellungen kommt. Morphologisch handelt es sich um einen Quellungsvorgang des Hyaloplasma, wodurch die Schwellung primär bedingt wird; hierauf folgt die Ausscheidung, die Fällung von intrazellulären Degenerationskörnchen, welche bei der infantil-familiären Idiotie überwiegend prälipoider, in specie lezithinoider Natur sind; selten kommt es gleichzeitig (Hassins Fall) zu einer Ausreifung von lipoiden bzw. osmioreduktiven Produkten. In diesem Stadium der floriden Fällung setzt der Tod ein, und so sind wir vermöge der ubiquitären intrazellulären lezithinoiden Fällung in der Lage, die Schichtung der Großhirnrinde, die Kerntopographie der Basalganglien, des Kleinhirns, des Rückenmarks deutlich zu verfolgen. Ein wichtiges Ergebnis ist es, daß die lezithinoide Degeneration sich auf das gesamte Zentralnervensytem, die Spinalganglien inbegriffen, erstreckt und so sprechen wir von einer ubiquitären Zelldegeneration. Mehr oder minder parallel geht mit dieser intrazellulären körnigen Degeneration die Auflösung des Cajalschen endozellulären Fibrillennetzes einher, wodurch es zu einem Fibrillendetritus kommt bei Erhaltung des oberflächlichen, mehr gestreiften Fibrillennetzes, welches einer Schale gleich die gefällten lipoiden Degenerationskörner wie den Fibrillendetritus in sich beherbergt. Die Nißlschollen schwinden allmählich ohne zu zerstäuben und scheinen mit Vorliebe zuerst an der Peripherie des Zelleibes einzugehen, während perinukleär sie sich relativ länger halten. Eine primäre Rolle spielt in diesem Vorgang das strukturlose Zytoplasma, das Hyaloplasma, aus dessen Quellung die Erscheinung der Schwellung, ferner aus dessen Degeneration die Fällung der prälipoiden Körner entstehen; alles übrige: Fibrillenzerfall, Tigroidschwund sind sekundär.

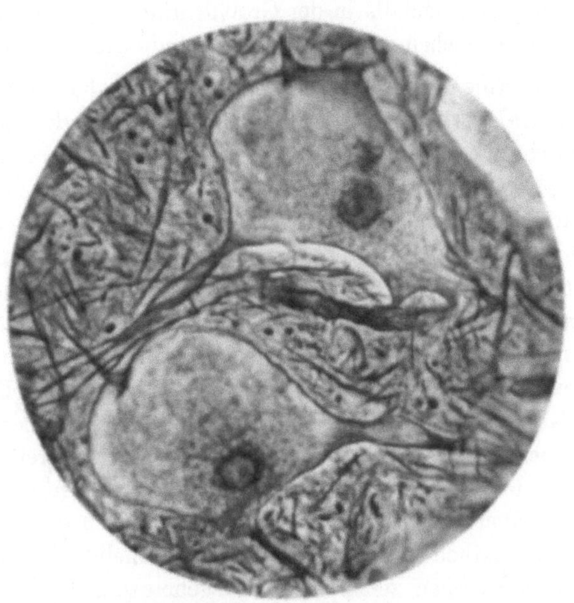

Abb. 117. Geschwellte Ganglienzellen im Vorderhorn des Rückenmarks. Bemerkenswert an diesem Fibrillenpräparat die Blähung des Zelleibes, der intrazelluläre Fibrillendetritus, die lokale Blähung der Dendriten. — Tay-Sachs.

b) Die faserpathologischen Veränderungen äußern sich in der systematischen Markhemmung, wodurch es zur Marklosigkeit gewisser Markfasersysteme kommt, indem überwiegend die ontophylogenetisch jüngeren Verbände betroffen werden. Es dürfte sich hierbei um ab ovo krankhaft veranlagte Systeme handeln, deren Marklosigkeit keineswegs mit dem zytopathologischen

Prozeß zusammenhängt, daher kann auch von einer sekundären Degeneration — wenigstens von einer namhaften — nicht die Rede sein.

4. Die Rolle der Neuroglia ist eine zweifache. Seitens der dendritischen Glia gibt es teils die Erscheinung der Eigenerkrankung der Glia, wodurch es zum Bild der Monstre- oder Mastglia kommt, teils die Ersatztätigkeit in der Form der Verfaserung. Seitens der adendritischen oder apolaren Glia können wir die Abbau- und Abräumtätigkeit bemerken, wodurch es zu neuronophagischen Ansätzen und Verfettung der Abbauprodukten sowie deren Transport zu den adventitiellen Lymphspalten kommt. — Die gliöse Ersatztätigkeit erreicht bei der echt-infantilen Form selten höheren Grad, obschon gegebenenfalls in der Großhirnrinde, Kleinhirnrinde exzessive fasrige Verfilzungen erscheinen können und damit die Verhärtungen erklären.

5. Eine eigene Rolle kann in gewissen Fällen der infantil-familiären Idiotie das Kleinhirn spielen. Abgesehen von dem identischen zyto- und faserpathologischen Verhalten mit dem Großhirn, d. h. außer der normalen Quellung und Fällung — es wäre hier besonders auf die lokale axonale Schwellung als auf eine markante Erscheinung zu verweisen —, kann das Kleinhirn noch Zeichen so der sklerotischen Atrophie wie zugleich der Hypoplasie darbieten und somit dürfte es sich um eine segmentäre Betonung des heredodegenerativen Prozesses innerhalb des allgemeinen und bestimmenden zytopathologischen Vorganges handeln. Im Sinne der segmentären Anlage sind zu deuten die allgemeine Schwäche dieses Organs nebst hochgradiger Unterentwicklung der Molekularis und Granularis; in der Richtung der sklerotischen Atrophie sind die vermehrten Bergmannschen Fasern samt verbreiteter gliöser Randschicht zu verwerten. Von den intrakortikalen Kleinhirnneuronen sind die Purkinjezellen überwiegend erhalten, welches Verhalten durch ihre auffallende Schwellung und Nacktheit um so sinnfälliger erscheint; es handelt sich um den Bielschowskyschen zentripetalen Degenerationstyp.

6. Ein bemerkenswertes Verhalten bekunden außer der allörtlichen Schwellung die Spinalganglien im Verlauf der infantil-familiären Idiotie; hier spielen außer der Quellung und Fällung noch die als Reizphänomene deutbaren Kollateralsprossungen des Axons, weniger des Zellkörpers, eine Rolle, welche um fremde Spinalganglien — nach Durchdringen der Endothelkapsel — Faserknäuel bilden, die den Perroncitoschen Spiralapparaten zur Seite zu stellen sind.

7. Als grundlegendes Negativum ist die Teilnahmlosigkeit der mesodermalen Elemente hervorzuheben, denn man findet in reinen bzw. echten Fällen von Tay-Sachs-Schaffer keine aktive Veränderung der Häute und Gefäße. Daher sind solche Fälle der einschlägigen Literatur wie z. B. von L. Huismans, welche anatomisch das Restprodukt einer fötalen Enzephalitis (Pachy-Leptomeningitis cerebrospinalis, Sinusthrombose, Hydrocephalus chronicus, Schwund des Hemisphärenmarkes bis auf 1 cm!, Ependymitis granulosa usw.) darstellen, ganz aus dem Bereich der familiären Idiotie zu streichen. Solche Fälle können wohl das Bild einer sogenannten zerebralen Diplegie geben, sind aber klinisch-anatomisch das Ergebnis fötaler bzw. obstetrikaler Prozesse (entzündlich-traumatischer Genese), welche mit der infantil-familiären Idiotie

absolut nichts zu tun haben; letztere ist ein idiotypischer Phänotyp, erstere sind paratypische Phänotype[1]).

8. Die allgemeinste anatomische Charakteristik der infantil-familiären Idiotie läßt sich im folgenden geben: da der Krankheitsprozeß nur die ektodermalen Elemente betrifft, so handelt es sich um eine Keimblattwahl, welche vermöge der Ausbreitung auf das gesamte Zentralnervensystem eine allsegmentäre und infolge der Affektion von phylogenetisch gefärbter Systeme eine systematische ist. Die anatomische Trias der systematischen Heredodegeneration: ektodermal, segmentär, systematisch trifft somit auf die infantil-familiäre Idiotie vollinhaltlich zu.

2. Anatomie der juvenilen Form der familiären Idiotie.

Mit Hinweis auf Heinrich Vogts klinische Gruppierung und Charakteristik erübrigt es uns die Anatomie der juvenilen Form der familiären Idiotie — Vogt-Spielmeyerscher Typus — in Augenschein zu nehmen; wir suchen nachzuweisen, daß es heredofamiliäre Fälle des jugendlichen Alters gibt, welche eine im wesentlichen identische Zytopathologie mit der infantilen Form besitzen. Familiarität, Erblindung und Verblödung nebst epileptiformen Erscheinungen spielen hier klinisch eine Rolle; die Bevorzugung einer gewissen Rasse fehlt dabei. Die rapid fortschreitende Abnahme der Sehschärfe wurde durch Axenfeld und Stock mit einer Retinitis pigmentosa bzw. Netzhautatrophie mit Pigmenteinwanderung begründet; niemals wurde eine dem charakteristischen Makulabefund entsprechende Feststellung gemacht.

Spielmeyer fand mit Nißls Färbung in den typisch geschichteten Rindenzellen des Großhirns die Schwellung des Zellkörpers, welche dadurch bedingt wurde, daß in den Zelleib eine gelblich gefärbte Substanz sich „einlagerte" und dadurch eine unregelmäßig lokale Auftreibung bewirkte. Von dieser Substanz meinte Spielmeyer ursprünglich, daß diese pigmenthaltig wäre — an Methylen- und Toluidinblaupräparaten erscheint diese gelblich-grünlich, mit Eisenhämatoxylin schwarz —; nach seinem neuesten Standpunkt ist das Bedeutungsvollere „eben der Lipoidgehalt der abgelagerten Masse, nicht das Vorkommen von Pigment darin. In letzterem möchte ich heute nur eine mehr oder weniger häufige Beimischung sehen" (Spielmeyer). Diese Substanz kommt an der Peripherie nicht selten auch um den Zellkern herum vor, manchmal erfüllt sie den ganzen Zelleib. Vermöge der Lokalisation dieser fettartigen Masse kann der Zellkern ganz an die Peripherie geschoben sein, wie auch die Fibrillen aufwärts geschoben werden. Das endozelluläre Netz erscheint an der Stelle der Lipoidsubstanz aufgetrieben, zum Teil rarefiziert. Diese Ganglienzellveränderung kommt in allen Schichten der Großhirnrinde vor und ist nicht selten mit einem chronischen, sklerosierenden Zellprozeß verbunden. Zellschatten ohne umgebende Begleitzellen, dann solche mit zahlreichen progressiv veränderten Begleitzellen, welche also neuronophagisch tätig sind, kommen vor. Dort, wo

---

[1]) Anmerkung bei der Korrektur. Der äußerst interessante Fall von Westphal-Sioli, in welchem sich verbreitete Endarteriitis bei juveniler Idiotie vorfand, hat auch u. E. keine andere Bedeutung, als amaurotische Idiotie + luetische Vasculitis; es handelt sich nämlich um ein Zusammentreffen von endo- und exogener Affektion.

die Ganglienzellerkrankung hochgradig ist, geht auch die Glia progressive Veränderung ein (Gliarasen). Im Gegensatz zur ausgebreiteten Nervenzellveränderung ist die Affektion der Nervenfasern sehr gering, denn nur in der supra- und interradiären Faserung finden sich geringe Ausfälle vor, nirgends Spuren einer Systemerkrankung, auch keine Entzündungszeichen.

Auf Grund dieses Substrates nahm ursprünglich Spielmeyer den Standpunkt ein, daß es sich um eine von dem infantilen Typ nicht allein klinisch, sondern auch anatomisch differierende pathologische Einheit handle; hierfür sprechen in anatomischer Beziehung folgende Momente.

1. Unterschiede der Zellbilder, d. h. die Zytopathologie der Spielmeyerschen Form habe nicht die Tendenz zur Zellvernichtung wie bei der Sachsschen Form. 2. Das schon von Schaffer erwähnte Fehlen der Dendritenaufblähung. 3. Spielmeyer sah in der eingelagerten Substanz selbst eine Differenz, welche Auffassung aber in seiner neuesten Stellungnahme keine Rolle mehr spielt, da heute nicht mehr so wie früher „die Einlagerung einer pigmenthaltigen Masse", sondern eben der Lipoidgehalt das Wesentliche ist. Doch betont sehr richtig Spielmeyer, daß sich im speziellen die infantilen Fälle durch ihre Hämatoxylinkörner der Ganglienzellen von seinen Fällen unterscheiden.

Ich habe seiner Zeit (1909) rückhaltlos anerkannt, daß der Spielmeyersche juvenile Typ eine individuelle Histopathologie habe, doch betonte ich gleichzeitig jene grundlegende und allgemeine Tatsache, daß der infantile und juvenile Typ der familiär-amaurotischen Idiotie über ein generell identisches histopathologisches Substrat verfügen. Denn bei aufmerksamer Vergleichung fand ich nur graduelle Unterschiede; beim infantilen Typ erreicht die Schwellung der Ganglienzellen einen exzessiven Grad gegen jenen der juvenilen Fälle, obschon bald nach Spielmeyer in einem Fall von juveniler Form der amaurotischen Idiotie Rogalsky, Schob ganz bedeutende Schwellung nicht allein am Zellkörper, sondern sogar an den Dendriten nachweisen konnten. So konnte man sagen, daß die übereinstimmenden Züge Wesenskennzeichen darstellen, während die abweichenden nur von gradueller Bedeutung sind.

Den Übergang in anatomischer Beziehung zwischen infantilem und juvenilem Typ bewerkstelligten außer den erwähnten juvenilen Fällen von Rogalsky und Schob noch Fälle von Jansky, neuerdings von Frets und Overbosch, deren Schwellungsgrad in nichts hinter jenem bei der infantilen Idiotie blieb. Zur Illustration des frühjuvenilen bzw. spätinfantilen Typus der familiären Idiotie ist die vorzügliche Beobachtung M. Bielschowskys anzuführen, welche sich auf eine christliche Arbeiterfamilie bezieht. Die Eltern sind nicht blutsverwandt, frei von Epilepsie, hingegen besteht eine schwere hereditäre Belastung mit Epilepsie bis in die vierte Generation hinauf. Lues, Alkohol nicht nachweisbar. Die Mutter hatte drei Kinder geboren, und alle wurden nach einer angeblich gesunden Vorperiode im vierten Lebensjahre krank, indem sie typisch epileptische Anfälle bekamen. Die Anfälle häuften sich später, inzwischen zeigten sich auch „kleine" Anfälle, später wurden die Kinder teilnahmlos, verloren zunehmend die Sprache, wurden unsauber und am Ende des zweiten Krankheitsjahres sanken sie auf das Niveau tiefstehender Idioten hinab.

— Gemeinsam waren schwere Sehstörungen, und obschon die Kranken noch im zweiten Krankheitsjahr fixieren konnten, entwickelte sich doch eine Erblindung, deren ophthalmoskopisches Bild in der Atrophie des Sehnerven und Retinitis pigmentosa gegeben ist. — Der Gang ist schon im Anfang der Krankheit unsicher, um im dritten Krankheitsjahr (also im 7. Lebensjahr) ausgesprochen ataktisch zu werden. Patellar- und Achillessehnenreflexe lebhaft, Babinsky zeitweilig positiv. — Gröbere Störungen der Sensibilität waren nicht nachweisbar. — Alle Kinder sind nach einer Krankheitsdauer von $3^1/_2$—4 Jahren in tiefem Marasmus verstorben.

Autopsie. Über beiden Hemisphären eine Leptomeningitis fibrosa. Hirngewicht 760, 670 und 685 g, und so ergab sich ein Minus von 250 g gegenüber den entsprechenden Altersstufen. Die Rinde ist stark mit der Leptomeninx verwachsen, in der mittleren Rindenlage ist makroskopisch ein Spalt zu bemerken. Gröbere Anomalien im Verlauf der Windungen bzw. Furchen nicht zu sehen. Rinde überall schmäler. Kleinhirn fällt durch seine Kleinheit auf; die Reduktion ist eine gleichmäßige, Konsistenz derb-elastisch. — Geringer Hydrocephalus internus, Ektasie sämtlicher Ventrikel.

Mikroskopie. Die verdickten weichen Häute zeigen nirgends exsudative Erscheinungen an den Gefäßen; es handelt sich nach Bielschowsky nur um eine plastische Bindegewebsproduktion. Im ganzen Zentralnervensystem findet sich an dem Ganglienzellkörper eine Schwellung statt, welche die Dendriten viel weniger betrifft. An der geschwellten Stelle des Zelleibs findet sich eine feinkörnige Substanz; ballonförmige Erweiterungen finden sich hauptsächlich an den Pyramidenzellen der III. Schicht und der Granularis interna, die Schwellung hat am schwersten die Großhirnrinde betroffen, während im Mittel-Rautenhirn und Rückenmark nebst schwer veränderten Ganglienzellen sich auch normale vorfinden. „Die Nißlkörperchen verschwinden aus dem erkrankten Zellgebiet durch sukzessive Schrumpfung und nicht durch eine chromatolytische Aufstäubung.“ Bielschowsky hebt hervor, „daß eine konstante Korrelation zwischen Schwellung und Körncheneinlagerung nicht an allen Zellexemplaren — auch nicht an denjenigen der Hirnrinde — bestand. . . . . In der Hirnrinde wurde besonders an den mittleren und kleineren Pyramidenzellen der dritten Schicht die Beobachtung gemacht, daß eine recht erhebliche Belastung des Zellkörpers mit lipoidem Material stattfinden kann, ohne daß eine nennenswerte Vergrößerung oder Verunstaltung seiner Form damit verknüpft sein muß.“ — Die Rinde bietet einen typischen Status spongiosus. Gliogene Körnchenzellen finden sich nur vereinzelt; seitens der Glia starke Reaktionserscheinungen. An den Gefäßen der Zentralorgane wurden exsudative und produktive Veränderungen vermißt. In fasersystematischer Beziehung bietet das Gehirn nicht viel Bemerkenswertes. Im Thalamus waren die Großhirnanteile geschrumpft; im optischen System namentlich in der Retina handelt es sich um einen vollkommenen Untergang des Neuroepithels, die Ganglienzellen waren im Sinne des allgemeinen Zellprozesses verändert ohne quantitativ gelitten zu haben; mäßige Atrophie des Sehnerves. — Über das Verhalten des Kleinhirns berichteten wir oben im Abschnitt der zerebellaren Heredodegeneration. „Die Spinalganglien und die sympathischen Ganglien zeigten den Schafferschen Degenerationsprozeß in mäßiger Stärke.“

Bielschowsky ist der Ansicht, daß mit Rücksicht auf das Auftreten der Krankheit im 4. Lebensjahre seine Fälle eine Art Mittelstellung zwischen dem infantilen und juvenilen Typ einnehmen sollen; die Mittelstellung kam auch durch die Dauer des Krankheitsverlaufs zum Ausdruck, welche sich nur auf $3^{1}/_{2}$—4 Jahre erstreckte: „Denn die infantilen Fälle verlaufen in der Regel viel rascher, während die juvenilen sich meist über einen längeren Zeitraum auszudehnen pflegen. Ich habe sie deshalb als spätinfantile bezeichnet" sagt Bielschowsky. Und so sehen wir, daß auf Grund der späteren Mitteilungen die klinisch-anatomischen Differenzen an Schärfe wesentlich abnahmen, so daß man speziell dem histologischen Präparat gegebenenfalls nicht ansehen kann, welchem Typus dieses angehöre. Denn so der Schwellungsgrad, wie der Gehalt an Degenerationskörnern kann sozusagen identisch sein; zeigte doch der Fall von Hassin, welcher sich auf eine typisch infantile Idiotie bezog, solche Ausreifung der Degenerationsprodukte, welche man mehr bei der juvenilen Form anzutreffen gewohnt ist. Und so würden wir auf Grund der neueren Erfahrungen meine Bestimmung hinsichtlich der graduellen Differenz dahin abändern, daß das histopathologische Substrat der infantilen und juvenilen Form Zug für Zug identisch sein kann. Allerdings spielen Unterschiede in der Extensität des Prozesses noch eine bestimmende Rolle, wie man dies für die Idiotiefälle ohne Amaurose von Walter antrifft, wo sich osmioreduktive Degenerationsprodukte im Zelleib mehr in den vorderen Hälften des Großhirns fanden, bei Verschonung des Okzipitallappens und des Kleinhirns. Doch ist die feinste Morphologie in den Frontallappen eine daselbst so in ihrer Intensität wie Extensität mit der infantilen Form völlig übereinstimmende!

Solche regionäre Differenzen zeigten sich auch in einem typisch infantilen Fall von Globus (gestorben mit 21 Jahren) „mit starker Betonung der hereditären und familiären Komponente. Im Augenhintergrund fehlte der Makulafleck bei einer deutlichen Optikusatrophie und Veränderungen, die am meisten Ähnlichkeit haben mit einer Retinitis pigmentosa. Hierin zeigt sich eine innige Verwandtschaft mit den besonders von Spielmeyer beschriebenen Fällen. — Anatomisch zeigt sich im ganzen Grau des Zentralnervensystems der Schaffersche Ganglienzellprozeß, ab und zu auch mit Auftreibungen der Fortsätze. Die eingelagerten Substanzen geben eine kräftige Scharlachrot-Reaktion, eine etwas zurücktretende Goldsublimatreaktion, eine nur angedeutete Färbung mit Heidenhain und Schaffer-Weigert und eine negative mit Marchi. Auch die May-Grünwaldsche Färbung ist positiv. „Die Gliareaktion ist eine leicht protoplasmatische. Das Kleinhirn arm an Purkinjeschen Zellen mit Degeneration der Granulaschicht. Der Schaffersche Ganglienzellprozeß ist in der Rinde und in den übrigen grauen Zentren nicht ubiquitär. . . Das Stirn- und Parietalhirn ist am hochgradigsten erkrankt, dann folgt die Area striata, leichter ist das Temporalhirn und die Area occipitalis befallen. Im allgemeinen ist die dritte und fünfte Schicht am hochgradigsten degeneriert, in der Area striata sehen wir stellenweise ein stärkeres Befallensein von Lamina IVb, daneben wieder eine solche von Lamina II und Lamina IVa und b, stellenweise auch von III."

3. Anatomie der erwachsenen Form der familiären Idiotie.

Wenn schon die juvenilen Fälle ein relativ hohes Alter erreichen können, und zwar vom 22.—36. Lebensjahr, so ist doch für dieselbe maßgebend, daß ihr Beginn in das 3.—10. Lebensjahr fällt und vermöge dieses Momentes als zum juvenilen Typ gehörig gekennzeichnet sind. Die in solch' frühem Lebensalter sich ausbildende Idiotie hat, wie dies Spielmeyer richtig bemerkt, nichts bezeichnendes an sich; um so interessanter ist jener Fall von Kufs, welcher sich erst im 26. Lebensjahre bemerkbar machte und nach 12jährigem Bestehen im 38. Lebensjahre starb, wobei die geistig gesunde Vorperiode sehr hervorzuheben wäre. Die Demenz dieses Falles imponierte längere Zeit hindurch als eine paralytische bzw. luetische und „erst durch die histologische Untersuchung und spätere Feststellung der interessanten heredofamiliären Momente konnte der Fall in überraschender Weise vollständig aufgeklärt werden" (Kufs) und zwar im Sinne einer Spätform der amaurotischen Idiotie. Bei der prinzipiellen Wichtigkeit erlaube ich mir die bemerkenswerten klinisch-anatomischen Züge des Kufsschen Falles wiederzugeben.

Es handelt sich um ein Siebenmonatskind, dessen Vater an Retinitis pigmentosa seit seinem 30. Lebensjahre litt. Obschon die Patientin von schwererem Begriff war, so blieb sie in der Schule nicht sitzen und entwickelte sich körperlich sehr gut. Später wurde sie auch geistig viel regsamer, so daß sie im Rohproduktengeschäft ihres Vaters die Buchführung, Ein- und Verkäufe korrekt erledigte, im Jahre 1910 heiratete und zwei Kinder gebar. Das erste Kind erwies sich als geistig gut veranlagt, gesund; das zweite Kind kam tot zur Welt. Vom letzteren Zeitpunkt datieren die Eltern den Rückgang der geistigen Fähigkeiten ihrer Tochter; sie wurde interesselos, konnte im Geschäft nicht mehr gebraucht werden, denn sie war vergeßlich, außerdem vernachlässigte sie sich in ihrer Kleidung. — 1915 stand sie wegen „Lues cerebri" in poliklinischer Behandlung; sie benahm sich während der Kriegsabwesenheit ihres Mannes schamlos erotisch und verwahrloste sittlich vollkommen. Ende 1918 in die Nervenklinik aufgenommen, stellte man die Diagnose auf Dementia postluetica. Hier fiel nebst sehr gutem Ernährungszustand und Intaktheit der inneren Organe eine Pupillendifferenz bei guter Licht- und Konvergenzreaktion, dann Zungendeviation nebst artikulatorischer Intaktheit, feinschlägiger Tremor der Hände, angedeuteter Romberg, gesteigerte Patellarreflexe auf. Blutserum gab W +++; nach Quecksilberkur W—. Ende Januar 1919 gebessert entlassen, wurde sie 5. II. 1919 von neuem der Nervenklinik zugeführt, weil sie sich nicht mehr zurecht fand, die Wohnung mit Kot verunreinigte und depressive Gedanken äußerte. In eine Pflegeanstalt verlegt, benahm sie sich vollkommen dement und depressiv, die Sprache offenbarte bei Testwörtern etwas Unsicherheit, die Schrift war zittrig, rechte Pupille enger als die linke, beide reagierten träge; Zunge zitterte stark. Blutserum und Liquor-W negativ. — Nach anfänglicher leichter Besserung, später stationäres Verhalten psycho-neurologisch; im allgemeinen war sie dement-euphorisch und erotisch. Mitte 1922 fiel die rapide Zunahme der Zerebellarataxie auf, denn sie torkelte leicht beim Gehen und mußte sich beim Treppensteigen anhalten. Anfang 1924 rapider geistiger und körperlicher Verfall, Patientin wurde schmierig, magerte ab, reagierte auf Ansprache nicht; Exitus III. 1924 infolge Versagens der Herztätigkeit. —

Wegen der diagnostischen Unklarheit des Falles wurde der Leiche Blut und Liquor entnommen, auf W untersucht, aber mit negativem Erfolg.

Autopsie. Die weiche Hirnhaut sehr getrübt und verdickt; Hydrocephalus internus; Windungen verschmälert, Furchen klaffend, Ependym grob gekörnelt, Hirnrinde grau-rötlich, gegen das Mark scharf abgesetzt. Kleinhirn gleichmäßig stark verkleinert, besonders die Windungen des Oberwurms sehr schmal. Hirngewicht 1018 g. Myodegeneratio cordis fusca; Exkreszenzen an der Mitralis.

Der makroskopische Befund sprach nach obigem ganz im Sinne einer progressiven Paralyse, doch wurde diese durch die histologische Untersuchung zunichte, welche folgendes ergab. „Die Arachnoidea zeigt eine starke Vermehrung der fibrösen Elemente. Doch fehlen exsudativ-infiltrative Veränderungen in der Pia völlig. Zunächst ist hervorzuheben, daß der Schaffersche Degenerationsprozeß der Ganglienzellen überall in charakteristischer Form nachgewiesen werden konnte. Nirgends konnten im Zentralnervensystem Ganglienzellen gefunden werden, die als völlig intakt bezeichnet werden konnten. Meist ist die Einlagerung der körnigen Substanz so weit fortgeschritten, daß die den ganzen Zelleib erfüllt. Was nun die Farbreaktionen anlangt, die bei den einzelnen Formen der amaurotischen Idiotie mit Erfolg zur Darstellung des Pigmentstoffes verwandt worden sind, so erwies sich die May-Grünwaldsche Färbung als brauchbar. Mit Sudan und Scharlach färbte sich die Zelleinlagerung gelb-rot. Im Marchi-Präparat zeigte sich der größte Teil der geblähten Ganglienzellen mit feinen schwarzen Körnchen erfüllt. Mit der Weigertschen Markscheidenfärbung, die ich in der Weise ausführte, daß ich Zelloidinschnitte von in 5 proz. Kal.-Bichromat-Lösung gebeizten Blöcken vor der Färbung noch auf 12—24 Stunden in ½ proz. Azid. chromic.-Lösung einlegte, konnte nur an umschriebenen Stellen der Großhirn- und Kleinhirnrinde eine Schwärzung der Körner des abnormen Zellinhaltes erzielt werden. Mit der Heidenhainschen Eisenalaunhämatoxylinfärbung schwärzten sich die Körner nicht." (Kufs.) — Besonders charakteristische Bilder gaben die Silberpräparate: „Am Bielschowskyschen Silberpräparate heben sich die krankhaften Veränderungen sehr deutlich ab, weil hier die endozellulären Fibrillen größtenteils zugrunde gegangen bzw. durch die im Zelleibe angesammelten Lipoidstoffe an den Rand der Zelle verdrängt sind, wo sie schalenartig die Zelle umschließen. . . . . . Durch die Ausscheidung der körnigen Substanz werden die Innenfibrillen immer mehr rarefiziert und schließlich ganz aufgelöst. Dann ist der geblähte Zelleib mit schwarzen Körnchen prall gefüllt. Die Außenfibrillen legen sich hülsenartig um das körnige Pigment und setzen sich in die Dendriten fort. In den kolbenförmig aufgetriebenen Basaldendriten der Ganglienzellen, die besonders im Stirnhirn in großer Menge angetroffen werden, sind am Rande nur wenig Fibrillen zu erkennen, meist besteht der Inhalt nur aus dem silbergeschwärzten Pigment."

Ergänzen wir nun diesen Befund des Großhirns mit jenem des Kleinhirns. „Am meisten verändert ist die Molekularschicht, die zu einem schmalen Saum reduziert ist. Hier finden wir in Weigertschen Gliapräparaten an vielen Stellen eine beträchtliche fasrige Gliaproliferation in Form von vertikalen Faserbüscheln, die mit stark plasmatisch gewucherten und vermehrten Gliazellen am Innenrande der Molekularschicht in Zusammenhang stehen. . . . . . Die

Purkinjeschen Zellen zeigen den Schafferschen Destruktionsprozeß in hochgradiger Entwicklung, und, was die Hauptsache ist, sind sie an Zahl erheblich vermindert, ja streckenweise ganz ausgefallen. Außer der typischen Blähung der Zelleiber sind besonders die Dendriten in grotesker Weise deformiert. Doch lassen sich diese Veränderungen am besten an Fibrillenpräparaten nach Bielschowsky studieren...... Die Körnerschicht ist erheblich gelichtet. Die großen Zellen der Körnerschicht nehmen am Degenerationsprozeß teil, treten zwischen den rarefizierten Körnern durch den geblähten Zelleib deutlich hervor. Die Moosfasern sind an den Fibrillenpräparaten erheblich vermindert. Die korbartigen Geflechte um die Purkinjeschen Zellkörper sind faserarm, teilweise nur noch angedeutet. An manchen Stellen sind die Purkinjeschen Zellkörper ganz nackt. Ebenso sind die Kletterfasern und die Tangentialfasern in der Molekularschicht an Zahl stark reduziert. An ganz vereinzelten Axonen der Purkinjeschen Zellen konnten in der Körnerschicht kugel- und spindelförmige Anschwellungen aufgefunden werden.... Der Hirnstamm, die Brücke, das verlängerte Mark bis zum oberen Halsmark hinab zeigen in gleicher Intensität den Schafferschen Erkrankungsprozeß der Ganglienzellen. Die Markscheidenfärbung ergibt hier überall normale Bilder. Zuletzt will ich nicht unterlassen, ausdrücklich zu betonen, daß das gesamte Zentralnervensystem von entzündlichen Veränderungen vollständig frei ist.“ (Kufs.)

Ich legte ein besonderes Gewicht auf die textlich getreue Wiedergabe der Kufsschen Schilderung, aus welcher vor allem die völlige Übereinstimmung mit der zuerst von mir gegebenen fein-morphologischen Analyse der infantilfamiliären Idiotie hervorgeht, daher erachte auch ich es für unzweifelhaft, daß es sich im Kufsschen Fall um eine histologisch vollkommen sichergestellte „Spätform der amaurotischen Idiotie“ handelt. Höchst interessant ist der Umstand, daß in diesem Fall sich das Zentralnervensystem zyto- und faserpathologisch ganz verschieden verhält: während wir die für die Tay-Sachs-Schaffersche Form spezifisch charakteristische Zytopathologie in ihrer Intensität und Extensität auch im Kufsschen Fall plastisch zur Darstellung gelangt sehen, erscheint letzterer in faserpathologischer Hinsicht vollkommen negativ, denn die Weigertschen Markscheidenpräparate ergeben überall normale Bilder! Dieses von der infantil-amaurotischen Idiotie so sehr abweichende Verhalten legt uns vor allem den wichtigen Umstand nahe, daß die Ganglienzelldegeneration an sich keine Veranlassung zu sekundärer Degeneration gibt, worauf ich oben im Abschnitt über faserpathologische Topographie der infantilen Idiotie mit Betonung hinwies. Durch dieses Verhalten sehe ich weiterhin jene meine für die systematische Neuronenaffektion bei heredofamiliären Kleinhirnerkrankungen geäußerte Ansicht unterstützt, wonach wir Systemausfälle als Resultat von selbständigen Systemerkrankungen und nicht als Effekt von sekundären und transneuralen Systemdegenerationen auffassen dürfen. — Doch deutet weiterhin der faserpathologisch negative Kufssche Fall mit großem Nachdruck darauf, daß die fasersystematischen Ausfälle bei Tay-Sachs-Schaffer eben deshalb so zahlreich sind, weil es sich um ein junges, in Myelinisation begriffenes Zentralorgan handelt; hoben doch Spielmeyer, Walter und Bielschowsky für ihre juvenilen, also vollkommen myelinisierten Fälle ebenfalls die faseranatomische Intaktheit hervor.

Außer der zytopathologischen, bis in die feinsten Einzelheiten gehenden Übereinstimmung hat der Kufssche Fall die Bedeutung, zum erstenmal nachgewiesen zu haben, daß die allörtliche und charakteristische Zellschwellung auch das vollkommen entwickelte Zentralnervensystem betreffen kann, wobei es sich um eine, bis zum 24. Lebensjahre sich erstreckende gesunde Vorperiode handelt. Zutreffend sagt Kufs, sein Fall „liefert den Beweis, daß der degenerative Erkrankungsprozeß der Ganglienzellen in einem wesentlich späteren Lebensalter, als bisher bekannt ist, einsetzen und ein unbestimmtes, am meisten noch der dementen Form der Paralyse ähnelndes Krankheitsbild mit mäßigen Innervationsstörungen und fortschreitender ethischer und intellektueller Abschwächung hervorrufen kann.“ Sehr richtig betont Kufs, daß die klinische Bezeichnung von amaurotischer Idiotie auf seinen Fall in keiner Weise zutrifft, denn es bestand weder eine Idiotie noch eine Sehstörung. Daher prüfte er seinen Fall in histopathologischer Hinsicht und hebt vor allem folgendes hervor: „daß wir bei unserem Falle einen für das höhere Lebensalter der Patientin recht erheblichen Grad der Schafferschen Zellerkrankung festgestellt haben, ergibt sich ohne weiteres beim Vergleiche mit den Fällen von juveniler Form der amaurotischen Idiotie, die ein relativ hohes Lebensalter erreichten, mit den Fällen Walters, Rogalskys, Behrs und Sträußlers.“ Ferner: „daß in unserem Falle die Krankheit ein makroskopisch völlig normal veranlagtes und voll entwickeltes Zentralorgan ergriffen hat, ist bei dem späten Beginn der ersten Krankheitserscheinungen nach jahrzehntelangem intaktem psychischem und neurologischem Verhalten der Patientin zweifellos. In Übereinstimmung mit dem in dem letzten Krankheitsjahre auftretenden progressiven zerebellarataktischen Erscheinungen zeigt das Kleinhirn einen beträchtlichen Ausfall der Körner- und Purkinjeschen Zellen mit entsprechender reaktiver Gliose, in Marchi-Präparaten den Befund starken frischen Markzerfalls.“ Weiterhin hält Kufs für seinen Fall die Frage von besonderer Wichtigkeit, wie sich die intrazellulären Degenerationsprodukte in histochemischer Beziehung verhalten und verweist darauf, daß „sich die erkrankten Zellleiber und Fortsätze mit Scharlach hellrot, nach Heidenhain meist gar nicht oder nur leicht hellgrau, während mit der Weigertschen Markscheidenmethode an einzelnen Stellen der Groß- und Kleinhirnrinde eine ausgezeichnete Schwarzfärbung der Körner in den degenerierten Nervenzellen gelang, die an anderen Stellen wiederum ganz versagte.“ Und so konkludiert Kufs: „In unserem Falle näherten sich die Kleinhirnveränderungen in der Stärke den bei den spätinfantilen Fällen beschriebenen histologischen Befunden. Der allörtliche Blähungsprozeß der Ganglienzellen mit starker Beteiligung der Basaldendriten der Großhirnganglienzellen und der Fortsätze der Purkinjeschen Zellen erreichte die Stärke der infantilen Fälle der amaurotischen Idiotie.“

Dieser anatomisch somit der infantil-amaurotischen Idiotie entsprechender Fall ergab in erbbiologischer Hinsicht das interessante Moment, daß der geistig gesunde Vater, vielleicht auch dessen Schwester, an Retinitis pigmentosa litt, worüber Kufs sich folgend äußert: „Die Pigmentdegeneration der Netzhaut, die bisher wiederholt bei der juvenilen Form der amaurotischen Idiotie beobachtet worden ist (Spielmeyer, Rogalski, Globus) steht als selbständiges Augenleiden der Heredodegeneration des Zentralnervensystems, wie sie durch den Schafferschen Erkrankungsprozeß der Ganglienzellen charakteristisch ist, sehr nahe oder ist mit ihr identisch. Die Pigmentdegeneration der Retina geistig Gesunder kann in der Deszendenz zu schwer amaurotischer Idiotie führen bei völligem Mangel von Sehstörungen und Augenhintergrundsveränderungen."

Rückblick auf die verschiedenen Formen der familiären Idiotie.

Wir haben in unserem Rückblick auf die verschiedenen Formen der familiären Idiotie zuerst den klinischen Gesichtspunkt getrennt von der anatomischen Anschauung zu beachten, um dann zum Schluß einen ganz allgemeinen Standpunkt in der Lehre der familiären Idiotie zu gewinnen.

Als Ausgangspunkt unserer klinischen Betrachtungen möchte ich die auch heute noch gültigen Leitsätze Heinrich Vogts wählen, der eine Form der amaurotisch-familiären Idiotie schilderte, welche er der Tay-Sachsschen Idiotie gegenüberstellte. Für seine Form hob er 1. das jugendliche Alter, 2. die Mangel einer distinkten Rassendisposition, 3. die einfache Optikusatrophie, 4. den langgezogenen Verlauf (vom 4.—16. Lebensjahr) hervor. Doch gibt es neben diesen trennenden auch übereinstimmende Momente des klinischen Bildes, und zwar ätiologisch ist die Krankheit heredofamiliär in beiden Formen, ferner Konsanguinität, Neuro-Psychopathie der aufsteigenden und Seitenlinie, Potus der Eltern spielen eine Rolle (Lues fehlt); symptomatologisch findet sich hier wie dort Blindheit, Lähmung und Verblödung. In bezug des Verlaufs sind beide Formen exquisit progressiv, obschon die infantile akut, die juvenile chronisch ist.

Nach obigem wären für die zwei heredofamiliären Formen eine optische, motorische und assoziative Komponente aufzustellen. In diese symptomatologische Trias schlug F. K. Walter eine Bresche, indem er über eine juvenile Form der familiären Idiotie ohne Optikusaffektion berichtete; seine Schlußfolgerungen lauteten folgend:

1. Die infantile und juvenile Form der familiären amaurotischen Idiotie sind nur „Krankheitsvarietäten" des gleichen „Krankheitstypus".

2. Es gibt klinisch wie pathologisch-anatomisch Übergangsformen zwischen beiden.

3. Die Amaurose und überhaupt Sehstörungen sind kein notwendiges klinisches Symptom der Erkrankung, weshalb richtiger nur von „familiärer Idiotie" gesprochen wird.

4. Auch die Idiotie kann verschieden stark entwickelt sein.

F. K. Walter zählt seine Fälle, weil sie den „Schafferschen Zellprozeß" — allerdings mit regionärer Abschwächung bzw. Betonung — aufwiesen, zur großen Gruppe der „familiären Idiotie". Für diese klinisch bedeutsame Modifikation von Walter bedeutet eine scheinbare Bekräftigung der oben mitgeteilte Fall von Kufs, dessen klinische Besonderheit sich in zwei Zügen äußert: einmal in dem Auftreten der Krankheit im reifen Alter, dann im Mangel von Amaurose. Kufs Beobachtung, weil ein Bruder der Patientin vermutlich mit derselben Krankheit behaftet ist, drängt uns daher zur Aufstellung einer Idiotia familiaris adultorum ohne optische Komponente. Doch hoben wir oben hervor, daß die sorgfältigen Nachforschungen von Kufs das erbbiologisch interessante und wichtige Moment ergaben, wonach in der geistig gesunden Aszendenz Pigmentdegeneration der Netzhaut angetroffen wurde, welche als Erbübel sich in der Deszendenz als familiäre Idiotie ohne Amaurose auswirkte. Die optische Komponente spielt also in den Kufsschen Fällen eine indirekt bestimmende Rolle, gegenüber der direkten Rolle bei der Spielmeyer-Vogtschen Form, wo die Patienten selbst an Pigmentablagerung der Retina litten. Und so meint Kufs sicherlich mit Recht: „Ob gerade für die Spätformen das Fehlen von Sehstörungen und Augenhintergrundsveränderungen charakteristisch ist, wie es für unsere zwei Geschwister und die Fälle Walters zutrifft, muß erst durch weitere kasuistische Mitteilungen klargestellt werden."

Nach den Darlegungen von H. Kufs sind wir persönlich der Ansicht, daß im klinischen Bilde der familiären Idiotie die optische Komponente — sei es in direkter oder indirekter Weise — eine bestimmende Rolle spielt und somit nennt der genannte Autor mit Recht seinen Fall eine „Spätform der amaurotischen Idiotie", obschon das Symptom der Amaurose sich während des ganzen Verlaufs der Krankheit nicht bemerkbar machte. Es gäbe also eine familiär-amaurotische Idiotie sine amaurosi, wie es eine Paralysis agitans sine agitatione gibt. Aus diesen Betrachtungen dürfte der klinische Begriff „familiär-amaurotische Idiotie" in folgendem Sinne als sichergestellt zu betrachten sein. Es gibt eine **Frühform** der amaurotisch-familiären Idiotie; diese weist 1. einen infantilen Typ auf (Tay-Sachs-Schaffer), für welchen außer der motorisch-assoziativen Komponente besonders charakteristisch die optische Komponente in der Form des spezifischen Makulabefundes ist; Beginn der Krankheit in der zweiten Hälfte des ersten Lebensjahres, Ende in der ersten Hälfte des zweiten Lebensjahres. 2. Gibt es einen juvenilen Typ (Spielmeyer-Vogt). Beginn vom 3.—7. Lebensjahr, wo die optische Komponente durch Retinitis pigmentosa und einfache Optikusatrophie gegeben ist. — Die Frühform ergänzt eine **Spätform** (Kufs), wo die optische Komponente nur indirekt vorhanden ist, und zwar durch die Sehstörungen auf Grund einer Retinitis pigmentosa der Eltern bzw. der Seitenlinie; Beginn des Leidens im 3. Lebensdezennium. Für sämtliche Formen ist die gesunde Vorperiode gültig, freilich ist diese bei dem infantilen Typ die kürzeste (6 Monate ungefähr), länger bei dem juvenilen (3—7 Jahre), am längsten bei der Spätform (24 Jahre). — Mit Nachdruck ist darauf zu verweisen, daß es zwischen diesen drei Hauptformen der amaurotisch-familiären Idiotie Übergänge gibt, wodurch es zu spätinfantilen bzw. frühjuvenilen Varietäten kommt; die Übergänge zwischen juvenil und adult sind mangels entsprechenden Materials bislang noch nicht erforscht, doch spricht prinzipiell nichts dagegen bzw. sind solche zu postulieren.

In anatomischer Richtung haben wir vor allem die Wesensveränderung bei der familiär-amaurotischen Idiotie zu fixieren und da wäre in erster Linie zu betonen, daß hier allein die zytopathologischen Veränderungen vermöge ihrer Konstanz in Betracht kommen, während die faserpathologischen als nicht charakteristische Veränderungen unbeachtet bleiben können. Das Wesentliche der Zytopathologie bei der familiär-amaurotischen Idiotie ist die spezifische neuronale Schwellung, wonach eine lokale oder ausgebreitete Schwellung des Zellkörpers, eine lokale exzessive Auftreibung der Dendriten, eine umschriebene

Dunsung des Axons stattfindet. In dem Schwellungsprozeß ist das primäre die Quellung des Hyaloplasmas, worauf als sekundäre Erscheinung die Fällung der intrazellulären Degenerationsprodukte von lezithinoiden oder prälipoiden, später von lipoiden (sudanophilen bzw. osmioreduktiven) Körnchen erfolgt. Wie ich im allgemeinen Teil hervorhob, widersprach dieser von mir vertretenen Betrachtungsweise des Schwellungsprozesses, in welchem das Wesentliche der hyaloplasmatischen Aufquellung zukommt, außer Spielmeyer besonders Bielschowsky. Nun aber betont letztgenannter Autor selbst (siehe oben), daß „eine recht erhebliche Belastung des Zellkörpers mit lipoidem Material stattfinden kann, ohne daß eine nennenswerte Vergrößerung oder Verunstaltung seiner Form damit verknüpft sein muß“, daher auch „eine konstante Korrelation zwischen Schwellung und Körncheneinlagerung nicht an allen Zellexemplaren .... bestand.“ Für die Betzschen Riesenpyramiden schildert dann Bielschowsky auf Grund von Färbung mit wässeriger Lösung basischer Anilinfarbstoffe folgendes: „Bei dieser Art der Farbeeinwirkung sind distinkte Körnchen in der geblähten Zellpartie kaum erkennbar, dafür färbt sich eine zwischen den Körnchen liegende und auch bei stärkster Vergrößerung homogen erscheinende Masse in dieser metachromatischen Weise. Ähnlichen Erscheinungen begegnet man auch zuweilen in kleineren Zellen, aber selten in so ausgeprägter Form.“ — Ich meine, daß in dieser Beobachtung Bielschowskys dasselbe zum Ausdruck gelangt, was ich in meiner Arbeit „Tatsächliches und Hypothetisches aus der Histopathologie der infantil-amaurotischen Idiotie“ mit folgenden Worten formulierte: „Worauf es mir in obigen Feststellungen ankam, ist der Umstand, daß die anfänglichste Schwellung gemäß dem Stande unserer heutigen Färbetechnik nicht durch Ansammlung einer entsprechend großen Menge von Degenerationskörnern, sondern durch Quellung des Hyaloplasmas bedingt wird. Dieser Tatsache begegnet man oft an den geblähten Abzweigungsstellen der Purkinjeschen Dendriten, die eine absolut homogene, mit S-Fuchsin intensiv rosarot gefärbte, abnorm große Masse enthalten. Freilich wird im späteren Degenerationsstadium die Schwellung auf Grund einer Anschoppung von lezithinoiden Körnern vorgetäuscht. Denn letztere stellen nur mehr die gefällte hyaloplasmatische Masse dar, die aus dem formlos gequollenen Protoplasma auf Grund chemischer Transformation sich zu einer körnigen Masse herausbildet.“

Die aus dem gequollenen Hyaloplasma gefällten Degenerationskörner sind auf Grund ihres färberischen Verhaltens als Stoffe zu betrachten, welche sich in einer progressiven Verfettung befinden. „Diesen fortlaufenden Verfettungsprozeß illustriert die familiäre Idiotie durch seine verschiedenen Typen — sagte ich am selben Orte —: die fuchsinophile und lezithinoide bzw. prälipoide Phase vertritt die infantil-amaurotische, die lipoide Phase die juvenil-amaurotische (Fall von Schob), die osmio-reduktive Phase die ohne Erblindung einhergehende familiäre Idiotie der Erwachsenen (Fälle von F. K. Walter)... Je protrahierter der Verlauf, um so ausgereifter die intrazelluläre Degenerationsmasse im Sinne der Verfettung.“ Daß dieses Schema nicht immer zutrifft, bemerkte Kufs, der auf die Beobachtung von Globus verwies, wonach bei einem Fall von infantil-amaurotischer Idiotie weder mit Heidenhain, noch mit Weigert-Schaffer eine Färbung der intrazellulären Degenerationskörnchen zu erzielen war, hingegen waren diese stark osmio-reduktiv. Ein Gegenstück hierzu bildet der oben berührte Fall von Hassin, wo in einem typisch infantilem Fall die exzessiv geblähten Thalamuszellen so Hämatoxylin-, wie Scharlachrot- bzw. Osmium-affin waren. Und so glaube ich, daß die Verfettungsstufe kein wesentliches Kennzeichen des endozellulären Schwellungsprozesses bildet. Vom morphologischen Gesichtspunkt aus erscheint die allörtliche bzw. segmentär-regionäre, hochgradige neurozytäre wie dendritische und axonale Aufquellung mit darauffolgender Fällung das Wichtige zu sein; wie sehr diese Momente, ergab sich aus dem Entwicklungsgang der Histopathologie der familiär-amaurotischen Idiotie, welche lehrte, daß der von der Tay-Sachs-Form abweichende juvenile Typ, später der ganz unbestimmt erscheinende Fall von Kufs erst durch die allörtliche Zytopathologie die richtige Deutung und Bestimmung erfuhr. Diese Lage der Dinge erkannte zuletzt J. H. Globus mit folgendem Ausspruch: „Der Schaffersche Ganglienzellprozeß ist und bleibt das gemeinsame Bindeglied aller Krankheitsfälle, die der großen Gruppe der amaurotischen Idiotie zugehören."

Haben wir einmal diesen obersten Leitsatz erkannt, wonach eine familiäre Idiotie zu einer klinisch amaurotischen nur histopathologisch durch die neuronale Quellung und Fällung gestempelt wird, so verstehen wir, daß Unterschiede in bezug der Extensität und Intensität des Schwellungsprozesses keine scharfe, prinzipiell wichtige Demarkationslinien bedeuten. Nicht allein die Klinik, sondern auch die Histopathologie lehrt Fälle von fließenden Übergängen; klinisch ist wichtig die Familiarität, histologisch die spezifische Zytopathologie; treffen sich diese zwei fundamentalen Bedingungen zusammen, so haben wir das Bild der familiären Idiotie vor uns, welche eine eigene Färbung durch die optische Komponente erhält, daher die genauere Bezeichnung einer familiär-amaurotischen Idiotie. Doch müssen wir in letzterer Beziehung noch weitere klinisch-anatomische Beobachtungen abwarten, um zum klassifikatorischen Wert des Epithetons „amaurotisch" endgültig Stellung nehmen zu können; heute hat es noch den Anschein, als wären familiäre Idiotie und Erbkrankheit der Netzhaut stark verankert. Von den klinisch-anatomischen Kennzeichen sind allein letztere ausschlaggebend, denn die Idiotie als solche trägt gar keine spezifische Färbung an sich, allein die Anatomie entscheidet im Sinne der amaurotisch-familiären Idiotie.

Zum Schluß möchten wir auf die Bedeutung der Kleinhirnveränderungen im Verlauf der amaurotischen Idiotie verweisen, indem in Übereinstimmung mit Bielschowsky und Globus „wir in der Kleinhirnerkrankung lediglich eine gleichsinnige Auswirkung des einheitlichen Krankheitsprozesses" erblicken „und glauben nicht an eine Kombination zweier Krankheitsformen" (J. H. Globus). Nur möchten wir noch hinzufügen, daß es sich nach unserem Erachten um eine heredodegenerative Betonung handelt, indem das Kleinhirn nicht allein der Sitz desselben zytopathologischen Prozesses ist, wie an irgendeinem anderen Abschnitt des Zentralnervensystems, sondern zugleich ein in seiner Entwicklung zurückgebliebenes, hypoplastisches Segment darstellt.

b) Nicht-familiäre Idiotie.

Im vorhergehenden sahen wir den bestimmenden Wert der Histopathologie für die Idiotie auf familiärer Basis. Wir wollen nun zur Ergänzung und Beleuchtung der Anatomie der Idiotie zwei solche Fälle vorführen, welche mir leider ohne nähere Anamnese zur Verfügung standen, indem sie aber die bestimmende Zytopathologie der familiären Idiotie nicht aufwiesen, so waren sie aus der amaurotisch-familiären Idiotie unbedingt auszuschließen. Ich möchte diese zwei Fälle als zur nicht-familiären Idiotie gehörig betrachten, worunter Idiotien zu verstehen sind, welche nicht die Vertreter der mit photographischer Treue sich wiederholenden Anatomie des infantilen, juvenilen oder erwachsenen Typs derselben Familie sind, sondern es sind das Fälle, in welchen die krankhafte Anlage sich individuell auswirkt. In letzterer Beziehung stehen mir zwei Fälle zur Verfügung, wovon jeder Fall ein für sich eigenartiger ist: der erste, eine nicht-amaurotische Idiotie zeichnete sich durch die Kombination mit Kleinhirnaffektion aus und bot das Bild einer im Zuge befindlichen systematischen Degeneration des Nervenparenchyms dar; der zweite, eine amaurotische Idiotie nicht-familiären Charakters, wies Momente der systematischen Entwicklungshemmung seitens des assoziativen und optischen Apparates auf, daher handelte es sich um eine stabile, fixe Idiotie ohne Spuren einer in Fortschritt befindlichen zellulären Degeneration, wie wir dies in klassischer Ausbildung bei der familiären Idiotie sehen.

Die eigenartige Gestaltung der einzelnen Idiotiefälle geht aus der Einteilung des sehr erfahrenen Bourneville hervor, der auf patholog-anatomischer Grundlage folgende Formen unterschied: 1. Idiotismus durch Hydrozephalie; 2. Idiotismus durch Mikrozephalie; 3. Idiotismus durch Entwicklungshemmung der Hirnwindungen; 4. Idiotismus durch einen Bildungsfehler des Gehirns: a) angeboren (Porenzephalie, Aplasie des Balkens), b) pathologisch (Pseudozysten, gelbe Erweichungsherde, Pseudoporenzephalie); 5. Idiotismus durch hypertrophische Hirnsklerose; 6. Idiotismus durch atrophische Hirnsklerose einer oder zweier Hemisphären, eines Lappens, einzelner Hirnwindungen; 7. Idiotismus bei Meningitis oder Meningo-encephalitis; 8. Idiotismus mit Pachydermie; 9. Idiotismus bei Hirntumoren; 10. Traumatischer Idiotismus.

Dieser gewiß recht übersichtlichen Einteilung müssen wir aber hinzufügen, daß die meisten Einzelformen sich mehrfach kombinieren können, denn ein Idiotengehirn, welches sich z. B. durch die Hypo- bzw. Aplasie des Balkens oder Mikrogyrie auszeichnet, kann zugleich Zeichen eines überstandenen fötalen Prozesses (atrophische lobäre Sklerose usw.) bieten. — Überblicken wir die Genese der nicht-familiären Idiotie, so wäre hervorzuheben, daß hier zweierlei Momente von allgemeiner Bedeutung zu unterscheiden wären: 1. endo-neurogene und 2. exogene; erstere führen zu Entwicklungshemmungen, also zu Produkten einer gestörten Entwicklung aus inhärenten, neurogenen Gründen (s. S. 92), letztere sind das Ergebnis eines fötalen Prozesses übertragen durch den plazentaren Kreislauf, stellen daher den Ausgang eines rein exogenen, vaskulären Prozesses in der Form einer Porenzephalie, atrophischen Sklerose und dergleichen mehr dar. Höchstwahrscheinlich dürfte es sich im letzteren Fall noch um eine dritte gemischte Möglichkeit handeln, indem die frühfötal einsetzende exogene

Störung auf den normalen Entwicklungsgang modifizierend einwirkt und somit lokale Entwicklungshemmungen in der Form von Makro-Mikrogyrie und ähnliche verursacht. — Uns interessieren hier, wo über heredodegenerative Krankheiten abgehandelt wird, natürlich die endo-neurogenen Idiotiefälle also jene Fälle, welche wohl außerhalb der familiären Idiotie liegen, doch ist auch für diese das bestimmende Moment die krankhafte Anlage, welche sich wie wir oben hervorhoben, individuell-eigenartig auswirkt; über diese äußerte ich mich einmal folgend: „Entwicklungshemmungen dieser Form tragen einen bezüglich der Entstehung derartig individuellen Stempel an sich, daß sie immer nur ein ‚Fall' bleiben; es fehlt ihnen etwas Generelles, wodurch die Wiederholung in einem engen Kreise, in einer Familie wenn schon nicht absolut ausgeschlossen, jedoch höchst unwahrscheinlich ist. Also nicht so, wie bei der Sachsschen oder Spielmeyerschen Form der Idiotie, wo es sich um eine generelle abnorm schwache Veranlagung der Nervenzellen des gesamten Zentralnervensystems handelt."

Ich gehe nun zur Mitteilung der erwähnten zwei Fälle über.

I. Fall. Diesen veröffentlichte ich im Journal für Psychologie und Neurologie 1920 unter der Aufschrift „Beiträge zur Lehre der zerebellaren Heredodegeneration"; ich gebe aus dieser Arbeit die klinisch-anatomischen Daten des Falles im folgenden wieder.

Wir möchten eben im Anschluß an die familiäre Idiotie die klinischen wie anatomischen Kennzeichen des vorliegenden Falles vorwegnehmen, um beide Idiotieformen einander scharf gegenüber zu stellen. In klinischer Hinsicht möchten wir hervorheben, daß es sich um einen singulären Fall von Idiotie handelt, in welchem bemerkenswert ist, daß die Wiederkehr desselben Krankheitszustandes in derselben Familie nicht zu beobachten ist. Mit anderen Worten wir vermissen die mit photographischer Treue sich wiederholenden Fälle des infantilen, oft auch des juvenilen Typs in derselben Familie; hier dürfte eine allgemeine neuropathische Belastung das Wichtigste sein, leider gab uns der Umstand, daß es sich um einen Findling handelte, keine Handhabe zur Erforschung der heredo-familiären Momente. Der Mangel des letzteren konnte wenigstens zum Teil dadurch wettgemacht werden, daß die Anatomie des Falles nicht die leiseste Spur einer allörtlichen Ganglienzellschwellung ergab, daher handelte es sich sicherlich nicht um eine Idiotie amaurotisch-familiären Charakters. Wir haben also die feinste Morphologie einer nicht-familiärer Idiotie zu erforschen, wobei in anatomischer Beziehung betont sei, daß es sich um einen im Zuge befindlichen Krankheitsprozeß und nicht um eine durch schwere Entwicklungshemmung bedingte, daher fixe, stabile Idiotie handelte. —

Der Pflegling des hauptstädtischen Siechenhauses Josef Kuruska wurde im Jahre 1897 geboren und starb nach zweijähriger Beobachtung am 6. Oktober 1918 in seinem 21. Lebenjahr. Eine eingehendere Anamnese war vom geistesschwachen Kranken nicht zu bekommen; nach seinen Angaben sollen seine Eltern nicht mehr leben, auch hätte er nie Schwestern gehabt.

Status praesens, aufgenommen am 14. Juli 1916. Schädel asymmetrisch, links abgeflacht, Umfang 51,5 cm. Ohren abstehend, die Ohrmuscheln abgeplattet, Reliefverhältnisse verschwommen. Hinter dem rechten Ohre beginnt vom Processus mastoideus ein im Bogen aufwärts ziehender strichförmiger Mendelscher Fleck, hinter welchem sich umschriebene Alopezie befindet, die übrigens mäßig am ganzen behaarten Kopf anzutreffen ist. Im Gesicht ist keine auffallende Asymmetrie vorhanden. Gesichtsausdruck leer, blöd. Extremitäten symmetrisch entwickelt, der ganze Körper ist im Verhältnis zum Alter beträchtlich rückständig; der etwa 20jährige junge Mann macht den Eindruck eines höchstens 15jährigen Jungen. Die Wirbelsäule krümmt sich in sitzender bzw. aufrechter Lage stark seitlich; diese Deviation verliert sich bei der Aufforderung, gerade zu sitzen, auf ganz kurze Zeit, um aber in einigen Sekunden sich wieder einzustellen. Rumpfmuskulatur schwach, Extremitäten schwächer entwickelt. Haut normal, ohne trophische Störungen; die Schamhaare sind spärlich, kurz und allein um das Glied herum sichtbar. Man gewinnt im ganzen den Eindruck, als stünde Pat. ganz am Anfang der Pubertät, womit auch die Entwicklung des Gliedes übereinstimmt.

Die inneren Organe zeigen keine Abweichung von der Norm.

Hirnnerven. Der Olfactorius, Opticus und Cochlearis sind infolge des Intelligenzdefektes sehr mangelhaft zu untersuchen, doch konnte nichts auffällig Abnormes gefunden werden. Facialis, motorischer Trigeminus, Hypoglossus sind relativ intakt; hingegen erscheinen die äußeren Augenmuskeln insofern angegriffen, als sie schon nach kurzer Funktion die Zeichen der Ermüdung darbieten, ferner sind die Augenbewegungen ataktisch und von grobschlägigem horizontalem Nystagmus begleitet. Sprache schwerfällig, teils skandierend, teils dysarthrisch und von hochgradigem Näseln begleitet, wodurch die Aussprache verschwommen wird.

Motilität der Extremitäten. Hochgradige zerebellare Ataxie; der Gang geschieht breitspurig mit weit auseinandergespreizten Beinen, dabei erscheint er taumelnd, wobei Pat. mit Armen und Rumpf das Gleichgewicht aufrecht zu halten versucht. Mit geschlossenen Beinen fällt Pat. sofort um, ohne die Augen zu schließen; bei Rückbeuge mit auseinandergestellten Füßen balanziert er sehr gut mit Kniebeuge. Die Ataxie beherrscht die Bewegungen der oberen Extremitäten, des Kopfes und Rumpfes.

Sensibilität. Hautempfindlichkeit gut, obschon in der Lokalisation Fehler von 10—15 cm vorkommen. Ebenso scheint die grobe artikuläre Sensibilität vorhanden zu sein, doch mit quantitativen Fehlern, denn die nachzuahmenden Flexionen, Extensionen, Ab- und Adduktionen fallen gewöhnlich über oder unter dem gegebenen Maß aus; öffnet er die Augen, so bessert er den Fehler aus. Temperatursinn normal. Geringgradige Hypalgesie am ganzen Körper.

Reflexe. Pupillen mittelweit, rund, reagieren gut, direkt wie konsensuell. Babinsky und Oppenheim negativ. Cremaster- und Bauchdeckenreflexe (als hypo-, meso- und epigastrialer) beiderseits normal.

Psyche. Idiotismus maioris gradus. So bleiben die Fragen über sein Alter, wieviel Monate das Jahr habe, welche Jahreszeit wäre, wieviel 1 + 1 ausmache, unbeantwortet. Wohl weiß er, daß er in einem Krankenhaus sei, doch welcher Art die Abteilung wäre, weiß er nicht. Er zählt 11 Finger an beiden Händen, setzt das Abzählen weiter bis 19 fort, worauf 56, 59, 40, 49, 60 folgen. Auf eine Krone (Währung) sagt er 20 Heller, erkennt sie später richtig, ebenso die kleinen Münzen. Pat. kann weder schreiben, noch lesen. Das Benehmen ist ruhig; spricht nur, wenn er gefragt wird, weint — lacht niemals und ist reinlich.

Dieser im obigen zusammenfassend skizzierte Befund läßt, wie einleitend bemerkt, einesteils einen kortiko-zerebralen, im Idiotismus gegebenen, anderteils einen zerebellarataktischen Zustand erkennen. Klinisch schien der letztere interessanter zu sein, denn man mußte sich fragen, ob hier eine spinal bedingte zerebellare Ataxie oder eine echte Kleinhirnerkrankung vorliege. Mit Rücksicht auf das Vorhandensein des Patellarreflexes waren wir geneigt, an eine Mariesche Form, an die Hérédoataxie cérébelleuse zu denken, wobei wir den absoluten Mangel hinsichtlich familiärer Anamnese in dem höchsten Grade als eine Lücke empfanden, da Marie die von ihm aufgestellte Krankheitsform in 16 Einzelfällen auf vier Familien verteilt fand (R. Bing); somit der Nachweis von Familiarität von eminenter Bedeutung gewesen wäre. Wenn wir ferner trotz dieses beklagenswerten Mangels, ferner auch vermöge des oben bereits betonten positiven Patellarreflexes und des Mangels eines Friedreichschen Fußes die spinale Heredoataxie entschieden ausschlossen, so waren wir uns dessen bewußt, daß wir mit der klinischen Systematik dem anatomischen Befund keineswegs präjudizieren, da wir aus der Literatur nur zu gut wissen, welche Überraschungen durch den anatomisch-histologischen Befund im Gebiet der Heredodegeneration geboten werden. Somit war unser Hauptaugenmerk auf die anatomische Untersuchung gelenkt, die durch den am 6. Oktober 1918 infolge einer akuten Interkurrenz eingetretenen Tod ermöglicht wurde; über letztere erlaube ich mir folgende Notizen zu geben.

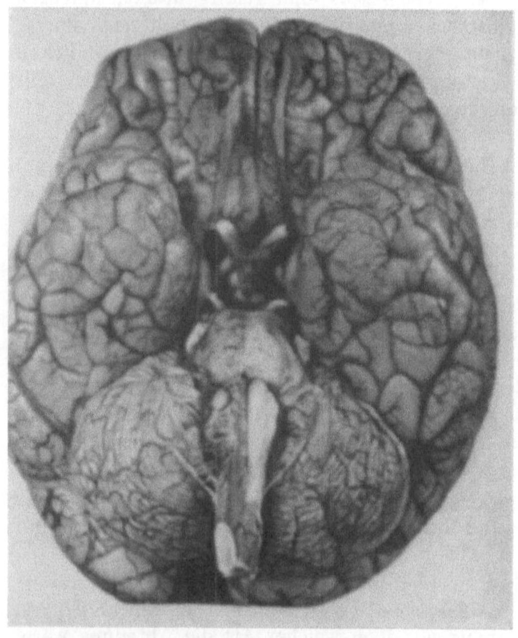

Abb. 118. Basalansicht des Gehirns (Fall K.). — Formolhärtung. Auffallend die kleine, gerunzelte Brücke, das reduzierte Kleinhirn mit den sehr verdünnten Windungen; Oblongata relativ gut entwickelt.

Der bis 29. September 1918 vollkommen gleichmäßig erscheinende Pat. erbrach am Morgen dieses Tages, nachdem er abends zuvor eine Wurst gegessen hatte. Auf ein Glas Bitterwasser erfolgte profuse Entleerung, und obwohl er des Morgens noch fieberfrei war, stellte sich mittags eine Elevation von 37,5° ein. Nachmittags 4 Uhr trat plötzlich Bewußtseinsverlust ein, die linke Körperhälfte verfiel in tonisch-klonische Zuckungen, die Bulbi waren dabei links gewendet („le malade regards ses membres convulsés"). Der Anfall hielt 5 Minuten an, worauf keine Aufhellung, hingegen nach 15 Minuten ein erneuter ähnlicher, bzw. bis abends 7 Uhr noch weitere sechs Anfälle auftraten. Während der Anfälle vielfaches Erbrechen. Abends 39,4° C. Bauch eingesunken, Puls frequent, zufriedenstellend, Patellarreflexe lebhaft. Von 7 Uhr abends an beständiger Sopor.

30. September 1918. Der Hals zeigt eine vom Kopfnicker nach rückwärts ziehende, sich weich anfühlende, das Genick einnehmende Schwellung; sie erstreckt sich weder auf den behaarten Kopf, noch auf den Rücken; man gewinnt den Eindruck, als wäre das subkutane Zellgewebe infiltriert. Am rechten Fußrücken eine bläulich-grünliche Verfärbung in umschriebener Form von Kinderhandtellergröße. Pat. ist vollkommen bewußtlos; die Atmung erfolgt wie bei einer Apoplexie, Augen geschlossen, Pupillen mitteleng, gleichgroß, reagieren auf Kerzenlicht zufriedenstellend, Bulbi in Primärstellung, Konjunktival und Skleralreflex fehlen, ebenso der Bauchdecken-, Kremaster- und Fußsohlenreflex. Auf Hautstiche keine Reaktion. Patellarreflexe erhöht, rechts lebhafter als links, die linke untere Extremität im Knie spastisch flektiert (tags zuvor war die linke obere Extremität in gleicher Lage). Herztätigkeit erhöht, Puls klein, ungleich, leer. Temperatur morgens 38,8°, mittags 12 Uhr 39°, abends 39,2°.

1. Oktober. Koma anhaltend; Pat. reagiert nicht auf Nadelstiche. Herztätigkeit unverändert schwach. Die Nackenanschwellung hat bedeutend abgenommen. Tagestemperatur 38,9°, 38,7°, 39,1°.

2. Oktober. Katheterisiert; Urin 200 ccm, dunkelbraun, trüb. Zustand unverändert. Temperatur 39°, 38,5°, 37,2°.

3. Oktober. Status idem. Beginnender Dekubitus der Sakralgegend. Auf Einlauf geringfügige pechartige Entleerung. Temperatur 37,9°, 37,2°, 38,5°.

4. Oktober. Koma anhaltend, Puls schwach, Atmung flach. Dekubitus verbreitet, in der Mitte ulzerös. Temperatur 36,1—36,2°.

5. Oktober. Zunehmende Schwäche, Puls arythmisch, leicht unterdrückbar. Temperatur unter 36°.

6. Oktober. Bei zunehmender Herzschwäche Exitus morgens 5 Uhr.

Sektion am 7. Oktober. In beiden Lungenspitzen selbständige Tuberkel von verschiedener Größe. Die rechte Lunge bietet am Durchschnitt grünlich-purulentes, käsiges Sekret. Die linke Lunge atelektatisch, die Pleura visceralis und parietalis ist hier verwachsen. Rechts Pleura intakt. Die Milz ist von subnormaler Größe, normaler Konsistenz und durch Bindegewebe mit dem Diaphragma verwachsen. Leber etwas verfettet, größer als normal. Der Magen ist vor dem Pylorus stenotisch; Magenmuskulatur hypertrophisch. Im Dickdarm zerstreut kleine Knoten und einige Ulcera mit unterminiertem Rand. Peritoneum fettarm, anämisch. — Herz normal, Nieren, Ureteren und Harnblase normal. Thyreoidea etwas größer; Nebennieren von normaler Form, Größe und Konsistenz.

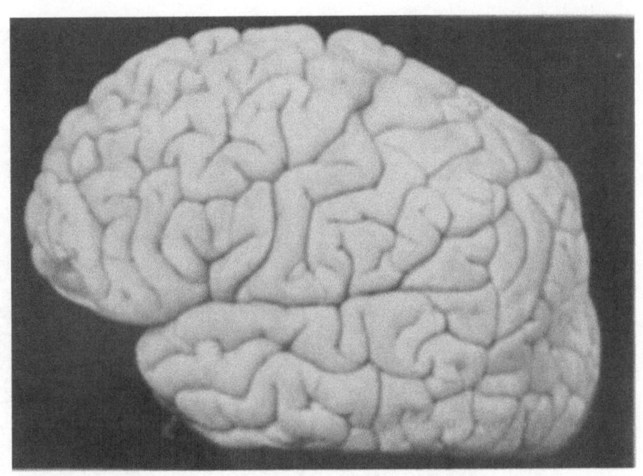

Abb. 119. Lateralansicht des Falles K. — Näheres s. im Text.

Gehirn und Rückenmark wurden im ganzen in 10proz. Formalinlösung gebracht, nachdem äußerlich an den Häuten keine Veränderung zu finden war. Die in den letzten Tagen beobachteten halbseitigen Krämpfe und Bewußtlosigkeit dürften durch Affektion der zentralen Substanz zu erklären sein, doch verbot uns die Einsicht in letztere der wichtige Umstand, daß wir das Gehirn einer genauen makroskopischen Besichtigung unterwerfen wollten, und dies konnte nur nach tadelloser Formalinhärtung geschehen (Abb. 118).

Das Rückenmark bot makroskopisch einen vollkommen normalen Anblick, und besonders hervorzuheben wäre, daß keine Verkleinerung des Organs vorlag. Auch der Querschnitt der Intumeszenzen ließ nichts Abweichendes erkennen.

Gehen wir nun zum Großhirn über, so wäre zu bemerken, daß dieses als mit den weichen Häuten bedeckt nichts Regelwidriges bot. Erst nach Abzug dieser (was ohne Schwierigkeiten geschah, da Adhärenzen sich nirgends bemerkbar machten), fielen Besonderheiten der Furchung auf, deren allgemeine Charakteristik sich dahin zusammenfassen läßt, daß sich der Hirnmantel durch relativ zahlreiche Furchenvariabilitäten auszeichnet. Als Quellenwerk diente uns beim Studium der Furchungsverhältnisse das Prachtwerk von Retzius, in welchem auf Grund eines Studiums von 100 Gehirnen die Formverhältnisse der wichtigeren Furchen und deren prozentuelle Variationen in maßgebender Weise geschildert werden. Hierbei will ich mich nur an die wichtigsten Furchen halten, die nachfolgende bemerkenswerte Eigenheiten darboten.

1. Wie Abb. 119, Seitenansicht der linken Großhirnhemisphäre, lehrt, ist die Präzentralfurche einheitlich, ein Verhalten, welches nach Retzius und Eberstaller in 23—24 vH. der Gehirne anzutreffen ist.

2. So ziemlich aus der Mitte der Zentralfurche zieht schräg aufwärts eine verbindende Furche zur Präzentralfurche. Nach Retzius hat die Zentralfurche Verbindung mit:

a) dem oberen Teil der Präzentralfurche in 18 vH.; b) dem unteren Teil derselben Furche in 6 vH.; c) dem oberen Teil der Postzentralfurche in 3 vH.; d) mit dem unteren Teil in 9 vH. — In unserem Falle ist die Präzentralfurche, wie sub 1 erwähnt, einheitlich, doch da die Verbindung gegen die obere Hälfte der Präzentralfurche gerichtet ist, so darf Fall a angenommen werden, somit handelt es sich um eine in 18 vH. der Fälle stattfindende Variation.

3. Die Zentralfurche setzt sich abwärts in einen kräftigen Sulcus diagonalis ohne Unterbrechung fort, wodurch in unserem Falle eine Verbindung mit dem Anfangsteil des hinteren Astes der Sylviusschen Fissur entsteht. Eine solche Verbindung traf Retzius in 38 vH. an; er meint, daß der Sulcus frontalis inferior durch Vermittlung des Sulcus diagonalis in 47 vH. mit der Sylviusschen Fissur in Verbindung steht, was für unseren Fall zutrifft.

4. Besondere Aufmerksamkeit erheischt der Sulcus postcentralis und interparietalis. Retzius sagt über die Variationen beider Furchen auf S. 118 seines Werkes

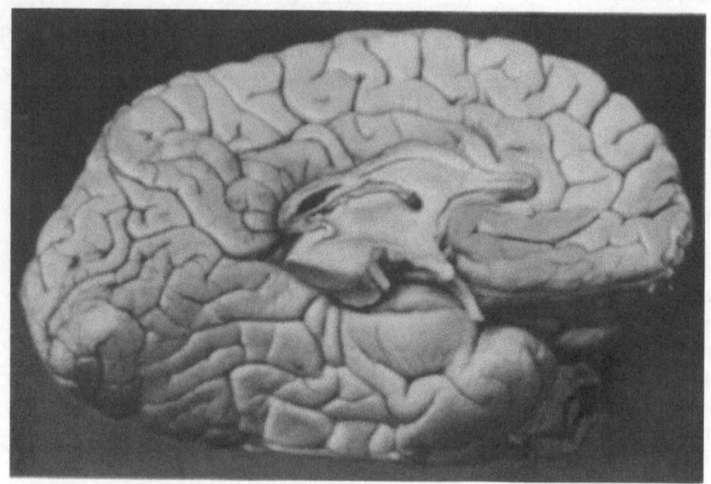

Abb. 120. Mediobasale Ansicht des Falles K. — Näheres s. im Text.

folgendes: „Der Sulcus postcentralis ist bald eine einheitliche Furche, welche der Zentralfurche parallel läuft, bald ist er in zwei Partien getrennt, von denen jede für sich oder, was öfter der Fall ist, beide gleichzeitig mit der eigentlichen Interparietalfurche vereinigt sein können. Nach Cunningham findet sich die Variation, wo die beiden Hälften des Sulcus postcentralis zusammenhängen und der Sulcus interparietalis proprius von ihnen abgetrennt ist, bei erwachsenen Irländern in etwa 11 vH.; die Variation, wo alle drei Furchen kommunizieren, hingegen in etwa 60 vH., wo alle drei getrennt sind, in etwa 6 vH., wo der Sulcus interparietalis proprius mit dem Sulcus postcentralis inferior allein zusammenhängt, in etwa 19 vH. und wo der Sulcus interparietalis proprius mit dem unteren Ende des Sulcus postcentralis superior verbunden ist, in etwa 2 vH.“ In unserem Falle findet sich eine selbständige Postzentralfurche und ein Sulcus interparietalis proprius vor, ein Verhalten, welches Cunningham mit 11 vH., Retzius mit 17 vH. veranschlagt. Der Sulcus interparietalis nimmt hier aus dem hinteren horizontalen Sylviusschen Ast seinen Ursprung, verläuft steil aufwärts und streng parallel mit der Postzentralfurche, umkreist den hoch hinaufragenden und aufsteigenden Ast der ersten Temporalfurche und senkt sich nun ab- und rückwärts, um mit einem typischen Sulcus occipitalis transversus zu enden. Während dieses Verlaufs zweigt aus der Interparietalfurche ein gut ausgeprägter Sulcus intermedius primus, zwischen Ramus posterior ascendens fissurae Sylvii und Ramus ascendens sulci temporalis superioris, ab.

5. Hinsichtlich der Interparietalfurche hebt Retzius noch folgende Momente hervor: „Von den Anastomosen der Interparietalfurche mit den umgebenden Furchen sind

besonders folgende zu nennen: Mit dem Ramus ascendens des Sulcus temporalis superior in 19 vH., mit dem Sulcus intermedius primus in 13 vH. und mit dem Ramus ascendens des Sulcus temporalis medius in 6 vH. Außerdem kamen Anastomosen mit dem Ramus ascendens der Fissura Sylvii und mit dem Sulcus parietalis superior vor; schließlich lief der Ramus medialis der Interparietalfurche zuweilen in die Fissura parieto-occipitalis hinein, obwohl er sich bei genauer Untersuchung stets durch eine tiefe Brückenwindung von ihr getrennt zeigte." Von diesen Anastomosen trifft für unseren Fall zu: a) Anastomose mit dem Sulcus intermedius primus, ein Verhalten, welches von Retzius mit 13 vH. veranschlagt wird; b) Verbindung mit dem Ramus posterior ascendens fossae Sylvii; c) Einmünden des oberen Astes der Fissura parieto-occipitalis in die Interparietalfurche. Zu letzterem Punkt möchte ich noch hinzufügen, daß die Parieto-Okzipitalfurche auf die konvex-laterale Hemisphärenfläche gelangt, sich gabelig in einen vorderen und hinteren Ast spaltet, wovon der vordere Ast an jenem Punkt der Interparietalfurche sich mit dieser vereinigt, wo der bogenförmige Abschnitt beginnt, während der hintere Ast ganz nahe zum Sulcus occipitalis transversus in die Interparietalfurche mündet.

An der medialen und basalen Oberfläche der Großhirnhemisphären (siehe Abb. 120) fallen bemerkenswerte Furchenvariationen nicht auf. Der Sulcus calloso-marginalis ist durch eine offene Übergangswindung aus dem Gyrus fornicatus in den Gyrus frontalis I medialis wohl unterbrochen; im Präcuneus gibt es einen entwickelten Sulcus subparietalis; die Fissura calcarina beginnt genau am Okzipitalpol und verläuft als einheitliche Furche wellig gegen die Fissura parieto-occipitalis, mit welcher sie zur gemeinsamen Furche: Pedunculus cunei zusammenfließt. Die Kollateralfurche ist einheitlich und zwischen Temporalpol und Uncus gyri hippocampi befindet sich eine auffallend tiefe Schwalbesche Incisura temporalis. — Viel mehr Beachtung verdient an der medialen Hemisphärenoberfläche der Balken, welcher vermöge seiner Dünne sofort auffällt. Schon das Balkenknie ist ein ungemein verschmächtigtes Gebilde; der Balkenkörper ist ungleich entwickelt, indem er teilweise in seiner vorderen Hälfte eine verhältnismäßige Anschwellung erkennen läßt, die aber keineswegs den normalen Dimensionen entspricht, während die hintere Hälfte des Balkenkörpers abermals abnorm dünn wird und in einen höchst schwach entwickelten Balkenwulst übergeht. Es handelt sich nach diesen Verhältnissen um eine ausgeprägte Balkenreduktion, die als Balkenhypoplasie erkannt werden konnte.

Wir wenden uns nun den mikroskopischen Verhältnissen zu.

Mikroskopische Untersuchung des Großhirns.

1. Zytoarchitektonik.

Bemerkenswerte Stellen ließen sich aus allen untersuchten Gegenden schon makroskopisch dadurch erkennen, daß hier die normale Streifung gestört erschien, indem eine wolkige Trübung bzw. Verschleierung streckenweise die normale Schichtenbildung der Rinde unterbrach. Solche Stellen erscheinen dem freien Auge entweder als hellere oder als dunklere Flecken der Rindensubstanz; unter dem Mikroskop sieht man dort, wo helle Flecken sind, eine rarefizierte Glia, d. h. eine spongiöse Zwischensubstanz mit auffallender zahlenmäßiger Verminderung der Nervenzellen, während an dunklen Flecken die Zwischensubstanz viel dichter ist, daher dunkler erscheint und regellos zerstreute, zumeist heteromorphe Nervenzellen enthält, die nicht schichtenartig, sondern haufenweise angesammelt sind; daher entbehrt schon beim makroskopischen Anblick eine solche Stelle der Streifung. Diese Dunkelfärbung wird durch einen weiteren Umstand gefördert; es erscheinen hier in auffallender Zahl Blutgefäße, die, als ein dichtes Netz bzw. als Netzfragmente auftretend, vermöge ihrer intensiv gefärbten Wand den Farbenton dieser Stelle entschieden gesättigter machen. An solchen dunkleren Stellen bemerkt man ein dichteres Gliagefüge und dieses zeichnet sich durch eine größere Zahl von protoplasmatisch verzweigten Gliazellen aus. Die Nervenzellen machen sich an solchen abnormen Stellen einesteils durch ihre zahlenmäßige Reduktion, durch ihre Formlosigkeit, schließlich durch Mangel einer normalen Orientierung bemerkbar. Aus diesen Verhältnissen geht also hervor, daß die normale Zytoarchitektonik ziemlich schwere Störungen und eine Entwicklungshemmung erleidet, für welche noch ein sehr charakteristischer Umstand hervorzuheben wäre; es läßt sich nämlich für alle dysarchitektonischen Stellen der Großhirnrinde nachweisen, daß diese immer die III. und IV. Rindenschicht betreffen. Dieses Verhalten ist aus dem Grunde höchst bemerkenswert, weil mir für die Mikrogyrie der Nachweis gelang, daß gerade die Lamina pyramidalis und granularis interna jene Schichten der Großhirnrinde sind, die in erster Linie zu Entwicklungsstörungen neigen; ich bezeichnete aus diesem Grunde die genannten Schichten als die ontogenetisch labilsten im Gegensatz zu den Schichten I, II und VI, die als die ontogenetisch stabilsten zu betrachten sind. — Zu ergänzen wären diese Befunde noch durch die Tatsache, daß die Lamina granularis interna an solchen Stellen eine lokale Unterbrechung erfahren kann; es entsteht somit ein Rindenpunkt, an welchem die genannte Schicht ganz fehlt bzw. in höchstem Maße geschwächt ist. Um von der Größe solcher Stellen einen Begriff zu geben, erwähne ich, daß diese etwa ein bis zwei Gesichtsfelder bei Anwendung von Komp.-Okular 4 und Objektiv Zeiss A einnehmen. — Schließlich machte sich an vielen beliebigen Stellen des Hirnmantels eine ungleiche Schichtenentwicklung in dem Sinne bemerkbar, daß z. B. die III. Schicht ungewöhnlich breit bzw. schmal war, im ersten Fall mit einer zerstreuten, spärlichen, im zweiten Falle mit einer dichten Lagerung der pyramidalen Elemente verbunden. Es kommen somit Rindenstrecken vor, die eine abnorme Breite besitzen und sich als eine gegen das Mark gerichtete auffallende Ausbuchtung der Lamina corticalis bemerkbar machen; handelt es sich um eine Verschmälerung der Rinde, so ist es bemerkenswert, daß dabei alle Schichten, jedoch in höchst reduziertem Maße, erhalten bleiben und somit eine Zwergrinde, eine Rinde en miniature, entsteht. Seltener kam die Erscheinung zur Beobachtung, daß eine solche Zwergrinde, mit einer defekt entwickelten und reichlich vaskularisierten Rindenstelle zusammenstoßend, nicht durch eine Furche, sondern durch eine aus der Lehre der Mikrogyrie schon bekannte sogenannte Furchennaht getrennt wird. Auf diese Weise kommt es zur Bildung einer gedeckten oder inneren Windung, die also äußerlich durch keine Furche angedeutet ist (siehe Abb. 121).

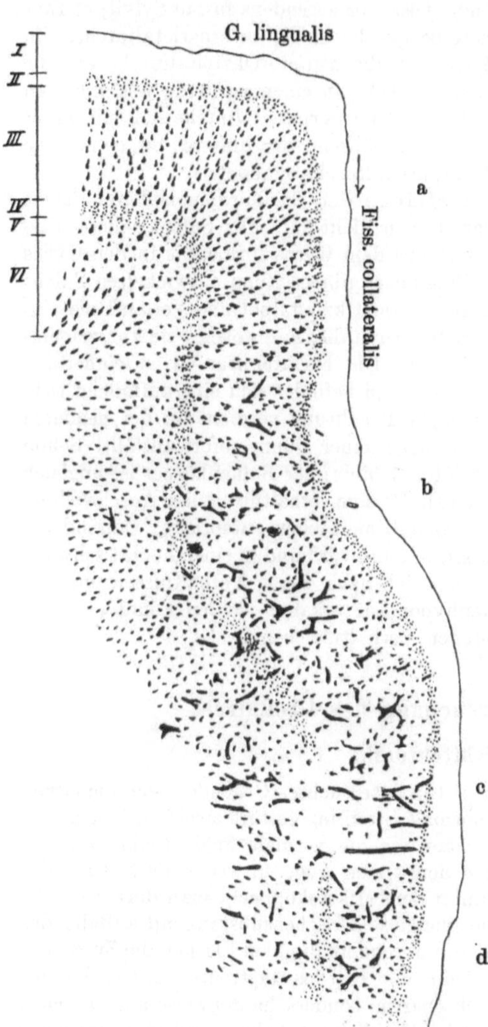

Abb. 121. Cytotektonik einer Stelle des Gyrus lingualis. Halbschema nach einem Toluidinpräparat.
a: sechsschichtige isotypische Rinde.
b: sechsschichtige Rinde mit abnormer Vaskularisation und abnormer Lagerung der Nervenzellen in Schicht III.
c: Unterbrechung der Lamina granularis interna.
d: ganz wie bei „b", nur Rindenplatte verschmälert.

Die in obigen Zeilen summarisch angeführten tektonischen Regelwidrigkeiten, dies sei nochmals betont, kommen über das gesamte Grau des Hirnmantels diffus, allörtlich fleckig verbreitet vor, womit besagt ist, daß es keinen Lappen des Endhirns gibt, der von den angedeuteten Entwicklungsstörungen frei wäre. Hieraus resultiert ein recht scheckiges Bild der Großhirnrinde am Toluidinpräparat, das bekanntlich die Schichtungsverhältnisse uns in deutlicher Form vorführt. Auf Strecken regelmäßiger Tektonik folgen Stellen von irgendeiner Art der oben angeführten dysarchitektonischen Bildungen, die sich, wie eingangs erwähnt, die normale Rindenstreifung als Trübung unterbrechend, am Toluidin-, jedoch auch besonders deutlich am Van Giesonschen Präparat, als aufgehellte bzw. abnorm verdichtete Stellen dem Auge förmlich aufdrängen. Infolge der totalen Verbreitung der Dysarchitektonik hat es keinen Sinn, die einzelnen Lappen der Reihe nach zu schildern, denn es würde sich mit einer ermüdenden Monotonie um die Aufzählung ähnlicher Verhältnisse handeln.

Obige zytotektonische Schilderung wäre noch durch ein sehr bezeichnendes Moment zu ergänzen, das für das motorische bzw. visuelle Feld auffiel: Innerhalb dieser Bezirke schien die Rindenschichtung keine gröbere Störung aufzuweisen! Es ist dies ein Umstand, der bei späteren Erörterungen von Bedeutung sein wird.

Schließlich wäre noch ein Befund hervorzuheben; in der Lage der kleinen bzw. mittelgroßen Pyramidenzellen fanden sich einigemal Exemplare mit zwei Kernen. Wohl kamen solche nicht häufig vor, ich begegnete diesen zufällig an drei Stellen, und da eine zahlenmäßige Bestimmung einen sehr relativen Wert gehabt hätte, unterließ ich eine systematische Durchforschung in dieser Hinsicht. Immerhin bedeuten die doppelkernigen Nervenzellen ein Zeichen der gestörten Histogenese.

2. Myeloarchitektonik.

Allgemeines Bild der Markerkrankung.

Die Markdegeneration und der Markschwund bilden den beherrschenden Vorgang des vorliegenden Falles in dem Sinne, daß der Hirnmantel verschiedenst abgestuften Markausfall, und zwar Stellen von angedeuteter Markerkrankung bis zum hoch- und höchstgradigen Schwund bzw. totalen Markmangel darbietet. Im allgemeinen wäre also hervorzuheben, daß die Markdegeneration in allen Abstufungen vorkommt. Doch wäre der Übersichtlichkeit halber ratsam, den degenerativen Prozeß in folgenden vier Graden zu schildern, und zwar 1. als angedeutete, 2. deutliche, 3. hoch- bzw. höchstgradige, endlich 4. völlige Rindenentmarkung. Dabei wollen wir einstweilen das topographische Moment ganz außer acht lassen.

Bevor wir aber die Schilderung der einzelnen Grade vornehmen würden, wollen wir die Markdegeneration im allgemeinen kurz skizzieren. Die Markfasern haben ihre normal glatten Linien verloren, das Mark ist vielfach holprig, varikös, zeigt sogenannte Netzfiguren, Gerinnungserscheinungen und an vielen Stellen hochgradige Aufblähungen, wodurch es zur Bildung von freien Markkugeln kommt. Es wäre hervorzuheben, daß man ganz normale Markfasern weder in der Rinden- noch in der Marksubstanz, wenn überhaupt, so höchst selten antrifft, so daß die Markdegeneration einen durchgreifenden Zug des vorliegenden Falles bildet. Dieses Verhalten läßt sich sowohl an den Weigertschen als auch an den Spielmeyerschen Markfärbungspräparaten feststellen und speziell erachte ich letztere zur Demonstration bereits feinerer Veränderungen für sehr geeignet. An dieser Stelle wäre noch zu bemerken, daß die Doppelfärbung der Spielmeyerschen Präparate mit Säurefuchsin sehr lohnende Bilder liefert, erstens, weil man die stärkeren Axone gleichzeitig darstellt, dann aber vermöge der Mitfärbung des Bindegewebsgefäßapparates, wodurch das Präparat nach mehreren Richtungen analysierbar wird. — So erfährt man durch ein Spielmeyer-Fuchsinpräparat die wichtige Tatsache, daß an Stellen von Markblähungen der Axon durchweg sein Kaliber behält, somit histologisch nicht angegriffen erscheint; höchst selten trifft man an solcher Stelle den Axon leicht spindelig aufgetrieben an, doch ohne färberische Abweichung. Aus diesen Bildern geht mit Evidenz hervor, daß die Markscheide der zuerst leidende Nervenfaserbestandteil ist, und man begreift leicht, daß bei weiterer Markdegeneration schließlich nackte Axone entstehen. Die feinen Nervenfasern zeigen diskontinuierlich ganz marklose Stellen, während die markhaltigen knollige Auftreibungen darbieten.

Außer den soeben angedeuteten, mehr frischen Erscheinungen der Markdegeneration, wobei das erkrankte Mark noch Blaufärbung gibt, kommen Bilder der schon sehr vorgeschrittenen Markaffektion vor. Diese äußert sich in einer schmutzig grauen bzw. braunen, also sehr defekten Färbung des hochgradig erkrankten Marks, das in verschiedene Kügelchen und Tropfen zerfallend, nur mehr das Ultimum moriens darstellt. Diese Markrudimente können sich schließlich ganz schwach färben, so daß man sie als schmutzig bräunliche, matt glänzende, feinste Kügelchen antrifft. Anhäufungen solcher Marküberbleibsel sind bereits mit freiem Auge sichtbar bzw. bemerkenswert als bräunliche Stellen an solchen Punkten der Rinde und des Marks, wo normalerweise tiefblaue Färbung vorhanden sein sollte. Ist endlich auch diese spärliche Spur des Marks geschwunden, so bekommt man das Bild des vollkommenen Markschwundes zu sehen.

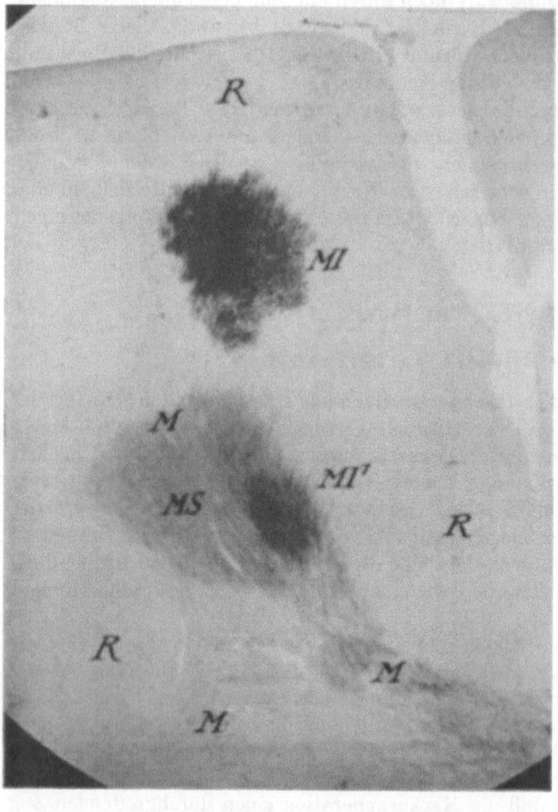

Abb. 122. Weigert-Schnitt aus dem Frontalpol. *R, R, R*: vollkommen entmarkte Rinde. *M, M, M*: höchstgradig entmarkte Marksubstanz. *MI*: Markinsel, deren radiäre Struktur deutlich zu erkennen ist; bemerkenswert die aus ihr gegen das Windungsmark hinabziehenden feinen Markfasern, die dann hier eine weitere Markinsel: *MI*[1] bilden. *MS*: Markschatten im Windungsmark.

Somit läßt sich folgende Skala der Markveränderung aufstellen: Die Abweichung vom normalen Mark macht sich zuerst durch die Netzstrukturen, dann durch lokale Blähungen, auch durch Ablösung solcher variköser Markstellen in Form von freien Kugeln bemerkbar, wobei diese Veränderung noch mit etwas hellerer Hämatoxylinfärbung einhergeht; eine vorgeschrittenere Phase bedeutet der feinkörnige Markzerfall, der eine höchst mangelhafte, eben nur angedeutete Färbung mit Hämatoxylin gibt, wodurch eine schmutzig bräunliche Tönung entsteht; endlich resultiert durch Schwund dieser schwer veränderten Marküberbleibsel das Bild des völligen Markmangels nebst Entblößung der Axone.

Ein eigenartiger Zug der Markerkrankung des vorliegenden Falles ist im fleckig-inselförmigen Vorkommen derselben gegeben. Wohl ist diese Affektion mehr negativ als positiv zu erkennen, indem die Markdegeneration, wie wir bald sehen werden, in der Rinde flächenartig recht ausgebreitet vorkommt, hingegen inmitten schwer angegriffenen bzw. total entarteten Marks erratisch tiefblau gefärbte, gesund imponierende, bald rundliche, bald sehr unregelmäßig gestaltete, scharf umschriebene Stellen vorkommen, die sich schon makroskopisch bemerkbar machen, teils als minimale, nadelstichgroße, teils als 1—3 mm große Markflecken (s. Abb. 122). Solche durch den Prozeß förmlich ausgesparte Markflecken lassen vermuten, daß der Markschwund, wenngleich in der vorliegenden Entwicklungsphase sehr ausgebreitet erscheint, ursprünglich doch durch Konfluenz vieler Degenerationsstellen zustande kam, worauf die verschonten Markflecken hinweisen, dies um so mehr, da nebst ganz verschonten Markinseln noch ziemlich schwer degenerierte, sich durch die oben als schmutzig bräunlich bezeichnete Färbung bemerkbar machende Flecken vorkommen. Erst durch letztere wird der fleckartig ablaufende Entartungsprozeß uns handgreiflich vorgeführt.

Diese Markflecken verdienen eine besondere Aufmerksamkeit. Es gibt nämlich zwei Möglichkeiten zur Erklärung dieser eigenartigen Gebilde: Entweder handelt es sich um myeloarchitektonisch normale Stellen, die, wie oben bemerkt, vom ausgebreiteten degenerativen Prozeß in eigentümlicher Weise verschont wurden, oder aber es dürften myeloarchitektonisch abnorme Bildungen sein, die von manchen Autoren, so besonders von *Merzbacher*, als Markheterotopien in der Rinde angesprochen werden. Hinsichtlich letzterer Möglichkeit — die „Markheterotopien“ als sichergestellt vorausgesetzt — wäre der Umstand als wirksam zu betrachten, daß das vorliegende Gehirn zytoarchitektonisch ausgebreitete Regelwidrigkeiten aufweist, somit wären faseranatomische Abnormitäten

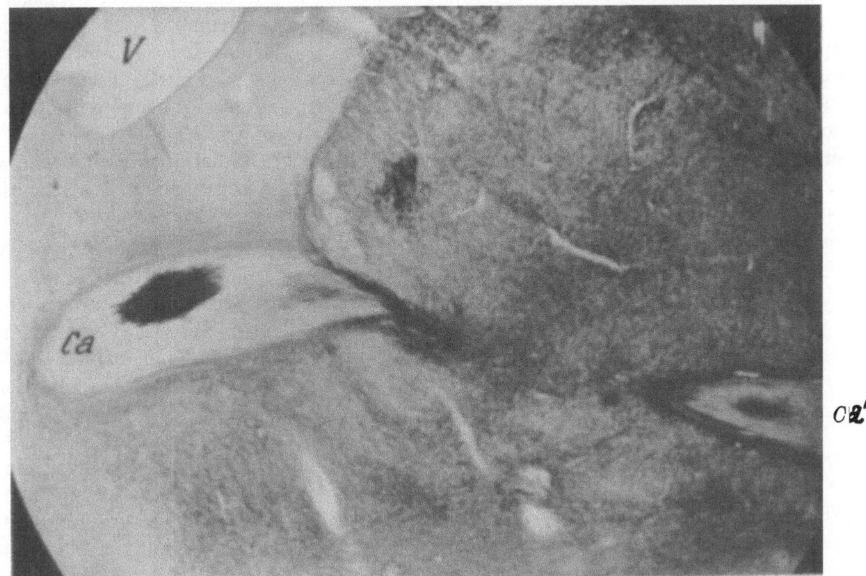

Abb. 123. Frontalschnitt, die vordere Kommissur passierend. *V:* Ven; *Ca:* mediales Schnittstück der vorderen Kommissur, das eine tiefschwarze, gesunde und eine schwach gefärbte kleinere Markinsel enthält; erstere findet ihre ununterbrochene Fortsetzung in jener Markinsel, die im lateralen Schnittstück Ca^1 liegt. Besonders zu beachten ist die absolut frontale Orientierung der Markinselfasern, wodurch diese in ihrer Gesamtheit als normale ausgesparte Kommissuralfasern erscheinen.

nicht unmöglich. Bekanntlich wurden bei Bildungshemmungen der Zentralorgane Markfaserbüschel geschildert, die gegen die Peripherie wie zerzauste Locken hinausflattern. Nun sei aber hervorgehoben, daß wir *an allen Markflecken eine solche Architektur erkennen konnten, wie sie dem Orte entsprechend war*; so fanden sich an Flecken in der inneren Hauptschicht der Rinde kräftige, gut entwickelte Markstrahlen, bei Markflecken in der Zonalschicht Tangentialfasern, bei Markflecken in der gelichteten Balkenstrahlung mit letzterer übereinstimmend orientierte Markfasern vor, usw. Und so wollen wir betonen, daß die durch den degenerativen Prozeß ausgesparten Markflecken keine abnorme Bildung, sondern eine normale Myeloarchitektur bedeuten, sie stellen gewissermaßen das Ultimum persistens dar, das aber zugleich dem Untergang geweiht war und nur durch den interkurrenten Tod stehen blieb. Hätte die als Fleischvergiftung aufzufassende Interkurrenz dem Leben nicht vorzeitig ein Ziel gesetzt, so wären mit der Zeit auch die erratischen Markflecken abgestorben; diese Auffassung wird durch die Tatsache erhärtet, daß nebst robusten tiefblauen Markflecken auch schmutzig braune, also bereits degenerierende, zahlreich vorkommen (s. Abb. 122, 123).

Wir wollen nun zur Schilderung jener Bilder übergehen, die durch den graduell verschiedenen Markausfall gegeben sind; die Großhirnrinde erscheint durch letzteren als in einem sukzessive zunehmenden Entmarkungsprozeß befindlich, und die vier Hauptstadien des selben sind als angedeutete, deutliche, hochgradige und völlige Rindenentmarkung zu bezeichnen. Diese vier Klassen des Markausfalls in der Großhirnrinde sind wohl nicht immer

Abb. 124—130 stammen aus dem Fall **Kuruska** und stellen Frontalschnitte (**Weigert-Pál**) dar. — Gemeinsame Bezeichnungen: *Am* nucl. amygdalae; *Ca* + *Cp* vordere und hintere Zentralwindung; *ca* vordere Zentralfurche; *Cc* corp. callosum; *coa* commis. anterior; *Cg* cingulum; *calc* + *po* fiss. calcarina und parieto-occipit.; *coll* (*cll*) fiss. collateralis; *cm* sulc. callosomarginalis; *cml* corp. mamillare; *CI* capsula interna; *CE* capsula externa (*E*); *CL* claustrum; *CR* corona radiata; *Cu* cuneus; $F_{1, 2, 3}$ gyri frontales; $f_{1, 2, 3, 4}$ sulci frontales; mF_1 gyr. front. medialis primus; $oF_{1, 3}$ Gyri frontales orbitales; *Foa* forceps anterior; *Fli* fascic. longit. inferior; *Forc.m.m'* forceps maior, minor; *Fu* fascic. uncinatus; *Fus* gyr. fusiformis; *FP* tract. fronto-pontinus; *GH* gyr. Hippocampi; *J* insula; *L*, L_1 gyr. fornicatus; *ma*, *mp* margo anterior, posterior insulae; *NC* (*cNC*) caput nuclei caudati; *Nc'* cauda n. caudati; $NL_{2, 3}$ nucl. lentiformis; $O_{1, 2, 3}$ gyri occipitales; *OF* fascic. occipito-frontalis; $P_{1, 2}$ lobulus parietalis superior, inferior; *Pce* lobulus paracentralis; *Pcu* praecuneus; *R* fissura centralis Rolando; *rCc* rostrum corporis callosi; *Ro* Radiatio optica; *S* fissura Sylvii; *Sp* ramus post. f. Sylvii; *Smg* gyr. supramarginalis; *Spl* sept. pelluc.; $T_{1, 2, 3}$ gyri, $t_{1, 2, 3}$ sulci temporales; *Tap* Tapet; *Tc* tuber cinereum; *tCc* truncus corp. callosi; *Tro* tract. olfactorius; *U* Uncus; *Vl* ventriculus lateralis; *Vli* ventr. later. inferior; *Vocc* ventr. occipitalis.

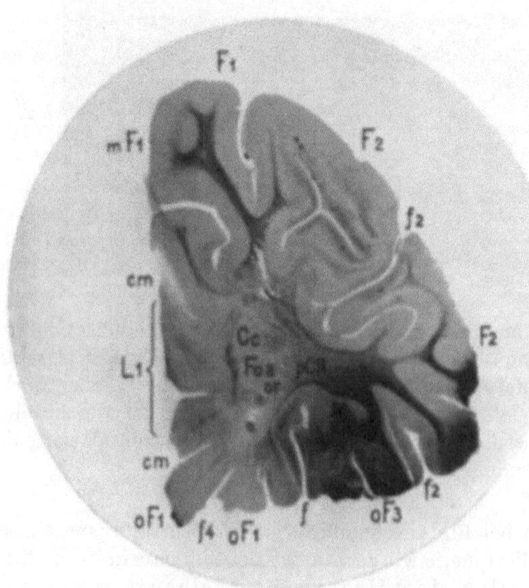

Abb. 124. Frontalschnitt durch das Balkenknie. (Fall **Kuruska**.)

scharf voneinander zu trennen, indem sie durch Zwischenstufen oft unbemerkt ineinander übergehen; doch dürfte aus der Durchsicht der später anzuführenden Frontalschnitte die allgemeine Gültigkeit obiger Unterscheidung leicht hervorgehen.

Das Bild der angedeuteten Rindenentmarkung möchte ich auf Grund eines Ausschnittes aus der vorderen Zentralwindung schildern. Da läßt sich erstens eine Markdegeneration der äußeren Schichten in dem Sinne feststellen, daß bei leidlicher Erhaltung der Zonalschicht die superradiäre Schicht als hochgradig ergriffen der völligen Entmarkung nahesteht, während die tangentiale oder Gipfelschicht der Markstrahlen, die über dem äußeren **Gennari**schen Streifen liegen, in deutlicher Degeneration begriffen ist, wodurch eine aschgraue Staubsubstanz mit aschgrauen Markstrahlen entsteht. Der äußere Gennari scheint hier eine tangentiale Grenze zwischen krankem und gesundem Abschnitt der Rinde zu ziehen, denn abwärts gegen die Tiefe ist die Markfaserung normal. Diese topographische Verteilung des markdegenerativen Prozesses auf dem Rindenquerschnitt läßt ohne weiteres den wichtigen Umstand erkennen, daß der Prozeß in tangentieller oder zonaler Ausbreitung vonstatten geht: Auf die schwerst ergriffene superradiäre Schicht folgt die graduell etwas schwächer, aber immerhin noch als schwer degeneriert zu bezeichnende Gipfelschicht der Markstrahlen, die durch die überwiegend gesunde, jedoch angedeutet degenerierte Schicht des äußeren Gennari von der als ganz gesund imponierenden mittleren und tiefen Schicht des Stratum radiatum getrennt wird. Wir haben somit einen in tangentieller Richtung ausgebreiteten Entartungsprozeß vor uns, der, von der mehr oder minder gesunden Zonalschicht einwärts beginnend, gegen die Tiefe sukzessive abklingt: 1. Auf die schwerst degenerierte Superradiärschicht folgt 2. die schwer degenerierte Gipfelschicht der Markstrahlen, hierauf 3. der angedeutet degenerierte Gennarische Streifen, unter welchem 4. der gesunde Rindenabschnitt (Radiärschicht) beginnt.

Die Analyse des soeben geschilderten Bildes ergibt folgende Schlüsse. Die Zonalschicht ist in der vorderen Zentralwindung aus dem Grunde gesund, weil sie bekanntlich teilweise durch Axone jener Nervenzellen gebildet wird, die in den tieferen Rindenschichten sitzen (Martinottische Elemente), und da die letzteren gesund sind, müssen die aus ihnen entsprungenen markhaltigen Axone auch gesund sein (letztere durchziehen, wie oben geschildert, die kranke, superradiäre Schicht), daher ist ein wichtiges konstituierendes Element der Zonalschicht normal. Doch wird letzteres bekanntlich noch von autochthonen Elementen — Cajalsche Nervenzellen — gebildet; die unbestreitbare Rarefizierung der Zonalschicht dürfte vom Untergang der Cajalschen Elemente herrühren.

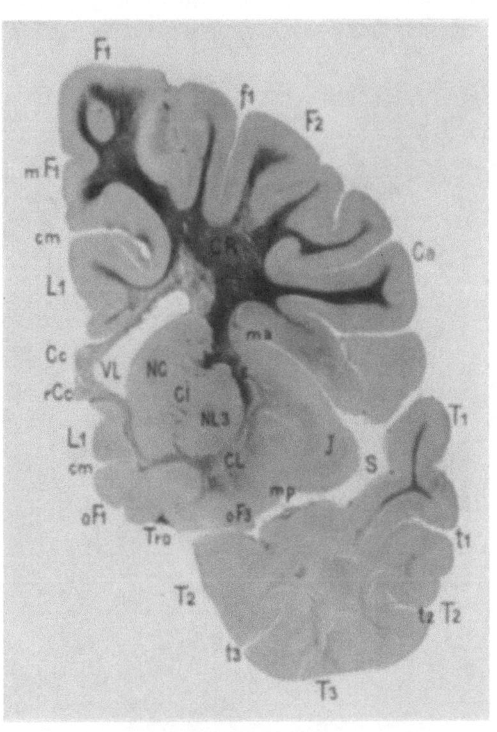

Abb. 125. Frontalschnitt durch den Temporalpol. (Fall Kuruska.)

Die weitere Analyse in den tieferen Schichten wird zunehmend schwieriger und unsicherer, denn es fehlen hier sichere Kriterien. Ein Vergleich des Normalpräparats mit dem vorliegenden pathologischen Präparat ergibt ohne weiteres, daß die hochgradig und deutlich degenerierten Zonen der Großhirnrinde der Schicht der kleinen bis großen Pyramiden entspricht, und da die mit degenerierter Staubmasse besetzte Zone in der Höhe der Endausläufer der Markstrahlen dem Cajalschen Endplexus entspricht, dürfte mit großer Wahrscheinlichkeit angenommen werden, daß die ergriffenen äußeren Schichten der Großhinrinde wesentlich auf die markhaltigen Axonen der Pyramiden, sowie auf den Cajalschen Plexus zu beziehen sind.

Das Bild der deutlichen Rindenentmarkung bedeutet einen Fortschritt des degenerativen Prozesses in dem Sinne, daß die zonale Schicht höchst kümmerlich, die superradiäre Schicht völlig marklos, die degenerative Staubmasse in der Gipfelhöhe der Markstrahlen weniger dicht ist, d. h. sich auf dem Wege des Abbaues befindet, die Markstrahlen erscheinen entschieden gelichtet, gleichwie der interradiäre Markfilz.

Das Bild der hoch- bzw. höchstgradigen Rindenentmarkung läßt die zonale und superradiäre Schicht als ganz markleer erscheinen, die Markstrahlen sind äußerst gelichtet und zwischen denselben sind spärliche schiefe und horizontale Markfasern eingestreut, endlich sind die tiefen Tangentialfasern durch einige schwächliche Markfäden repräsentiert, woraus ein sehr defekter Gennarischer Streifen resultiert. Sehr bemerkenswert ist die schwache, aschgraue Hämatoxylinfärbung der radiären Schicht, wodurch der entartete Zustand der Markhülle bewiesen ist. Den geschilderten Zustand findet man z. B. im Gyrus fornicatus, an welchem die bläulichgraue Verfärbung der Marksubstanz auffällt.

Das Bild der völligen Rindenentmarkung ist kurz geschildert: Es fehlt jegliche Markspur so in der zonalen, superradiären wie radiären Schicht, ausgenommen einzelne, sehr zerstreut liegende und höchst defekte Markstrahlen, die sich in die lichtgraue und höchst gelichtete Marksubstanz hineinfolgen lassen. Ein solches Bild bietet z. B. der Gyrus temporalis inferior.

Stellen wir nun einen Vergleich zwischen Markgehalt der Großhirnrinde und des subkortikalen Marks, so gestaltet sich die Marksubstanz der Windungen obiger Skala entsprechend in folgender Abstufung:

1. Bei angedeuteter Rindenentmarkung erscheint das Windungsmark makroskopisch und mikroskopisch normal.

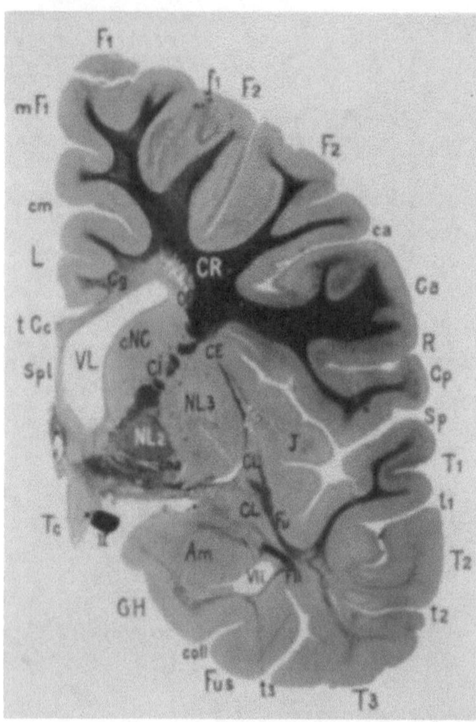

Abb. 126. Frontalschnitt durch die vordere Kommissur. (Fall Kuruska.)

2. Bei deutlicher Rindenentmarkung ist das Mark makroskopisch normal, doch läßt sich unter dem Mikroskop ein gleichmäßiger, geringfügiger Ausfall feststellen, den wir als angedeutete Lichtung bezeichnen.

3. Bei hoch- bzw. höchstgradiger Rindenentmarkung erscheint das Mark sehr deutlich gelichtet.

4. Bei völliger Rindenentmarkung ist das Mark höchstgradig gelichtet (s. Abb. 122).

Überblicken wir die oben geschilderten markdegenerativen Verhältnisse, so ergibt sich eine von der Oberfläche gegen die Tiefe tangential vorschreitende Affektion, die zum Schluß die völlige Entmarkung der Großhirnrinde bewirkte. In letzterem Falle erscheint das Windungsmark nicht ganz marklos, denn eine blaßgraue Verfärbung desselben verrät die Gegenwart einer höchst spärlichen und defekten Marksubstanz, die zum Teil sicherlich den Axonen tiefer und großer Pyramidenzellen entspricht, somit ist die sogenannte Projektion der Rinde jene Formation, die als Ultimum moriens zu betrachten ist. Die in tangentialer Ausbreitung von der Rindenoberfläche gegen das Windungsmark vorschreitende Markdegeneration läßt sich wohl im gesamten Hirnmantel feststellen, doch sei bemerkt, daß der Prozeß förmlich ausnagend aus der superradiären Schicht in die radiäre hinabgreift, wobei mehr oder minder verschonte Stellen übrigbleiben. Und so reihen sich markdefekte und markgesunde Stellen nebeneinander, woraus dann das scheckige Aussehen des Rindenmarkpräparats resultiert.

Einzelne Frontalschnitte.

Um die Schilderung der folgenden sieben Schnittebenen möglichst übersichtlich und gleichförmig zu gestalten, wollen wir die Hirnrinde samt Windungsmark (I) von den zentralen grauen und weißen Massen (II) auseinanderhalten; dabei sollen für jede Ebene die bezüglichen Windungen und zentralen Massen namhaft gemacht werden, und zwar hinsichtlich des Grades der Rindenentmarkung bzw. der Marklichtung.

1. Ebene. Frontalschnitt durch das Balkenknie. Höchstgradige bzw. totale Entmarkung der basalen (oF_1), der konvexen Frontalwindungen ($F_{1,2}$) und des Gyrus fornicatus (L_1). Allein F_3 weist im Windungsmark geringen Markgehalt auf. Balkenknie

(*Cc*), Okzipitofrontalbündel (*OF*) entmarkt; Fuß der Corona radiata (*pCR*) schwächlich bemarkt (s. Abb. 124).

2. Ebene durch den Temporalpol; letzterer ($T_{1,2,3}$) absolut marklos, ebenso die basalen Frontalwindungen ($oF_{1,3}$), dann der Balken samt Rostrum (*Cc*, *rCc*); die Marklosigkeit des Balkens ist in der *CR* topographisch genau umschrieben; sehr schwacher Markgehalt des L_1, mF_1, F_1, F_2 und der vorderen Zentralwindung (*Ca*). — Bemerkenswert eine umschriebene Markinsel in mF_1. — Vorderer Kapselschenkel (*C I*) höchst schwächlich; in der Capsula externa (*CE*) ein inselförmiges Markbündel (s. Abb. 125).

3. Ebene. Vorderhorn, unmittelbar hinter der vorderen Kommissur (Abb. 126). Zum Vergleich diene das Normalbild in Abb. 127.

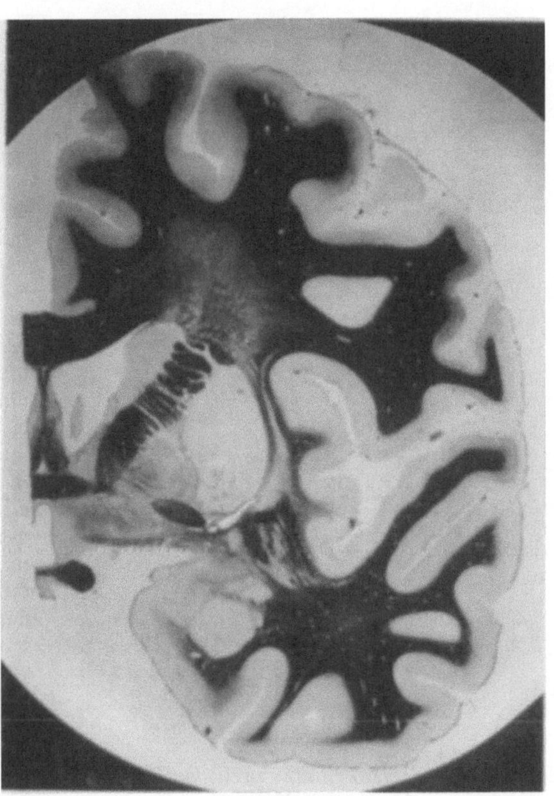

Abb. 127. Normaler Frontalschnitt durch die vordere Kommissur.

I. 1. Völlige Rindenentmarkung und hochgradige Marklichtung zeigt Gyrus fusiformis (*Fus*), $T_{2,3}$, *J*.

2. Hochgradige Rindenentmarkung und deutliche Marklichtung: L_1, mF_1, F_2, T_1, *Ca*, Gyrus hippocampi (*GH*). — Es sei bemerkt, daß diese Windungen nicht vollkommen gleichmäßig degeneriert sind, da z. B. die *Ca* etwas verschonter erscheint, daher zur deutlichen Rindenentmarkung mit angedeuteter Marklichtung neigt, und dementsprechend findet man hier deutliche Spuren der Markstrahlen wie auch das Windungsmark tiefer gefärbt ist im Verhältnis zu $F_{1,2}$ und T_1. — Ferner ist im Mark von mF_1 eine dreieckige, scharf umschriebene Lichtung sehr bemerkenswert, wodurch diese als hellere Stelle vom übrigen Mark lebhaft absticht; als Gegenstück hierzu wäre auf eine dunkle Stelle im Mark von F_2 aufmerksam zu machen, die eine ausgesparte Markmasse gegen die degenerierte von mF_1 darstellt. Hervorzuheben wären noch ganz kleine, hirsekorngroße umschriebene Markstellen in der teils völlig, teils hochgradig entmarkten Rinde von *T*, *Cp* und *Ca*; diese erscheinen als grauliche Fleckchen, unter dem Mikroskop als wohl noch verschontes, doch bereits am Wege der Degeneration befindliches Mark (varikös, zum Teil sehr schwach gefärbt). Neben der Bezeichnung f_1 (Sulcus front. sup.) in der Rinde drei kleine schwarze Kleckse als hämorrhagische Herde.

II. 1. Balken. Zur Hälfte verschmächtigt, makroskopisch fast völlig entmarkt, unter dem Mikroskop durch einzelne zerstreute degenerierte Markfasern in frontaler Richtung durchsetzt; die genaueren Verhältnisse seien an dieser Stelle mit Gültigkeit für einige nächstfolgende Ebenen gegeben. Man sieht nirgends ganz normales Mark; dieses erscheint teils als dem Axon dicht angelegte, jedoch diskontinuierliche Hülle, teils als streckenweise vom Axon abgehobene lokale mehr oder minder hochgradige Blähung, woselbst das Mark mehrfach gefenstert, scharf durchlöchert erscheint und somit die bekannten Marknetzfiguren entstehen. Solche Blähungen können sich hier und da abschnüren und zu unabhängigen Markkugeln führen. Bei diesen Veränderungen erscheint das Mark noch ziemlich gut, wenn auch etwas blässer gefärbt; eine weitere Veränderung ist die abnorm schwache, schmutzig grauliche Tinktion der Markhülle und kommt diese an einem geschlossenen Bündel vor, so erscheint dieses schon makroskopisch als eine schmutzig getönte, scharf umschriebene Stelle des Balkens: degenerierte Markinsel. Schließlich schwindet auch diese degenerative Spur des Marks, und so entstehen die völlig entmarkten Axone des Balkens, die allein durch die Fibrillenimprägnation darstellbar sind. — Der Balken zeigt seine Strahlung in scharf umzeichneter Form; einwärts begrenzt sie die Dejerinesche subependymäre graue Schicht, auswärts die Strahlenkrone *CR*, die hier wohl nicht normal faserreich, doch genügend tieftingiert erscheint. An jenem Punkte, wo der Kopf des Schwanzkerns *cNC*, die Radiato corporis callosi und der Fuß der Strahlenkrone *pCR* zusammenstoßen, findet sich am Normalpräparat der Fasciculus occipito-frontalis, der hier fehlt; seine Stelle ist mit *OF* bezeichnet. — Das Cingulum, *Cg*, ist hochgradig gelichtet. — Die innere Kapsel *CJ* wohl dünner als normal. Doch gesättigt gefärbt. — Die zwei Glieder des Linsenkerns NL_3 und NL_2 fast normal; unterhalb des NL_2 zieht die vordere Kommissur, *coa*, die mit Ausnahme eines dünnen, ausgesparten Markbündelchens ebenso entmarkt und reduziert erscheint wie der Balken. Es wäre hier auf das identische Verhalten dieser zwei kommissuralen Systeme mit Nachdruck zu verweisen. — Das Septum pellucidum ist markleer, mit Ausnahme eines dünnen Markbündelchens, das aus dem Balken entlang dem Septum basalwärts zur Substantia perforata anterior zieht. In diesen Fasern sind unschwer jene den Balken durchbrechenden Fasern zu erkennen, die nach Redlich aus dem Zingulum und Striae Lancisii stammend, zur medialen ventralen Hemisphärenwand, zum Septum pellucidum ziehend, den Fornix longus darstellen. Und da diese perforierenden Fasern nach Redlich einen wichtigen Abschnitt des Cingulum darstellen, so ist auf die zumindest partielle Verschontheit des Cingulum zu rechnen, wie dies auch für das vorliegende Gehirn zutrifft, da das Cingulum, wenn auch stellenweise mehr oder minder gelichtet, dennoch zum Teil erhalten ist. — Tuber cinereum, *Tc*, Substantia perforata anterior weisen nichts Abnormes auf. — Äußere Kapsel *CE* markarm. — Durch vorzüglichen Markgehalt und Konstitution fällt das untere Längsbündel *Fli* auf, das hier als ein hackenförmig gekrümmter Zug um das Unterhorn auffällt. Es besitzt einen unteren schmächtigen Schenkel, der durch die subependymäre graue Substanz vom Dache des Unterhorns getrennt zur äußeren Umgrenzung des Mandelkerns *Am* gelangt und hier, in feinere Markbündelchen zerfallend, in der dorsalen Hälfte des *Am* zu enden scheint. Die Unversehrtheit des *Fli* fällt hier um so mehr auf, da das Mark des *Fus*, $T_{3}, {}_{2}$, zumeist höchstgradig gelichtet ist, und so zeichnet sich das Bündel ungemein scharf ab, wobei die tiefschwarze Färbung ihm sehr zustatten kommt. Eine zwischen *Fli* und subependymärer grauer Substanz befindliche Tapetumschicht fehlt. — Ein unterhalb der Insel ziehendes Bündel, etwa Fasciculus uncinatus, ist teilweise erhalten;

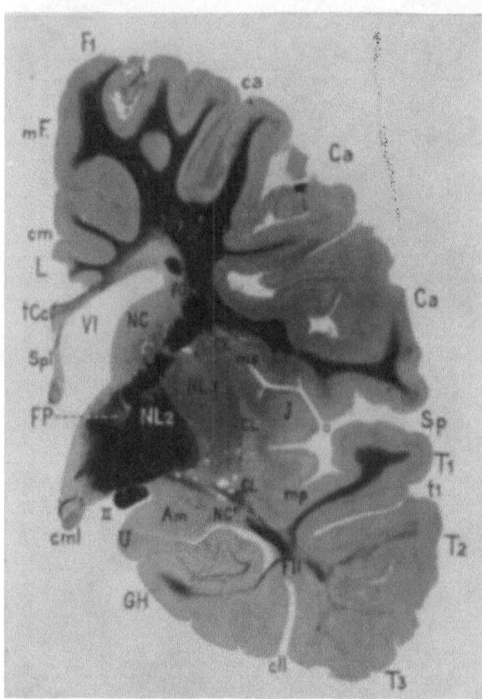

Abb. 128. Frontalschnitt durch das Corpus mamillare (Fall Kuruska.)

in seiner Masse befindet sich eine verschonte Markmasse. — Tractus opticus, *II*, ganz normal.

4. Ebene. Durch das Corpus mamillare bzw. Foramen Monroi (s. Abb. 128).

I. 1. Völlige Rindenentmarkung und hochgradige Marklichtung; *GH*, $T_{3, 2}$, *L*, *J*.

2. Hochgradige Rindenentmarkung und deutliche Marklichtung: F_1.

3. Deutliche Rindenentmarkung und angedeutete Marklichtung: *Ca*, T_1. In *Ca* ein kleines, mit *H* bezeichnetes Blutungsherdchen.

II. Balken fast zur Hälfte reduziert, höchstgradige Marklichtung, besonders in der Radiation, in welcher eine rundliche, tiefblaue, daher markreiche Insel auffällt, die eine verschonte Stelle dieser Gegend darstellt. — Septum pellucidum und Fronto-Okzipitalbündel *Fo* marklos; im ersteren allein ein schmächtiger Markfaserzug als Cingulum perforans aus dem Balken; Cingulum ganz marklos. *CI* und *CR* sehr gut entwickelt. *FP* bedeutet die markberaubte frontopontine Bahn. *Fli* zieht am dorsalen Rande des Unterhorns bis zum Schwanze des Nucleus caudatus *NC*. Unterhalb des NL_3, zwischen diesem und *NC'*, die entmarkte *coa*, in welcher ein Markfleck zu sehen ist. — Das Corpus mamillare ist in seinem lateralen Kern ganz marklos; von seinem medialen Rande beginnt der Vicq d'Azyr. Tractus opticus II normal.

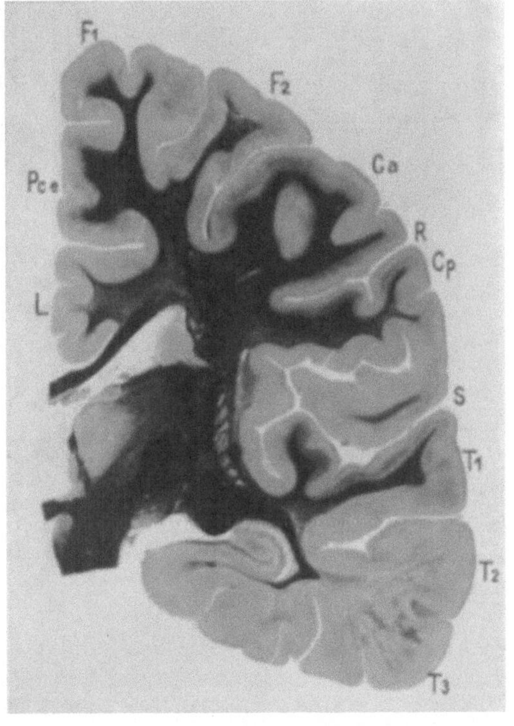

Abb. 129. Frontalschnitt durch beide Kniehöcker. (Fall Kuruska.)

5. Ebene. Durch beide Kniehöcker (s. Abb. 129).

I. 1. Völlige Rindenentmarkung und hochgradige Marklichtung: *Fus*, $T_{3, 2}$, *GH*, *J*.

2. Hochgradige Rindenentmarkung und deutliche Marklichtung: *L*; *CA* steht zwischen 1 und 2.

3. Angedeutete Rindenentmarkung und normales Mark: Paracentralis *Pce*, *Ca*, *Cp*, T_1 und Gyr. temp. profundus *Tp*.

Ein Überblick dieses Schnittes führt uns die bemerkenswerte Tatsache vor Augen, daß die motorisch-sensibel-sensoriellen Gebiete: *Parc*, *Ca*, *Cp*, *T*, *Tp* durch ihre relative Unversehrtheit, daher mit dem dunkelblauen Mark von dem deutlich degenerierten *L* (Gyr. fornicatus) und von den hochgradig entmarkten Temporalwindungen, Insel und Ammonshorn abstechen.

II. Der Balken ist wohl nur halb so stark als normal, doch stark markhaltig, er erscheint daher in dieser Ebene zuerst dunkelblau gefärbt; ebenso ist bemerkenswert, daß die Balkenstrahlung, obschon gelichtet, doch etwas markhaltig ist gegen die höchstgradige Lichtung in den vorhergehenden Ebenen. Die *CR* zeigt sich normal markhaltig, ist daher tief dunkelblau und begrenzt als solche die gelichtete Balkenstrahlung auch hier von außen in scharfer Weise, wobei die medialsten Fasern scheinbar zu *L* streben. — Mit dem markhaltigen Balkenkörper kontrastiert lebhaft der höchstgelichtete Fornix *Fo*, der hier makroskopisch fast marklos erscheint. — Die *CI* ist ganz normal. — Der äußere Sehhügelkern *Nl*, ebenso der Zentralkern — *CM* — ist ganz normal markhaltig, während der innere Sehhügelkern — *Nm* — sehr markarm, daher auffallend licht ist. — Der Meynertsche Fasciculus retroflexus *FR* erscheint normal. — Die hintere Kommissur *cop* und der Dachteil des Mittelhirns sind tiefblau, daher ganz normal bezüglich der Markstruktur. — Beide Kniehöcker sind vollkommen normal, so daß sich folgende Bilder ergeben. Die Schleife des Mittelhirns biegt in den inneren Kniehöcker *cgm* hinein, welcher eine längliche Markstreifung zeigt. Der äußere Kniehöcker *cgl* weist die charakteristisch konzentrischen Marklamellen auf, und hinter ihm befindet sich ein tief dunkles Markfeld, das Wernickesche Feld, das einesteils mit dem äußeren Kniehöcker, andernteils mit dem unteren Längsbündel *Fli* in ununterbrochenem Zusammenhang steht. Letzteres erscheint im entmarkten Temporallappen scharf umzeichnet und ist ventrikelwärts von einer sehr gelichteten Tapetschicht bzw. der subependymären grauen Schicht eingesäumt. — Sehr beachtenswert ist jene Gegend, die in die Verbindungslinie zwischen erster Temporalwindung und medialem Kniehöcker fällt; hier machen sich feine Markzüge bemerkbar, die zwischen den genannten zwei Stellen durch die ventralen und abgeschnürten Putamenglieder ziehend, sicherlich die intakte zentrale Hörbahn darstellen. Hierfür spricht auch der Umstand, daß in der nächsten oral liegenden Ebene gerade diese Gegend markhell ist, und zwar aus dem Grunde, weil hier die marklose temporopontine Bahn zieht.

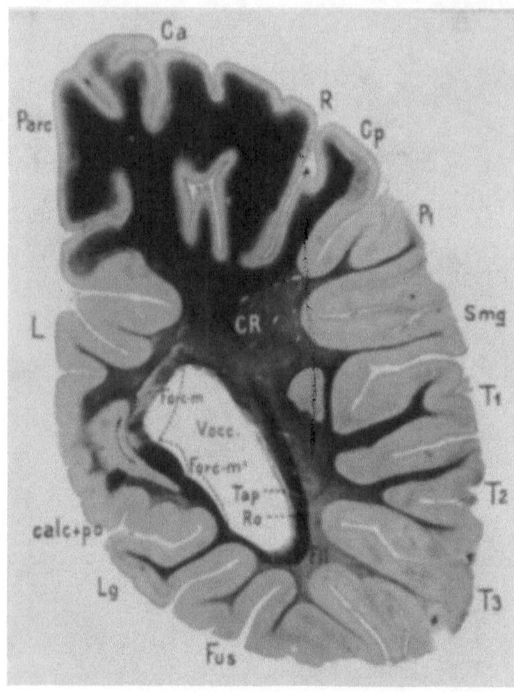

Abb. 130. Frontalschnitt hinter dem Balkenwulst. (Fall Kuruska.)

An dem soeben geschilderten Schnitte wären noch einige Stellen hervorzuheben, die als Markflecke sich bemerkbar machen. So sieht man in dem unteren Inselabschnitt einen dunklen, gesunden Markfleck aus der äußeren Kapsel durch die äußerste Kapsel und Vormauer in den tiefsten Teil der Insel hineinragen; dann fällt ein lichtblauer, also weniger gesunder Fleck im Mark des Gyrus hippocampi auf; endlich wäre auf die scheckige Beschaffenheit des höchstgradig gelichteten Temporalmarks aufmerksam zu machen, die durch mehrere regellose, stark degenerierte, daher schmutziggraue Markflecken bedingt ist.

6. Ebene. Hinter dem Balkenwulst (s. Abb. 130).

I. 1. Völlige Rindenentmarkung und hochgradige Marklichtung: *Fus*, T_3, teils T_2, P_1, *L*.

2. Hochgradige Rindenentmarkung und deutliche Marklichtung: T_1, teils T_2, Lingualis *Lg*.

3. Angedeutete Rindenentmarkung und normales Windungsmark: *Cp*, *Parc*.

II. Der Balken erscheint hier als Forceps maior (*Forc. m.*) und minor (*Forc. m'*) von welchen ersterer eine hochgradige Lichtung, untermischt mit einigen Markbündeln, letzterer völlige Markintaktheit (tiefblaue Färbung) aufweist. Hochgradig gelichtet bzw. atrophisch ist das Tapetum *Tap*; die sogenannte Radiatio optica *Ro* dürfte keinen wesentlichen Ausfall bekunden, und völlig normal erscheint *Fli*, der sich vom höchstgradig gelichteten Mark überall scharfrandig abhebt. — *CR* normal.

Markflecken machen sich an verschiedenen Stellen bemerkbar; selbst die verschontesten Stellen des Schnittes (*Parc*, *Ca*) weisen teils hellere, teils dunklere Markflecken, d. h. gelichtete bzw. noch verschonte Stellen auf. Besonders aufmerksam zu machen wäre auf den im Mark des Gyr. fornicatus, medial vom Forceps minor liegenden Markfleck, der durch seine regellose Form und scharfe Abgrenzung auffällt.

7. Ebene. Durch das hintere Ende des Hinterhorns (s. Abb. 131).

I. 1. Völlige Rindenentmarkung und hochgradige Marklichtung: Mittlere und untere Okzipitalwindung $O_{2,3}$; Gyrus angularis P_2.

2. Hochgradige Rindenentmarkung und deutliche Marklichtung: *Fus*, P_1, Präcuneus *PrCu*.

3. Deutliche Rindenentmarkung und angedeutete Marklichtung: *Pcu*, *Lg*.

4. Angedeutete Rindenentmarkung und normales Windungsmark: *Ca*, *Cp*.

Ein Blick auf das Präparat genügt zu erkennen, daß die Zentralwindungen und die Lingualis ganz normales Mark aufweisen und somit von dem hochgradig bzw. deutlich gelichteten Mark aller übrigen Windungen abstechen. Zusammengefaßt ist zu sagen, daß die motorisch-sensibel-sensoriellen Gebiete durch ihren Markreichtum leicht abzusondern sind.

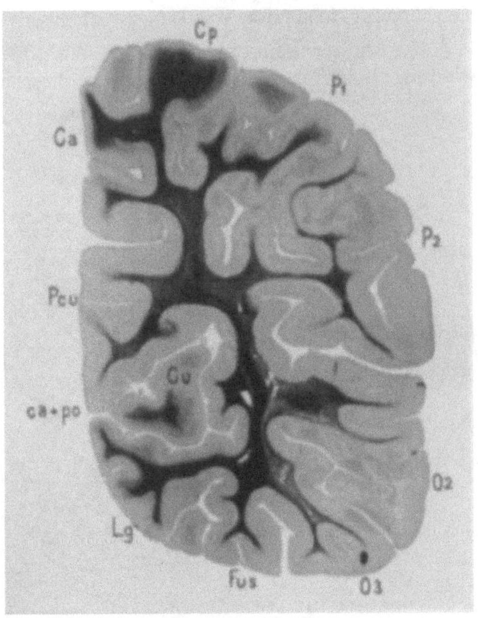

Abb. 131. Frontalschnitt durch das hintere Ende des Hinterhorns. (Fall Kuruska.)

II. Forceps minor normal, ebenso die *Ro*; der ganz gesunde *Fli* läßt sich ohne weiteres in das Mark der *Lg* hinein verfolgen. Auch das Stratum proprium calcarinae, das in der Tiefe der Fissura calcarina und parieto-occipitalis (*ca* + *po*) verläuft, ist normal.

Als Markfleck macht sich eine umschriebene dunkelblaue Stelle in der Rinde der O_3 bemerkenswert.

Im Anschluß an die obige Durchsicht ist der bemerkenswerte Befund zu verzeichnen, daß in den Frontalwindungen sowie in der vorderen Zentralwindung kleine, bzw. mikroskopische Blutungsherde gefunden wurden. An solchen Stellen erschienen prall gefüllte Gefäße, deren zirkumadventitieller Raum mit Blut bzw. Gewebstrümmern erfüllt war, so daß die Blutung in ganz geringem Maße auch auf das perivaskuläre Parenchym übergriff. Diese hämorrhagischen Herdchen waren in der linken, serienweise aufgearbeiteten Hemisphäre aufzufinden; die rechte Hemisphäre zeigte an Fibrillen-, Nißl-, van Gieson- und Spielmeyerschen Präparaten keine solchen Herde. Es ist naheliegend, diese ganz akuten Veränderungen, welche zu den chronischen degenerativen Alterationen in keiner Beziehung stehen, als einen mit dem Exitus zusammenhängenden krampfhaften Terminalzustand in Verbindung zu bringen, und dieser wäre als durch eine Wurstvergiftung provozierte hämorrhagische Enzephalitis aufzufassen. Mit dieser Affektion der linken Hemisphäre erscheint der linkseitige Klonismus leider nicht übereinstimmend; möglich ist, daß auch rechtseitige Herde bei einer systematischen Untersuchung unter dem Mikroskop zutage getreten wären.

Topographie der Markerkrankung.

Schon die einzelnen Frontalschnitte ließen die interessante Tatsache erkennen, daß erstens im Großhirnmantel einzelne Gebiete relativ verschont blieben, andere hochgradig ergriffen waren. Es ließ sich feststellen, daß die motorischen und sensibel-sensoriellen Gebiete ein sozusagen normales Mark haben, wobei die entsprechenden Rindenabschnitte eine nur angedeutete Entmarkung zeigen; hingegen wiesen die außerhalb dieser Gebiete liegenden Lappenteile der Großhirnhemisphäre eine hoch- bzw. höchstgradige und völlige Rindenentmarkung auf. Der Übersichtlichkeit halber projizierten wir in genauer Weise die gefundenen Markverhältnisse der verschiedenen Windungen auf die Großhirnoberfläche, und das somit gewonnene Bild der konvexen und medialen Seite der Hemisphäre ist in den Abb. 132 und 133 wiedergegeben. Die graphischen Zeichen haben folgende Bedeutung:

völlige Rindenentmarkung bzw. höchstgradige Marklichtung = .
höchstgradige Rindenentmarkung bzw. hochgradige Marklichtung = •
hochgradige Rindenentmarkung bzw. deutliche Marklichtung = •
deutliche Rindenentmarkung bzw. angedeutete Marklichtung = ●
angedeutete Rindenentmarkung bzw. normales Windungsmark = ●

Die Oberflächenprojektion, wie dies aus den Abbildungen erhellt, läßt I. die relative Verschonung folgender Windungen erkennen:

1. An der konvexen Seite (s. Abb. 132): a) Die vordere und hintere Zentralwindung; ich bemerke, daß beide in ihrer unteren Hälfte etwas markarmer sind als in ihrer oberen Hälfte; sehr beachtenswert ist die Tatsache, daß das verschonte motorische Gebiet neben der Markspalte auf den Wurzelteil der oberen Frontalwindung übergreift und somit ein Verhalten bekundet, welches der Brodmannschen Bestimmung hinsichtlich der Area gigantopyramidalis genau entspricht. Aus diesem Detail allein dürfte hervorgehen, daß im vorliegenden Falle die Markdegeneration tatsächlich gemäß der zytologischen Flächengliederung geschah. — b) Eine umschriebene Stelle der oberen Temporalwindung, die etwa an der Grenze des mittleren und hinteren Drittels derselben liegt; auch diese entspricht der nach Brodmann besonders myeloarchitektonisch gekennzeichneten Regio supratemporalis, welche die auf die Heschlsche Querwindung (Temporalis profundus) beschränkte Hörsphäre Flechsigs in sich faßt.

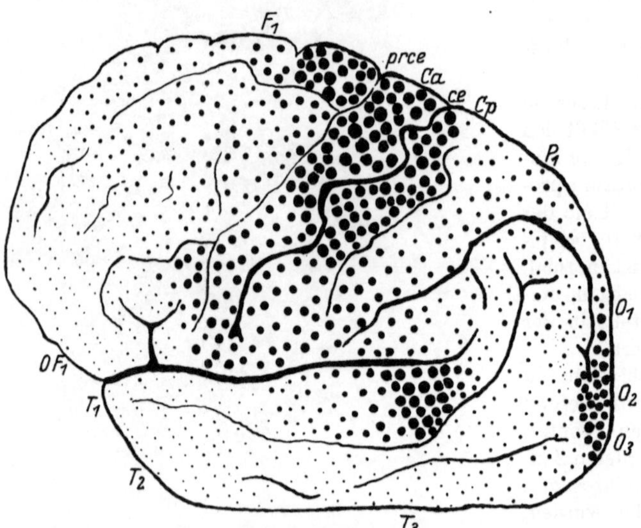

Abb. 132. Topographie der Markerkrankung auf die konvex-laterale Hirnoberfläche projiziert. — Fall K.

2. An der medialen Seite (s. Abb. 133): a) Lobulus paracentralis. — b) Cuneus, und zwar ist auf dessen ganze Ausdehnung die Verschonung seitens der Markdegeneration festzustellen; ferner entlang der Lingualislippe.

II. Die Oberflächenprojektion lehrt weiterhin, daß nachfolgende Gebiete teils total, teils höchstgradig entmarkt sind:

1. An der konvexen Seite: a) Die frontale Spitze in allen drei Windungen. — b) Der polare Teil des Temporalis superior, ferner der gesamte Temporalis medius und inferior. — c) Gyrus angularis.

2. An der medio-basalen Seite: a) Polus frontalis, d. h. der vor und teils unter dem Balken liegende Abschnitt des Frontallappens. — b) Polus temporalis. — c) Der ganze Gyrus fusiformis.

III. Endlich ersieht man aus der Oberflächenprojektion, daß es Gebiete des Großhirnmantels gibt, deren Markdegeneration eine Mittelstellung einnimmt — intermediäre Gebiete. Diese sind:

1. An der konvexen Seite: a) Wurzelgebiete von Frontalis superior, medius und inferior. — b) Lobulus parietalis superior im ganzen; aus dem Lob. pariet. inferior der Gyrus supramarginalis. — c) Gyrus occipitalis descendens.

2. An der medio-basalen Seite: a) Die Umgebung des Lobulus paracentralis seitens des Gyrus frontalis medialis superior, Gyrus fornicatus und Präcuneus. — b) Der hintere Teil des Gyrus lingualis in seiner äußeren Hälfte.

Ein Blick auf die Abb. 132 und 133 lehrt, daß die relative Verschonung seitens des markdegenerativen Prozesses auf Grund anatomisch-physiologischer Bezirke geschah, denn es kann kein reiner Zufall sein, daß die motorischen und sensibel-sensorischen Felder bedeutend markreicher erscheinen als die übrige Manteloberfläche. Und so fragt es sich, welches werktätige Prinzip im Spiele war, als dessen Effekt das geschilderte Bild zustande kam. Bei Lösung dieses Problems dürften folgende Momente erwogen werden. Der markdegenerative Prozeß ist ein rein kortikaler, der, wie oben gezeigt wurde, zuerst die äußere, später die innere Hauptschicht ergreift; die Markdegeneration der subkortikalen weißen

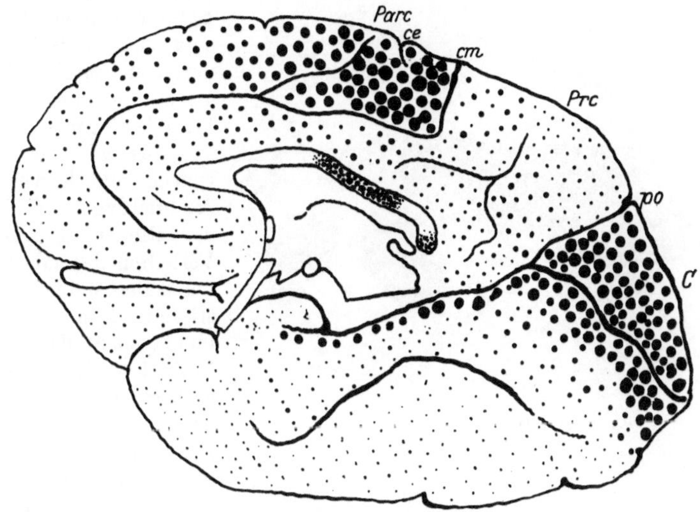

Abb. 133. Topographie der Markerkrankung auf die basal-mediale Hirnoberfläche projiziert. — Fall K.

Substanz ist ausschließlich durch den kortikalen Vorgang bedingt, d. h. diese ist in dem Maße degeneriert, als die zugeordnete Rindensubstanz erkrankt ist. Diese These findet ihre treffendste Beleuchtung darin, daß 1. die kommissuralen Systeme in dem Maße degeneriert sind, als die zugehörigen Rindenfelder; 2. die vom Hirnmantel absteigenden Bahnen gleichfalls im Verhältnis zur Rindenaffektion degeneriert bzw. verschont sind. — Bezüglich der Kommissuren wäre in erster Linie auf die vordere Kommissur zu verweisen, die als das die höchstgradig degenerierten basalen, frontalen und temporalen Rindenabschnitte verbindende System auch in ihrer Totalität — mit Ausnahme einzelner perennierender Bündelchen — entmarkt und reduziert ist. Hinsichtlich des Balkens möchten wir auf die äußerst bezeichnende Tatsache verweisen, daß in diesem Systeme auch jene Abteilungen verschont sind, die die relativ verschonten motorisch-sensiblen Zentralwindungen und die beiden Cunei verbinden, d. h. etwa die Mitte des Balkenkörpers und der Forceps minor. Hingegen erscheint das Balkenknie und der frontale Abschnitt des Balkenkörpers als die Verbindung der höchst- und hochgradig erkrankten beiderseitigen Frontallappen, ferner der Balkenwulst bzw. der Forceps maior als Verbindung der degenerierten Parietallappen (besonders der Angulariswindungen) und Okzipitalwindungen höchstgradig gelichtet. — Bezüglich der vom Hirnmantel absteigenden Bahnen wäre auf Dejerines Forschungen zu verweisen, die ergaben, daß im Hirnschenkel sämtliche kortikofugalen Bahnen enthalten sind; diese sind außer der Pyramidenbahn die fronto- und temporopontine Bahn. Nun sehen wir, daß die Pyramidenbahn vollkommen intakt ist, während die fronto- und temporopontinen Bahnen schwer ergriffen sind (s. Abb. 134). Dieses Verhalten ist auf Grund der Rindenmarkdegeneration ohne weiteres verständlich: Die in ihrer inneren Hauptschicht und Marksubstanz ganz intakte vordere Zentralwindung bedingt eine normale Pyramidenbahn, hingegen erscheint der Markausfall der frontopontinen Bahn durch die totale Degeneration des Frontalpols, die hochgradige Marklichtung der temporopontinen Bahn teils durch die völlige Marklosigkeit der mittleren und unteren Temporalwindung, teils durch jene des Angularis als Ursprungsstätten der genannten pontinen Bahnen gleichfalls vollkommen geklärt. — Wie sehr die ganze Degeneration durch die Großhirnrinde beherrscht wird, geht auch aus der Tatsache hervor, daß die aus der Tiefe zur Rinde strebenden sensibel-sensoriellen Züge, wie die thalamo-postzentrale sensible Bahn oder die thalamo- und geniculo-cuneale optische, die geniculo-temporale akustische Bahn vollkommen markgesund sind und ihrerseits den fast normalen Markreichtum der genannten subkortikalen Gebiete bedingen.

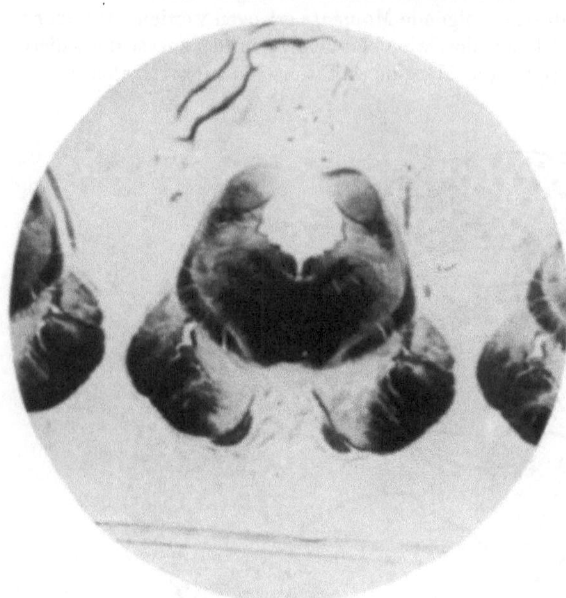

Abb. 134. Mittelhirn des Falles K.; am Markscheidenbild spiegelt sich die schwere Erkrankung der frontalen und temporalen Gebiete in dem marklosen bzw. äußerst markschwachen Zustand des medialen und lateralen Hirnschenkelabschnittes wider, wo die fronto- bzw. temporopontine Brückenbahn enthalten ist.

Aus all diesen Erörterungen geht hervor, daß die Ausbreitung und Intensität der Rindendegeneration das Verhalten der sub- und infrakortikalen weißen Massen bestimmt. Damit aber ist noch immer nicht das wählerische Verhalten der Großhinrinde erklärt, wonach der Rindenprozeß selbst die motorischen und sensibel-sensoriellen Felder verhältnismäßig verschont, wie dies am schlagendsten aus der Intaktheit der Pyramidenbahnen hervorgeht, die dadurch als lange Rindenbahn von den übrigen degenerierten langen Rindenzügen, von den fronto- und temporopontinen sich scharf absondert. Denn es ist klar, daß, falls die Rindendegeneration den Gyrus praecentralis ebenso in allen seinen Schichten getroffen hätte, wie die Windungen des Frontalpols und des Temporallappens, so wäre die Pyramidenbahn gleichfalls entartet. Und so müssen wir auf ein elektives Prinzip rekurrieren, wobei uns die Tatsache zu Hilfe kommt, daß die motorische, sensible und visuelle Rinde zytotektonisch überwiegend normal befunden wurde, hingegen die übrigen Gebiete des Großhirnmantels sich als zytotektonisch teils pervers, teils defekt erwiesen. Auf Grund dieser Verteilung wäre es nämlich denkbar, daß die dysarchitektonischen Rindengebiete vermöge dieser baulichen Abnormität zur Degeneration stärker veranlagt waren, daher diese früher und intensiver erlitten haben.

Fibrillenveränderungen.

Die Fibrillenpräparate des Falles Kuruska deckten eine allörtliche Erkrankung auf, die sich freilich in recht verschiedenem Maße auf das gesamte Rindengrau des Vorderhirns ausbreitet. Im wesentlichen handelt es sich um die Atrophie und um die zum körnigen Zerfall führende Blähung, um die Shimazonosche neurolytische Schwellung der Axone;

in den Nervenzellen um die massive Inkrustation des fibrillär-wabigen Netzwerkes, um die Zerbröckelung desselben in anfänglich größere, polygonale Stücke, später um eine Auflösung in zunehmend kleinere, sphärische Partikelchen, die sich durch intensive Argentophilie auszeichnen. Durch letztere Erscheinung erhält die Nervenzelle ein eigenartig charakteristisches Äußere: das auffallend helle Protoplasma ist von mehr oder minder zahlreichen tiefschwarzen Brocken bzw. Körnern besetzt, wodurch letztere scharf umschrieben erscheinen. Solche Nervenzellen besitzen anfänglich noch fibrillenhältige Dendriten, die aber im weiteren Verlauf auch eine Dekomposition erleiden, daher ihr gestreiftes Äußere mit einem feinst gekörnten eintauschen, wobei ein hell plasmatischer Untergrund — gleichwie im Zellkörper — auffällt; auch erleidet der Kern eine Änderung: er wird atrophisch, erscheint statt kugelig dreieckig, später runzelig und verschmilzt mit dem Kernkörperchen zu einer einheitlichen, tief tingierten Masse. Derartig veränderte Nervenzellen werden nun von gliösen Begleitzellen umringt, und indem letztere sich vermehren, wird der in körniger Auflösung begriffene Zellkörper aufgezehrt, so daß zum Schluß nur mehr der atrophisch resistente Zellkern mit ausgenagtem, zerfetztem Protoplasma übrigbleibt.

Die geschilderte Zellveränderung läßt sich am Nißl-Präparat nicht ahnen; es fällt an diesem nur die Neuronophagie und Hand in Hand mit letzterer die Zerstörung des Zellkörpers nebst Schwund des Tigroids auf. Ja, man wäre allein auf Grund der Nißl-Bilder geneigt, letztere als direkte Produkte der Satellitenwirkung zu deuten, ein Vorgang, welcher auf Grund obiger Schilderung dem Hergang der nervenzelligen Erkrankung nicht gerecht wird. Denn die Fibrillenimprägnation, die uns schon bei den zellulären Veränderungen der infantil-amaurotischen Idiotie so vorzügliche Dienste leistete, lehrt, daß es sich im Anfang um eine Erkrankung der fibrillär-wabigen Struktur des Zellkörpers handelt, die zum progressiven körnigen Zerfall mit Schwund des Zellkörpers führt; erst dann, wenn die also charakterisierte Zellerkrankung einen hohen Grad erreicht hat, setzt die aufzehrende Tätigkeit der gliösen Begleitzellen mit gleichzeitiger Vermehrung derselben ein. Mit dieser Auffassung über den fraglichen Nervenzellprozeß wollen wir die Bedeutung des Schwundes von Nißlkörpern keineswegs verringern, um so weniger, da diese doch zweifellos zur Ergänzung des krankhaften Vorganges hinzugehören. Doch dürfte aus Obigem genugsam hervorgehen, daß die Nervenzellaffektion des vorliegenden Falles ihre morphologische Eigenart eben durch das Verhalten der fibrillär-wabigen Struktur im Zellkörper und in den Dendriten erhält, das anfänglich in massiver, inkrustationsartiger Imprägnation der genannten Struktur, ferner in deren Fragmentation in anfänglich gröbere Teilstücke, später in Brocken, zuletzt in sphärische Körperchen besteht, die dann ganz terminal in eine zunehmende feine Staubmasse zerfallen. Und weil diese Zerfallsmasse allein durch das Silber geschwärzt zur Darstellung gelangt, dürfte man die Bezeichnung: silberkörnige Degeneration der Nervenzelle nicht für unpassend finden. Hinsichtlich der essentiellen Bedeutung dieser Degenerationsform wäre scharf zu betonen, daß es sich keineswegs um eine fremde Einlagerungsmasse handelt, da sich die Entwicklung der durch Silber geschwärzten Körner infolge Zerfall aus der fibrillär-wabigen Struktur deutlich verfolgen läßt. Ich legte mir selbstverständlich die Frage vor, ob es sich nicht um Degenerationsprodukte eigener Art handeln dürfte, doch war die Ausbildung der Zerfallsmassen aus der wabigen Struktur stufenweise so sicher zu beobachten, daß es eine ungerechtfertigte Komplikation einfacher Verhältnisse gewesen wäre, mehr zu sehen, als was sich zwanglos aus den Fibrillenbildern ergab. Wir werden später sehen, daß sich Lipoidmassen in den degenerierten Nervenzellen nachweisen ließen, doch haben diese schon vermöge ihrer ganz abweichenden äußeren Erscheinung mit der argentophilen Masse nichts zu tun.

Ein hervorragender Charakterzug der geschilderten silberkörnigen Degeneration besteht in deren Allörtlichkeit in dem Sinne, daß die kleinen und mittelgroßen Pyramidenzellen der III. Schicht in der gesamten Großhirnrinde gleichmäßig ergriffen sind. Denn wie ein Überblick der Fibrillenbilder nach den einzelnen Windungen lehrt, ist dieselbe Degeneration selbst an dem ansonst völlig normalen Fibrillenpräparate der Area striata aufzufinden, die als die relativ im geringsten Maße erkrankte Rindenstelle figuriert.

Nebst dieser Allörtlichkeit und Gleichmäßigkeit bzw. Gleichartigkeit fällt noch die schichtenartige Verbreitung der nervenzelligen Erkrankung auf; diese Eigenheit besagt so viel, daß vor allem und zuerst die Lamina pyramidalis und granularis externa samt Tangentialis, kurz die äußere Hauptschicht der Großhirnrinde die silberkörnige Degeneration erleidet, worauf dann die Erkrankung der tiefen Hauptschicht folgt. Die nervenzellige Erkrankung läßt somit anfänglich einen Unterschied zwischen äußerer und innerer Hauptschicht erkennen; diese Zweigliederung der Rinde ist besonders an den motorisch-sensoriellen Gebieten, am ausgeprägtesten in der Area striata, zu erkennen, während die extramotorisch-sensoriellen Gebiete — wie die sogenannte Präfrontalgegend, die zwei unteren Temporalwindungen, die Insel, der Gyrus angularis, die basale Okzipitotemporalgegend — eine Ausdehnung des degenerativen Prozesses auch auf die innere Hauptschicht erkennen lassen. Das Gesetzmäßige in der Schichtung des degenerativen Prozesses ist dadurch gegeben, daß der Beginn immer in der äußeren Hauptschicht zu beobachten ist, daher kommt an keiner Stelle der Großhirnrinde eine initiale Erkrankung der inneren Hauptschicht vor. Das gesetzmäßige flächenhafte Vordringen gegen die Tiefe zu geht auch aus dem Umstand hervor, daß zwischen der höchstgradig ergriffenen äußeren und inneren Hauptschicht immer eine Übergangsschicht als Gegend einer mittelstarken Affektion zu finden ist.

Neuroglia.

Im ganzen läßt sich feststellen, daß weder die faserige noch die protoplasmatische Glia nennenswerte Veränderungen zeigte.

Abbauprodukte.

Überblicken wir die regionären Befunde, so ergibt sich die bemerkenswerte Tatsache, daß das Lipoid immer an Stellen von hochgradiger Degeneration massenhaft vorkommt, so im Ammonshorn, im Parietalis inferior, und zwar in Nervenzellen wie Gliazellen und in den Gefäßen. Hingegen erscheint das Lipoid an vom degenerativen Prozeß mehr verschonten Stellen, wie Lingualis und Centralis anterior, auffallend spärlich, wobei die Bemerkung nicht zu unterdrücken wäre, daß sich das Lipoid hier allein adventitiell bemerkbar macht und die Nervenzellen frei sind. Es hat den Anschein, daß das Auftreten des Lipoids im Nervenzellenkörper immer eine vorgeschrittene Phase des Abbaues bedeutet, also nicht allein Markzerfall, sondern bereits auch Degeneration der intrazellulären Strukturen im Gange sind. Das an Lipoid ärmste Präparat zeigt davon nur adventitiel Spuren; dann folgt ein solches, das die Nervenzellen sehr mäßig und die Gliazellen noch spärlicher mit Lipoid besetzt zeigt; die reichlichste Ansammlung bedeutet so an Nerven- wie Gliazellen und im Adventitialraum nicht allein feinkörnige, sondern bereits kugelige Ansammlungen.

Nur ganz kurz sei bemerkt, daß die Blutgefäße im zentralen Nervensystem des untersuchten Falles nirgends Spuren von Veränderungen aufweisen; sie enthalten im Adventitialraum allein die aus Gewebstrümmern gebildeten Lipoidstoffe einesteils an Körnchenzellen gebunden, die, wie oben gezeigt wurde, aus plasmatischen Neurogliazellen hervorgehen, daher gliogen sind; anderenteils erscheint das Lipoid in freien, verschieden großen Ballen. Mesodermale Körnchenzellen kommen in diesem Falle nicht vor.

Auf Grund obiger Befunde und Betrachtungen läßt sich über den Fall K. in endgültiger Zusammenfassung folgendes hervorheben.

1. Bei dem in seinem 21. Jahre interkurrent gestorbenen Idioten fand sich eine zerebellare Ataxie, die keine Zeichen eines Friedreich bot.

2. Anatomisch gab es vor allem Anlagedefekte: a) Furchenvariabilitäten der Großhirnkonvexität in größerer Zahl; b) Hypoplasie von Balken, Kleinhirn und Brücke; c) doppelkernige Rindennervenzellen; d) zytotektonische Störungen in den sogenannten Flechsigschen Assoziationszentren nebst gewahrter Tektonik der motorischen und sensibel-sensorischen Gebiete der Großhirnrinde.

3. Fortschreitende Degeneration in bestimmten Segmenten der zerebrospinalen Achse, namentlich in der Groß- und Kleinhirnrinde, die beide vermöge der degenerierten fronto-temporopontinen Bahnen und Brückenarme

in systematischer Weise verbunden waren (siehe Abb. 134). Es fand somit eine elektive Ausbreitung auf das zerebro-pontozerebellare System statt.

4. Histologisch handelte es sich um die Degeneration der ektodermalen Elemente innerhalb des oben umschriebenen Gebietes ohne jedwelche Berührung der mesodermalen Elemente. Diese elektive Degeneration von allem Neuronalen war in der Großhirnrinde ausgezeichnet durch eine elektive Topographie, indem gesetzmäßig zuerst die äußere und später die innere Hauptschicht degenerierte. Es hat den Anschein, daß nebst der segmentär-allörtlichen Degeneration rein ektodermalen Charakters noch die allörtlich-schichtenförmige Rindenentartung ein Kennzeichen eines primär-degenerativen, also heredodegenerativen Prozesses ist.

5. Die fortschreitende Degeneration des Großhirns hatte als Ausgangsstelle die Rinde, deren Affektionsgrad in den motorisch-sensiblen Gebieten geringer war, denn die innere Hauptschicht schien hier zumeist verschont. Hieraus resultiert das Bild, wonach die sensiblen wie motorischen Projektionen insgesamt erhalten blieben, hingegen alle Assoziationssysteme der Großhirnhemisphären schwer degeneriert waren. Es stellte sich dabei als bemerkenswertes Ergebnis heraus, daß das untere Längsbündel als vollkommen intakt, ein reiner Projektionszug ist, ebenso die bisher als Eigenzüge des Okzipitallappens bekannten transversalen Bündel des Cuneus, Lobus lingualis und des Stratum proprium calcarinae. Mit der auf den ganzen Rindenquerschnitt der sogenannten Assoziationszentren erstreckenden Degeneration war aber nicht allein der Schwund aller Asssoziationsbahnen faßbar, sondern auch die Degeneration aller jener Kommissuralbahnen, welche die genannten Zentren verbinden, dann die der aus letzteren entspringenden zerebrofugalen Projektionen, wie die Sehhügelstiele und fronto- bzw. temporopontin Bahnen. Von den wichtigsten Kommissuralbahnen war die vordere Kommissur total, hingegen der Balken partiell degeneriert, indem im hinteren Balkenkörperabschnitt bzw. im Forceps minor die Verbindung zwischen den Zentralwindungen (vordere und hintere) bzw. den beiden Cunei als nahezu normaler Markterritorien normal markhaltig erschien. Die relative Verschonung der motorisch-sensiblen Rindenfelder stellen wir uns so vor, daß diese als ontogenetisch ältere und frühmarkreife, daher als resistentere Gebiete der Degeneration später erliegen; auch dürfte ihre normale Zytotektonik sie relativ geschützt haben, da somit ihre Veranlagung eine geringere war. Charakteristisch ist für die Rindendegeneration die multipel-fleckförmige Verschonung der Rinde, wodurch einzelne ausgesparte Markflecken des Hemisphärenmarks und der Kommissuren bedingt wurden. Diese multipel-fleckförmige Affektion ist streng systematisch, d. h. auf die assoziativen, spätmarkreifen Bezirke, lokalisiert, hat daher mit einer multiplen Sklerose nichts gemeinsames, sie ist ein Additionsbild multipler Herde innerhalb eines Systems.

6. Die fortschreitende Degeneration des Kleinhirns äußerte sich vorzüglich als neozerebellär, indem Wurm und Flocke stark markhaltig waren, hingegen die Hemisphären, besonders deren untere Oberfläche, bedeutenden Markausfall, bedingt durch die partielle Degeneration des Brückenarmes, aufwiesen (s. Abb. 135). Außerdem waren Rindeneigenneurone des Kleinhirns (Korb

zellen und Körner) ausgefallen, Purkinjesche Neuronen zum größten Teil verschont, obschon Zeichen der Atrophie vorhanden waren. Die gesamte Kleinhirnrinde, also paläo- wie neozerebellare, hypoplastisch.

7. Wir betrachten das zentrale Nervensystem des untersuchten Falles als ein endogen gebrechliches, dessen minderwertiges ektodermale Protoplasma einesteils zur Entstehung einer höchst-differenzierten Mißbildung, andernteils zu einer fortschreitenden Degeneration führte. Diese Degeneration als ab ovo determiniert, ist charakterisiert durch ihre allörtlich-segmentäre Ausbreitung, indem die veranlagte Groß- und Kleinhirnrinde diesen Prozeß erlitt, ferner durch die

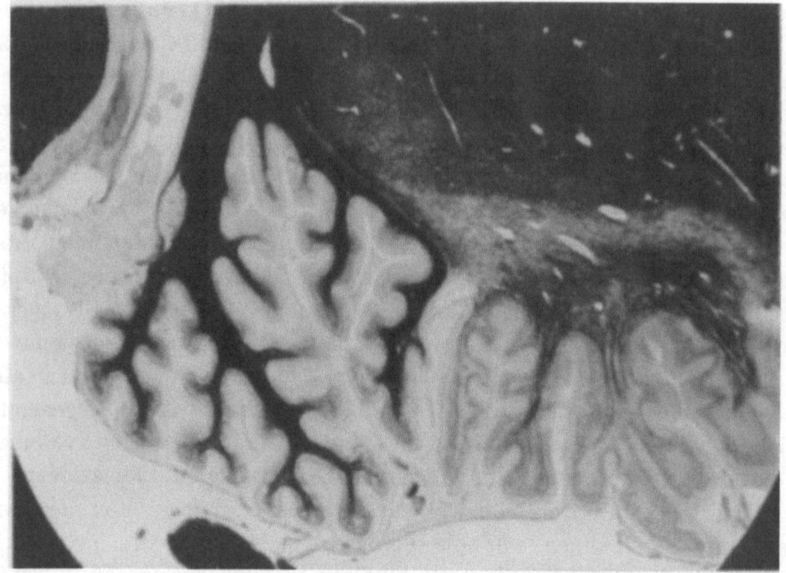

Abb. 135. Flocculus und Lobulus gracilis im Markbild aus dem Fall K.; wohl sind beide gleichmäßig reduziert, ein Umstand, welcher sich aus der gleichen Rindenbreite beider Bezirke feststellen läßt, trotzdem ist die Flocke fast markgesund, Lobulus gracilis hingegen hochgradig markschwach. Schon aus letzterem Verhalten — phylogenetische Markaffektion — geht die Hypoplasie und nicht die Atrophie des Kleinhirns hervor, denn im letzteren Fall müßte in der Rindenbreite eine appreziable Differenz bemerkbar sein zugunsten der Flocke. Bemerkenswert die scharfe Grenze zwischen beiden Bezirken.

Systemverbindung dieser Segmente durch fronto-temporopontine Bahnen und Brückenarme, wodurch ein organisch zusammengehöriges Ganzes durch den pathologischen Vorgang als ein minderwertiger Abschnitt förmlich herausgehoben wurde. Es handelt sich um eine komplexe Systemdegeneration, um ein Bild, das allein durch eine elektive Veranlagung zustande kommt.

8. Wir hätten bei der Entstehung dieser höchst differenzierten Mißbildung zwei Momente zu beachten. Erstens die fehlerhafte Entwicklung der Groß- und Kleinhirnrinde, die als Effekt einesteils aus einer Herabsetzung der Proliferationsfähigkeit jener Neuroblasten entsteht, die die Lamina corticalis bilden, andernteils sich aus einer gestörten Differenzierung entwickelt; beide Störungen bewirkten eine hypoplastische und dysplastische Rinde. Zweitens

ist die partiell-systematische Schwäche des Zentralorgans auffallend, wonach eine zerebro-ponto-zerebellare Degeneration sich aus dem im übrigen gesunden Mittel- und Rautenhirn heraushob. — Die Monakowsche Schule, namentlich R. Brun macht für die erstgenannten Störungen eine toxische Schädigung des Embryonalgewebes verantwortlich, wobei entweder die Vergiftung der Keimzellen in der präkonzeptionellen Zeit (dies die sogenannte Blastophthorie Forels) oder die Vergiftung des Embryos durch exogene (Alkohol, Bakterientoxine), wie endogene (Stoffwechselgifte der Mutter bei Diabetes, Nephritis, Osteomalazie) Gifte eine Rolle spielt. Für die letztgenannte Störung macht R. Brun rein hereditäre Momente im Sinne eines sogenannten erblichen Krankheitsgens verantwortlich, auf welchem Grund die hereditären und familiären Systemerkrankungen des Kleinhirns und der Kleinhirnanteile (die Heredoataxie, die Atrophia olivo-, dann olivo-ponto-, endlich olivo-ponto-rubrocerebellaris) entstehen dürften. R. Brun weist darauf hin, daß bei diesen chronischen Erkrankungen fast stets Zeichen einer leichten histogenetischen Entwicklungshemmung zu finden sind, die dafür sprechen, daß dieselben auf Grundlage einer Entwicklungsstörung entstehen.

Auf Grund dieser Momente ist der Ursprung der geschilderten höchstdifferenzierten Mißbildung ein doppelter; einesteils spielt der rein endogene Faktor der Heredität eine unzweifelhafte Rolle, andernteils wäre ein exogener Faktor wie Giftwirkung nicht ausgeschlossen, obschon unbekannt; freilich ist es leicht einzusehen, daß auf hereditärer Basis eine exogene Noxe leichter zur Geltung gelangt.

9. Im behandelten Fall spielt ein endogener Prozeß die Hauptrolle, indem allein Ektodermales affiziert wurde, während Mesodermales unberührt blieb. Diese Wahlaffektion äußerte sich in systematischer Form. So erlitt die Großhirnrinde eine ontogenetisch-systematische Degeneration, indem die spätmarkreifen Territorien des Großhirnmantels zuerst erkrankten, während im Kleinhirn in Form phylogenetischer Degeneration ausschließlich der neozerebellare Bezirk angegriffen war und diese zwei Segmente des zentralen Nervensystems durch eine degenerierte zerebro-ponto-zerebellare Neuronenkette in systematischer Verbindung standen.

Nach obigem trifft die Wahl des Keimblattes und gewisser, onto-phylogenetisch charakterisierter Systeme zu; somit handelt es sich um eine embryologisch-determinierte Erkrankung, deren diesbezüglicher Charakter noch gesteigert wird durch die Tatsache, daß gewisse embryonale Segmente, wie z. B. das Rautenhirn, dann das Vorderhirn (Telencephalon) die Stätte der Degeneration sind. Die Keimblattwahl, die phylo-ontogenetische Systemwahl und die der embryologischen Segmentierung entsprechende Ausbreitung der Degeneration kommen dem behandelten Fall in vorzüglicher Weise zu.

II. Fall. Diesen veröffentlichte ich im Band 42 des Archivs für Psychiatrie unter der Aufschrift: „Beiträge zur Nosographie und Histopathologie der amaurotisch-paralytischen Idiotieformen“. In diesem handelte es sich um eine im 24. Lebensjahre verstorbene Idiotin, die in vivo nebst hochgradiger Geistesschwäche noch höchstgradig geschwächte, wenn nicht fehlende Sehkraft (Personen erkannte sie nur durch deren Stimme) und spastische Paraparese aller Extremitäten zeigte. (Flexionskontraktur.) Tod infolge Pneumonie. Das Gehirn war makroskopisch von derberer Konsistenz, in toto verkleinert. In meiner erwähnten Arbeit schilderte ich die Markscheidenverhältnisse des Falles auf Grund von Frontal- und Horizontalschnitten; hier begnüge ich mich mit dem Hinweis auf letztere, aus welchen sich folgende charakteristische Momente des Falles ergeben.

Das Gehirn bot äußerlich keine bemerkenswerten Anomalien in der Furchung und Windungsbildung dar; allein in der inneren Struktur fielen hauptsächlich zweierlei Abnormitäten auf. Erstens fehlt das temporo-occipitale Sagittalmark in seiner Hauptmasse, so daß weder Flechsigs primäre, noch sekundäre Sehstrahlung sichtbar ist. Zweitens macht sich ein nicht unbedeutender Mangel an den zentralen Markmassen bemerkbar, und zwar hauptsächlich im frontalen und temporoparietalen Lappen; auf diese Weise entstehen guirlandenartige Windungen, welche allein durch fibrae propriae sich verbinden. Ich denke nicht fehl zu gehen, wenn ich diesen zwei Hauptmängeln die zwei klinischen Ausfallserscheinungen zuschreibe; die Amaurose ist durch die fehlende Sehstrahlung, die Idiotie durch den mangelhaften Assoziationsapparat bedingt. Bezüglich der Markfaserung der Hirnrinde kann ich soviel bemerken, daß dieselbe mit Normalpräparaten eines Erwachsenen (30 Jahre alt) verglichen, bezüglich der Struktur sowie des Reichtums der Markfasern hinter letzterem nicht zurückbleiben. So ist z. B. in der exquisit-motorischen vorderen Zentralwindung die supraradiäre Schicht durch die Gegenwart der zahllosen feinsten Fäserchen schon makroskopisch lichtblau; die Zonalschicht ist durch zahlreiche mittelstarke und stärkere Fasern gut vertreten; endlich die Radiärschicht wird durch stämmige Radii und durch einen stark entwickelten Interradiärfilz gebildet. Die Cuneusrinde weist eine dichte Zonalschicht, einen gut entwickelten Baillargerschen Streifen, eine zarte, doch distinkte Supraradiärschicht und tannenartig dicht nebeneinandergereihte Markstrahlen auf. Die tiefe Temporalwindung zeigt eine kräftige, makroskopisch sehr ins Auge fallende Zonalschicht, in der aus tangentiell verlaufenden mittelfeinen Fasern gebildeten Supraradiärschicht noch einen gut ausgeprägten Kaesschen Streifen; an der oberen Grenze der Radiärschicht macht sich noch ein Baillargerscher Streifen bemerkbar. Kolossal starke, förmlich gigantische Zonalschicht ist am Temporalpol, namentlich an dessen der Insel zugekehrten, also Innenfläche zu sehen. Die Insel hat eine breite, lockere Zonalschicht, schwächere Markstrahlen, eine mehr faserarme Supraradiärschicht, an deren unteren Grenze 1—2 gut angedeutete Baillargersche Streifen auffallen. Die basalen Frontalwindungen weisen eine kräftige Zonalschicht und an der Grenze zwischen Radiär- und Supraradiärschicht einen kräftigen Baillarger auf. — Durch diese Beispiele denke ich genügend nachgewiesen zu haben, daß Bildungsfehler in der Markstruktur keine Rolle spielen; an einer einzigen Stelle erscheint die tiefe Rinde der hinteren Zentralwindung in ihrer Faserstruktur wie zerzaust, ein Verhalten, welches auf eine dysarchitektonische Stelle derselben deutet.

Aus obigen Angaben ist ersichtlich, daß im Gehirn des vorliegenden Falles von amaurotisch-spastischer Idiotie bilaterale Entwicklungshemmungen die ausschlaggebende Rolle spielen, denn nur so sind die oben angeführten Mängel: symmetrisch-defekte zentrale Marksubstanz und fehlende Sehstrahlung verständlich.

Der vorliegende Fall ist als eine spastisch-amaurotische Idiotie ohne Familiarität zu charakterisieren, differiert daher vom H. Vogtschen Typus eben durch den Mangel an Familiarität. Diese klinische Abweichung gibt sich aber auch in anatomischer Beziehung kund, wie dies sich bei einem Vergleich der beiden Formen sofort herausstellt. Den Sachsschen Fällen geht jede grob-makroskopische Veränderung, in erster Linie aber Hemmungsbildungen von Bedeutung vollkommen ab, vielmehr sind dieselben zytopathologisch charakterisiert, indem ein normal erscheinendes Zentralorgan im Verlauf des 1. oder 2. Lebensjahres infolge abnorm frühzeitiger Abnützung des nicht lebensfähigen Zellprotoplasmas, eine auf das gesamte Zentralgrau sich erstreckende Degeneration erfährt. Allein die Nervenzellen sind jene Elemente, welche im Zentralorgan der Sachsschen Kranken abnorm schwach und für die weitere Entwicklung unfähig veranlagt sind, welcher Tatsache B. Sachs mit folgender Definition gerecht wird: „We may simply argue that children who are afflicted with Amaurotic Family Idiocy have a very limited capacity for normal development; that their central nervous system is not equal to the functions that they are expected to perform for more than the first three or four months of life, and from that time on a rapid deterioration of all functions is established." — Im Gegensatz hierzu stellt unser vorliegender Fall von amaurotischer Idiotie des Jugendalters etwas ganz Verschiedenes dar; hier handelt es sich nicht um zellularpathologische, sondern um grob-anatomische Veränderungen, welch letztere nicht als eine progressive Entartung des gesamten Zentralorgans erscheinen, sondern in der Form einer aus der organogenetischen Phase stammenden hochdifferenzierten Mißbildung des Vorderhirns auftreten. Die Art dieser Mißbildung, die Lokalisation der „Fixation", bedingte ein Zustandsbild, welches als amaurotische Idiotie mit spastischer Paraparese und konvulsiven Erscheinungen charakterisiert werden kann; denn dadurch, daß die Hemmung im Entwicklungsgange des Vorderhirns gerade die Sehstrahlung bzw. die zentralen Assoziationssysteme betraf, entstand die Amaurose bzw. die Idiotie. Somit ist die klinische Ähnlichkeit dieses Falles mit den familiär-amaurotischen Fällen nur eine äußerliche und hat mit dem inneren Wesen der letzteren gar nichts Gemeinsames. Anatomisch läßt sich die Differenz derartig formulieren, daß, während die familiäre Form der amaurotischen Idiotie eine zytopathologisch charakterisierte Form ist, die im vorliegenden Fall beschriebene Idiotie als eine teratologisch begründete Form erscheint.

Es bleibt nunmehr übrig, den geschilderten Fall von seiner allgemeinen anatomischen Bedeutung her zu charakterisieren. Wohl wurde seinerzeit — vor 30 Jahren — Kernfärbungen zu machen leider unterlassen, doch wäre nochmals zu betonen, daß makroskopisch nicht die geringste Spur eines entzündlich-plastischen Vorgangs am Gehirn, so an dessen freier wie ventrikulärer Oberfläche, bemerkt wurde. Macht es schon dieser Umstand sehr wahrscheinlich, daß die mesodermalen Elemente des Gehirns ganz intakt blieben, so drängt sich umso schärfer die Tatsache in den Vordergrund, daß an den ektodermalen Elementen eine rein segmentär-systematische Abweichung von der Norm stattfand, welche sich in dem bilateral-symmetrischen Ausfall von gewissen Systemen des Endhirns äußerte. Wir hoben soeben hervor, daß es sich in diesem Fall nicht um eine Zytopathologie, sondern um eine Teratologie handelt, und weil diese allein die ektodermalen Elemente betraf, so möchten wir zusammenfassend sagen, daß eine ektodermogene Entwicklungshemmung in segmentär-systematischer Ausbreitung auftrat, also eine fixe Fehlbildung des Zentralnervensystems, welche die bestimmenden Charaktere einer endo-neurogenen Manifestation an sich trägt, nämlich die Keimblatt-, Segment- und Systemwahl. Wir sagen daher, daß vom allgemeinsten anatomischen Standpunkt aus die stabile Mißbildung des Zentralnervensystems genau dieselben anatomischen Grundzüge aufweist wie die heredodegenerativen Erkrankungen, und schon dieses Verhalten allein weist auf die eminente generelle Bedeutung unserer anatomischen Trias hin. Daher ist es gleichgültig, ob es sich um eine progressive Degeneration als Prozeß oder aber um eine unabänderliche und beständige Fehlbildung als Zustand handelt, denn die allgemeinste grundlegende Charakteristik ist für beide eine gemeinsame. Diese Übereinstimmung ist aber noch von einem anderen Gesichtspunkt aus genommen von Bedeutung: Da die entwicklungsgeschichtliche Grundlage für die fixe Fehlbildung wohl zweifellos ist, so weist die gemeinsam gültige Charakteristik auch auf die embryonale Bedingtheit des heredodegenerativen Prozesses hin.

Indem wir die trennenden Züge entwickelten, wollen wir zum Schluß die gemeinschaftlichen Kennzeichen der zwei Idiotieformen beachten. Diese sind ganz allgemeiner Natur; beide sind Erkrankungsformen des Zentralnervensystems, welche sich durch die Keimblattwahl, Segment- und Systemwahl hervortun, wie wir dies oben schon hervorhoben. Diese anatomische Trias verweist auf eine gemeinsame Entstehungsgrundlage, welche in der Entwicklungsgeschichte gegeben ist, d. h. diese nicht-familiäre Form der Idiotie ist ebenso embryologisch bedingt wie die familiäre Form.

Allgemeine Zusammenfassung.

Wir haben eingangs die hereditär-systematischen Nervenkrankheiten als eine anatomisch vermutlich einheitliche große Gruppe dahingestellt, von welcher man mit Bing sagen dürfte, „daß in allen diesen Fällen ein und dieselbe Krankheit vorliegt (man mag sie mit Jendrassik als die ‚Heredodegeneration' bezeichnen) und daß nur den jeweiligen Verschiedenheiten ihrer Lokalisation und Erscheinungsweise die spastischen, ataktischen, amyotrophischen, gemischten Typen usw. ihre Entstehung zu verdanken haben". Hierzu knüpft Kollarits: „Heredodegenerationen sind also verschiedene Lokalisationen in der Auswirkung des hereditären degenerativen Faktors."

Mit dieser allgemeinen Formulierung ist aber nichts Näheres über das innere Wesen von solchen hereditären Krankheiten gesagt, welche noch die Bezeichnung „degenerativ" verdienen, denn es handelt sich um verschiedenste Gewebe — Nerven- und Muskelsubstanz, Sehnen, Bänder, Knochen, Gefäße —, welche Jendrassik in Übereinstimmung mit Gowers als abiotrophisch bezeichnete, d. h. für Gewebe, welche mit geringerer Lebensfähigkeit ausgestattet sind, daher auch vorzeitig verkümmern, d. h. degenerieren. Jendrassik zog in das Bereich der Heredodegeneration noch Anomalien des Stoffwechsels (Diabetes usw.), wodurch die endokrinen Systeme zu den erwähnten Gewebselementen hinzugefügt werden müssen. Es ist nun naheliegend gewesen, für jene heredodegenerativen Nervenkrankheiten, welche organisch-systematisch sind, die anatomische Grundlage zu erforschen, und somit den klinisch-erbbiologischen großen Kreis der systematischen Heredodegeneration hinsichtlich seines Wesens näher zu beleuchten. Es handelte sich darum, solche Krankheiten, welche schon ihrer klinischen Erscheinungsweise nach sich als anatomisch gekennzeichnet verrieten, auch nach ihrer morphologischen Eigenart zu erforschen. Mit anderen Worten, man sollte nicht allein den morphologisch speziellen Zeichen nachgehen, wodurch sich die einzelnen Formen der hereditär-systematischen Nervenkrankheiten bekanntgeben, sondern es war eine eigene, von mir gemachte Problemstellung: Haben diese Krankheiten nicht eine prinzipiell gemeinsame, daher allgemeine Grundlage? Diese zwei morphologischen Fragen: die speziellen Veränderungen und die allgemeine anatomische Charakteristik, sind auseinander zu halten, obschon es zweifellos ist, daß die allgemeine Grundlage der hereditär-systematischen Nervenkrankheiten nur durch Analyse der speziellen morphologischen Kennzeichen zu gewinnen ist.

Mit Bezugnahme auf K. H. Bauers Aufstellung von mesenchymalen Systemerkrankungen auf heredofamiliärer Basis sind neuroektodermale Systemerkrankungen anzunehmen, in welchen es sich um das elektiv-systematische Befallensein allein neuronaler und neurogliöser Elemente handelt. In beiden Fällen handelt es sich um sogenannte Keimblatterkrankungen, welche eine Keimblattelektivität bedeuten, denn es erkrankt in ausgesuchter Weise all jenes, was zum neuralen Ektoderm gehört. Die Keimblattelektivität an sich kann sich auf doppelter Grundlage äußern; so sehen wir eine chemische Elektivität in Fällen von Toxineinwirkung bei Dysenterie, Enzephalitis usw., also auf exogener Grundlage zur Geltung gelangen, indem allein neuronal-neurogliöse Elemente degenerieren; nun sehen wir aber andererseits eine genetische Elektivität sich in Fällen von systematischer Heredodegeneration des Nervensystems äußern, indem auf Grundlage einer embryologischen Schwäche gewisser zentraler Abschnitte diese progressiv entarten. Letzterer Prozeß ist gekennzeichnet 1. durch die strenge Endogenität, 2. durch gewisse gehäufte Zeichen der gestörten oder gehemmten Entwicklung, 3. durch die prävalierende Affektion von genetisch jüngeren Sytemen. — Zusammengefaßt kann man sagen, daß es eine exogene, chemische oder ektodermotrope und eine endogene, genetische systematische oder ektodermogene Grundlage für eine elektiv-ektodermale Affektion gibt.

Wie sind nun Ektodermotropie und Ektodermogenie auseinander zu halten? In größter Allgemeinheit gibt es zweifache Merkmale. Vor allem die absolute Intaktheit von allem Mesodermalen im Fall von Ektodermogenie, denn Häute, besonders aber Gefäße sind reaktionslos im Sinne einer Entzündung oder Wandveränderung, also einer exogen-infektiösen Einwirkung. Dann die segmentärsystematische Ausbreitung des ektodermogenen Prozesses im Gegensatz zur asegmentär-asystematischen bzw. pseudosystematischen Ausdehnung des ektodermotropen Vorganges. Erfahrungsmäßig trägt allein die ektodermogene Affektion den Stempel entwicklungsgeschichtlicher Kriterien an sich, als welche wir die Segment- und Systemwahl erkannten, als Zeichen einer Anlageschwäche in bezug gewisser embryologisch determinierter Segmente und Systeme. Wir verfügen zusammengefaßt für die hereditär-systematischen Nervenkrankheiten über eine morphologische Trias, welche in der Keimblattwahl, Segmentwahl und Systemwahl besteht; diese bedeutet die elektive Affektion innerhalb des ektodermalen Systems bei völliger Verschonung des mesodermalen Systems. Daher gehören zur anatomischen Charakteristik eines echten genotypischen Phänotyps im Gebiete des Neuroektoderms nebst der morphologischen Trias noch die Mesodermfreiheit im Sinne einer exogen-infektiösen bzw. toxischen Einwirkung. Die morphologische Trias bedeutet eine embryologische Bedingtheit, denn es spielen Faktoren eine Rolle, welche aus der Entwicklungsgeschichte entstammen. In bezug der ektodermalen Elektivität wäre darauf zu verweisen, daß in der Herausbildung des Nervenparenchyms die Isolierung der neuroektodermalen Elemente den mesodermalen Häuten und Gefäßen gegenüber durch die bekannte Membrana limitans gliae superficialis und perivascularis durchgeführt ist, somit ist im Gewebeaufbau des Zentralnervensystems überall folgende Superposition anzutreffen: neuroektodermale Elemente — Grenzhaut — mesenchymale Elemente. Dieses normale Verhalten wird nun durch ein gewisses pathologisches Verhalten ins Licht gesetzt, indem die neuroektodermalen Elemente isoliert absterben bei völliger Verschonung der mesenchymalen. Dieses Verhalten treffen wir bei den hereditär-systematischen Nervenkrankheiten an. — Hinsichtlich der segmentären Elektivität haben wir es mit der Beschränkung des Krankheitsprozesses auf ein gewisses, embryologisch bestimmtes Segment des Zentralnervensystems zu tun, wie man dies bei zerebellaren oder spinalen Krankheitsformen der Heredodegeneration am überzeugendsten sieht. — In bezug der systematischen Elektivität handelt es sich um die bilateral-symmetrische, gleichintensive primäre Affektion solcher Systeme, von welchen wir oben nachwiesen, daß es sich um Neuronenverbände handelt, die entweder vermöge ihrer phylo-ontogenetischen oder auf Grund ihrer funktionellen Zusammengehörigkeit mehr oder minder einheitlich charakterisiert sind.

Aus dieser Übersicht der bestimmenden anatomischen Faktoren der hereditär-systematischen Nervenkrankheiten geht deren entwicklungsgeschichtliche Bedingtheit deutlich genug hervor, daher spielt in der Ausbildung dieser Krankheiten die Anlage eine determinierende Rolle. Mit der Erkennung der embryologischen Grundlage ist eine prinzipielle Charakteristik gegeben, wobei ausdrücklich bemerkt sei, daß die einzelnen Faktoren der morphologischen Trias nicht in jeder heredodegenerativen Nervenkrankheit prägnant zum Ausdruck gelangen müssen und können. Denn es bedarf keines langwierigen Nachweises, daß gemäß des postnatalen Terminationspunktes einer heredodegenerativen Krankheit das Zentralnervensystem in einem mehr unreifen bzw. in einem ganz ausgereiften Zustande getroffen wird, und dementsprechend erscheinen gewisse, besonders segmentäre Anlagezeichen deutlicher bzw. schwächer entwickelt. Daß aber selbst dieser Umstand nicht immer zur Erklärung genügt, sehen wir aus den Früh- und Spätfällen der spastischen Heredodegeneration, bei welcher das Zentralnervensystem morphologisch sich ganz gleich verhalten kann, indem die im 3. Lebensjahre begonnene Frühform sich durch keine schwerere Veranlagung gegen die im 5. bis 6. Lebensdezennium zur Ausbildung gelangende Spätform unterscheiden muß. — Wir möchten daher sagen, daß die Gruppe der hereditär-systematischen Nervenkrankheiten im allgemeinen eine im Sinne obiger morphologischer Trias gegebene entwicklungsgeschichtliche Charakteristik darbiete und damit eine anatomische Eigenart bekundet, wie man dies bei den nicht-hereditären also exogenen Krankheiten nicht antrifft.

Freilich gab es Stimmen, welche sich gegen die soeben entwickelte Charakteristik erhoben. Die Opposition möchte ich gemäß ihrer Richtung folgend vorführen.

1. Vor allem wäre jener Einspruch zu verzeichnen, welcher sich gegen die Valenz der einzelnen anatomischen Faktoren richtete. Hugo Spatz bemühte sich nachzuweisen, daß man die einzelnen Faktoren auch bei exogenen Prozessen antrifft: „Finden wir denn nicht eine Beschränkung der für uns sichtbaren Veränderungen auf die Abkömmlinge des Ektoderms gerade bei dem Prototyp einer exogenen Alteration, bei den Vergiftungen? Man denke nur an die Veränderungen beim Tetanus, an Nißls Vergiftungsexperimente mit Morphium, Abrin usw., an Lotmars Dysenterietoxinversuche usw. Und leider ist es mit den anderen „Elektivitäten“ mit der Segment- und Systemwahl nicht viel besser gestellt. Eine strenge Elektivität liegt ja nie vor, und die relative, die wir tatsächlich beobachten können, die finden wir bezüglich eines entwicklungsgeschichtlichen Segmentes (Hirnbläschens) z. B. bei der Paralyse, bei der Poliomyelitis anterior, bei der Encephalitis epidemica und anderen infektiösen

Krankheiten. Einer elektiven Beschränkung auf ein System begegnen wir z. B. bei Spielmeyers Hinterstrangdegeneration nach Stovainvergiftung (bei bestimmter Dosierung), bei der Pallidumerweichung nach Kohlenoxydvergiftung. — Das jahrelange Bestreben Schaffers, endogene und exogene Entstehungsart einer Krankheit aus anatomischen Merkmalen erkennen zu können — auch seine Hyaloplasmalehre stand ja im Dienst dieser Bemühung — ist durchaus begreiflich. Wie oft läßt uns die Ursachenforschung im Stich. Wäre sein Streben von Erfolg begleitet, es ist keine Frage, daß eine Entdeckung allerersten Ranges vorliegen würde. Leider können wir aber den Erfolg noch nicht anerkennen.“ Spatz beschließt seine kritischen Bemerkungen folgend: „Die Entscheidung darüber, ob eine Erbkrankheit vorliegt, kann meines Erachtens lediglich durch die genealogische Erforschung geliefert werden; das anatomische Bild kann uns hier — wie bei der Ursachenforschung so oft — leider keine sicheren Anhaltspunkte geben. Wir können aus phänotypischen Merkmalen eines Einzelfalles die idiotypische Bedingtheit eines Leidens nicht eruieren.“

Mit diesen Bemängelungen beschäftigte ich mich bereits in meinem Innsbrucker Referat und da verwies ich in bezug der Lotmarschen Dysenterietoxinversuche darauf, daß in denselben die elektive Wirkung in der Form eines herdförmig begrenzten, disseminerten, auf die graue und weiße Substanz sich erstreckenden Prozesses sich äußerte und so fehlt in diesem ektodermal gezeichneten Fall exogener Erkrankung die segmentär-systematische Ausbreitungsweise, daher sind diese Veränderungen keineswegs in dem Sinne charakterisiert, wie die heredodegenerativen. — In bezug des segmentär-systematischen Faktors hob ich die Gefahr hervor, welcher man ausgesetzt ist, indem man eine nur als topographisch zu bewertende Lokalisation mit einer echten segmentärsystematischen Begrenzung verwechseln kann. Diese Verwechslung trifft gerade für die Spatzschen Beispiele in bezug der Poliomyelitis anterior, der Pallidumerweichung bei CO-Vergiftung zu; erstere soll als Beispiel für die segmentäre, letztere für die systematische Begrenzung bei exogener Affektion dienen. Nun ganz abgesehen davon, daß diese Beispiele teils disseminierte, teils unilateral-lokale, typisch exogene Veränderungen des Zentralnervensystems repräsentieren, so handelt es sich in diesen um Totalnekrosen, in welchen wahllos Ekto- wie Mesodermales zugrunde geht. Es fehlt somit die Wahl gemäß der Elemente eines Keimblattes; wir sagen daher mit vollster Berechtigung, daß diese Beispiele nicht einmal den Schatten eines Beweises erbracht haben, da in denselben weder Keimblattwahl, noch Segment- und Systemwahl aufzufinden ist.

Angesichts dieser Beleuchtung seiner Argumente beschränkte sich Spatz in der Diskussion auf die Berufung der von Spielmeyer gefundenen experimentellen Veränderungen des Nervensytems nach Stovainanästhesie, in welchen allein ektodermale Elemente eines zentralen Segments, des Rückenmarks, in systematischer Weise — Hinter-, Seitenstrangdegenerationen — angegriffen wären. Gegen dieses letzte Argument von Spatz möchte ich mich auf die kompetenteste Quelle, auf Spielmeyer, berufen, der seinen Aufsatz „Pseudosystemerkrankungen des Rückenmarks nach Stovainanästhesie“ mit folgendem Ausspruch beendet: „Wir begnügen uns deshalb lediglich damit, hier zu registrieren, daß bei Tieren nach Stovainanästhesie pseudosystematische Erkrankungen des Rückenmarks vorkommen, welche aus Wurzel- und Randdegenerationen hervorgehen." Es werden nämlich durch das in den spinalen Subarachnoidalraum eingeführte Stovain die extramedullären Hinter- wie Vorderwurzeln angegriffen bzw. durch das das Rückenmark umspülende Stovain eine Randdegeneration des Vorder-Seitenstrangs bewirkt; durch erstere Veränderung entsteht eine aufsteigende Hinterstrangdegeneration bzw. die primäre Reizung der Vorderhornzellen, wodurch diese sich aufblähen; durch letztere Veränderung wird als notwendige Folge der Randdegeneration die Degeneration der Kleinhirnseitenstrangbahn verursacht. „Die ganze Art der Verteilung der Läsionen weist darauf hin, daß es die direkte Einwirkung des Stovains ist, wodurch die Nervenfasern zugrunde gehen; denn es erkranken die Wurzeln und die Randzone des Rückenmarks, die eben mit dem Stovain am intensivsten in Berührung kommen." (Spielmeyer.) — Zusammengefaßt haben wir es in den Spielmeyerschen Stovainversuchen mit einer Gifteinwirkung zu tun, welcher aber jede wirkliche, systematische Lokalisation abgeht; die Segmentbeschränkung ist auch nur eine scheinbare, bewirkt durch die im spinalen Abschnitt stattfindende Kontakteinwirkung des Stovains.

Schließlich wäre das Verhalten der nervösen Zentren bei der von Spatz hervorgehobenen Encephalitis chronica ins richtige Licht zu versetzen. A. Jakob verwies auf die histopathologische Eigenart gewisser Fälle, wonach bei progressiver Parenchymdegeneration des Nervengewebes im strio-pallido-subpallidären System — denn es ist zumeist die Substantia nigra, weniger das Pallidum und Striatum angegriffen —, noch leichte perivaskuläre lymphozytäre Infiltrate, erweiterte perivaskuläre Räume und Lichtungsbezirke vorkommen, und so ist der mesodermale Charakter für diese als systematisch erscheinenden exogenen Fälle wohl zweifellos, daher grenzen sich dieselben gegen die gleichsinnig lokalisierten endogenen Fälle (Huntington, Chorea chron. progr., Torsionsdystonie) deutlich genug ab. Dabei ist es irrelevant, daß die Parenchymdegeneration nach Jakob eine von Gefäßveränderungen unabhängige sein soll, denn die Auslösung der progressiven Degeneration geschah durch die akute Infektion, deren mesodermale Spuren uns über den Grundcharakter des Prozesses in keinem Zweifel lassen.

Wir sehen aus obiger Beleuchtung der Spatzschen Einwände, daß diese, vom histopathologischen Gesichtspunkt aus gemacht, die von uns aufgestellte morphologische Trias nicht im geringsten erschüttern, ja wir sehen aus diesem gegenkritischen Überblick das wichtige Moment hervorgehen, wonach zur exakten Charakteristik eines systematisch-heredodegenerativen Prozesses alle drei elektiven Faktoren notwendig sind, daher entscheidet weder der eine, noch der andere Faktor, auch nicht zwei beliebige, sondern immer nur die Gesamtheit der Faktoren, welche die **morphologische Trias** bilden.

Was dann endlich jene Schlußbemerkung betrifft, daß die Entscheidung, ob eine Erbkrankheit vorliege, der genealogischen Forschung zukomme und daß das anatomische Bild uns keine sicheren Anhaltspunkte geben kann, möchte ich auf die genügsam bekannten Beispiele der einschlägigen Literatur — welche man aber nie scharf genug betonen kann — verweisen, in welchen die erbbiologische Charakteristik fehlte, die feinste Morphologie aber auf eine heredofamiliäre Form hindeutete und erst die spätere, eben auf Grund der anatomischen Indizien angestellte Nachforschung das tatsächliche Obwalten der Heredodegeneration ergab. In meinem Innsbrucker Referat erinnerte ich an einen Fall von Jakob aus seiner vorzüglichen Monographie über extrapyramidale Erkrankungen, welcher bei der chronisch-progressiven Chorea ohne nachgewiesene Vererbung angeführt wird — obschon dieser anatomisch mit der Chorea hereditoria übereinstimmt —, in einer Fußnote wir aber die hochwichtige Bemerkung finden, daß dieser Fall infolge eines günstigen Zufalls als erbbiologisch gezeichnet erkannt werden konnte, denn es tauchten Angaben seitens des Vaters und der Geschwister auf, wodurch dieser Fall zur echten Huntingtonschen Chorea mit Vererbung zu zählen ist. — Wir ersehen aus diesem einen Beispiel, welchem noch zahlreiche ähnliche hinzuzufügen wären, welche Bestimmungskraft eben der anatomische Befund besitzt und daher entgegen dem Spatzschen Standpunkt gerade „sichere Anhaltspunkte" in bezug der nosologischen Stellung zu geben imstande ist. — Und was schließlich die Bemerkung von Spatz betrifft, man könne aus phänotypischen Merkmalen eines Einzelfalles die idiotypische Bedingtheit eines Leidens nicht eruieren, verweise ich auf die Gegenüberstellung der idio- und paratypischen Form der Lateralsklerose — welche wir bei der spastischen Heredodegeneration vornahmen — und aus welcher folgende grundlegende Momente hervorgingen. Die Erbsche paratypische Lateralsklerose, welche syphilitischen Ursprungs ist, gibt das anatomische Bild der intrafunikulären Sklerose syphilitisch-vaskulären Ursprungs mit disseminiert-spinaler Lokalisation, welche wohl die beiden Seitenstrangpyramiden berührt, doch nicht allein auf diese begrenzt bleibt, daher auch keinen systematischen Charakter hat. — Die Strümpellsche idiotypische Lateralsklerose, welche nach Bremer eine teils dominant, teils rezessiv mendelnde Form ist, bietet das Bild der reinsten systematischen Affektion; man sieht hier einen gefäßreaktionslosen, rein ektodermalen Abbau allein in beiden Seitenstrangpyramiden, wobei das fokale Segment in den Betzschen Riesenpyramiden des Endhirns gegeben ist. — Ich denke somit in meinem Referat mit Recht gesagt zu haben: „Allein aus diesem einen Beispiel dürfte der Definitionswert der anatomischen Kennzeichen deutlich hervorgehen, und so haben die durch die Anatomie gegebenen Kriterien eine prozeßbestimmende Bedeutung".

Natürlich bezwecken diese Bemerkungen nicht im entferntesten eine Geringschätzung der Erbbiologie seitens des Anatomen, denn auch wir halten es mit der allgemeinen Meinung, daß die erbbiologische Charakteristik nur anamnestisch-genealogisch zu erbringen ist. Wir verwahren uns nur gegen die niedrige Einschätzung der Anatomie, deren Gegenteil wir mit obigen Beispielen gezeigt zu haben hoffen. Doch wollten wir zugleich mit Nachdruck darauf verweisen. daß die mangelnde erbbiologische Charakteristik uns noch nicht dazu befugt, eine völlig verschiedene Ätiologie anzunehmen. Wir müssen da doch darüber im klaren sein, daß der anamnestisch-genealogische Nachweis nicht immer gelingen kann, aus Gründen, welche von uns ganz unabhängig sind, während die reine Endogenie und die unseres Erachtens bezeichnende Anatomie des Falles unsere Aufmerksamkeit auf die latente Erbbiologie mit Nachdruck hinlenken können. Handelt es sich dann um einen Fall, wie um jenen Kufs', wo nebst der für diesen nachweisbaren Faktorentrias noch die bezeichnende Ganglienzellveränderung anzutreffen war, so sind wir über die Natur desselben ganz im reinen, ja eben dieser anatomische Befund veranlaßte den Autor zu eingehenden Nachforschungen, welche dann die durch die feinere Anatomie gebotene Auffassung vollkommen rechtfertigte.

2. Eine zweite Richtung der Gegnerschaft wird durch F. Schobs Stellungnahme repräsentiert, welche ihrem Sinne nach als eine pathogenetische bezeichnet werden kann. Dieser Autor ist nämlich der Ansicht, daß man die morphologischen Veränderungen bei der systematischen Heredodegeneration auch anders erklären vermag, indem er auf die Rolle toxischer bzw. endokriner Einwirkungen — bekannt sind besonders jene der Thyreoidea für die Markausreifung — auf das Zentralnervensystem verweist. Ohne konkrete Beweisführung begnügt sich Schob mit der Andeutung dieses Gesichtspunktes, wobei er sich dagegen verwahrt, eine Hypothese — so bezeichnet er meine Konstruktion — mit einer anderen, gleichfalls unerwiesenen Hypothese zu ersetzen. Hier wäre freilich darauf aufmerksam zu machen, daß bereits im Jahre 1913 Th. Savini-Castano und E. Savini sagten, „daß für die normale Entwicklung und Funktion des Nerven- und Muskelsystems eine mehrdrüsige, (pluriglanduläre) Wirkung (Geschlechtsdrüse, Thyreoidea, Thymus, Hypophysis, Beischilddrüse, Nebenniere) unentbehrlich ist. Somit ist unserer Meinung nach gesagt, daß sich ihrer erblichen Wachstumsenergie noch ein anderes, mindestens ebenso wichtiges Moment hinzugesellen muß, damit eine vollkommene anatomisch-physiologische Entwicklungsstufe erreicht wird. Und hier sind es eben die inneren Sekretionen, welche in bezug auf die Einverleibung der Nahrungsstoffe (Assimilation) eine Art von Reizung oder Sensibilisierung der Nervenzellen und Muskelfasern ausüben würden". „Somit läßt sich ganz gut übersehen, warum die Entwicklung irgendeines Organs, sagen wir z. B. die des Gehirns, bis etwa zum 6. Monat bei der amaurotischen Idiotie, welche schon eine gewisse Stufe erreicht hat, nicht nur gar keine weiteren Fortschritte wegen des Blutdrüsenversagens machen mag, sondern daß das Organ eben wegen dieser permanenten endogenen toxischen Ursache einer fortschreitenden Degeneration schneller oder langsamer verfällt, indem alles, was sich gebildet und differenziert hat, wieder zurückgeht und entartet. Es ist also ein Beispiel von gleichzeitiger Entwicklungshemmung und Degeneration".

Diese puriglanduläre Genese der infantil-amaurotischen Idiotie ist ebenso eine hypothetische Annahme wie die Anwendung der Edingerschen Funktionstheorie als Erklärungsversuch. Bekanntlich bezeichnete Edinger selbst die hereditären Nervenkrankheiten als solche krankhafte Äußerungen, die dadurch entstehen, daß einzelne Bahnen von vornherein nicht stark genug angelegt sind, um auf die Dauer die normale Funktion zu ertragen. Er stellte sich die Entstehung der Tay-Sachsschen Krankheit dermaßen vor, daß infolge des defekten Großhirns die Idiotie erklärlich sei, und auf Grund eines solchen krankhaften Bodens erfolge der Aufbrauch der Sehnerven. — Obschon ich anfänglich die Betrachtungsart Edingers im allgemeinen mir zu eigen machte (1905), wies ich später (1909) darauf hin, daß die Ganglienzellen des gesamten Zentralnervensystems als „schnellebige Individuen" sich rasch erschöpfen, u. z. bereits auf die eben beginnende Funktion derselben. Durch das rasche Ableben dokumentieren sich die Ganglienzellen als minderwertig organisierte Elemente und die zelluläre Minderwertigkeit stecke in einem lebensunfähigen Hyaloplasma. Wenn ich also die Abnutzung als das auslösende Moment der Protoplasmadegeneration betrachtete, so verhehlte ich nicht die Tatsache, daß die endozelluläre Veränderung Gebiete befällt, welche wir vermöge ihrer Unentwickeltheit mit der größten Wahrscheinlichkeit als noch nicht funktionierende Abschnitte des Zentralorgans zu betrachten hätten, und trotzdem sind diese ebenso verändert, wie Bezirke, welche als schon tätige zu betrachten sind. Hieraus folgerte ich, daß im krankhaften Zellprozeß die nervöse Funktion keine bestimmende Rolle spiele und stellte mir vor, daß es sich um ein generell subnormales Hyaloplasma der Ganglienzelle handle, welches als solches bereits die Bedingungen zum frühzeitigen Untergang in sich birgt, ohne irgendwelche Mitwirkung der als erschöpfend gedachten (Edinger) Funktion.

Die neueste Hypothese stammt von Bielschowsky, deren Wesen in der Annahme einer Schädigung seitens der trophischen Funktion der Glia besteht, wodurch Störungen im Markaufbau und beim Lipoidstoffwechsel bedingt sein sollten. Diese Störungen kommen daher, weil die für den Stoffwechsel der Ganglienzellen notwendigen Fermente mangelhaft erzeugt werden sollen auf Grund der metaplastischen Glia. Daher kommt es zu Störungen im Lipoidwechsel und so stauen sich im Zelleib hydrophile Einlagerungen (endozelluläre Degenerationskörner). Mit dieser Betrachtungsweise für die Entstehung der familiären Idiotie beschäftigte ich mich (1922) eingehender; hier gestatte ich mir nur den eigenen Hinweis Bielschowkys hervorzuheben, daß „... auch die hier vorgetragene Anschauung cum grano salis zu nehmen" sei. — Übrigens äußerte sich bereits vier Jahre (1916) früher A. M. Benders in ganz gleichem Sinne, ohne aber auf die von Bielschowsky supponierte Rolle der Neuroglia speziell zu verweisen. Er ging von der Annahme aus, daß die Zelle aus doppeltem Grund leiden kann, einmal infolge der ungenügenden Assimilation, dann aber wegen der gestörten Exkretion der nicht-physiologischen Abbauprodukte, die zu rascher oder langsamer Vergiftung des Zellkörpers führe. Die gestörte Exkretion der nicht normalen Zelle (wie bei der infantil-amaurotischen Idiotie) stellt sich Benders in der Weise vor, daß durch eine Funktionsstörung im Zelleib der Abbau der Nahrungsstoffe nicht weit genug fortgeführt wird, somit entstehen nicht-physiologische Entstehungsprodukte des Stoffwechsels, von welchen anzunehmen wäre, daß diese überhaupt nicht oder nur ungenügend die Kolloidmembran des Zellkörpers zu passieren, daher früher oder später die Zelle zu vergiften vermögen.

Für spekulative Köpfe bieten alle diese pathogenetischen Betrachtungsweisen eine Anregung, ohne aber zu guter Letzt restlos zu befriedigen. Denn eine jede Hypothese führt schließlich zu einem „non possumus" und hat somit nur den Wert mehr oder minder großer bzw. kleiner Teilwahrheit. Angesichts dieser Lage glaube ich mit um so größerem Nachdruck auf meine Erkenntnis über die embryologische Bedingtheit der systematischen Heredodegeneration verweisen zu dürfen, in welcher das morphologisch Prinzipielle zum Ausdruck gelangt. Ich sehe mich mit Bezug auf die Opposition von Jakob, Spatz, Schob, Spielmeyer genötigt, nochmals zu betonen, daß ich mit morphologischen, also sichtbaren Kriterien arbeitete. Denn die ektodermale Elektivität ist ebenso eine Tatsache, wie die segmentär-systematische Elektivität, die Quellung des strukturlosen Zytoplasma ebenso wie die aus letzterem erfolgte Fällung von Degenerationskörnern als Lipoidsubstanzen. Es handelt sich also um lauter fast greifbare Dinge, aus welchen ich die morphologische Trias als allgemeine Grundlage der systematischen Heredodegeneration ebenso erkannte, wie ich mit Bezug auf die primäre Affektion des Zytoplasma bei der infantilen Idiotie auf ein generell subnormales Protoplasma bei der Heredodegeneration mit Recht rekurrierte. Mehr tat ich nicht; wenn also Creutzfeldt von einer „allzu weitgehenden Verallgemeinerung" meiner Beobachtungen spricht, so kann ich ihm hierin billigerweise nicht recht geben, gleichwie nicht seinen folgenden Ausspruch annehmen: „Die außerordentlichen Verdienste Schaffers um die Erforschung der familiär-amaurotischen Idiotie und anderer Heredodegenerationen werden nur reiner in die Erscheinung treten, wenn die theoretischen und hypothetischen Nebel, in die er sie gehüllt hat, verweht sind. Wir müssen zur Zeit noch resignierend gestehen, daß es der Anatomie versagt geblieben ist, eine einheitliche und morphologische Grundlage der Heredodegeneration aufzufinden. Meines Erachtens kann dieses aber auch gar nicht die Aufgabe des Anatomen bzw. Histopathologen sein. Denn die Feststellung, daß eine Erkrankung auf ererbte Anlagen zurückzuführen ist, muß der Erbbiologe machen (Schob, Spielmeyer, Spatz). Der Histopathologe aber soll sich genügen lassen an der Erklärung des Tatbestandes, soweit die morphologischen Befunde es erlauben. Ihm ist — wie Spatz kürzlich sagte — nur das Phänotypische zugänglich."

Im Gegenteil! Die einheitliche morphologische Grundlage der systematischen Heredodegeneration hat in der Faktorentrias eine greifbare Form angenommen, ist daher aus dem hypothetischen Nebel auf den hell beleuchteten Plan objektiver Tatsachen getreten; der Anatom vermag mehr als trockene Registrierung der Einzelbefunde, denn er erblickt in diesen die Äußerung der gestörten Anlage; endlich ist ihm gerade infolge der histopathologischen Eigenart des Prozesses der systematischen Heredodegeneration nicht allein der paratypische, sondern ebenso der idiotypische Phänotyp zugänglich, wie dies soeben für die Lateralsklerose und oben für die Chorea gezeigt wurde.

In obigem war ich bestrebt, nachzuweisen, daß die systematische neuroektodermale Heredodegeneration eine entwicklungsgeschichtlich bedingte Erkrankungsform des Zentralnervensystems ist. In dieser Form ist diese eine morphologische Manifestation, welche als solche der erbbiologischen Bedingtheit der Heredodegeneration vollkommen entspricht; denn ebenso wie die Heredodegeneration biologisch eine von äußeren Wandlungen unabhängige neuroendogene Äußerung ist, welche allein durch das Genmosaik determiniert wird, sehen wir nun die Heredodegeneration auch morphologisch in einer Form erscheinen, welche sich ausschließlich aus Faktoren der Embryologie zusammensetzt. Die systematische Heredodegeneration trägt also morphologisch unverkennbar ein entwicklungsgeschichtliches Gepräge an sich, und dieses Moment bestimmt das anatomische Wesen derselben. — Mit dieser Erkenntnis ist freilich nicht ausgesagt, daß wir nun in der Lage sind, auf Grund der anatomischen Trias eine systematische Heredodegeneration unfehlbar zu diagnostizieren, obschon wir es oben für die

Chorea und Lateralsklerose nachwiesen, wie scharf sich der idio- und paratypische Phänotyp derselben anatomisch unterscheidet. Schließlich kann es aber eine ätiologisch zweifellose Paratypie geben, welche morphologisch uns zur Annahme einer Idiotypie verleiten könnte. In dieser Beziehung ist der Befund von Globus über symptomatische Chorea bei Diphtherie lehrreich: „Das einzige Zentrum des gesamten Zentralnervensystems, das sich in eindeutig schwerer Weise histologisch verändert findet, ist das Striatum". Es fand sich eine hochgradige diffuse Verfettung aller Striatumzellen und des gliösen Protoplasma vor — ob beiderseits, ist nicht ausdrücklich angegeben —; zur Körnchenzellbildung und zum Zerfall des Parenchyms ist es nirgends gekommen. Am Nißl-Präparat schwerere Zellveränderungen der großen wie kleinen Ganglienzellen, um erstere Wucherung der apolaren Elemente. Hier fehlen Gefäßinfiltrate vollkommen, nur an einigen Stellen kleinere Blutaustritte mit beginnender Organisation. — Schon letztere dürften in anatomischer Hinsicht unsere Aufmerksamkeit auf eine exogene Läsion hinlenken und der Befund, wonach die Pia des Zentralnervensystems leichte Auflockerungen ihrer Maschen, kleinere Blutaustritte mit Fibroblastensprossungen und Abräumzellen, größere flächenhafte Blutaustritte und stärkere lymphozytäre Gefäßinfiltrate, schließlich in einigen Kerngruppen des Thalamus sowie in der Pia der Pons und der Oblongata frische perivaskuläre Bluttaustritte zeigten: deutet unmißverständlich auf das Obwalten eines toxisch-infektiösen Agens. Wir sehen also in diesem Fall von Globus, daß sich gewisse als endogen-systematisch deutbare Momente: Striatumlokalisation in Form rein ektodermaler Läsion mit unverkennbar exogener Läsion (Blutungen, Infiltrate usw. fehlen) vergesellschaften können, daher trifft für diesen Fall wohl 1. die Segmentlokalisation und 2. innerhalb dieser der ektodermale Abbau zu; inwiefern wir hier auch von einer Systemlokalisation sprechen können, ist fragwürdig, denn wir finden keine elektive Zellveränderung vor, indem große und kleine Striatumzellen gleichartig erkrankt sind. Nun könnte man ja sagen, es handelt sich um eine kombinierte Systemaffektion der kleinen und großen Elemente, wenn nicht das anatomische Bild durch die oben angeführten, unverkennbar mesodermalen Veränderungen gestört würde. Freilich dürfte die Opposition hier die Frage aufwerfen, ob man auf Grund des anatomischen Gesamtbildes nicht an eine endo- und exogene Erkrankung zu denken berechtigt sei: Striatum wäre als endogen affiziert, alles übrige als exogen angegriffen zu erklären. Stimmt das, so dürfte die Insuffizienz der anatomischen Diagnostik für den Fall von Globus wahrscheinlich sein. Doch ergibt sich bei kritischer Betrachtung folgendes. Abgesehen vom ätiologischen Moment der Diphtherie, welches wir hier beiseite lassen wollen, da es sich jetzt um eine morphologische Erkenntnis handelt, so möchten wir darauf verweisen, daß die ganz akute Erkrankung des Striatum mit den akuten mesodermalen Veränderungen dermaßen übereinstimmt, daß eine pathogenetische Sonderung dieser zweierlei Alterationen ganz unbegründet erscheint, vielmehr uns dazu drängt, für beide eine gemeinsame Ursache zu postulieren; anamnestisch ist diese in der Diphtherie gegeben. In dieser kritischen Beleuchtung erscheint nun im Fall von Globus die segmentäre Affektion nur als eine topographische Lokalisation des Diphtheriegiftes, es handelt sich um eine ektodermotrope Erkrankung des Striatum. Daß aber eine echt heredodegenerative Systemerkrankung mit einer exogenen Läsion sich zusammenfinden kann, hat Brouwer in einem Fall von echter Friedreichscher Krankheit mit multipler Sklerose kombiniert gezeigt; es bedarf da keines breiteren Nachweises, daß es sich um eine Zufälligkeit handelt, d. h. die multiple Sklerose hat hier nicht mehr zu bedeuten als etwa ein Trauma, welches dasselbe Zentralnervensystem getroffen hätte.

Wir glauben mit obiger Analyse den Beweis erbracht zu haben, daß bei einer umsichtigen und kritischen Abwägung der als endogen imponierenden, tatsächlich aber exogenen Erkrankungen des Zentralnervensystems letztere sich richtig erkennen lassen. Dabei wollen wir nicht unbetont lassen, daß speziell toxisch-infektiöse Einwirkungen anatomische Bilder entstehen lassen, welche auf den ersten Blick uns wohl irre zu leiten vermögen, indem sie gewisse, für die endogen vererblichen Systemerkrankungen charakteristische Momente aufzuweisen scheinen. Für die Anerkennung der anatomischen Trias als allgemein morphologische Grundlage war es eben ein Hindernis, daß man einzelne Züge derselben, wie soeben gezeigt wurde, auch bei exogenen Erkrankungen des Zentralnervensystems auffand, worauf H. Spatz hinwies. Nun betonten wir oben, daß zur erschöpfenden Kennzeichnung der systematischen Heredodegeneration die drei Faktoren eben genügen, daher ist mit dem Nachweis von ein oder zwei Zügen den Anforderungen einer morphologischen Charakteristik nicht Genüge geleistet. Und scheinen selbst alle drei Faktoren vorhanden zu sein — siehe die pseudosystematische Strangerkrankung bei Stovainvergiftung —, so sind erst diese einzeln richtig zu erkennen und zu bewerten, daher Scheinwahrheiten auszuschließen. Ich habe mich bisher noch für alle von den Gegnern meiner Auffassung angeführte Fälle (siehe oben) davon überzeugen können, daß diese meiner Bestimmung vollinhaltlich nicht genügten, daher auch dem morphologischen Wesen der systematischen Heredodegeneration nicht entsprachen. So wie die Dinge heute stehen, halte ich mich für befugt zu erklären, daß nicht allein zur allgemeinen Kennzeichnung, sondern auch zur Erkennung der systematischen Heredodegeneration die morphologische Trias genügt. Natürlich wären spezielle Kennzeichen der Heredodegeneration des Nervensystems sehr erwünscht, wie dies für die familiäre Idiotie in der allörtlichen neuronalen Schwellung schon gegeben ist. Die hohe Definitionskraft dieses Zeichens ersahen wir nicht allein in dem Umstand, daß durch dieses der infantile und juvenile Typ als essentiell zusammengehörig sich erwiesen, sondern daß auch die richtige Erkennung einer Psychose des Erwachsenen ermöglicht wurde (siehe Fall von Kufs). Die nach Einheit strebenden klinischen und anatomischen Bemühungen von H. Vogt bzw. K. Schaffer erfuhren somit eine endgültige Bekräftigung, und angesichts dieses Erfolges ist es nur verständlich, wenn die Autoren nach ähnlichen Kriterien für die übrigen Formen der systematischen Heredodegeneration streben. — Doch wäre hier mit Betonung darauf zu verweisen, daß die neuronale Schwellung, abgesehen von ihrer Intensität — Einbeziehung der Dendriten und des Axons in die Schwellung —, hauptsächlich durch ihre Extensität — Allörtlichkeit — ihre charakteristische Stärke erhält, und somit besitzt die Schwellung als morphologische Erscheinung an sich keine absolut kennzeichnende Schärfe, denn ein typisch exogener Eingriff — Läsion des Axons — vermag ja auch Schwellung —

Nißls primäre Reizung — hervorrufen. Cajal fand bekanntlich auf Einwirkung von experimentellem Trauma auf das Kleinhirn an den Purkinje-Zellen die Dendriten nicht allein mit „bulbos finales" reichlich versehen, sondern auch hochgradige Auftreibungen an der Stelle von Dichotomien („dilatación triangular al nivel de un kiasma dendritico" siehe in Abb. 247 seiner Regenerationsarbeit, Bd. II, S. 244), welche morphologisch mit den Schwellungen der Purkinje-Zellen bei Tay-Sachs ganz übereinstimmen. Und so will es mich bedünken, daß die allgemeine Kennzeichnung der systematischen Heredodegeneration keine mindere Bestimmungskraft besitzt als die spezielle; in beiden muß man aber darauf bedacht sein, durch umsichtig-kritische Abwägung zur richtigen Erkenntnis zu gelangen!

Innerhalb des durch die ektodermale, segmentäre und systematische Elektivität gezogenen Rahmens bildet die Quellung bzw. Fällung des Hyaloplasma die grundlegende anatomische Veränderung der systematischen Heredogeneration. Freilich ist zum Nachweis dieses Satzes nicht jede Form geeignet, doch wäre nachdrücklich darauf zu verweisen, daß uns nicht allein die in dieser Beziehung lehrreichste familiäre Idiotie, sondern auch die hereditäre Chorea aufklärt. Bekanntlich spricht A. Jakob von einer „primären Reizung" der kleinen Striatumzellen, mit anderen Worten von einer Schwellung; F. H. Lewy schildert die kleinen Ganglienzellen des Neostriatum mit hyperchromatischem Kern, wobei der „gequollene Zelleib" in „vakuolärer Degeneration" befindlich und mit „eingelagerten Degenerationsgranulis" versehen beschrieben wird; dabei erscheinen die Zellfortsätze plump und weithin färbbar. Aus diesen Beobachtungen dürfte das Phänomen der Schwellung auch für die chronisch verlaufende Form der systematischen Heredodegeneration als gültig erscheinen; ja ich sah in der motorischen Hirnrinde bei spastischer Heredodegeneration (siehe oben) in der Lamina pyramidalis, allerdings höchst selten, solche Blähung des basalen Zelleibs, welche morphologisch von jener bei familiärer Idiotie sich keineswegs unterschied (s. Abb. 32). — Am leichtesten und überzeugendsten läßt sich die neuronale Schwellung bei familiärer Idiotie studieren und die hier gemachten Erfahrungen möchte ich ohne all zu großes Wagnis auf die übrigen Formen der Heredodegeneration übertragen. Wohl weiß ich, daß mir in dieser Hinsicht die Zustimmung aller Autoren nicht sicher ist — ich verweise nur auf F. Schob —, doch meine ich, daß für das allgemeine Verständnis eine solche Vorstellung notwendig ist. Gehen wir von der Tatsache aus, daß die familiäre Idiotie ein Paradigma der systematischen Heredodegeneration ist, welches biopathologisch wie anatomisch gleich scharf gezeichnet ist; vergegenwärtigen wir uns ferner die allgemein angenommene Lehre von der Wesensidentität aller heredodegenerativen Einzelformen: so ist es ein logisches Postulat in **allen** Einzelformen nicht allein dieselbe allgemeine Grundlage — entwicklungsgeschichtliche Bedingtheit —, sondern zugleich dieselbe Fundamentalveränderung — Hyaloplasmaaffektion — anzunehmen. Natürlich modifiziert sich das Bild vermöge des Tempos der Zellerkrankung, vielleicht auch infolge anderer, uns nicht bekannter Faktoren schließlich dermaßen, daß eine in Vollblüte der Quellung bzw. Fällung befindliche Ganglienzelle als scheinbar wesensverschieden gegen die in chronischer Degeneration befindliche Ganglienzelle erscheinen kann.

Meine Schlußsätze lauten:

1. Die systematische Heredodegeneration ist entwicklungsgeschichtlich bedingt, und zwar durch die anatomische Trias der Keimblatt-, Segment- und Systemwahl.

2. Der primär angegriffene Neuronenbestandteil ist das Hyaloplasma, anfänglich in Form von Schwellung, wobei sich zwei Phasen — die zeitlichere Quellung und die spätere Fällung — abspielen.

Die anatomische Trias bedeutet die allgemeine, die elektive Hyaloplasmaerkrankung die spezielle Kennzeichnung der systematischen Heredogeneration in morphologischer Hinsicht.

Mit diesen Bestimmungen glaube ich nur der Nißlschen Forderung entsprochen zu haben, wonach „das zunächst zu erreichende Ziel der pathologischen Anatomie der Zentralorgane in der zielbewußten Ermittlung der einzelnen histopathologischen Prozesse" und „in der möglichst scharfen Auseinanderhaltung der verschiedenen histopathologischen Vorgänge voneinander" ist. — Meine synthetische Arbeit bezweckte eben die Feststellung jenes histopathologischen Gesamtbildes, welches für die systematische Heredodegeneration als charakteristisch gelten kann, daher von anders gearteten Bildern scharf abzusondern ist.

Literatur.

Achúcarro, N.: Neuroglia y elementos intersticiales patológicos del cerebro, etc. Trabajos del laborat. de investig. biol. de la univ. de Madrid 1914.

— y Gayarre: Contrib. al estudio de la neuroglia etc. Cajals Trabajos Bd. 12.

Alzheimer, A.: Einiges über die anatomischen Grundlagen der Idiotie. Zentralbl. f. Nervenheilk. u. Psych. 1904.

— Beiträge zur Kenntnis der pathologischen Neuroglia und ihrer Beziehungen zu den Abbauvorgängen im Nervengewebe. Nißl-Alzheimer, Hist. u. histopathol. Arb. Bd. 3. 1910.

— Über eine eigenartige Erkrankung der Hirnrinde. Zentralbl. f. Nervenheilk. u. Psych. Bd. 18.

— Über eigenartige Krankheitsfälle des späteren Alters. Zeitschr. f. d. ges. Neurol. u. Psychiatrie Bd. 4.

Apert: L'idiotie amaurotique. Semaine méd. 1908.

Bauer, J.: Die konstitutionelle Disposition zu inneren Krankheiten. 3. Aufl.

Bauer, K. H.: Erbkonstitutionelle „Systemerkrankungen und Mesenchym". Klin. Wochenschr. Bd. 2. 1923.

Behr, H.: Zur Histopathologie der juvenilen Form der familiären amaurotischen Idiotie. Monatsschr. f. Psychiatrie u. Neurol. Bd. 28. 1910.

Benders, A. M.: Das Wesen der anormalen Anlage bei den endogenen Nervenkrankheiten. Psychiatr. en neur. bladen 1916.

— Zwei Fälle von familiärer amaurotischer Demenz (Typ. Spielmeyer-Vogt). Ebenda 1916.

Berger: Über zwei Fälle der juvenilen Form der familiären amaurotischen Idiotie. Zeitschr. f. d. ges. Neurol. u. Psychiatrie Bd. 15. 1913.

Bielschowsky, M.: Über spätinf. familiäre amaurotische Idiotie mit Kleinhirnsymptomen. Verhandl. d. Ges. dtsch. Nervenärzte 1913.

— Über die fibrilläre Struktur der Ganglienzellen. Journ. f. Psychol. u. Neurol. Bd. 10. 1908.

— Über juvenile Paralyse und ihre Beziehungen zu den endog. Heredodegeneration des Nervensystems. Ebenda Bd. 22. 1916.

— Zur Histopathologie und Pathogenese der amaurotischen Idiotie mit besonderer Berücksichtigung der zerebellaren Veränderungen. Ebenda Bd. 26.

— Die Silberimprägnation der Neurofibrillen. Ebenda Bd. 3.

— Allgemeine Histologie und Histopathologie des Nervensystems. Handb. d. Neurol. Bd. 1. 1910.

— Zur Kenntnis der Alzheimerschen Krankheit. Journ. f. Psychol. u. Neurol. Bd. 18.

— Entwurf eines Systems der Heredodegenerationen des Zentralnervensystems einschließlich der zugeh. Striatumerkr. Ebenda Bd. 24. 1918.

— u. H. Hänel: Olivozerebellare Atrophie unter dem Bilde des familiären Paramyoklonus. Ebenda Bd. 21. 1915.

Bing, R.: Die Abnützung des Rückenmarks. Friedreichsche Krankheit und Verwandtes. Dtschr. Zeitschr. f. Nervenheilk. Bd. 26. 1904.

— Eine kombinierte Form der heredofamiliären Nervenkrankheiten. Dtsch. Arch. f. klin. Med. Bd. 85. 1905.

— Entwicklung und gegenwärtiger Stand der Anschauungen über heredofamiliäre Nervenkrankheiten. Ergebn. d. inn. Med. u. Kinderheilk. Bd. 4.

Bischoff, E.: Path.-anat. Befund bei famil. inf. spast. Spinalparalyse. Jahrb. f. Psych. 1902.

Bremer, F. W.: Klin. und erbbiol. Beitr. zur Lehre von der Heredodeg. des Nervensystems. Arch. f. Psychiatrie u. Nervenkrankh. Bd. 66. 1922.

Brodmann, K.: Beitr. zur hist. Lokalisation der Großhirnrinde. V. Mitt. Journ. f. Psychol. u. Neurol. Bd. 6. 1906. — VI. Mitt. Ebenda Bd. 10. 1907.
— Neue Forschungsergebnisse der Großhirnrindenanatomie mit besonderer Berücksichtigung anthropologischer Fragen. Verhandl. d. Ges. dtsch. Naturforsch. u. Ärzte 1913.
— Feinere Anatomie des Großhirns. Handb. d. Neurol. Bd. 1.
— Fall familiärer amaurotischer Idiotie mit neuartigem anatomischem Befund. Ref. Ztschr. f. d. ges. Neurol. u. Psychiatrie Bd. 10. 1914.
Brouwer, B.: The significance of phylog. and ontog. studies for the neuro-pathologist. Psychiatr. en neur. bladen 1918.
— Beitrag zur Kenntnis der chron. diff. Kleinhirnerkr. Neurol. Zentralbl. 1919.
— Tabes van Friedreich en sclerosis multiplex. Nederlandsch. tijdschr. v. geneesk. 1920.
— und J. C. Schippers: Über Amyotonia congenita (Oppenheimsche Krankheit). Psychiatr. en neur. bladen 1914.
Brun, R.: Zur Kenntnis der Bildungsfehler des Kleinhirns. Schweiz. Arch. f. Neurol. u. Psych. Bd. 1—2. 1917—1918.
Buchholtz, H.: Beitrag zur Lehre von der amyotr. Lateralsklerose. Inaug.-Diss. Kiel 1903.
Cajal, S. Ramón y: Système nerveux.
— Studien über die Hirnrinde des Menschen. Übers. v. Bresler 1900/06.
— Variaciones morfologicas, normales y pathologicas del reticulo neurofibrilar. Trabajos III 1904.
— Las lesiones del reticulo de las células nerviosas en la rabia. — Ibidem.
— Contrib. al conocimiento de la neuroglia del cerebro humano. Trabajos del laborat. de investig. biol. de la univ. de Madrid 1914.
— La regeneración y degeneración.
— Eine neue Methode zur Färbung der Neuroglia. Neurol. Zentralbl. 1915.
— Un sencillo methodo de coloración selectiva del reticulo protoplasmatico. Trabajos del laborat. de investig. biol. de la univ. de Madrid 1903.
Cassirer: Die chronischen diffusen Kleinhirnerkrankungen. Lewandowskys Handb. d. Neurol. 3. Bd.
Castro, F. de: Estudio sobre los ganglios sensitivos del hombre en estado normal y pathológico. Cajals Trabajos Bd. 19. 1922.
Chiappori, R.: Contribution anatomique à l'étude des scleroses combinées familiales. Buenos Aires 1922.
Creutzfeldt, H. G.: Über eine eigenartige herdförmige Erkrankung des Zentralnervensystems. Nißl, Histol. u. histopathol. Arb. 1920.
— Über eine eigenartige herdförmige Erkrankung des Zentralnervensystems. Zeitschr. f. d. ges. Neurol. u. Psychiatrie Bd. 57. 1920.
— Heredodegeneration des Nervensystems. Jahreskurse f. ärztl. Fortbild. 1924.
Curschmann, H.: Über familiäre atrophische Myotonie. Dtsch. Zeitschr. f. Nervenheilk. Bd. 45. 1912.
Déjérine: Centres Nerveux.
Déjérine, J. et A. Thomas: L'atrophie olivo-ponto-cérébelleuse. Nouv. Iconogr. d. l. Salpêtr. Bd. 13. 1900.
Dercum, F. X. and W. G. Spiller: A case of amyotr. laterae sclerosis presenting bulbar symptoms, with necropsy and microscopical examination. Journ. of nerv. a. ment. dis. 1899.
Dollinger, A.: Zur Klinik der infant. Form der fam.-amaurot. Idiotie. Zeitschr. f. Kinderheilk. 1919.
Erb, W.: Dystrophia muscularis progressiva. Samml. klin Vortr. 1890.
Falkenheim: Über familiäre amaurotische Idiotie. Jahrb. f. Kinderheilk. Bd. 57. 1901.
Fischer, O.: Die presbyophrene Demenz usw. Zeitschr. f. d. ges. Neurol. und Psychiatrie Bd. 3.
Forster: Demonstration von Präparaten eines Falles von inf. amaurotischer Idiotie. Berl. Ges. f. Psych. u. Nervenkrankh. 1913. (Neurol. Zentralbl.)

Frets, G. P. en J. F. A. Overbosch: Een geval van vrœg-juveniele familiaire amaurotische Idiotie. Nederlandsch. tijdschr. v. geneesk. 1923.
Frey, E.: Zur Histopathologie der infantilen Form der familiär-amaurotischen Idiotie (Typus: Tay-Sachs-Schaffer). Virchows Arch. f. pathol. Anat. u. Psychol. 213. 1913.
— Pathologische Untersuchung des Zentralnervensystems in einem Falle von Sachsscher familiär-amaurotischer Idiotie. Neurol. Zentralbl. 1901.
— Beiträge zur Klinik und pathologischen Anatomie der Alzheimerschen Krankheit. Zeitschr. f. d. ges. Neurol. u. Psychiatrie Bd. 27.
Globus, J. H.: Über symptomatische Chorea bei Diphtherie. Zeitschr. f. d. ges. Neurol. u. Psychiatrie Bd. 85. 1923.
— Ein Beitrag zur Histopathologie der amaurotischen Idiotie. Ebenda.
— und A. Jakob: Einige Bemerkungen zur Histopathologie der amaurotischen Idiotie. Zentralbl. f. d. ges. Neurol. u. Psychatrie Bd. 31.
Grósz Gy: A Sachs-féle idiotia amaurotica familiarisról. Orvosi Hetilap Bd. 50. 1906.
Hassin, G. B.: A study of the histopathology of amaur.-fam. idiocy (infant. type of Tay-Sachs). Arch. of neurol. a. psychiatry Bd. 12. 1924.
Heveroch: Zwei Fälle von familiärer amaurotischer Idiotie (Sachs) mit einem Sektionsbefund Ref. Neurol. Zentralbl. 1904.
Higier, H.: Über progr. zerebr. Diplegie und verwandte Formen, speziell über die juvenile und infantile Varietät der Tay-Sachsschen Krankheit oder der familiären amaurotischen Idiotie. Dtsch. Zeitschr. f. Nervenheilk. Bd. 38. 1910.
— Pathologie der angeb., famil. und hered. Krankheiten, speziell der Nerven- und Geisteskrankheiten. Arch. f. Psychiatrie Bd. 48. 1911.
— Tay-Sachssche familiäre amaurotische Idiotie und epileptische Krämpfe. Neurol. Zentralbl. 1911.
— Zur Klinik der familiären Optikusaffektionen. Dtsch. Zeitschr. f. Nervenheilk. 1897.
— Weiteres zur Klinik der Tay-Sachsschen familiären paral.-amaurotischen Idiotie. Neurol. Zentralbl. 1901.
— Familiäre paral.-amaurotische Idiotie und familiäre Kleinhirnataxie des Kindesalters. Dtsch. Zeitschr. f. Nervenheilk. Bd. 31.
— Familiäre spast. Paralyse von cerebralem Typus (cerebrale Diplegie) und Heredolues. Zeitschr. f. d. ges. Neurol. u. Psychiatrie Bd. 90. 1924.
Hirsch, W.: The pathol. anatomy of a „fatal disease of infancy, with symmetr. changes in the region of the yellow spot“. Journ. of nerv. a. ment. dis. 1898.
Hortega, P. del Rio: Contribution à l'étude de l'histopathologie de la nevroglie. Trabajos del laborat. de investig. biol. de la univ. de Madrid 1916.
Huismans, L.: Ein Fall von Tay-Sachsscher familiärer amaurotischer Idiotie. Dtsch. med. Wochenschr. 1906.
— Zur Nosologie und pathologischen Anatomie der Tay-Sachsschen familiären amaurotischen Idiotie. Verhandl. d. 24. Kongr. f. inn. Med., Wiesbaden 1907.
— Kurze Bemerk. zur Tay-Sachsschen familiären amaurotischen Idiotie. Journ. f. Psychol. u. Neurol. Bd. 10. 1908.
— Antwort an Herrn K. Schaffer. Ebenda Bd. 11. 1908.
Jakob, A.: Über eigenartige Erkrankungen des Zentralnervensystems mit bemerkenswertem anatomischem Befunde (spastische Pseudosklerose — Enzephalomelopathie mit disseminierten Degenerationsherden). Dtsch. Zeitschr. f. Nervenheilk. Bd. 70.
— Die extrapyramidalen Erkrankungen. Monogr. a. d. Gesamtgeb. d. Neurol. u. Psychiatrie. Berlin 1923.
Jansky, J.: Über einen bisher nicht publizierten Fall von familiärer amaurotischer Idiotie, kompliziert mit Hypoplasie des Kleinhirns. Ref. Zeitschr. f. d. Erf. u. Behandl. jugendl. Schwachsinns Bd. 3. 1910.
Jendrassik, E.: Die hereditären Krankheiten. Lewandowskys Handb. d. Neurol. Bd. 2.
— Über Paralysis spastica und über die vererbten Nervenkrankheiten. Dtsch. Arch. f. klin. Med. 1897.
— Zweiter Beitrag zur Lehre von den vererbten Nervenkrankheiten. Ebenda 1898.

Jendrassik, E.: Dritter Beitrag zur Lehre von den vererbten Nervenkrankheiten. Dtsch. Zeitschr. f. Nervenheilk. Bd. 22.

Kahler: Über die progressiven spinalen Amyotrophien.

Kappers, A.: Die vergleichende Anatomie des Nervensystems der Wirbeltiere und des Menschen. II. Abschnitt 1921.

Kehrer, F.: Die erblichen Nervenkrankheiten. 14. Jahresvers. d. Ges. D. Nervenärzte 1924.

Kirschbaum, W.: Über den Einfluß schwerer Leberschädigungen auf das Zentralnervensystem. Zeitschr. f. d. ges. Neurol. u. Psychiatrie Bd. 77. 1922.

— Tierexperimentelle Untersuchungen über den Einfluß schwerer Leberschädigungen auf das Zentralnervensystem. Zentralbl. f. Nervenheilk. u. Psych. 1922.

Klarfeld, B.: Die Anatomie der Psychosen. Aus „Lehrb. d. Geisteskrankheiten“ 1924.

Kollarits, J.: Weitere Beiträge zur Kenntnis der Heredodegeneration. Dtsch. Zeitschr. f. Nervenheilk. Bd. 34. 1908.

— Über den Begriff der Heredodegeneration Jendrassiks. Schweiz. Arch. f. Neurol. u. Psychiatrie Bd. 15. 1924.

— Zur Kenntnis der anatomischen Grundlage der Muskeldystrophie. Dtsch. Arch. f. klin. Med. Bd. 70.

Krabbe, K. H.: Congenital famil. spinal muscul. atrophies and their relation to Amyotonia cong. Brain Bd. 43. 1920.

Kufs, H.: Über eine Spätform der amaurotischen Idiotie und ihre heredofamiliären Grundlagen. Ztschr. f. d. ges. Neurol. u. Psychiatrie Bd. 95. 1925.

v. Lehoczky, T.: Über die Myatonia congenita Oppenheim. Arch. f. Psychiatrie u. Nervenkrankh. Bd. 74. 1924.

Lejonne et Lhermitte: Atrophie olivo-rubro-cérébelleuse. Nouv. Iconogr. d. l. Salpêtr. Bd. 12.

Lewy, F. H.: Die Histopathologie der choreatischen Erkrankungen. Zeitschr. f. d. ges. Neurol. u. Psychiatrie Bd. 85. 1923.

Marburg, O.: Allgemeine Pathologie des Zentralnervensystems. Aus: Handb. d. Neurol. d. Ohres 1924.

— Zur Klinik und Pathologie der Myatonia cong. (Oppenheim). Arb. a. d. neurol. Inst. Wien Bd. 19. 1911.

— Das Kleinhirn beim angeborenen Hydrocephalus. Ebenda Bd. 21. 1914.

Marinesco, G.: Contr. à l'étude de l'histopathol. et à la pathogén. de l'id. amaur. Encéphale Bd. 16. 1921.

— Du mécanisme physico-chimique des lésions de la sclérose latérale amyotrophique. Rev. neurol.

— et C. Tretiakoff: Étude histo-pathologique des centres nerveux dans trois cas de maladie de Friedreich. Ebenda 1920.

Matzdorff, P.: Zur Pathogenese der amyotroph. Lateralsklerose. Zeitschr. f. d. ges. Neurol. u. Psychiatrie Bd. 94.

Merzbacher, L.: Weitere Mitteilungen über eine eigenartige hered.-fam. Erkrankung des Zentralnervensystems. Med. Klinik 1908.

— Eine eigenartige familiär-hereditäre Erkrankungsform (Aplasia axialis extracorticalis congenita). Berlin 1910.

Metz, A. und H. Spatz: Die Hortegaschen Zellen (das sog. „dritte Element“) und über ihre funktionelle Bedeutung. Arb. a. d. dtsch. Forschungsanst. f. Psych. München Bd. 10. 1925.

Mingazzini, G.: Pathogenese und Symptomatologie der Kleinhirnerkrankungen. Ergebn. d. Neurol. u. Psych. Bd. I. 1911.

Mingazzini, G. und Giannuli, F.: Klinischer u. path.-anat. Beitrag z. Studium der Aplasia cerebro-cerebellospinalis. Zeitschr. f. d. ges. Neurol. u. Psychiatrie Bd. 90. 1924.

Mino, P.: Contributo alla conoscenza nell' atassia ereditaria. Policlinico 1922.

Miskolczy, D.: Contributions à l'histopathologie de la régénérescence du neurone. Trav. du laborat. de recherches biol. de l'univ. de Madrid Bd. 22. 1924.

Miskolczy, D.: Zur Pathobiologie des beschädigten Neurons. Arch. f. Psychiatrie u. Nervenkrankh. Bd. 73. 1925.

— Über die Frühveränderungen der Pyramidenzellen nach experimentellen Rindenverletzungen. — Travaux du Laboratoine des Recherches biologiques de l'Université de Madrid XXIV.

Mohr, M.: Die Sachssche Idiotia amaurotica familiaris. Arch. f. Augenheilk. 9001.

v. Monakow, C.: Gehirnpathol. 2. Aufl.

Naville, F.: Étude anatomique du névraxe dans un cas d'idiotie familiale amaurotique de Sachs. Schweiz. Arch. f. Neurol. u. Psychiatrie Bd. 1. 1917.

— L'idiotie amaurotique familiale de Tay-Sachs. Ebenda.

Newmark: Über fam.-spast. Paraplegie. Dtsch. Zeitschr. f. Nervenheilk. Bd. 27. 1904.

— Pathologisch-anatomischer Befund in einem weiteren Falle von famil. spast. Paraplegie. Ebenda Bd. 31. 1906.

Nonne, M.: Über zwei klinisch und anatomisch untersuchte Fälle von „syphilitischer Spinalparalyse" (Erb). Arch. f. Psychiatrie u. Nervenkrankh. Bd. 29. 1897.

— Ein weiterer anatomischer Befund bei einem Fall von familiärer Kleinhirnataxie. Ebenda Bd. 39. 1904.

— und Fründ: Klinische und anatomische Untersuchung von sechs Fällen von Pseudosystemerkrankung des Rückenmarks. Dtsch. Zeitschr. f. Nervenheilk. Bd. 35. 1908.

Obersteiner, H.: Nachträgliche Bemerkungen zu den seitlichen Furchen am Rückenmarke. Obersteiners Arbeiten Bd. 8.

— H.: Über pathologische Veranlagung am Zentralnervensystem. Wien. klin. Wochenschr. Bd. 26. 1913.

— Nachträgliche Bemerkungen zu den seitlichen Furchen am Rückenmarke. Oberst. Arb. Bd. 8.

Oppenheim: Lehrb. d. Nervenkrankh.

Perusini, G.: Über klinisch und histologisch eigenartige psychische Erkrankungen des späteren Lebensalters. Nissl-Alzheimersche Arbeiten Bd. 3. 1909.

Pette, H.: Zur Pathogenese der neurotischen Muskelatrophie. Zeitschr. f. d. ges. Neurol. u. Psychiatrie Bd. 92. 1924.

Pick, A.: Über kompensatorische Vorgänge am Rückenmark. Ebenda Bd. 81.

— Beiträge zur Pathologie und pathologischen Anatomie des Zentralnervensystems 1898.

Poynton, Parson and Holmes: A contribution to the study of amaurotic family idiocy. Brain 1906.

Probst, M.: Zur Kenntnis der amyotroph. Lateralsklerose. Sitzungsber. d. Akad. Wien, Mathem.-naturw. Kl. III Bd. 112. 1903.

Raymond, F.: So-called family diseases. Lancet II. 1908.

Redlich, E.: Die spastische Spinalparalyse und die hereditäre spastische Spinalparalyse. Dtsch. Klinik 1904.

— Zur Kenntnis der syphilitischen Spinalparalyse.

Retzius, C.: Das Menschenhirn.

Richter, H.: Beiträge zur Klinik und pathologischen Anatomie der extrapyraminalen Bewegungsstörungen. Arch. f. Psychiatrie u. Nervenkrankh. Bd. 67. 1922.

Rogalski, T.: Zur Kasuistik der juvenilen Form der amaurotischen Idiotie, mit histopathol. Befund. Ebenda Bd. 47. 1909.

Rothmann, M.: Über die anatomische Grundlage der Myatonia congen. Monatsschr. f. Psychiatrie u. Neurol. Bd. 35.

Sachs, B.: Die amaur. familiäre Idiotie. Dtsch. med. Wochenschr. 1903.

— Anatomischer Befund in einem Falle vom Typus Tay-Sachs. Ebenda 1903.

— On amaurot. family idiocy. Journ. of nerv. a. ment. dis. 1903.

— On arrested cerebral development, with special reference to its cortical pathology. Ebenda Bd. 14. 1887.

— and I. Strauss: The cell changes in amaurotic family idiocy. Journ. of exp. med. Bd. 12. 1910.

— NervousDiseases of Children. Sec. Edition. 1905.

v. Sarbó, A.: Beitrag zur Symptomatologie und pathologischen Histologie der amyotroph. Lateralsklerose. Dtsch. Zeitschr. f. Nervenheilk.

v. Sarbó. Ein neuer Beitrag zur pathologischen Anatomie der amyotroph. Lateralsklerose.

Savini-Castano, Th. und E. Savini: Beitrag zur Ätiologie, Pathogenese und pathologischen Anatomie der Tay-Sachsschen fam. amaurotischen Idiotie. Zeitschr. f. Kinderheilk. Bd. 7. 1913.

Schaffer, K.: Über einen Fall von Tay-Sachsscher amaurotischer Idiotie. Wien. klin. Rundschau 1902.

— Beitr. zur Nosographie und Histopathologie der amaurotisch-paralytischen Idiotieformen. Arch. f. Psychiatrie u. Nervenkrankh. Bd. 42. 1907.

— Neue Beiträge zur Mikromorphologie und anatomischen Charakterisierung der infantilen amaurotischen Idiotie. Zeitschr. f. d. ges. Neurol. u. Psychiatrie Bd. 44. 1919.

— Über normale und pathologische Hirnfurchung. Ebenda Bd. 38. 1917.

— Über die Anatomie und Klinik der Tay-Sachsschen amaurotisch-familiären Idiotie mit Rücksicht auf die verwandten Formen. Zeitschr. f. d. Frforsch. u. Behandl. d. jugendl. Schwachsinns Bd. 3. 1909.

— Über die Pathohistologie eines neuen Falles (VIII) von Sachsscher familiär-amaurotischer Idiotie, mit einem Ausblick auf das Wesen der sog. Neurofibrillen. Journ. f. Psychol. u. Neurol. Bd. 10. 1908.

— Zur Pathohistologie der Sachsschen amaurotischen Idiotie. Ber. üb. d. 30. Vers. südwestdtsch. Neurol. u. Irrenärzte in Baden. Ref. Neurol. Zentralbl. 1905.

— Zur Pathogenese der Tay-Sachsschen amaurotischen Idiotie. Ebenda 1905.

— Weitere Beiträge zur pathologischen Histologie der familiär-amaurotischen Idiotie. Journ. f. Psychiatrie u. Neurol. Bd. 6. 1905.

— Tatsächliches und Hypothetisches aus der Histopathologie der infantilen amaurotischen Idiotie. Arch. f. Psychiatrie u. Nervenkrankh. Bd. 64. 1922.

— Beitr. zur Histopathologie der Spinalganglienzellen. Ebenda Bd. 67.

— Contributions à l'histopathologie des ganglions rachidiens dans l'idiotie amaurot. Trabajos del laborat. de investig. biol. de la univ. de Madrid.

— Anatomie der hereditären Nervenkrankheiten. 14. Jahresvers. d. Ges. dtsch. Nervenärzte 1924.

— Die allgemeine histopathologische Charakterisierung der Heredodegeneration. Schweiz. Arch. f. d. Neurol. u. Psychiatrie Bd. 8. 1920.

— Bemerkungen zu zwei Fragen der Nervenhistologie. Ebenda 1923.

— Zur anatomischen Wesensbestimmung der Heredodegeneration. Zeitschr. f. d. ges. Neurol. u. Psychiatrie 1913.

— Über das morphologische Verhalten des zentralen Nervensystems bei der systematischen Heredodegeneration. Virchows Arch. f. pathol. Anat. u. Physiol. Bd. 241. 1923.

— Zum normalen und pathologischen Fibrillenbau der Kleinhirnrinde. Zeitschr. f. d. ges. Neurol. u. Psychiatrie Bd. 21. 1913.

— Über ein eigenartiges histopathologisches Gesamtbild endogener Natur. Arch. f. Psychiatrie u. Nervenkrankh. Bd. 69.

Schnitzler, J. G.: Zur Abgrenzung der sogenannten Alzheimerschen Krankheit. Zeitschr. f. d. ges. Neurol. u. Psychiatrie Bd. 7. 1911.

Schob, F.: Zur pathologischen Anatomie der juvenilen Form der amaurotischen Idiotie. Zeitsch. f. d. ges. Neurol. u. Psychiatrie Bd. 10. 1912.

— Zur pathologischen Anatomie der juvenilen Form der amaurotischen Idiotie. Ebenda

— Bd. 46. 1919.

Weitere Beiträge zur Kenntnis des Friedreich-ähnlichen Krankheitsbildes. Arb. a. d. dtsch. Forschungsanst. f. Psychiatrie München Bd. 5. 1922.

— Kongenitale, früh erworbene und heredofamiliäre Nervenkrankheiten. Kraus-Brugsch, Spez. Pathol. u. Therapie innerer Krankh.

Sibelius, Chr.: Rückenmarksanomalien bei Paralytikern. Ein Beitrag zur Lehre von den inneren Degenerationszeichen. Beitr. z. pathol. Anat. u. z. allg. Pathol. Bd. 51. 1911.

Siemens, H. W.: Einführung in die allgemeine und spezielle Vererbungspathol. 1923.

Simchowicz, Th.: La maladie d'Alzheimer et son rapport avec la démence sénile. Compt. rend. de la soc. scient. de Varsovie Bd. 6. 1913.

Spar, R.: Ein Beitr. z. Pathol. des Zentralnervensystems bei akuter Leberatrophie. Zeitschr. f. d. ges. Neurol. u. Psychiatrie Bd. 63. 1924.

Spatz, H.: Ref. über Schaffers Arb.: Über ein eigenartiges histopathologisches Gesamtbild endogener Natur. Zentralbl. f. d. ges. Neurol. u. Psychiatrie 36. 1924.

— Über die Vorgänge nach experimenteller Rückenmarksdurchtrennung mit besonderer Berücksichtigung der Unterschiede der Reaktionsweise des reifen und unreifen Gewebes. Arb. a. d. dtsch. Forschungsanst. f. Psychiatrie München Bd. 3.

Spielmeyer, W.: Spastische Lähmungen bei intakter Pyramidenbahn. Neurol. Zentralbl. 1909.

— Hemiplegie bei intakter Pyramidenbahn. Münch. med. Wochenschr. 1906.

— Klinische und anatomische Untersuchungen über eine besondere Form von familiär-amaurotischer Idiotie. Habilitationsschr. Gotha 1907.

— Pseudosystemerkrankungen des Rückenmarks nach Stovainanästhesie. Neurol. Zentralbl. 1909.

— Veränder. des Nervensystems nach Stovainanästhesie. Münch. med. Wochenschr. 1908.

— Über familiär-amaurotische Idiotien. Ber. üb. d. 30. Wandervers. südwestdtsch. Neurologen u. Irrenärzte in Baden 1905. Arch. f. Psychiatrie u. Nervenkrankh. Bd. 40.

— Über eine besondere Form von familiär-amaurotischer Idiotie. Neurol. Zentralbl. 1906.

— Weitere Mitteilung über eine besondere Form von familiär-amaurotischer Idiotie. 36. Vers. südwestdtsch. Irrenärzte in Karlsruhe. Ebenda 1905.

— Histopathologie des Nervensystems. I. Allg. Teil. Berlin 1922.

— Der anatomische Befund bei einem 2. Falle von Pelizäus-Merzbacherscher Krankheit. Zentralbl. f. d. ges. Neurol. u. Psychiatrie Bd. 32. 1923.

— Familiär-amaurotische Idiotie. Zentralbl. f. d. ges. Ophthalmol. Bd. 10.

Spiller, W. G.: A pathol. study of amaur.-fam. idiocy. Americ. journ. of the med. sciences 1905.

Spitzer, A.: Über die Beziehungen der abnormen Bündel zum normalen Hirnbau. Oberst. Arb. Bd. 11.

Stock: Retinitis pigmentosa bei den von Spielmeyer erwähnten Fällen. Arch. f. Psychiatrie u. Nervenkrankh. Bd. 40. 1905.

Sträußler, E.: Zur Kenntnis der angeborenen Kleinhirnatrophie mit degen. Hinterstrangerkr. des Rückenmarks. Zeitschr. f. Heilk. Bd. 27. 1906.

— Über eigenartige Veränderungen der Ganglienzellen und ihrer Forts. im Zentralnervensystem eines Falles von kongenitaler Kleinhirnatrophie. Neurol. Zentralbl. 1906.

— Über Entwicklungsstörungen im Zentralnervensystem bei der juvenilen progressiven Paralyse und die Beziehungen dieser Erkrankung zu den hereditären Erkrankungen des Zentralnervensystems. Zeitschr. f. d. ges. Neurol. u. Psychiatrie Bd. 2. 1910.

— Anlage- und Bildungsfehler des Zentralnervensystems, Anlagekrankheiten, Mißbildungen, Heredodegeneration. Aus: Handb. d. Neurol. d. Ohres.

Strümpell: Die primäre Seitenstrangsklerose (spast. Spinalpar.). Dtsch. Zeitschr. f. Nervenheilk. Bd. 27. 1904.

Tschugunoff: Beitr. zur pathol. Anat. der familiär-amaurotischen Idiotie (Tay-Sachs). Neur. u. psych. Ges. Moskau 1921. Zentralbl. f. d. ges. Neurol. u. Psychiatrie Bd. 30.

Vogt, C. u. O.: Allgemeine Ergebnisse unserer Hirnforschung. Journ. f. Psychiatrie u. Neurol. Bd. 25.

— — Pathoarchitektonik und psychotische Erkrankungen. Libro en honor de Cajal 1922.

Vogt, O.: Der Wert der myelogenetischen Felder der Großhirnrinde (Cortex pallii). Anat. Anz. Bd. 29. 1906.

Vogt, H.: Zur Pathologie und pathologischen Anatomie der verschiedenen Idiotieformen. Monatsschr. f. Psychiatrie u. Neurol. Bd. 22.

— Über familiär-amaurotische Idiotie und verwandte Krankheitsbilder. Ebenda Bd. 18.

— und M. Astwazaturow: Über angeborene Kleinhirnerkrankungen mit Beitr. zur Entwicklungsgeschichte des Kleinhirns. Arch. Psychiatrie u. Lervenkrankh. Bd. 49.

Walter, F. K.: Über „familiäre Idiotie“. Zeitschr. f. d. ges. Neurol. u. Psychiatrie Bd. 40. 1918.

— Untersuchungen über die amöboide Glia und Clasmatodendrose. Ebenda Bd. 66. 1921.

Weimann, W.: Studien am Zentralnervensystem des Menschen mit der Mikrophotographie im ultraviolletten Licht. Ebenda Bd. 98. 1925.

Westphal, A.: Beitr. zur Lehre von der amaurotischen Idiotie. Arch. f. Psychiatrie u. Nervenkrankh. Bd. 58.

— u. Sioli, F.: Über einen unter dem Bilde einer doppelseitigen Athetose verlaufenden Fall von Idiotie mit dem anatomischen Hirnbefund der juvenilen Form der amaurotischen Idiotie. Arch. f. Psychiatr. Bd. 73. 1925.

Zuckerkandl, E.: Über die Affenspalte und das Operculum occipitale des menschlichen Gehirns. Obersteiners Arbeiten Bd. 12.

Verlag von Julius Springer in Berlin W 9

Monographien aus dem Gesamtgebiete der Neurologie und Psychiatrie

Herausgegeben von **O. Foerster**-Breslau und **K. Wilmanns**-Heidelberg

Die Bezieher der „Zeitschrift für die gesamte Neurologie und Psychiatrie" und des „Zentralblattes für die gesamte Neurologie und Psychiatrie" erhalten die Monographien mit einem Nachlaß von 10%.

Band 1: **Über nervöse Entartung.** Von Prof. Dr. med. **Oswald Bumke.** Vergriffen. In zweiter Auflage außerhalb der Sammlung erschienen unter dem Titel: **Bumke, Kultur und Entartung.**

Band 2: **Die Migräne.** Von **Edward Flatau,** Warschau. Mit 1 Textfigur und 1 farbigen Tafel. 1912. RM 12.—

Band 3: **Hysterische Lähmungen.** Studien über ihre Pathophysiologie und Klinik. Von Dr. **H. di Gaspero,** Graz. Mit 38 Figuren im Text und auf einer Tafel. 1912. RM 8.50

Band 4: **Affektstörungen.** Studien über ihre Ätiologie und Therapie. Von Dr. med. **Ludwig Frank,** Zürich. 1913. RM 16.—

Band 5: **Über das Sinnesleben des Neugeborenen.** (Nach physiologischen Experimenten.) Von Dr. **Silvio Canestrini,** Graz. Mit 60 Figuren im Text und auf einer Tafel. 1913. RM 6.—

Band 6: **Über Halluzinosen der Syphilitiker.** Von Privatdozent Dr. **Felix Plaut,** München. 1913. RM 5.60

Band 7: **Die agrammatischen Sprachstörungen.** Studien zur psychologischen Grundlegung der Aphasielehre. Von Prof. Dr. **Arnold Pick,** Prag. 1. Teil. 1913. RM 14.—

Band 8: **Das Zittern.** Seine Erscheinungsformen, seine Pathogenese und klinische Bedeutung. Von Prof. Dr. **Josef Pelnář,** Prag. Aus dem Tschechischen übersetzt von Dr. **Gustav Mühlstein,** Prag. Mit 125 Textfiguren. 1913. RM 12.—

Band 9: **Selbstbewußtsein und Persönlichkeitsbewußtsein.** Eine psychopathologische Studie. Von Dr. **Paul Schilder,** Leipzig. 1914. RM 14.—

Band 10: **Die Gemeingefährlichkeit** in psychiatrischer, juristischer, und soziologischer Beziehung. Von Privatdozent Dr. jur. et. med. **M. H. Göring,** Gießen. 1915. RM 7.—

Band 11: **Postoperative Psychosen.** Von Prof. Dr. **K. Kleist,** Erlangen. 1916. RM 1.80

Band 12: **Studien über Vererbung und Entstehung geistiger Störungen. I. Zur Vererbung und Neuentstehung der Dementia praecox.** Von Prof. Dr. **Ernst Rüdin,** München. Mit 66 Figuren und Tabellen. 1916. RM 9.—

Band 13: **Die Paranoia.** Eine monographische Studie. Von Dr. **Hermann Krueger.** Mit 1 Textabbildung. 1917. RM 6.80

Band 14: **Studien über den Hirnprolaps.** Mit besonderer Berücksichtigung der lokalen posttraumatischen Hirnschwellung nach Schädelverletzungen. Von Dr. **Heinz Schrottenbach,** Graz. Mit Abbildungen auf 19 Tafeln. 1917. RM 6.—

Band 15: **Wahn und Erkenntnis.** Eine psychopathologische Studie. Von Dr. med. et phil. **Paul Schilder.** Mit 2 Textabbildungen und 2 farbigen Tafeln. 1918. z. Zt. vergriffen.

Band 16: **Der sensitive Beziehungswahn.** Ein Beitrag zur Paranoiafrage und zur psychiatrischen Charakterlehre. Von Dr. **Ernst Kretschmer,** Tübingen. 1918. RM 11.—

Band 17: **Das manisch-melancholische Irresein.** (Manisch-depressives Irresein Kraepelin.) Eine monographische Studie. Von Dr. **Otto Rehm.** Mit 14 Textabbildungen und 18 Tafeln. 1919. RM 10.50

Band 18: **Die paroxysmale Lähmung.** Von Dr. **Albert K. E. Schmidt.** Mit 4 Textabbildungen. 1919. RM 5.80

Band 19: **Über Wesen und Bedeutung der Affektivität.** Eine Parallele zwischen Affektivität und Licht- und Farbenempfindung. Von Privatdozent Dr. **E. Fankhauser** in Waldau bei Bern. Mit 6 Textabbildungen. 1919. RM 6.50

Band 20: **Über die juvenile Paralyse.** Von Dr. **Toni Schmidt-Kraepelin.** Mit 9 Textabbildungen. 1920. RM 9.—

Band 21: **Die Influenzapsychosen und die Anlage zu Infektionspsychosen.** Von Prof. Dr. **K. Kleist,** Frankfurt a. M. 1920. RM 4.50

Band 22: **Die Beteiligung der humoralen Lebensvorgänge des menschlichen Organismus am epileptischen Anfall.** Von Dr. **Max de Crinis,** Graz. Mit 28 Kurven im Text. 1920. RM 6.50

Band 23: **Beiträge zur Ätiologie und Klinik der schweren Formen angeborener und früh erworbener Schwachsinnszustände.** Von Dr. **A. Dollinger,** Charlottenburg. Mit einem Anhang über Längen- und Massenwachstum idiotischer Kinder. Mit 22 Kurven. 1921. RM 8.—

Band 24: **Die gemeingefährlichen Geisteskranken im Strafrecht, Strafvollzuge und in der Irrenpflege.** Ein Beitrag zur Reform der Strafgesetzgebung, des Strafvollzuges und der Irrenfürsorge. Von Dr. **Peter Rixen,** Nervenarzt in Brieg. 1921. RM 9.—

Band 25: **Die klinische Neuorientierung zum Hysterieproblem** unter dem Einflusse der Kriegserfahrungen. Von Privatdozent Dr. med. **Karl Pönitz,** Halle. 1921. RM 5.40

Band 26: **Studien über Vererbung und Entstehung geistiger Störungen.** Von **Ernst Rüdin,** München. **II. Die Nachkommenschaft bei endogenen Psychosen. Genealogisch-charakterologische Untersuchungen** von Dr. **Hermann Hoffmann,** Tübingen. Mit 43 Textabbildungen. 1921. RM 18.—

Band 27: **Studien über Vererbung und Entstehung geistiger Störungen.** Von **Ernst Rüdin,** München. **III. Zur Klinik und Vererbung der Huntingtonschen Chorea** von Dr. **Josef Lothar Entres,** Eglfing. Mit 2 Tafeln, 1 Textabbildung und 18 Stammbäumen. 1921. RM 11.—

Band 28: **Der Balken.** Eine anatomische, physiopathologische und klinische Studie. Von Professor Dr. **G. Mingazzini,** Rom. Mit 84 Textabbildungen. 1922. RM 14.—

Band 29: **Untersuchungen über die körperlichen Störungen bei Geisteskranken.** Von Privatdozent Dr. **Otto Wuth,** München. Mit 63 Textabbildungen. 1922. RM 7.50

Band 30: **Die epidemische Encephalitis.** Von Prof. Dr. med. **Felix Stern,** Göttingen. Mit 12 Textabbildungen. 1922. z. Zt. vergriffen.

Band 31: **Katatonische Erscheinungen im Rahmen manischer Erkrankungen.** Von Privatdozent Dr. med. **Joh. Lange.** Mit 5 Textabbildungen. 1922. RM 8.50

Band 32: **Das archaisch-primitive Erleben und Denken der Schizophrenen.** Entwicklungspsychologisch-klinische Untersuchungen zum Schizophrenieproblem. Von Dr. **Alfred Storch,** Tübingen. 1922. RM 3.60

Band 33: **Der amyostatische Symptomenkomplex.** Klinische Untersuchungen unter Berücksichtigung allgemein pathologischer Fragen. Von Privatdozent Dr. **A. Bostroem,** Leipzig. Mit 12 Textabbildungen. 1922. RM 8.—